U0251507

脊柱内固定
问题及解决方案
第 2 版

Spinal Instrumentation
Challenges and Solutions
（second edition）

主　编　（美）　丹尼尔·H. 金
Daniel H. Kim

Nancy, Clive, and Pierce Runnells Distinguished Chair in Neuroscience
Professor
Director of Spinal Neurosurgery, Reconstructive Peripheral Nerve Surgery
Director of Microsurgical Robotic Laboratory
Department of Neurosurgery
University of Texas
Houston, Texas

（美）　亚历山大·R. 范凯罗
Alexander R. Vaccaro

Richard H. Rothman Professor and Chairman
Department of Orthopaedic Surgery
Thomas Jefferson University
President
The Rothman Institute
Co-Director, Delaware Valley Spinal Cord Injury Center
Co-Director, Spine Surgery and Spinal Cord Injury Fellowship
Philadelphia, Pennsylvania

（美）　理查德·G. 费斯勒
Richard G. Fessler

Professor
Department of Neurosurgery
Rush University
Chicago, Illinois

（美）　克里斯·E. 拉德克利夫
Kris E. Radcliff

Associate Professor
Department of Orthopedic Surgery
Thomas Jefferson University
Philadelphia, Pennsylvania
The Rothman Institute
Egg Harbor, New Jersey

主　审　赵　斌　郑召民　仉建国
主　译　王文革　贾爱芹　李其一

北方联合出版传媒（集团）股份有限公司
辽宁科学技术出版社
·沈阳·

图文编辑：

张长伟　孔霞云　赵玉齐　姜新艳　杨莉　李　明　郭先进　郭照辉　马晓飞　陈晓利　周　立
齐银辉　于歆玥　郭凤丽　陈晓歌

© 2021，辽宁科学技术出版社。
著作权合同登记号：第 06-2018-355 号。

图书在版编目（CIP）数据

　　脊柱内固定：问题及解决方案：第 2 版 /（美）丹尼尔·
H. 金（Daniel H.Kim）等主编；王文革，贾爱芹，李其一主译 .
— 沈阳：辽宁科学技术出版社，2021.1
　　ISBN 978-7-5591-1549-2

　　Ⅰ.①脊 …　Ⅱ.①丹 …②王 …③贾 …④李 …
Ⅲ.①脊柱—外科手术—固定术　Ⅳ.① R681.5

　　中国版本图书馆 CIP 数据核字（2020）第 046007 号

出版发行：辽宁科学技术出版社
　　　　　（地址：沈阳市和平区十一纬路 25 号邮编：110003）
印 刷 者：辽宁新华印务有限公司
经 销 者：各地新华书店
幅面尺寸：210mm×285mm
印　　张：23.5
插　　页：4
字　　数：600 千字
出版时间：2021 年 1 月第 1 版
印刷时间：2021 年 1 月第 1 次印刷
责任编辑：凌　敏　吴兰兰
封面设计：顾　娜
版式设计：袁　舒
责任校对：尹　昭　王春茹

书号：ISBN 978-7-5591-1549-2
定价：298.00 元

联系电话：024-23284372
邮购热线：024-23284502
E-mail：13194200992@163.com
http://www.lnkj.com.cn

译者名录

主　审　赵　斌　郑召民　仉建国

主　译　王文革　贾爱芹　李其一

参加翻译人员（以姓氏拼音为序）

冯卫东　郭淑明　郭永红　李　军　李仕臣　梁　旭　刘　琦　芦　浩

马翔宇　秦国强　王　鹏　史建鹏　吴建临　徐志辉　姚建英　杨　辉

张冰冰　张华伟　张咏梅　赵二龙　赵艳东

致我的妻子安斯利、伊莉丝、丽贝卡、萨拉和以赛亚·金。

——丹尼尔·H. 金（Daniel H. Kim）

感谢我的合作伙伴，特别是克里斯·拉德克利夫，他的团队精神、奉献精神、职业道德及对细节的追求，使我快乐的完成这项工作。

——亚历山大·R. 范凯罗（Alexander R. Vaccaro）

对于所有提出问题、并得到答案的人，"我们就是这样做的，但不够好！"

——理查德·G. 费斯勒（Richard G. Fessler）

致我的妻子凯瑟琳、父母米歇尔和安德烈，以及我的孩子卡门、唐娜和克里斯蒂安。没有你们的爱和支持，这项工作是不可能完成的。同时，我也要感谢我的导师和朋友亚历山大·R. 范凯罗博士，他对学术不知疲倦的奉献精神是我的榜样。

——克里斯·E. 拉德克利夫（Kris E. Radcliff）

前言

已出版的第 1 版书籍内容丰富、耐人寻味,《脊柱内固定：问题及解决方案》是其第 2 版, 本书的主题思想是术者在术中可能出现的错误以及如何避免再次出错。作为医生, 我们通常会按照惯性思维, 去探寻手术"成功"的方法, 然而随着时间的推移, 事实并非如此, 尤其是复杂脊柱疾病的手术治疗, 术者面临着种种挑战, 这时术者主要关注的是如何避免手术"并发症"的出现。本书内容有的放矢、重点突出, 详细地阐述了如何正确选择有效的内固定物以及运用内固定技术, 并对可能发生的并发症进行讨论分析, 从而指导术者避免手术并发症的发生。

本书有 4 名作者, 其中 3 名资历较高, 他们都是所在领域的领军人物, 另外还有一名年轻有为的外科医生。这些杰出的医生不仅从事大量的临床研究、培训住院医生和研究员, 同时也是高产的作者, 除了发表科学类文章, 还出版教科书。他们拥有很多成功的经验, 当然, 本书也不例外。

本书按解剖部位不同分为两部分。第一部分是枕颈的内固定术, 主要内容侧重于后路内固定术。第二部分包括 40 章关于胸腰椎部位的内固定术, 主要内容也侧重于后路内固定术。其余章节主要讨论特殊内固定物的应用及相关并发症, 重点是难度大、复杂性高且具有挑战性的手术, 如胸腰椎骨缺血症、脊柱肿瘤等相关的术式, 最后作者对因内固定所引起的并发症进行了详细的分析。

本书（第 2 版）作者, 很有见地的指出了内固定物选择的复杂性、手术过程、结果的不可预测性, 以及如何避免手术并发症的发生, 这都需要作者拥有深厚的临床理论及操作功底。

作者对于脊柱内固定有成功的经验, 也有失败的教训, 能够指导临床医生少走弯路, 从而避免手术并发症的发生, 这正是这本书的价值之所在。2017 年脊柱外科面临着巨大的挑战, 为了更好地解除脊柱疾患, 我们开展了更复杂、更具挑战性的手术, 与此同时其风险也随之增大。这本书详实地描述了临床医生科学地使用内固定物并掌握其生物力学原理, 适用于各个层次的专业读者, 其中包括住院医生、主治医生和研究员。本书对每一种内固定物和脊柱内固定方法都进行了详细的讲解, 相信一定能帮助读者, 更好地为患者的健康保驾护航。

随着医学的发展, 我们通过临床实践将宝贵经验应用于临床工作中, 并不断总结、分析、研究、探索, 提出理论知识并优化内固定物, 对脊柱某些部位的疾病做出科学的诊断, 我相信, 通过本书的编辑和作者的努力, 我们的患者将会得到更好的服务。

丹·苏卡图（Dan Sucato）
德克萨斯苏格兰仪式儿童医院
达拉斯, 德克萨斯

序

脊柱外科学在过去20年里发生了巨大的变化。从使用手术显微镜到计算机图像引导，这些革命性的创新技术已经显著地提高了我们的手术技术和方法。此外，新型的内固定技术（从椎弓根螺钉、侧块螺钉固定到骶髂螺钉固定）对脊柱疾病患者的治疗也提供了新的思路。总而言之，这些技术的改进引领着脊柱外科学的发展并取得了傲人的成就。

随着对脊柱生物力学和脊柱疾病发展过程的深入了解，脊柱内固定技术也得到了迅速发展。在一定程度上，改进的脊柱内固定器械或设备可以更好地为患者服务，并有助于改善功能。但随着脊柱内固定物数量的增加，对内固定物合理选择的过程也变得更加困难。本书已出版的第1版其目的是为了比较不同内固定物的功能及操作方法，以便于术者更合理、科学地选择。

对于第1版书所提及的迅速发展的内固定系统，本书的布局发生了重大的变化。目前有大量的脊柱内固定系统及公司，在培训课程及会议中也会提及大量的脊柱器械及技术，但尚不能对每个系统做具体的分类。

第2版书的目的是让读者了解脊柱内固定物所引起的各种并发症。对术者在手术操过程中因内固定物所产生的并发症都有描述。当然，本书核心的意义就在于降低术者在手术过程中因内固定物所引发的并发症。

与第1版一样，每一章中描述的临床解剖和手术方法都可以作为医学生和医生的参考。其中，临床解剖和手术方法可能很难概念化，在本书中，作者描述了相关可视化的解剖标志，以便安全、有效地应用脊柱内固定物。通过鲜活的举例说明，演示手术方法及解决所产生的并发症，同时本书也强调了理论和实践的联系。因此，每一章提供的摘要及内容将协助医学生、医生和护士更好地学习。

虽然这本书最初是为神经外科医生和脊柱外科医生设计的，但它同时也面向放射科医生、脊柱专业的研究生、住院医生、学生和护士及对脊柱内固定及并发症有兴趣的读者。此外，本文还为手术室、医务科等相关部门的学习提供了理论参考。

第 1 版序

脊柱外科学在过去20年里发生了巨大的变化。从使用手术显微镜到计算机图像引导，这些革命性的创新的技术已经显著地提高了我们的手术技术和方法。此外，新型的内固定技术（从椎弓根螺钉、侧块螺钉固定到骶髂螺钉固定）对脊柱疾病患者的治疗也提供了新的思路。总而言之，这些技术的改进引领着脊柱外科学的发展并取得了傲人的成就。

脊柱手术发展的一个重要方面便是脊柱内固定物的发展，在过去十年中，脊柱内固定物及技术发生了重大变化。随着对脊柱生物力学和脊柱疾病发展过程的深入了解，脊柱内固定技术也得到了迅速发展。在一定程度上，改进的脊柱内固定器械或设备可以更好地为患者服务，并有助于改善功能。但随着脊柱内固定物数量的增加，对内固定物合理选择的过程也变得更加困难。本书目的是为了比较不同内固定物的功能及操作方法，以便于术者更合理、科学地选择。

在本书中，对不同系统的脊柱内固定系统都有详细的描述，由内固定物的发明者或专业医生撰写。明确区分不同系统的内固定物将有助于外科医生确定在不同情况下应用合理的内固定物。虽然本书通过列出当前可用的脊柱内固定物并进行比较，

每个系统各有各的优缺点，但对其深入的描述和总结是必要的。指导脊柱外科医生远离潜在的陷阱，并为读者呈现最好的内容。除了文字和插图，每一章都有一个专栏为读者提供使用每一套器械的操作说明。市面上有诸多的脊柱内固定器械，很多外科医生在选择内固定物的细节上却云里雾里。我们主要将不同内固定系统的关键点、使用方法细节呈现给大家，而并非相同点。

最后，在本书中，作者描述了相关可视化的解剖标志，以便安全、有效地应用脊柱内固定物。通过鲜活的举例说明，演示手术方法及解决所产生的并发症，同时本书也强调了理论和实践的联系。因此，每一章提供的摘要及内容将协助医学生、医生和护士更好地学习。

虽然这本书最初是为神经外科医生和脊柱外科医生设计的，但它同时也面向放射科医生，脊柱专业的研究生、住院医生、学生和护士及对脊柱内固定及并发症有兴趣的读者。此外，本文还对手术室、医务科等相关部门的学习提供了理论参考。本书选择目前市场所使用的大量脊柱内固定物系统，并对不同系统进行排序，以帮助读者更好、更快地掌握不同系统内固定物的操作要点。

编者名录

John A. Abraham, MD, FACS
Associate Professor of Orthopedic Surgery and Radiation
Oncology
Thomas Jefferson University
Director, Musculoskeletal Oncology Program
Sidney Kimmel Cancer Center
Thomas Jefferson University Hospital
Chief, Division of Orthopedic Oncology
Rothman Institute
Philadelphia, Pennsylvania

Amir M. Abtahi, MD
Department of Orthopaedics
University of Utah
Salt Lake City, Utah

Adewale O. Adeniran, MD
Orthopedic Spine Surgeon
The San Antonio Orthopedic Group
San Antonio, Texas

Amir Ahmadian, MD
NeuSpine Institute
Tampa, Florida

Ali Al–Omari, MBBS
Spine Center
Department of Orthopaedic Surgery
Boston, Massachusetts

Todd J. Albert, MD
Surgeon in Chief and Medical Director
Korein–Wilson Professor of Orthopaedic Surgery
Hospital for Special Surgery
Weill Cornell Medical College
New York, New York

Richard T. Allen, MD
Assistant Clinical Professor
University of California San Diego Health System
La Jolla, California

Louis F. Amorosa, MD
Assistant Professor of Orthopaedic Surgery
Montefiore Medical Center/Albert Einstein College of
Medicine
Bronx, New York

Evan O. Baird, MD
Spine Surgery
Department of Orthopaedic Surgery
Mount Sinai Health System
New York, New York

S. Samuel Bederman, MD, PhD, FRCSC
Spine Surgeon, Orthopaedic Surgery
School of Medicine
Department of Orthopaedic Surgery
UC Irvine Medical Center
University of California, Irvine
Orange, California

Adam J. Bevevino, MD
Thomas Jefferson University Hospital
Rothman Institute
Philadelphia, Pennsylvania

Nitin Bhatia, MD
Chairman, Department of Orthopaedic Surgery
Chief, Spine Service
Residency Program Director
Department of Orthopaedic Surgery
University of California, Irvine
Orange, California

Jesse E. Bible, MD, MHS
Assistant Professor
Department of Orthopaedics
Penn State Milton S. Hershey Medical Center
Hershey, Pennsylvania

Jacob M. Buchowski, MD, MS
Professor of Orthopaedic and Neurological Surgery

Director, Washington University Spine Fellowship
Director, Center for Spinal Tumors
Department of Orthopaedic Surgery
Washington University in St. Louis
BJC Institute of Health
St. Louis, Missouri

Lauren M. Burke, MD
Orthopedic Associates of Hartford
Hartford, Connecticut

Christopher A. Burks, MD
University of Virginia
Charlottesville, Virginia

John M. Caridi, MD
Department of Neurosurgery
Icahn School of Medicine at Mount Sinai
New York, New York

Thomas Cha, MD, MBA
Spine Center
Department of Orthopaedic Surgery
Massachusetts General Hospital
Boston, Massachusetts

Saad Chaudhary, MD
Assistant Professor
Department of Orthopaedic Surgery
Icahn School of Medicine at Mount Sinai
New York, New York

Ivan Cheng, MD
Associate Professor of Orthopaedic Surgery
Associate Professor of Neurosurgery
Stanford University Medical Center
Redwood City, California

Samuel K. Cho, MD
Department of Orthopaedic Surgery
Icahn School of Medicine at Mount Sinai
New York, New York

Woojin Cho, MD, PhD
Assistant Professor of Orthopaedic Surgery
Albert Einstein College of Medicine
Chief, Orthopaedic Spine Surgery
Research Director, Multidisciplinary Spine Group
Montefiore Medical Center
The University Hospital for Albert Einstein College of Medicine
New York, New York

Scott D. Daffner, MD
Associate Professor
Department of Orthopaedics
West Virginia University
Morgantown, West Virginia

Anthony Degiacomo, MD
Orthopedic Surgery Resident
Department of Orthopaedic Surgery
Boston University School of Medicine
Boston, Massachusetts

Armen R. Deukmedjian, MD
NeuSpine Institute
Tampa, Florida

Clinton J. Devin, MD
Associate Professor
Department of Orthopaedics
Vanderbilt University Medical Center
Nashville, Tennessee

Jonathan Duncan, MD
Orthopaedic Spine Surgeon
The San Antonio Orthopaedic Group
San Antonio, Texas

Richard G. Fessler, MD, PhD
Professor
Department of Neurosurgery
Rush University Medical Center
Chicago, Illinois

編者名録

Allison Fillar, MD
Orthopaedic Sports Medicine Fellow
MedStar Union Memorial Hospital
Baltimore, Maryland

Steven J. Fineberg, MD
Research Coordinator
Department of Orthopaedic Surgery
Rush University Medical Center
Chicago, Illinois

Michael Flippin, MD
Orthopedic Surgeon
Kaiser–Permanente Medical Center
San Diego, California

Tristan Fried, BS
Drexel University
Philadelphia, Pennsylvania

Gurpreet S. Gandhoke, MD
Chief Resident
Department of Neurological Surgery
University of Pittsburgh Medical Center
Pittsburgh, Pennsylvania

Michael Gerling, MD
Chief of Spine Surgery
NYU Langone Brooklyn
Clinical Assistant Professor
NYU Langone
New York, New York

George M. Ghobrial, MD
Neurosurgeon
Novant Health
Winston Salem, North Carolina

Ahmer Ghori, MD
Harvard Combined Orthopedics Residency Program
Boston, Massachusetts

Nicholas S. Golinvaux, MD
Department of Orthopaedic Surgery and Rehabilitation

Vanderbilt University Medical Center
Nashville, Tennessee

Jonathan N. Grauer, MD
Department of Orthopaedics and Rehabilitation
Yale School of Medicine
New Haven, Connecticut

Raymond Hah, MD
Spine Surgery
Assistant Professor of Orthopaedic Surgery
The Keck School of Medicine of the University of Southern California
Los Angeles, California

Colin M. Haines, MD
Virginia Spine Institute
Reston, Virginia

James S. Harrop, MD
Professor of Neurosurgery
Thomas Jefferson University
Philadelphia, Pennsylvania

Joshua Heller, MD
Assistant Professor of Neurosurgery
Thomas Jefferson University
Philadelphia, Pennsylvania

Alan S. Hilibrand, MD
The Joseph and Marie Field Professor of Spinal Surgery
Vice Chairman, Academic Affairs and Faculty Development
Co–Chief of Spinal Surgery
Director of Orthopaedic Medical Education
Professor of Neurological Surgery
Jefferson Medical College/The Rothman Institute,
Philadelphia, Pennsylvania

Brandon P. Hirsch, MD
Fellow
Orthopaedic Spine Surgery
Midwest Orthopaedics at Rush
Rush Medical Center
Chicago, Illinois

iii

Christoph P. Hofstetter, MD, PhD

Assistant Professor

Director of Spine Surgery

University of Washington Medical Center

Department of Neurological Surgery

University of Washington

Seattle, Washington

Wellington K. Hsu, MD

Department of Orthopaedic Surgery

Northwestern University Feinberg School of Medicine

Chicago, Illinois

Heidi Martin Hullinger, MD

Clinical Assistant Professor of Orthopaedics

Rutgers–NJMS

New Jersey Spine Specialists

Summit, New Jersey

Namath Syed Hussain, MD, MBA

Department of Neurosurgery

Loma Linda University School of Medicine

Loma Linda, California

Andre Jakoi, MD

Department of Orthopaedic Surgery

Drexel University College of Medicine

Hahnemann University Hospital

Philadelphia, Pennsylvania

Seyed Babak Kalantar, MD

Associate Professor

Chief, Division of Spinal Surgery

Department of Orthopaedics

Medstar Georgetown University Hospital

Washington, DC

Adam S. Kanter, MD

Associate Professor

Chief, UPMC Presbyterian Spine Service

Director, Minimally Invasive Spine Program

Co–Director, Spine Fellowship Program

Pittsburgh, Pennsylvania

Jonathan M. Karnes, MD

Department of Orthopaedics

West Virginia University

Morgantown, West Virginia

Michael P. Kelly, MD

Assistant Professor of Orthopedic Surgery

Assistant Professor of Neurological Surgery

Washington University School of Medicine

Saint Louis, Missouri

Mohammed A. Khaleel, MD, MS

Orthopaedic Spine Surgeon

Assistant Professor

University of Texas Southwestern Medical Center

Chief, Orthopaedic Spine Surgery

Parkland Health and Hospital System

Consultant Spine Surgeon

Texas Scottish Rite Hospital for Children

Dallas, Texas

Daniel H. Kim, MD, FAANS, FACS

Nancy, Clive, and Pierce Runnells Distinguished Chair in Neuroscience

Professor

Director of Spinal Neurosurgery, Reconstructive Peripheral Nerve Surgery

Director of Microsurgical Robotic Laboratory

Department of Neurosurgery

University of Texas

Houston, Texas

Christopher Klifto, MD

Assistant Professor

Department of Orthopaedic Surgery

Duke University School of Medicine

Durham, North Carolina

John Koerner, MD

Department of Orthopaedic Surgery

Hackensack University Medical Center

Hackensack, New Jersey

Eitan Kohan, MD
Department of Orthopaedics
Washington University in St. Louis
St. Louis, Missouri

Jonathan D. Krystal, MD
Spine Fellow
Rothman Institute
Thomas Jefferson University
Philadelphia, Pennsylvania

Brandon D. Lawrence, MD
Assistant Professor
Department of Orthopaedic Surgery
University of Utah School of Medicine
Salt Lake City, Utah

Vu H. Le, MD
Orthopedic Surgery
Hoag Orthopedic Institute
Irvine, California

Alejandro J. Lopez, BS
Medical Student
Midwestern University
Downers Grove, Illinois

Daniel Lubelski, MD
Resident
Department of Neurosurgery
Johns Hopkins Hospital
Baltimore, Maryland

Rex A. W. Marco, MD
Vice Chairman
Chief of Reconstructive Spine Surgery and Musculoskeletal
Oncology
Houston Methodist Hospital
Houston, Texas

David B. McConda, MD
Orthopaedic Spine Surgeon
KentuckyOne Health
Flaget Memorial Hospital

Bardstown, Kentucky

Loren Mead, BA
MD Candidate
Perelman School of Medicine
University of Pennsylvania
Philadelphia, Pennsylvania

Dennis S. Meredith, MD
Woodland Healthcare
Woodland California

Addisu Mesfin, MD
Associate Professor
Department of Orthopedic Surgery
University of Rochester School of Medicine
Rochester, New York

Andrew H. Milby, MD
Assistant Professor
Department of Orthopaedic Surgery
University of Pennsylvania
Philadelphia, Pennsylvania

Paul Millhouse, MD
Spine Research Fellow
Department of Orthopedic Surgery
Thomas Jefferson University
Philadelphia, Pennsylvania

Michael H. Moghimi, MD
Spinal Surgeon
Orthopaedic Specialists of Austin
Austin, Texas

Yusef I. Mosley, MD
USF Department of Neurosurgery
Tampa, Florida

Isaac Moss, MD
Assistant Professor of Orthopaedic Surgery
Comprehensive Spine Center, UConn Musculoskeletal
Institute
Assistant Resident Education Director

University of Connecticut School of Medicine
Farmington, Connecticut

Thomas E. Mroz, MD
Director of the Center for Spine Health
Director of the Spine Surgery Fellowship at Cleveland
Clinic
Director, Clinical Research
Department of Orthopaedic Surgery
Department of Neurological Surgery
Center for Spine Health at Cleveland Clinic
Cleveland, Ohio

Jozef Murar, MD
Department of Orthopaedic Surgery
Northwestern University Feinberg School of Medicine
Chicago, Illinois

Ryan S. Murray, MD
Resident Physician
Department of Orthopaedic Surgery
Medstar Georgetown University Hospital
Washington, DC

Matthew Nalbandian, MD
Division of Spinal Surgery
Department of Orthopaedic Surgery
Department of Neurosurgery
NYU Medical Center
NYU School of Medicine
New York, New York

Ahmad Nassr, MD
Consultant
Associate Professor of Orthopedic Surgery and Biomedical
Engineering
Mayo Clinic
Rochester Minnesota

Douglas J. Nestorovski, MD
Resident
Department of Orthopaedic Surgery
Washington University
St. Louis, Missouri

Alex Neusner, MD
Department of Surgery
Temple University Hospital
Philadelphia, Pennsylvania

Joseph R. O'Brien, MD
Orthopaedic Surgeon
OrthoBethesda
Bethesda, Maryland
Medical Director of Minimally Invasive Orthopaedic Spine
Surgery
Virginia Hospital Center
Arlington, Virginia

Matthew Oglesby, MD
Research Coordinator
Department of Orthopaedic Surgery
Rush University Medical Center
Chicago, Illinois

David O. Okonkwo, MD
Professor
Executive Vice Chair
Clinical Operations Clinical Director
Brain Trauma Research Center Department of Neurological
Surgery
University of Pittsburgh Medical Center
Pittsburgh, Pennsylvania

Rod J. Oskouian Jr., MD
Chief of Spine
Swedish Neuroscience Institute
Seattle, Washington

Peter G. Passias, MD
Associate Professor
Division of Spinal Surgery
Department of Orthopaedic Surgery
Department of Neurosurgery
NYU Medical Center
NYU School of Medicine
New York, New York

Alpesh A. Patel, MD
Director of Orthopedic Spine Surgery
Department of Orthopedic Surgery
Northwestern University Feinberg School of Medicine
Evanston, Illinois

Rakesh D. Patel, MD
Department of Orthopaedic Surgery
University of Michigan
Ann Arbor, Michigan

Adam Pearson, MD
Section Chief of Orthopaedic Surgery
Assistant Professor of Orthopaedic Surgery
Geisel School of Medicine at Dartmouth
Lebanon, New Hampshire

Mick J. Perez–Cruet, MD, MS
Vice–Chairman, Professor
Director, Minimally Invasive Spine Surgery and Spine
Program
Department of Neurological Surgery
Oakland University William Beaumont School of Medicine
Royal Oak, Michigan

Jason Pittman, MD, PhD
Assistant Professor
Department of Surgery
Division of Orthopedic Surgery
The University of Alabama at Birmingham
Birmingham, Alabama

Dan Plev, MD
Consultant Spine Neurosurgeon
London Spinal Clinic
London, England, United Kingdom
American Institute of Minimally Invasive Spine Surgery,
American Medical Centre
Nicosia, Cyprus

Carrie Poorman, BS
Division of Spinal Surgery
Department of Orthopaedic Surgery
Department of Neurosurgery

NYU Medical Center
NYU School of Medicine
New York, New York

Srinivas Prasad, MD
Associate Professor of Neurosurgery
Thomas Jefferson University
Philadelphia, Pennsylvania

Steven Presciutti, MD
Associate Professor of Orthopaedic Surgery
Chief of Spine Surgery
Department of Orthopaedics
Emory University School of Medicine
Atlanta, Georgia

Sheeraz A. Qureshi, MD
Professor
Hospital for Special Surgery
Weill Cornell Medicine
Cornell University
New York, New York

Kris E. Radcliff, MD
Associate Professor
Department of Orthopedic Surgery
Thomas Jefferson University
Philadelphia, Pennsylvania
The Rothman Institute
Egg Harbor, New Jersey

Wilson Z. Ray, MD
Department of Neurological Surgery
Washington University School of Medicine
Saint Louis, Missouri

Charles A. Reitman, MD
Professor and Vice Chair
Department of Orthopaedics
Medical University of South Carolina
Charleston, South Carolina

Jeffrey A. Rihn, MD
Associate Professor of Orthopaedic Surgery

Co-Director of Delaware Valley Spinal Cord Injury Center
Rothman Institute/Thomas Jefferson University Hospital
Philadelphia, Pennsylvania

Jason W. Savage, MD
Cleveland Clinic
Cleveland, Ohio

Justin K. Scheer, MD
Neurosurgery Resident
University of Illinois at Chicago
Chicago, Illinois

Gregory D. Schroeder, MD
Assistant Professor
Department of Orthopedic Surgery
Thomas Jefferson University
Philadelphia, Pennsylvania

†Nicholas Schroeder, MD
Department of Orthopaedic Surgery
University of Michigan
Ann Arbor, Michigan

Sean N. Shahrestani, MD
Department of Orthopedics
University of Texas Southwestern Medical Center
Dallas, Texas

Alok D. Sharan, MD
Assistant Professor
Chief, Orthopaedic Spine Service
Department of Orthopaedic Surgery
Montefiore Medical Group
New York, New York

Tom Sherman, MD
Orthopedic Associates of Lancaster
Lancaster, Pennsylvania

Adam L. Shimer, MD
University of Virginia
Charlottesville, Virginia

Michael Silverstein, MD
Orthopedic Spine Fellow
OrthoCarolina Spine Center
Charlotte, North Carolina

Kern Singh, MD
Professor
Co-Director of Minimally Invasive Spine Surgery
Co-Director of Spine Surgery Fellowship
Department of Orthopaedic Surgery
Rush University Medical Center
Chicago, Illinois

Branko Skovrlj, MD
Department of Neurosurgery
Icahn School of Medicine at Mount Sinai
New York, New York

Harvey E. Smith, MD
Assistant Professor
Department of Orthopaedic Surgery
University of Pennsylvania
Philadelphia, Pennsylvania

Jeremy Smith, MD
Orthopaedic Spine Surgeon
Orthopaedic Specialty Institute
Director, Spine Surgery Fellowship
Hoag Orthopaedic Institute
Orange, California

Zachary A. Smith, MD
Assistant Professor of Neurosurgery
Northwestern University Feinberg School of Medicine
Evanston, Illinois

William Ryan Spiker, MD
Assistant Professor
Department of Orthopaedic Surgery
University of Utah
Salt Lake City, Utah

Michael Stauff, MD
Spine Surgeon

Assistant Professor

Department of Orthopedics and Physical Rehab

University of Massachusetts Medical School

UMass Memorial Medical Center

Worcester, Massachusetts

Christie E. Stawicki, BA

Spine Research Fellow

Graduate Student Research Assistant

The Rothman Institute

Thomas Jefferson University

Philadelphia, Pennsylvania

Chadi Tannoury, MD

Assistant Professor

Department of Orthopedic Surgery

Boston University School of Medicine

Boston, Massachusetts

Tony Tannoury, MD

Professor

Department of Orthopedic Surgery

Boston University School of Medicine

Boston, Massachusetts

Brian Tinsley, MD

Orthopaedic Associates of Reading

West Reading, Pennsylvania

Vidyadhar V. Upasani, MD

Co−Director

International Center for Pediatric and Adolescent Hip

Disorders

Rady's Children's Hospital – San Diego

San Diego, California

Juan S. Uribe, MD

Professor of Neurosurgery

Chief, Division of Spinal Disorders

Volker K. H. Sonntag Chair of Spine Research

Barrow Neurological Institute

Phoenix, Arizona

Alexander R. Vaccaro, MD, PhD, MBA

Richard H. Rothman Professor and Chairman

Department of Orthopaedic Surgery

Thomas Jefferson University

President

The Rothman Institute

Co−Director, Delaware Valley Spinal Cord Injury Center

Co−Director, Spine Surgery and Spinal Cord Injury

Fellowship

Philadelphia, Pennsylvania

Vikas Varma, MD

Department of Orthopaedic Surgery

Icahn School of Medicine at Mount Sinai

New York, New York

Kushagra Verma, MD

Assistant Professor

Department of Orthopaedics and Sports Medicine

University of Washington

Seattle, Washington

Michael Vives, MD

Associate Professor

Chief of the Spine Division

Department of Orthopedic Surgery

Rutgers New Jersey Medical School

Newark, New Jersey

Michael Y. Wang, MD, FACS

Professor

Department of Neurosurgery

Department of Physical Medicine and Rehabilitation

Chief of Neurosurgery

University of Miami Hospital

University of Miami Miller School of Medicine

Miami, Florida

Peter G. Whang, MD

Associate Professor, Spine Service

Department of Orthopaedics and Rehabilitation

Yale University School of Medicine

New Haven, Connecticut

Andrew P. White, MD
Orthopaedic Spine Surgeon
Assistant Professor
Harvard Medical School
Chief, Orthopaedic Spine Surgery
Co–director, Spine Center – Beth Israel Deaconess Medical
Center
Director, Spine Surgery Fellowship
Beth Israel Deaconess Medical Center
Boston, Massachusetts

Kim A. Williams Jr., MD
Neurosurgeon
Alexian Brothers Health
Elk Grove Village, Illinois

Seth K. Williams, MD
Associate Professor
Department of Orthopedics and Rehabilitation
University of Wisconsin School of Medicine and Public
Health
University of Wisconsin – Madison
Madison, Wisconsin

Adam Wollowick, MD, MBA
Senior Director of Business Development
Stryker Spine
Allendale, New Jersey

Jason Wong, MD
Attending Physician
Maimonides Medical Center

Brooklyn, New York

Barrett I. Woods, MD
Assistant Professor
Department of Orthopedic Surgery
Department of Neurological Surgery
Thomas Jefferson University
The Rothman Institute
Philadelphia, Pennsylvania

Sun Yang, MD
Division of Spinal Surgery
Department of Orthopaedic Surgery
Department of Neurosurgery
NYU Medical Center
NYU School of Medicine
New York, New York

Jay M. Zampini, MD
Instructor in Orthopaedic Surgery
Harvard Medical School
Division of Spine Surgery
Brigham and Women's Hospital
Boston, Massachusetts

Andrew Zhang, MD
Resident Physician
Department of Surgery
Montefiore Medical Center
Albert Einstein College of Medicine
Bronx, New York

目 录

第一部分

第二部分

第一部分

1

第一章 枕骨固定的并发症

Seyed Babak Kalantar, Tom Sherman
译者：史建鹏，贾爱芹，张咏梅

1.1 概述

枕颈和寰枢椎病变的病因广泛，包括退变过程、创伤、肿瘤、风湿性疾病、感染和先天畸形。在全面的系统回顾中，Winegar 等应用各种枕颈测量技术研究了这种疾病的并发症及预后。钉杆技术提供了较高的融合率，不稳定的根本原因似乎仍然影响融合率。不管病因如何，疾病最终的结果往往是枕颈的不稳定，这可能导致平移、纵向移位和或颅底凹陷。这个节段的不稳定性可能导致疼痛、麻痹、瘫痪、呼吸窘迫或死亡。枕颈关节融合术在纠正不稳定的同时完成对椎管的减压，这是一个具有挑战性的手术。为了达到骨性融合，植骨时必须将相应节段植骨区骨皮质去除，同时选用合适的内固定器械立即进行固定。虽然这些程序的大部分是有效且安全的，但还是会有各种并发症的发生。外科医生必须熟悉潜在的枕颈融合的并发症，包括颅内静脉窦损伤、椎动脉（VA）损伤，内固定/融合器位置不好、感染、骨不连、硬脑膜撕裂和内固定失效。

1.2 解剖学

在考虑这些并发症并减轻其发生时，外科医生必须对枕颈区域的相关外科解剖学有广泛的了解，如下所述。

这对外科技术和内固定的放置都非常有意义。关于颅底，有几个骨骼的标志要熟悉，这将有助于适当的和安全的内固定物的安放（图 1.1）。

枕外隆起，或称枕骨隆突，是一种可触及的突出物，它高于颈线的顶点，位于颅骨片状部分的中线和颈韧带的附着部位，是解剖的无血管区。该区域骨质最厚，达 17.5±3.0mm，从此点开始向四周分布变薄。枕骨隆突对应颅内泪点，也就是横窦的汇合处。横窦对应于上项线，上项线是从水平颅骨基线以 43° 角伸出的可触及的突出物。枕肌–头夹肌–斜方肌和胸锁乳突也附着于此，头直肌附着于下项线。枕骨髁是双凸结构，与颈部寰椎相连，支撑头部 10lb（1lb=0.45kg）的重量。每个髁突平均的长度、宽度和高度分别为 23.4mm、10.6mm 和 9.2mm。髁间距离从前到后逐渐减小，平均距离分别为 41.6mm 和 21.0mm。寰椎 C1 是环状结构，有两个侧块，上部与枕髁形成关节，下部与 C2 的齿状突形成关节。C1 前弓的后部通过滑膜关节与齿状突相连。每个侧块的平均宽度、高度和前后径分别为 15.47mm、14.09mm 和 17.21mm。C1 本身的尺寸分别为 78.6mm、15.4mm 和 45.8mm，其宽度、高度和前后径分别为 78.6mm、15.4mm 和 45.8mm，并且容纳脊髓和齿突。椎动脉从 C2 的椎动脉孔出来后穿过 C1 的后弓的沟或者槽，进入枕大孔。一些个体具有骨化的寰枕后膜，

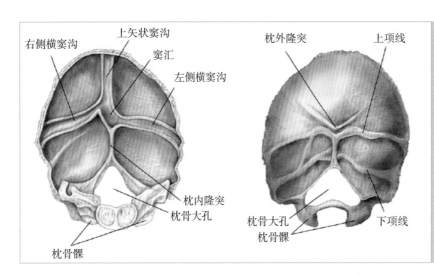

图中标注：右侧横窦沟、上矢状窦沟、窦汇、左侧横窦沟、枕内隆突、枕骨大孔、枕骨髁、枕外隆突、上项线、枕骨大孔、枕骨髁、下项线

图 1.1 与枕骨固定相关的颅骨解剖结构

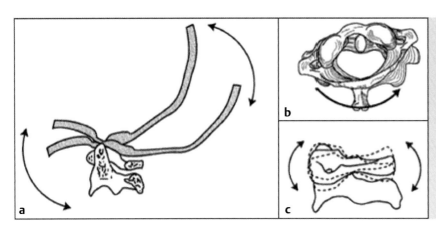

图 1.2 主要运动和平均运动。(a) 枕部 C1 的主要运动是屈曲和伸展。平均移动是 23.0°~24.5°。(b) C1-C2 的主要运动是轴向旋转，平均移动是 23.3°~38.9°。(c) C1-C2 的屈伸范围为 10.1°~22.4°

也称为弓形孔或后桥脑，它通常在 C1 的后外侧方包绕动脉。在大约 1.14%~18.00% 的个体中可见，女性比男性更常见。它的存在对内固定的放置有影响。在生物力学上，枕 C1-C2 复合体是颈椎中活动性最强的一个单元，其功能是作为枕骨和颈椎之间的"垫圈"（图 1.2）。

髁突 - 寰椎关节允许 23.0°~24.5° 的屈曲和伸展，屈曲受齿状突和枕骨大孔的撞击和覆膜伸展度的限制。总计 6.8°~11.0° 的侧向弯曲发生在这个关节处，并且受到翼韧带的限制，而在这个关节处的轴向旋转平均每侧 2.4°~7.2°。C1 - C2 关节主要负责旋转，平均每侧 23.3°~38.9°，这受到关节本身、同侧横韧带、对侧翼韧带和囊状韧带的限制。此处的旋转与枕 - C1 关节没有关系。C1-C2 处的屈曲和伸展平均在 10.1°~22.4° 之间，分别受到横韧带和覆膜的限制。侧弯在 C1-C2 关节处为最小的 6.7°，并且受翼状韧带的限制。

这个节段的不稳定机制，增加了所有平面的活动度。通过外科齿状突切除术来模拟，齿状突切除后，C1-C2 的屈曲增加 70.8%，后伸增加 104%，侧弯增加 95%，前后增大了 12.7mm，侧方增加了 6.7mm，上下增加了 2mm。类似的情况也出现在横韧带和双侧翼状韧带断裂时。

1.3 内固定历史

枕颈关节融合术的第一次尝试是在 1927 年。Foerester 使用腓骨支撑植骨，在其后的几十年这种技术被巧妙地改进并使用。第一次的内固定尝试是以后路连线的形式进行的；然而，即使同时使用 Halo 支架固定，假关节的发生率也达到了 30%。这导致了棒线技术的发展，棒线技术本质上是半刚性的，由固定在枕骨和枕下脊椎上的轮廓"U"形棒和钢丝组成（图 1.3）。螺钉和钢板系统

在 20 世纪 90 年代中期发展起来，或者是双侧直板或者是从侧块延伸到枕骨的"Y"形板。由于钢板构型和螺钉轨迹与患者可变解剖结构的不匹配，因此带来了更大的技术上的挑战。最先进的植入物已经发展到通常具有一个带有锁定螺钉技术的独立的枕板，然后连接到两个独立的轮廓杆固定到上颈椎螺钉（图 1.4）。现今可用的 4 种结构是一个整体倒"U"或"Y"形杆 / 板，由枕骨和颈部配线和 / 或螺钉固定，模块化的枕骨板和颈部杆结构、螺钉、枕骨按钮连接到颈部杆，髁状突多轴螺钉连接颈椎杆。

1.4 技术

一般来说，一旦术前计划完成，患者头部应定位并固定 3 点或 4 点，以帮助复位。肩部用胶带固定以改进术中的放射线显像并便于颈后褶皱的展开。将患者置于头高脚低位有利于静脉回流并减轻面部肿胀。沿中线切开，向下剥离到枕骨，允许使用电刀进行骨膜下解剖，以最大限度地减少出血。当使用枕骨线时，在棒或板的两侧打两个小孔，并在小孔之间切开硬脑膜。可以先把一个丝线穿过小孔，然后把丝线的头端和线缆打结后通过丝线把线缆拉过小孔。然后，将金属丝绕在金属板或金属棒上，使之扭曲或收缩。如果使用枕骨按钮，应该在距离预期按钮位置 1cm 的地方钻一个直径足够大以容纳按钮的颅骨孔。然后从这个颅骨孔制作一个带有小毛边的小槽到最终预期位置，要在硬膜外水平操作。内部按钮，连接到一个中心杆滑动到其最终位置。然后，将板放置在按钮的中心杆上，并在板上通过螺母连接内部按钮。最常用的枕板固定方法是用螺钉固定（作者的首选技术），可以通过首次标记预定螺钉位置来实现。在术前影像学检查前，应决定是否放置双皮质或单皮质螺钉，并复查皮质厚度。在打导向孔

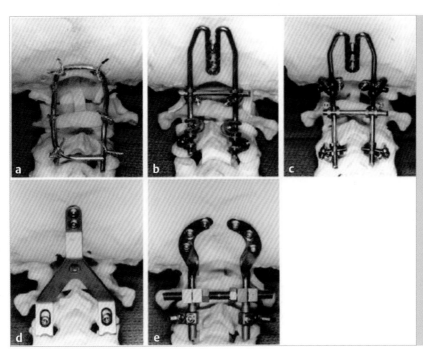

图1.3 依据颅骨各种解剖特征的枕骨固定方式。(a)在枕骨和下颈椎的线状棒。(b)枕骨钢板，螺钉可变，C1固定。(c)枕骨钢板，可变螺钉，C1固定。(d)枕中线枕板，跨越枕C2区域。(e)用交叉连接器对板

时，可以使用导向器避免钻得太深。应探查每个螺钉孔，以确保硬脑膜完整。然后可以使用丝锥测深，来选择适当的螺丝长度。

如果要放置髁状突螺钉，则首先应去除进钉点的骨

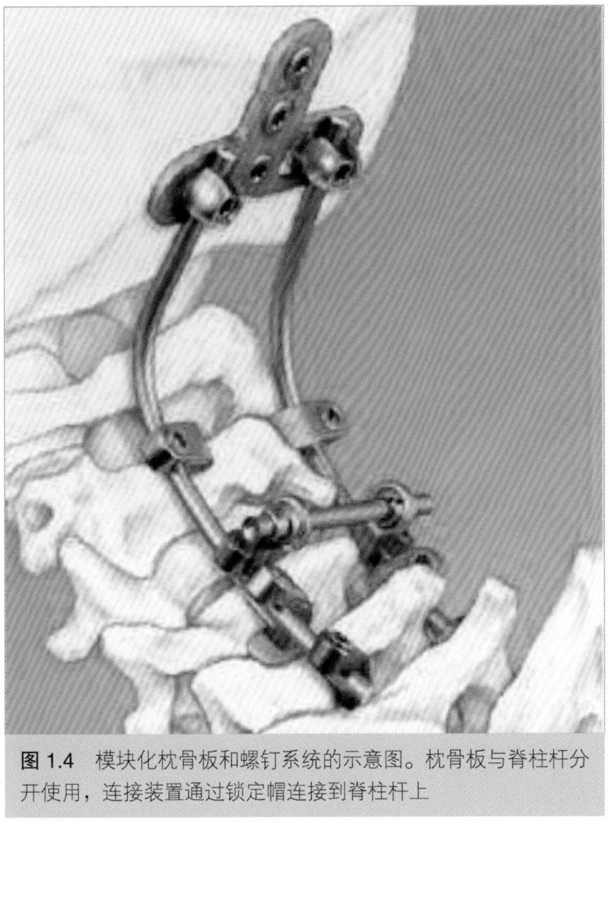

皮质，最经典的进钉点位置是位于C1后弓上方5mm和位于枕大孔外侧5mm处。螺钉角度通常是内倾12°~22°，头倾5°，但是也和个体的解剖相关。

该孔在钻孔后需要使用丝锥扩孔至30~35mm，以便可以放置多轴螺钉。寰椎和枢椎的固定有多种选择。对于椎弓根(TA)螺钉植入，解剖上从C2侧块的外侧边界开始，沿着椎弓根和头侧部向近侧进行，直到C1-C2关节。如果放置C1椎弓根螺钉，对于C1的后弓解剖，必须注意C1与C2之间遇到的静脉丛出血。从C2部分向C1侧块小幅度钻孔，只有清楚了解椎动脉的位置后，才可植入椎弓根螺钉。C1侧块螺钉的进钉点取决于个体解剖结构。Harms技术指导螺钉的放置，需要向下牵拉C2神经根，识别内侧的硬膜，以及侧块内侧缘的探查（图1.5）。C2椎弓根螺钉通常定位在比TA螺钉更偏尾侧和更内侧的轨迹中。C2侧块螺钉的轨迹比C2椎弓根螺钉的轨迹更偏内侧。两者都是在用探钩沿着部分内侧边界探查后放置的，以确认放置的轨迹。通常，侧块螺钉明显短于C2椎弓根螺钉。

C2椎板螺钉是在解剖椎板后，通过"门柱技术"触诊前、后椎板壁，以确保钻孔时皮质完整。为了避免螺钉尾在内侧碰撞，可将一个螺钉植于对侧稍下方。

在用高速磨钻打磨皮质后再植骨。采用同种异体髂嵴皮质骨移植或自体移植，使骨块适应C2棘突和C1椎板，以便移植物与枕骨齐平。植骨可用钢丝或缝线固定。

图1.4 模块化枕骨板和螺钉系统的示意图。枕骨板与脊柱杆分开使用，连接装置通过锁定帽连接到脊柱杆上

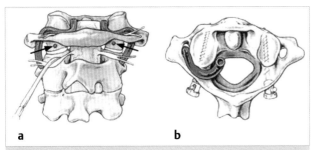

图 1.5　与 C1 侧块螺钉固定相关的 C1 侧块解剖。理想的进钉点可能需要 C2 神经的远端下拉。椎动脉位于 C1 侧块外侧。此外，C1 弓内的椎槽往往对应于 C1 侧块的位置

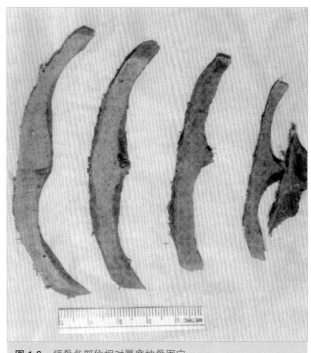

图 1.6　颅骨各部位相对厚度枕骨固定

其他植骨技术包括自体和同种异体松质骨、局部骨和脱钙骨移植。

1.5 并发症

　　与所有外科脊柱关节融合术一样，鉴于如前所述的解剖学特征，存在并发症的可能性，其中一些是该区域独有的。这些将被详细讨论，包括颅内静脉窦损伤、椎动脉损伤、内固定错位、感染、骨不连、硬膜撕裂和内固定失效。通过了解这些并发症及其病因，外科医生将能够更好地控制其发生。

1.6 静脉窦损伤

　　独立的枕骨板的出现提高了固定的强度和结构。然而，它并没有完全规避枕骨轴线引起的静脉窦损伤的潜在风险。静脉窦损伤在很大程度上被认为是一种罕见的事件，发生率低于 1%，最常见的原因是颅内螺钉穿透。它的发生很少导致严重后果。在一项前瞻性描述性诊断研究中，Izeki 等分析了个体静脉窦的变异性及其与预期螺钉位置的关系。他们得出结论，除了通常用于 VA 绘图的计算机断层扫描血管造影（CTA）之外，还可以容易且廉价地获得静脉窦的其他成像序列。

　　在最大化枕骨板结构的拔出强度时，骨的最厚部分是目标（图 1.6）。这对应于静脉窦非常接近的内部，并且在该区域中具有螺钉放置的固有风险。在一项尸体研究中，Nadim 及其同事证明，通过将螺钉植于上颈部线下方至少 2 cm 处，可以安全地避免静脉窦损伤。由于 Izeki 及其同事证明鼻窦和静脉窦汇合的过程和位置存在很大差异，因此这一里程碑式的结论受到了质疑。因此，一些

人主张常规 CT 静脉造影结合 CT 动脉造影对静脉窦进行最佳定位并描绘最佳的枕骨螺钉放置，可以在没有明显增加放射线照射和技术人员工作量的情况下进行。值得一提并将详细讨论的是，一些人提倡单皮质固定以完全避免颅内穿刺，但这可能会影响结构的拔出强度。Lee 及其同事报告了 1 例横向窦的医源性损伤导致硬膜外血肿的致命病例。一种潜在的可怕的静脉窦损伤并发症是颅内静脉血栓形成（VT），其中感染、血液疾病、创伤和颅骨手术是明确的病因。虽然没有关于枕骨螺钉植入后发生这种情况的报道，但钻孔或螺钉植入造成的内皮损伤可能存在引起 VT 的风险。VT 的后遗症可能包括静脉高血压、导致偏瘫、步态共济失调和惊厥性癫痫发作，更常见的是头痛、恶心和视觉障碍。症状发作通常从术后即刻到术后 8 个月不等，使准确的诊断变得复杂。如果术中发现静脉窦侵犯，目前尚无立即处理的共识；然而，Lee 等首选的治疗是植入螺钉以控制出血，并随后完成计划中的手术，以免发生进一步并发症。他们没有常规获得术前 CT 静脉造影。

1.7 椎动脉损伤

　　VA 的医源性损伤可能导致瘘管、假性瘢痕、解剖、闭塞或大量出血。解剖 C1，放置 C1 侧块螺钉或 TA 螺钉

可能会遇到。这是因为 C1 侧块螺钉的适当进钉点已被描述为 C1 后弓与后下侧块中点的交界处，其中几个关键的神经血管结构处于危险之中，包括脊髓、C2 神经根和大枕骨神经周围的静脉丛。新的髁突螺钉技术也使 VA 处于危险之中。

在 C1 椎动脉弓下椎动脉的潜在变化也是一种风险。据报道，2.0%~5.4% 的人患有异常椎动脉走行。已经描述了几种变异：Ⅰ型：持续的第一节间动脉，其中 VA 绕过 C1 的横向孔，在离开轴之后在其前面穿过横突孔；Ⅱ型：在寰椎水平处有孔的 VA（重复段），其中一段正常流动，另一段进入拱下方并再次连接上方的正常段；Ⅲ型：正常的 VA 病程，伴有小脑后下动脉（PICA），起源于 C1 和 C2 之间的 VA，进入窦尾至 C1（图 1.7）。这些不规则案例的发生率见表 1.1。此外，一些患者可能具有"高骑行 VA"，其中 VA 在内侧、后侧或太高处弯曲，导致 C1 的峡部变窄并使 TA 螺钉放置具有挑战性或不可能。放置 C1 横向质量螺钉时 VA 的过程也必须考虑，因为一些人主张进入点在后弓的上方，VA 可能在弓形孔内和上面穿过后脑桥被误认为是较宽的椎板。Hong 及其同事描述了 4 种类型的弓形孔。Ⅰ型：来自上方的骨刺（14%）；Ⅱ型：骨性骨针从寰椎后弓向上方突出（9.6%）；Ⅲ型：源于上小关节和后弓的骨针（34.6%）；Ⅳ型：完全桥脑（41.7%）（图 1.8）。外科医生应该意识到这种潜在的异常现象，在手术前检查术前侧位 X 线片和 CT 成像是必要的。

表 1.1　CVJ 异常 VAs 的总结

V3 段	病例数	发病率（%）
正常	958	94.6
单侧 PIA	39	3.8
双侧 PIA	8	0.8
单侧 FA	5	0.5
单侧 PIA 和双侧 FA	1	0.1
C1 和 C2 之间的 PICA	2	0.2

缩写：CVJ，颅椎交界处；FA，有分支的 VA；PIA，持续性第一节段间动脉；VAs，椎动脉

由于这些变异的 VA 走行和后脑桥畸形患病率，尽管术前 MRI 通常会提供有价值且充分的信息，但是外科医生还是可以认真考虑术前 CTA 进行 VA 绘图和仪器规划。如果 VA 损伤发生，这在 C1 弓周围的软组织解剖期间最常见，应立即止血并进行血管外科咨询。如果在螺钉放置过程中遇到这种情况，应放置一个短螺钉以实现填塞。不应在已知或疑似伤害的对侧放置额外的螺钉，因为如果发生相应的 VA 损伤，这可能导致脑干或小脑梗死。另外，可以使用骨蜡，而填塞物在开放空间中有效。如果这些技术无效，也可考虑血管的血管内栓塞、血管结扎或直接缝合修复。无论选择哪种技术，患者应该由介入放射科医生

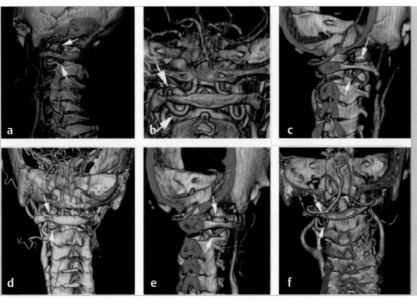

图 1.7　三维 CT 血管造影图像，显示 6 个不同病例的 V 段开窗 VA（白色箭头）。开窗的一段穿过 C1 横突孔，而另一段进入 C1 弓下方的椎管，然后重新连接 C1 弓上方的另一段。左侧 VA 开窗 4 例（a、b、d、f），右侧 VA 开窗 2 例（c、e）

进行血管造影评估，因为据报道单侧 VA 损伤的神经系统后遗症为 3.7%。

1.8 内固定／融合器错位

关节融合的最佳位置是功能中立位置，未能实现这一点可能会导致并发症，例如吞咽困难、呼吸困难、半脱

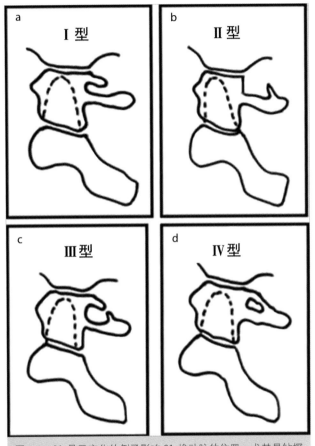

图 1.8　C1 骨弓变化的例子影响 C1 椎动脉的位置。尤其是钻探Ⅲ型和Ⅳ型通过后骨弓可导致椎动脉损伤

位和水平凝视中断。枕骨位置有可能导致下咽半脱位和口咽部空间减少，从而导致术后呼吸和吞咽并发症。在一项回顾性研究中，一组接受枕颈融合的患者出现了定位并发症，Massunaga 等证实了这种关联枕骨后倾和天鹅颈畸形之间的关系和脊柱后凸和副轴半脱位伴有过度前倾。已经参考各种射线照相测量描述了枕骨融合的理想位置和标志，最常见的是枕颈角。McGregor 系列展示了最可靠和可重复的放射线照片结果，从硬腭的后面部分延伸到枕骨曲线的最尾部点。已经描述了该线与轴的下表面之间的角度以确定枕颈角度，该角度应该在 0°~30°之间（图 1.9）。

枕骨过度前倾与术后较高的轴下半脱位率有关，后倾角与术后天鹅颈畸形和后凸畸形有关，后倾角可作为增加 O–C2 角的手段。严重错位的枕骨可以通过下位脊柱的补偿以使头部保持在功能中立的位置。

Ota 等证明了它们之间强烈的线性相关性 O–C2 角度和最窄的口咽气道空间（nPAS），这个角度减少 10°可使 nPAS 减少 37%。临床上，降低 O–C2 角度与发生术后呼吸困难和吞咽困难的风险增加有关，因为 O–C2 角度的术后变化与口咽交叉区域的术后变化直接相关。在一项对一组患者进行的回顾性研究中，Miyata 等进行了枕颈融合术，患者术后吞咽困难，并确定了 O–C2 角与此症状之间的关系。减小的 O–C2 角度减小了口咽空间及术后症状，应在融合前进行手术测量。对于伴有颅神经麻痹的患者，这一点尤为重要。此外，如果在次优位置实现融合，患者可能会遇到水平凝视的困难。例如，可能需要患者在躯干处伸展，如果将它们放在弯曲的位置，直视前方颈椎无法弥补。研究者更喜欢手术以查看患者的头部位置，并在将仪器锁定到位之前进行必要的角度校正，以避免融合错位。

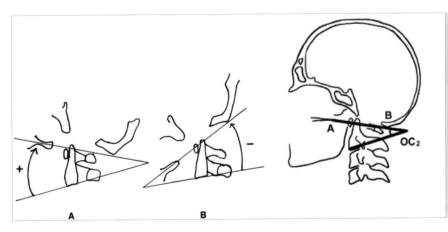

图 1.9　McGregor 系列的测量技术，从硬腭的后上方延伸到枕骨曲线的最尾端。已经描述了该线与轴下表面之间的角度以确定枕颈角度，该角度应该在 0°~30°之间

1.9 感染

枕颈部关节融合术后的感染率类似于颈椎后路关节融合术的患者的感染率。德国专家在一项长期随访研究中报道了 5% 的关节固定部位感染率。通过 3 种途径感染：立即污染；术后手术部位，血行播种感染；手术期间感染，其中第三种最为常见。与其他脊柱手术相比，枕颈融合术患者感染的手术风险因素没有明显差异。高龄；发育迟缓；免疫抑制；脊柱外伤；糖尿病；肥胖；吸烟；恶性肿瘤；化疗；免疫抑制；留置导管；延长住院时间；人血白蛋白水平低于 3.5 g / dL，总淋巴细胞低于 2 000 个细胞 / mm^3，血清转铁蛋白水平为 150 μg/ dL 或以下都是脊柱手术感染的危险因素。已确定用于颈椎后路关节融合术的特定感染风险因素是主动吸烟状态，类风湿性关节炎和体重指数超过 30 kg / m。在进行外科手术之前，尽可能地优化所有可改变的危险因素。

采取措施预防感染和潜在的灾难性并发症的危害至关重要。围手术期静脉注射头孢菌素类抗生素的使用应在切口 1h 内开始，共给药 24h；然而，该方案只对在医院中发现的不到一半的葡萄球菌物种是有效的。虽然静脉注射万古霉素理论上可以覆盖更多的感染性微生物，但还没有证明它能降低伤口感染率，并与低血压、肾毒性以及口咽、呼吸和泌尿生殖道感染抵抗性微生物有关。伤口内使用万古霉素粉末最初被描述为脊柱手术中预防胸腰椎术后感染的一种方法。因为万古霉素全身吸收不良，所以这种应用对于这个手术特别有效，因为这样就使得局部伤口浓度万古霉素的浓度增加了。

伤口内使用万古霉素粉末效果良好未发现任何并发症或风险。即使在颈椎后路关节融合术中硬脑膜直接接触的情况下也能使用。在一项回顾性研究中，一组患者接受了一年的后路颈椎融合术后随访，Strom 等证明使用万古霉素粉末的手术感染率显著降低，并且并发症或假性关节病的发生率也没有增加。他们也证明了成本效益。其他减轻颈椎后段感染率的方法分别是：围手术期用酒精泡沫消毒，万古霉素粉末局部应用和筋膜下引流术。在术后感染中，表面感染最多。颈椎后路关节融合术后常见，深部感染的主要因素在韧带下方。探查伤口以确定坏死和感染组织对骨的侵袭和清创的感染程度是治疗感染的基本原则。去除内植物是值得商榷的，有些人建议去除所有骨移植物和脊柱植入物。其他人支持将固定良好的内固定物（特别

是钛）和骨移植物留在原处，即使面对活动性感染。在发生骨性融合之前不能保留内固定的实例带来了难以克服的挑战，通常涉及长时间的支撑或 Halo 头环的固定。

1.10 不愈合

最终，枕颈交界处融合成功取决于骨的长入和融合。内固定后，将周围骨的皮质去除，放置自体或同种异体骨，促进骨融合。在选择植骨类型时，应考虑的植骨性能如下：骨传导，它为新生血管和骨的进入提供了支架；骨诱导，它允许促进成骨细胞从附近的间充质细胞分化，最典型的是由骨细胞生成蛋白；骨生成，它是直接移植补充成骨细胞。这些属性因移植物类型而异。

取腓骨、髂嵴或者肋骨的这种植骨方式具有自体皮质骨自体移植的特征，这些特征赋予了实现融合的潜在益处；然而，它们的使用并非没有风险，包括慢性疼痛、感染和血肿。据我们所知，没有研究直接比较移植物在枕颈关节固定术的选择，特别是在现有的内固定条件下。从其他脊柱融合手术中推断移植物选择将表明大多数典型的自体移植物优于同种异体移植物；然而，具有自体骨髓和脱矿质骨基质的复合移植物也是可行的选择。

现代枕颈融合手术的融合率是比较好的，89%~100% 不等。对 69 例患者进行长期随访，其中 2/3 的患者接受局部自体骨，同时采用同种异体移植物和 1/3 的自体髂嵴，显示融合率无差异。根据有关移植物选择的现有数据与现代仪器相结合，无法做出明确的建议。但是，使用骨诱导辅助，重组人骨形态发生蛋白 –2（rhBMP-2），未被批准用于枕颈融合，并且与软组织并发症和血肿形成有关。

应该注意的是，融合率可能受到潜在病因的影响。也就是说，虽然后路螺杆构造与单独的后部接线棒、螺钉板和原位移植相比具有较少的不良事件和内固定故障，但不管疾病过程如何，具有炎性疾病的患者和肿瘤疾病的患者使用后路螺钉和钉棒系统后具有更高的融合率。对这些结果的解释需要记住，虽然现代技术发展迅速，但是与其他技术相比，仍然缺乏长期的结果数据。

1.11 硬脑膜撕裂

枕骨钻孔和螺钉放置时硬脑膜撕裂的报道率范围为 0~4.2%。由于硬脑膜撕裂伤与枕骨钻孔和布线后坐力有关，因此这明显低于报道的基于金属丝的固定方法的 25%~28% 的发病率。枕部固定时，如果在钻孔时遇到脑

脊液（CSF）泄漏，螺钉放置通常足以阻止泄漏。如果手术伤口出现持续性 CSF 泄漏，首先建议将床头抬高至 30°，同时减少腹部压力和卧床休息。如果没有减少，可能需要放置腰椎引流管，随后可能需要进行手术伤口修复。

1.12 内固定故障

获得骨融合的首要条件是内固定植入术后获得的坚强固定。自从 Foerester 最初描述单腓骨支柱移植术以来，手术内固定的选择已经有了很大的发展。最早的植入物主要是后路钢丝环绕技术，通常需要延伸到尾端水平以确保稳定性。由于初始稳定性不足，通常采用 Halo 头环辅助外固定。此外，在这些结构中，钢丝断裂的发生表明枕骨比钢丝更结实，也说明了钢丝过于脆弱，无法进行最佳固定。因此，新的技术被发明出来，以减轻内固定断裂和辅助外固定的需要。

现在，最流行的内固定方式是颈椎螺钉和枕骨板组合，颈椎螺钉和枕骨螺钉通过连接棒连接。一般来说，这种全螺杆结构在生物力学方面优于钢丝缠绕和钩子技术而且容易植入。内固定的首要目标是坚强固定，现在的理论认为坚强固定可以提高融合率。对于整个内固定，包括枕骨固定，以及颈椎螺钉和连杆，都是如此。因此，外科医生必须熟悉各种植入物，以便在获得骨融合的同时优化稳定性。

Winegar 等调查了 1969—2010 年所有关于枕颈关节固定术的内固定失效原因的文献。他们报告了 21% 的内固定失败率。总体而言，钢丝缠绕的可能性最大（10.1%），其次分别是螺钉故障（6.2%）、杆故障（0.6%）和枕板故障（0.6%）。研究的失败率可能是由于选择偏倚，其主要结果是枕颈并发症；然而，在本组研究中，所有病例的连接处都失效了，其中螺钉板组为 26.67%，丝棒组为 13.54%，螺钉棒组为 7.89%。仅在炎症诊断患者中比较固定方法时，这一趋势才具有重要意义。然而，在已经获得骨融合的情况下，内固定失效的临床重要性尚不清楚。

1.12.1 枕骨固定

必须考虑植入物的抗变形刚度。在枕颈固定中，金属材料的数量和惯性矩面积（即对角加速度的抵抗）所确定的分布对生物力学性能有很大影响，因为它与刚度直接相关。沿着这些方向，由于枕骨板的惯性矩是杆的 2~3 倍，因此这些内固定的发明对提高结构稳定性起到了相当

大的作用。尽管内固定的材料性能有所改善，但是枕骨固定的重要性也不容忽视。螺钉最好放置在骨板较厚的区域，因为它的拔出强度取决于骨板厚度和穿过的皮质数量。一般来说，骨质在外枕部突起的中线最厚，并且在很大程度上是致密的皮质骨，范围是 11.0~17.5mm，外表占厚度的 45%，内表占 10%。虽然通常使用双皮质固定可以最大限度地提高拔出强度，但枕骨固定中螺钉的位置才是最重要的，因为颅内窦接近颅骨最厚的区域所以要尽量避免颅内窦的损伤。生物力学研究显示，双皮质和单皮质螺钉之间的强度没有差异，枕骨隆突和其他地方的双皮质螺钉和单皮质螺钉的固定强度也没有差异。同时也证明了在皮质厚度 > 7mm 的区域，单侧皮质螺钉和双侧皮质螺钉的拉拔强度是相等的。这可能是由于外皮质占整个枕骨厚度的 45%。此外，由于骨厚度从隆突处呈放射状减少，所以螺钉的拉出强度在颈上线以上最大。牢记这些原则，使用钻孔导向器通常将螺钉的最大深度设置为 10~16mm，对于中间螺钉设置为 6mm，这通常可以明确螺钉长度，同时避免无意中穿透到颅内。

螺杆的位置也会影响整个结构的刚度。也就是说，虽然中线螺钉可能有更大的拉力强度，因为解剖结构适应较长的螺钉，侧方螺钉可增加旋转和弯曲时的刚度，但不能弯曲和伸长。因此，大多数钢板的设计是通过中线螺钉和横向螺钉的组合提供固定。但杆径对结构转动刚度和侧弯刚度的影响较大。作者更倾向于使用 3 枚中线螺钉而不需要横向放置螺钉。

关于枕骨螺钉的选择，已经证明了松质骨钉和皮质螺钉在生物力学上没有差异。然而，由于枕骨的解剖，螺钉被设计成最大限度地增加强度。也就是说，目前大多数枕骨螺钉的独特之处在于它们有一个更大的直径和更小的间距，这使得在薄骨区域有更大的接触面积。另外，使用锁定结构没有证明有益处，特别是对于杆板连接形式的内固定装置。外侧颅骨螺钉的螺钉尺寸通常为 4.5mm×6.0mm，中线枕骨龙骨螺钉的螺钉尺寸为 4.5mm×（8~12）mm。

枕部纽扣是另一种可行的固定方法，它允许使用"内"纽扣进行双皮质固定，其平面面向颅内，螺纹向外，这样螺母就可以放置在钢板上和螺纹上。放置按钮时必须小心，以避免小脑、硬脑膜或静脉窦损伤。其安全性和生物力学有效性已在多项研究中得到证实。最后，对于枕骨缺损的患者，髁突螺钉作为枕骨钢板的替代材料已经显示

出生物力学的有效性，同时通过较低的种植体获得了稳定性，尽管目前报道的临床经验有限。

设计枕骨板的挑战之一就是枕骨的表面特性。也包括用于直接连接到颈椎的枕下延伸部分的枕板，例如 Y 板，在这方面问题就特别突出。此外，由于螺钉的定位选择有限，适当的螺钉定位常常是一个真正的外科挑战。大多数现代结构是由一个独立的枕板连接到颈椎螺钉杆，解剖轮廓允许螺钉更容易地放置和较少地突出。大多数枕板提供矢状面和冠状面预弯区域，以便在两个平面上预弯。在大多数系统中，固定一个独立的纵向杆连接枕骨板是通过一个开槽连接器，允许放置侧杆以及旋转。其他类型的杆确实存在，包括过渡到枕板头的杆。无论所选择的植入物是什么，都应该谨慎地注意器械轮廓以避免凸起。

1.12.2 枕下固定

枕下固定也必须牢固，以达到坚强固定易于骨融合。与椎板半刚性结构相比，C1 侧块或 C2 椎弓根的螺钉通过三柱固定提供更大的刚性。此外，与 C1-C2-TA 相比，钢丝环绕技术提供了较低的旋转和横向稳定性，并且需要额外的 Halo 支架固定。Harms 和 Melcher 将双皮质螺钉固定到 C1 和 C2 椎弓根外侧块的技术，它表现出与 TA 螺钉相当的稳定性，但可能会对舌下神经和颈动脉造成损害。单皮质侧块螺钉可以避免这种潜在的并发症，并证明了其生物力学稳定性和后路一样。最近，单皮质后弓螺钉的拔出强度大于侧块螺钉。

Mummaneni 及其同事报道，C1 侧块螺钉可与 C2 侧块螺钉、C2 侧块螺钉和 C3 侧块螺钉有效结合。他们还证明了在 C2 以下融合的并发症发生率更高，如假性关节炎。

1.12.3 纵向构成

连接枕骨固定和颈椎的连接棒的设计是可变的。为外科医生提供最大改进的设计是模块化植入物，或那些通过专用锚栓将独立的杆固定在枕板上的植入物。这种连接也各不相同；一些提供了多向调整，其他的本质上是固定的角度。后者要求内植物的形状与患者的解剖结构相适应。独立的枕钢板允许在不需要整个结构移除的情况下，最大限度地灵活地放置内植物和对单个术中部件进行修改。也可以选择带有接头的可调杆，该可调杆允许在一个平面上进行调整，并且不需要弯曲，这样可以减少疲劳破坏。

这在使用钛棒时尤其重要，因为钛棒在疲劳失效时具有缺口敏感性，因此应在颅颈交界处使用更长的弧度，而不是通常所用的大角度弯曲。这一过渡区域是应力集中区，也是最常见的断裂部位。大多数内植物使用 3.5mm 的棒；然而，重要的是，外科医生要记住，它的惯性矩随四次方变化，所以 3.5mm 的杆是 2.5mm 杆的 2 倍硬。事实上，小杆的弹性越大，对结构刚度的影响就越大。内植物的某个部分的失效很少单独发生。假设某部分或部分的失败或断裂会导致患者其他的内植物也相应失效，从而导致生物力学力的重新分布。

以下列举了一些可用的内固定系统。以下系统已获得 510（k）资格。Aesculap Implant systems 的 S4 颈枕板系统；DePuy - 脊柱 MOUNTAINEER OCT 系统；Songer Cable 颈胸系统；ISOLA、TiMX、MONARCH、MOSS MIAMI；EXPEDIUM 系统；DePyy-Spinal Summit SI Occipito-Cervico-Thoracic（OCT）Spinal 系统；DePuy 的脊柱突触系统；Exactech Gibralt Occi pital 脊柱系统；美敦力顶点选择重建系统；Alphatech Solanas Avalon 后路固定系统；NuVasive OCT 系统兼容 NuVasive SpheRx。510（k）是向美国食品药品监督管理局（FDA）提交的上市前报告，以证明待上市的设备安全有效，即基本上等同于不受上市前批准的合法销售设备。熟悉可用的植入物及其潜在的优缺点将有助于外科医生选择最适合提供稳定结构并最终实现骨融合的器械。

还要考虑到枕颈区域独特的解剖特征和必须考虑的特殊因素，以便改善患者的预后。

1.13 总结

虽然枕颈部关节固定术已被证实是一种有效的治疗方法，但是外科医生必须熟悉与这种手术相关的潜在并发症。我们希望通过熟悉报道的并发症，并了解其病因和病理生理学，促进术前患者的讨论和分析，以便减少其发生。

1.14 要点

- 由独立枕板组成的模块化系统用棒连接到颈椎螺钉，提供最稳定和可调整的结构。
- 回顾术前影像学，基本了解颅外标志物与颅内结构有助于枕骨螺钉安置。
- 术前计划和先进的成像有助于减轻血管损伤。
- 需要对所需的 O-C2 角度进行术前分析，并对头部位置进行术中评估，以确保正确的融合定位。
- 万古霉素粉有效地、安全地降低感染率。

第二章　后路颈椎手术血管并发症

Raymond Hah, Jeremy Smith
译者：史建鹏，贾爱芹，张咏梅

2.1 概述

颈椎后路手术的血管并发症相对少见，但是一旦发生就是毁灭性的，它会导致大量出血、脑干或小脑梗死，甚至死亡。对相关解剖的详细了解和术前精心规划是预防的关键。在上颈椎和颅颈交界处，椎动脉（VA）和静脉丛位于椎板后方，有直接损伤的危险。后路内固定继续呈指数增长，间接损伤的并发症也越来越多地被报道。

本章简要介绍与颈椎暴露和内固定相关的解剖学和解剖学变异。接下来，我们将回顾特定器械和技术的并发症。我们将以目前关于椎动脉损伤（VAI）的手术措施、诊断和附加治疗的概念作为结束。

2.2 流行病学

颈椎后路手术中血管损伤的发生率与手术的位置和内固定装置的种类有关。寰枢椎区域的发生率最高，C1-C2 经关节螺钉 1.3%~8.2%；相比之下，很少有颈椎椎弓根螺钉损伤的报道，也很少有侧块螺钉损伤的报道。随着颈椎内固定装置使用的增加和报告并发症的标准化方法的改善，这些比例可能会上升。

2.3 手术解剖

VA（椎动脉）被分为 4 个部分。V1 起于锁骨下动脉，经腹侧至 C7 横突，进入 C6 横突孔。V2 在 C6~C2 的横突孔内。V3 离开 C2 的孔向外侧穿过 C1 的横突孔。然后它沿着下方 C1 的侧块向后延伸至后侧寰枕膜的边缘，直到上内侧穿过硬脑膜。V4 进入硬脑膜并向内侧移动，与对侧血管合并形成基底动脉。左侧 VA 占 36%，发育不良占 6%，缺失 2%；右侧 VA 占 23%，发育不良占 9%，3% 不存在；41% 的患者有相同的情况。多普勒超声显示，人多数左 VA 携带更多的血流。最近的一项 CT 血管造影研究证实了这一点，左侧 VA 占 69.3%。

在 C1 的头部边缘，VA 在中线 < 1 cm（8~12mm）内运行，在尾部 C1 边缘 1.5 cm（12~23mm）。当动脉穿过

C1 和 C2 椎间孔时，动脉也很脆弱；这里背侧支的 C2 背侧和内侧通过，应该是局部解剖范围的限制（图 2.1）。

变化和异常都有很好的记录。在 3%~15% 的人群中，后桥是形成弓状孔的骨质覆盖物，它将 VA 包裹在 C1 的凹槽中，并且可以在侧位 X 线片上很容易识别（图 2.2）。女性更容易受到影响。

寰枢椎 VA 异常的发生率为 2.3%。VA 可高骑型，C2 关节上关节面下有可变弯曲点，占 C2 关节上关节面横向范围的 75%（图 2.3）。Yamazaki 等研究表明，先天性骨骼异常和寰枢椎半脱位患者发生骨外和骨内 VA 异常的概率增加。

颈内动脉（ICA）位于 C1 椎体前方，颈内动脉内固定有间接损伤的危险。ICA 到 C1 的平均距离是 2.8mm。ICA 通常位于 C1 侧块的前部或外侧 1/3 处，很少位于内侧 1/3 处。舌下神经在 C1 前方，C1 侧块腹侧 2~3mm 处，也有损伤的危险。

在脊柱中下轴，侧块和横孔之间的距离平均值是 9~12mm。矢状面与侧块中点与 C3~C5 椎孔外侧连线的平均夹角为 5°~6°；然而，在 C6 处，由于 VA 更为横向，因此该角度与矢状面横向为 5°~6°。侧块在颈部中部呈菱形，在下部呈细长状。

2.4 固定技术

2.4.1 寰枢椎

后路暴露上颈椎时，防止暴露 VAI。C1 的头侧边缘的外侧解剖应限制在 < 1cm（8~12mm），且在 C1 尾缘 < 1.5cm（12~23mm）。当动脉在 C1 和 C2 孔之间通过时，它也是危险的；在这里，C2 的背支应该是外侧解剖范围的限制（图 2.1）。

1987 年，Magerl 和 Seemann 首次描述了经关节寰枢椎固定。在透视引导下，C1-C2 关节螺钉植入 2~3mm 的超结节至 C2-C3 关节面，并对准 C1 前结节。结果 VAI 的发生率在 4%~8% 之间，几个更大的系列显示没有损伤。Wright 和 Lauryssen 报告的 VAI 风险为每个患者 4.1%，

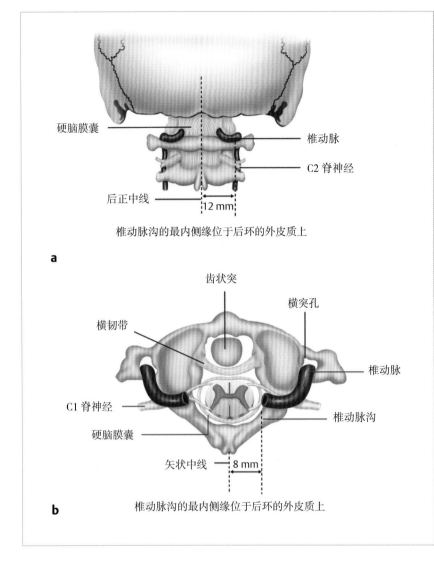

图 2.1 （a）枕颈交界处后视图。C2 的后夹层应保持在中线外侧 12mm 内。也可以看到椎动脉的路径，它沿着 C1 弓的背侧向后转。C1 器械的充分暴露通常需要通过向头侧抬高椎动脉直接暴露。（b）穿过地图集 C1 上部的轴向视图。C1 后弓上侧面的解剖应保持在距中线 8mm 内。C1 弓的颅侧和尾侧解剖的差异可由约 4mm 的差异来说明平均患者

硬脑膜囊

椎动脉

C2 脊神经

后正中线

12 mm

椎动脉沟的最内侧缘位于后环的外皮质上

a

齿状突

横突孔

横韧带

椎动脉

C1 脊神经

椎动脉沟

硬脑膜囊

矢状中线 8 mm

椎动脉沟的最内侧缘位于后环的外皮质上

b

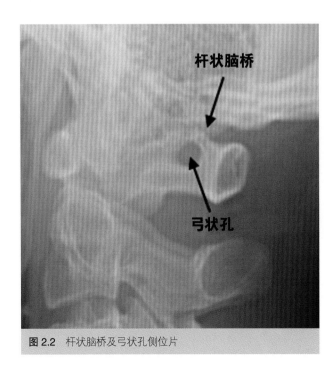

杆状脑桥

弓状孔

图 2.2 杆状脑桥及弓状孔侧位片

每个螺钉 2.2%；然而，神经后遗症和死亡率是罕见的（0.1%）。Madawi 等认为，完全复位 C1-C2 关节对于避免 VA 是至关重要的，61 名患者（8%）中有 5 例 VA 损伤，主要是由于螺钉固定前未完全复位 C1-C2（图 2.4）。最安全的轨迹是通过峡部最内侧和最背部的部分（图 2.5）。CT 对于术前计划排除高骑型 VA 或薄 C2 部分 / 椎弓根至关重要，这可能会排除 20% 患者的关节螺钉固定。如果双侧固定无法安全进行，单侧固定辅助棘突间骨移植线已显示出良好的效果。

Harms 和 Melcher 在 2001 年描述了采用 C1 侧块螺钉和 C2 椎弓根螺钉的多轴螺钉和杆固定作为 C1-C2 关节内固定的一种更安全的替代方法，假设 VA 损伤风险降低（图 2.6）。Yeom 等报道了一种经后弓植入 C1 侧块螺钉的改良技术，没有 VAI 的发生。暴露 C1 侧块的静脉丛出血可能会妨碍手术视野，从而增加 VAI 风险。

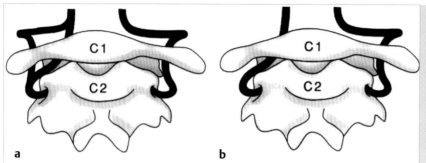

图2.3 两个典型的VA畸形。(a)开窗。(b)持续的第一节段间动脉

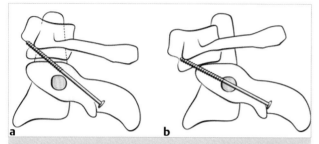

图2.4 C1-C2关节侧面图。(a)显示正常位置和正常螺钉轨迹的图纸。(b)显示不完全复位位移和节段完全弯曲的效果图:螺钉轨迹对准C1的前结节,螺钉将足够低,以便在C2侧块下方横切VA。在这种情况下,VAI是不可避免的

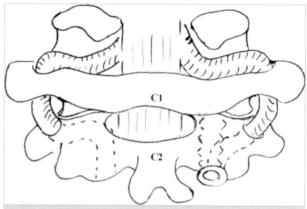

图2.5 示意图显示了椎动脉(VA)和关节螺钉。螺钉必须插在VA的上方、背面和中间。左VA是所谓的高骑型,其中弯曲点可以比平时更高、更中间或更背面,从而减少螺钉的可用空间

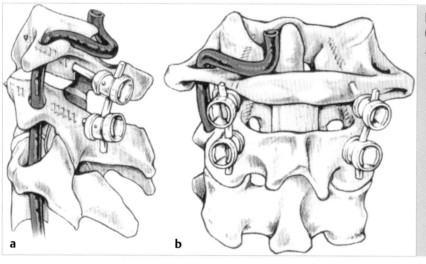

图2.6 采用多轴螺钉杆固定技术进行C1-C2固定后的上颈椎。(a)侧视图。(b)后视图

对于C2椎弓根螺钉,其轨迹应平行于C2椎弓根的内侧边界和上侧面,以避免椎弓根外侧穿孔和VA损伤。一些解剖CT研究报道,C2椎弓根固定的风险与经关节技术相同(图2.7)。

最近的Meta分析表明C2椎弓根和Pars螺钉的VAI风险较低,2 979例C2植入的发生率为0.34%。相比之下,3 627例C1-C2经关节螺钉中椎弓根螺钉的发生率为0.72%。

13

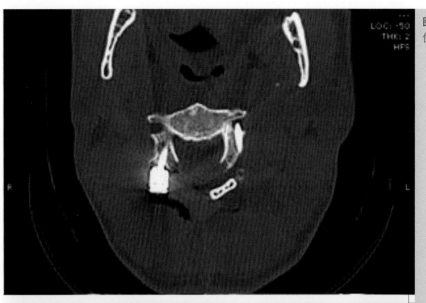

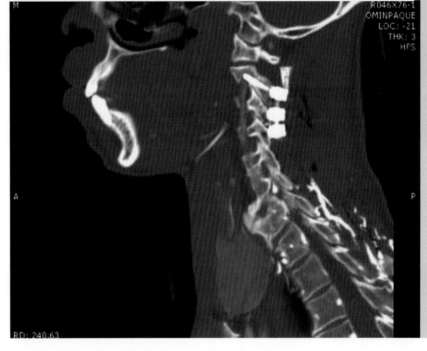

图 2.7　轴位和矢状位 CT 血管造影显示左侧 C2 螺钉低轨道侵犯横突孔

采用 C1 侧块螺钉固定和 C1-C2 经关节螺钉双皮质螺钉固定时，ICA 也存在损伤风险。10°内斜角可以避免 ICA 损伤，同时允许双皮质固定（图 2.8）。文献中也发现了 C1 侧块螺钉导致舌下神经麻痹的报道。

2.4.2 下颈椎

下颈椎侧块固定可能会损伤 VA、神经根和关节面。

尽管采用侧块螺钉固定有发生 VAI 的可能，但文献中未见报道，包括许多大数据的文献中也没有报道。侧块的象限解剖指导了螺钉的放置，一些技术和修改的提出避免了椎动脉的损伤（图 2.9）。一般来说，这些技术之间的比较揭示了这一点。安全螺钉放置平行于矢状平面中的小关节，并在冠状面内最大侧向成角。一些研究提倡使用单侧皮质而不是双侧皮质固定，建议螺钉长度为 14~16mm，以避免神经血管损伤。

Abumi 和 Jeanneret 等于 1994 年首次报道了颈椎椎弓根螺钉固定。最初的技术主张一个起点正好位于外侧块外侧边缘的内侧，目标横向角度为 35°。其他人提出了一个更为横向的起点，其横向角度更为居中。为降低椎弓根壁穿孔的风险，已经介绍了几种技术，包括漏斗技术、椎弓根经椎板切除术的直接可视化、部分椎板切除术和钥匙孔技术。

解剖和尸体研究显示，安全范围非常狭窄，穿孔率

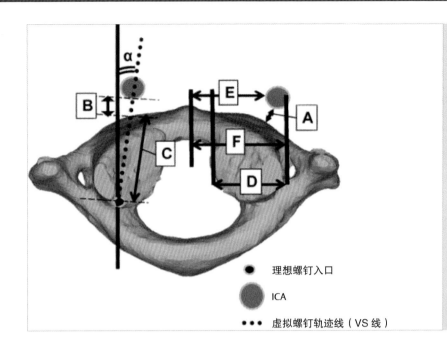

图2.8 测得的寰椎和颈内动脉的解剖学注释。A，C1前皮质表面与颈内动脉（ICA）之间的最短距离；B，从虚拟螺钉轨迹线（VS线）到C1前皮质表面到ICA的最短距离。VS线表示为虚线；C，虚拟螺钉长度（从理想螺钉入口点到虚拟出口点的距离）；D，C1横向质量的宽度；E，从C1矢状线到ICA内缘的距离；F，从C1矢状线到横突孔内缘的距离；α，矢状轴和VS线之间的角

● 理想螺钉入口
● ICA
…… 虚拟螺钉轨迹线（VS线）

介于17%~88%之间，大部分位于横突孔的外侧，一部分位于C3~C5水平。临床报告还报道了高水平的横向破裂率，每个螺钉的范围为6.9%~29.8%，但临床上重要的VAI发生率较低（表2.1）。一些系列报告指出，计算机辅助螺钉植入可以降低临床穿孔率，但仍有可能出现严重的错位。

高发生率的横突孔穿孔和低发生率的血管损伤之间的不匹配强调了穿透并不总是损伤VA的事实。Sanelli等报道VA占据8%~85%的孔。Tomasino等提出理论上2.5mm的距离VA可以通过颈椎椎弓根螺钉移位而不造成血管损伤。

2.5 并发症和管理

VAI可导致大出血、动静脉瘘、假性动脉瘤、血栓形成、栓塞、小脑缺血、梗死，甚至死亡。初始出血可以通过填塞、直接修复或结扎来处理，但也可能需要血管内技术。尽管死亡率很难预测，这些不同的方法导致不同的发病率和风险，而且依赖于对侧VA或其他血管的充分血流。

术中VAI导致大出血，如果难以控制会导致低血压、心脏骤停和死亡。这种出血可以是不搏动的，颜色可以是亮红色，也可以是暗红色。术中血气分析对VAI的诊断有一定的参考价值。Neo等发现了两种不同类型的出血病例，一种是"螺钉孔内VAI"，另一种是"开放空间内VAI"。在第一种情况下，出血通常不是大量的，可以用止血剂、骨蜡或螺钉植入填塞来控制。"开放空间"的损伤用填塞法更难控制，可能需要结扎或栓塞。

医源性VAI的治疗目前尚无共识。最近的一项调查报告显示，在最初的术中控制。对于出血，外科医生采用多种继发性治疗，包括密切观察，术后立即血管造影，结扎和初级修复。一些医生反对仅用填塞作为最终的治疗方法，因为有报道称有迟发性出血、瘘管形成、远端栓塞和晚期梗死，还有一些医生强烈建议术后立即行血管造影，以确认损伤和足够的侧支血流，并在必要时进行干预，防止延迟并发症的发生。

颈椎前路手术中VAI的原发性微血管修复已经成功，但仅在一例病例报告中描述了颈椎后路手术VAI。不能充分地暴露和可视化，可能是这种技术没有被广泛采用的原因。

可以通过结扎、夹闭或血管内方法永久阻断VA，但也有神经系统后遗症的风险。这意味着结扎后可预测的脑干梗死发生率，Thomas等描述了经左侧VA的单侧血流发生率为3.1%，经右侧VA的单侧血流发生率为1.8%，Shintani和Zerras报告了100例VA结扎患者中的12例死亡，但指出只有5例可能是由于脑缺血。相比之下，Taneichi和Neo等都报告了与VA闭塞相关的罕见症状。医源性VAI术后脑缺血或死亡的发生率在0~33%之间。因此，只有在患者需要的情况下，才应该使用永久闭塞。并且要有足够的对侧血流以防止不正常的神经后遗症，如小脑梗死、颅神经麻痹和偏瘫。近端和远端结扎都应进行，因为近端结扎可能导致延迟栓塞、出血和瘘管形成。

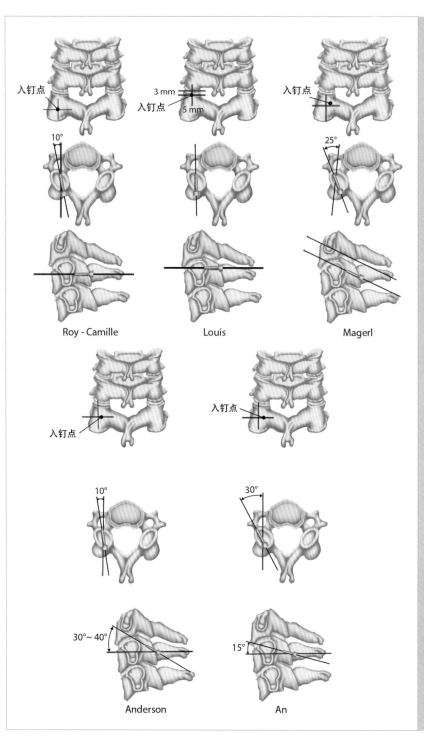

图 2.9 各种侧块螺钉技术的不同入钉点和角度

血管内治疗是一种有用的辅助手段，而且有很多成功的病例。已报道的有线圈栓塞、支架辅助线圈栓塞、球囊栓塞、支架移植或覆盖支架。再次强调，只有充分的侧支循环才能完全闭塞。一些学者强调了术中咨询介入科医生以确定侧支血流是否足以结扎或是否需要修复血管的价值。即使在初始治疗后，患者也应随访磁共振血管造影或CT血管造影，以确保无持续性或生长性假性动脉瘤。

在 VAI 中，抗血小板或抗凝治疗被用于预防血栓栓塞，但对于常规使用的效用尚未达成共识。

如果怀疑一侧受损，另一侧不应再受损。应使用器械固定和其他固定结构来预防双侧 VAI。Dickerman 等还建议首先将器械置入非优势侧，在术前缺乏优势信息的情况下，首选右侧器械植入。Gluf 等强调在 C1–C2 关节内固定中使用安全轨道螺钉的重要性。

表 2.1　已发表的椎动脉损伤及颈椎椎弓根螺钉错位率

作者（年份）	患者数（CPS）（例）	椎弓根断裂/螺钉数目评估（%）	椎动脉损伤数（例）
Abumi 等（2000 年）	180（712）	45/669（6.7%）	1
Yoshimoto 等（2005 年）	26（134）	15/134（11.2%）	0
Kast 等（2006 年）	26（94）	28/94（29.8%）	0
Neo 等（2005 年）	18（86）	25/86（29.1%）	0
Yukawa 等（2006 年）	100（419）	60/419（14.3%）	1
Nakashima 等（2012 年）	84（390）	66/390（16.9%）	2
Wang 等（2013 年）	214（1 024）	129/1 024（12.6%）	没有报告；没有临床明显的后遗症

2.6 总结

后路颈椎手术中血管损伤的风险较低，但由此引起的并发症可能是灾难性的。预防损伤首先要清楚地了解相关的解剖结构，并仔细注意术前成像以识别异常。如果发生损伤，应在最初止血后进行初级修复或血管内干预，以防止延迟并发症。结扎或血管内技术只能造成永久性闭塞，只有在有足够的侧支循环的情况下才能进行。

2.7 要点

VAI 是一种罕见但具有潜在破坏性的后路颈椎内固定并发症，大多数病例发生于经关节螺钉固定。在 C1 后方，如果存在桥小脑后突，VAI 的风险尤其明显；在 C6 水平，VA 位于离中线较外侧的位置，损伤的风险也较高。

- 必须使用术前成像方式识别异常 VA 解剖结构，并在植入螺钉时仔细考虑。
- 对于医源性 VAI 的管理没有共识，治疗范围从结扎到一次修复。
- 初始止血后，结扎或血管内闭塞前必须确定是否存在足够的对侧血流，以尽量减少神经后遗症的发生。

第三章　C1 侧块螺钉固定并发症

Alex Neusner
译者：史建鹏，贾爱芹，张咏梅

3.1 概述

寰枢椎不稳定是创伤性、恶性、退行性、先天性或炎性疾病的潜在破坏性后果。早期的固定方法是通过各种钢丝缠绕技术完成的，这些技术虽然效果一般，但需要术后 Halo 头环固定。随后，Magerl 描述了一种技术要求较高的 C1-C2 经关节螺钉固定，术后只需软颈托即可。然而，对 C1-C2 的减压是执行此技术所必需的。

Goel 和 Laheri 是第一个描述寰枢关节后固定螺钉杆结构的人。虽然这项技术是 1994 年引进的，但 Harms 和 Melcher 后来在 2001 年改进了这项技术。Harms 和 Melcher 在 2001 年描述的技术仍然是目前公认的后路 C1-C2 器械融合手术。研究者在本研究中描述的许多并发症已被证明是最常见的，因为该术式已经成为常见的术式，且被证明是一种可靠和全面有效的稳定技术。然而，该手术的技术要求以及上颈椎复杂而脆弱的解剖结构为该手术带来了无数并发症。

许多齿状突骨折愈合预后差，加上寰枢椎连接处复杂的软组织稳定，使得损伤后出现局部疼痛、神经病变甚至脊髓病的可能性很大。Gallie 在 1939 年首次描述了用后钢丝固定关节的手术方法。在 20 世纪的大部分时间里，这种技术仍然被认为是寰枢椎固定的标准。然而，多种生物力学分析表明，后路钢丝缠绕技术的失败率高达 15%。虽然 Magerl 经关节螺钉的成功率有所提高，但这项手术在技术上要求很高，并非所有患者的可行选择。

在许多研究中，将 C1 侧块 -C2 椎弓根螺钉 - 杆结构与经关节螺钉进行了比较评估。在 Goel、Harms 和 Melcher 等的初步研究中，报道了在任何情况下椎体动脉都不会受损的 100% 融合率。他们认为，由于改进了侧块器械技术，螺钉的轨迹能够可视化，椎动脉损伤的风险明显降低了。Lee 等的一项比较研究表明，与经关节螺钉相比，Harms 技术可略微显著提高融合率，且术后并发症无显著降低。Elliott 等对 3 100 名患者进行了广泛的 Mate 分析，得出了类似的结论。他们证明，经关节螺钉和螺钉杆

固定的融合率都很高（95.7% 比 99.3%）。两组术后并发症发生率略有差异。然而，血管损伤显著减少，但螺钉 - 杆固定导致的 C2 神经性疼痛或麻木增加。此外，经关节螺钉植入术后，发现螺钉错位率更高。关于这些技术的总体结论表明两者都提供了很好的融合率。虽然螺钉 - 杆固定可以降低椎动脉损伤的风险，但这尚未得到明确证明。然而，C1 侧块 -C2 椎弓根内固定能更好地固定椎体，并且不需要这些椎体的后方结构的完整性。因此，患者特定的解剖因素应在确定合适的固定方法中发挥最大作用。

螺钉棒内固定技术的基础是将螺钉植入 C1 侧块。手术通过后路进行，患者俯卧位。C1 侧块和向下牵拉的 C2 神经根都是直接可见的。侧块的工作窗口由 C1 后弓与头侧交界，尾侧由 C1-C2 关节与尾侧交界，中外侧由侧块的侧壁与头侧交界。起始点应该位于此窗口的中心。最理想的钻头入口大约是头倾 22°，外展 10°。然而，在术前计算机断层扫描（CT）成像和术中透视引导下，接近角和螺钉长度应近似。

目前，美国食品药品监督管理局（FDA）尚未对寰枢椎关节的后螺钉 - 杆固定进行分类。然而，骨科和康复设备小组已经对这种仪器进行了彻底的研究。2012 年，美国食品药品监督管理局被请求授予这些设备二级资格。

3.2 相关解剖

这一手术的成功实施，需要丰富的寰枢椎解剖学知识。第一颈椎（Atlas）是所有椎体中唯一没有椎体的椎体。相反，它的骨性成分由前弓和后弓组成，后弓附着在两个侧块上。后弓代表一个改良的椎板，包含一个中央后结节。前弓是至关重要的，因为它的中央凹是齿突与寰椎关节连接的地方。每个侧块具有一个小关节面，该关节面也与轴线连接并且用作轴上的寰椎的旋转点。

患者的侧块和前结节的大小及形状存在明显的差异，且随年龄的增长而变化。Wait 等的一项研究表明，C1 前结节的深度在 2.7~11.2mm 之间，且随着年龄的增长，结节的深度有增加的趋势。研究者还注意到侧块的几何形状

与患者性别和左右侧块的变化有显著差异。因此，术前对这些结构进行仔细的影像学检查是螺钉植入成功的必要条件。

椎动脉通过 C1 横突孔延伸至 C1 后弓上外侧部分的凹槽。从这里，它向内侧和上方进入大孔。然而，已经报道了椎动脉解剖的多种变异，即后脑桥、高骑椎动脉和 V3 段异常。当存在时，如果没有正确识别，这些明显增加了动脉损伤的风险。椎动脉的这一段也被一个密集的静脉丛所包围，在该区域的解剖过程中，静脉丛可能会出现明显的出血，应尽可能减少破坏。

此外，颈内动脉沿着 C1 前弓的侧面走行。虽然一般发现在侧块略外侧，但这些血管的位置确实存在变异性，并且它们并不经常直接位于侧块的腹侧。在一项解剖学研究中，Hong 等发现 47% 的颈内动脉位于 C1 侧块前方，老年人群患病率不断上升。

手术中最突出的神经结构是 C2 神经根。C2 位于寰枢椎间隙内，然后向内侧移动，低于后弓和侧块连接处。然而，神经根经常阻碍部分或全部螺钉进入侧块。因此，在继续手术之前，必须对其进行识别、牵回或牺牲。此外，还发现舌下神经出现在寰枕关节前部。然后在颈内动脉（ICA）和颈静脉之间走行，距 C1 侧块约 2~3mm。

3.3 植入并发症

3.3.1 概述

尽管 C1 侧块内固定是一种相对较新描述的手术，但涉及的主要因素与长期椎弓根螺钉植入固定非常相似。因此，这种手术的并发症很新颖，因为这一层次的解剖结构不同于其他脊柱的层次。

一般来说，它们是由于解剖异常和（或）外科医生错误导致的内固定失误造成的。不出所料，许多与 C1 侧块内固定相关的最常见并发症对所有脊柱手术都是固有的，如脑脊液（CSF）漏出和感染。

Elliott 等对寰枢椎融合技术进行了最大的 Meta 分析，包括本章中描述的螺杆结构。本讨论中关于并发症发生率的许多概括都来自于这个 Meta 分析。

Elliott 等在 2012 年进行了一项关于寰枢椎螺钉棒融合并发症的大型 Meta 分析。在对 1 073 例患者的 24 项研究的分析中，总的融合率为 99.3%。最常见的手术并发症是 C2 麻木或神经性疼痛，发生率分别为 6.3% 和 1.4%。值得注意的是，这一分析包括了故意牺牲 C2 神经根的研究，这导致 C2 麻木的比例要高得多。

临床显著螺钉错位率 2.4%（范围：0.3%~6.7%）。然而，正如这项研究的作者所指出的，目前还没有确定融合成功与否的标准。因此，假性关节病或融合不成功的发生率可能被低估了。

讨论这个手术的并发症需要区分放射线摄影的内固定失误和临床上显著的并发症。在 Bromsford 等的一项螺钉植入研究中，22 位研究者证明，虽然大约 4% 的螺钉植入不可接受，但没有一个螺钉导致临床显著疼痛或损伤。同样，Yeom 等的研究显示，尽管皮质穿孔率相对较高，但研究患者没有血管损伤，主要是短暂性神经痛。

在并发症发生率方面，寰枢椎不稳定螺钉棒固定与经关节螺钉固定相似或优于经关节螺钉固定。2009 年，Lee 等进行了一项小规模研究，对 53 名因寰枢椎不稳定而接受手术的患者进行了检查。他们发现临床上显著并发症的发生率没有统计学差异。

各组围手术期均发生椎动脉损伤；但均在术中修复，未引起任何临床并发症。Elliott 等在本节之前所述的 Meta 分析的扩展中，24 位研究者比较了螺钉棒固定和经关节螺钉固定的结果。经关节螺钉治疗 2 073 例，1 073 例采用螺钉杆结构处理。在本研究中，研究者注意到螺钉棒组与经关节螺钉组相比，临床错位螺钉的数量显著减少（0.4% 比 3.8%，$P < 0.0001$）。此外，经关节螺钉组螺钉相关血管损伤显著增加（0.2% 比 1.2%，$P=0.002$）。然而，研究者注意到各组之间植骨材料和植骨技术的不同，可能会影响所有组之间的直接比较。然而，与之前使用的寰枢椎固定相比，C1 侧块内固定螺钉棒固定在一定程度上降低了并发症的风险。

3.3.2 内固定失败

C1 侧块螺钉的断裂或拔出非常少见，在现有文献中也很少描述。侧块螺钉的拔出强度与颈椎椎弓根螺钉相似。Hong 等的解剖研究表明，侧块螺钉的平均拔出强度为 1718.16N，而轴向椎弓根螺钉的拔出强度为 1631.94N。当然，采用侧块螺钉实现双皮质植入明显提高了内植物的拉拔强度。Ma 等发现双皮质侧块螺钉的平均拔出强度为 1243.8 N，而单皮质螺钉的拔出强度为 794.5 N。然而，如前所述，C1 侧块正前方区域可能包含许多脆弱的结构，如 ICA 和 / 或舌下神经。因此，当突破 C1 侧块的前皮质时必须非常小心。

在 Harms 和 Melcher 所描述的 37 名患者的最初系列

中，研究者报告说，没有一项手术因硬件故障或硬件相关并发症而变得复杂。自本研究以来，大量的后续研究也显示了类似的结果。Kim 等报道的一系列病例中，共有65 例患者接受寰枢关节螺钉棒固定，无一例出现与硬件相关的并发症。事实上，在 Elliott 等进行的 Meta 分析中，1 073 例患者中没有一例出现螺钉拔出或断裂。

3.3.3 螺钉错位

C1 侧块的固定在技术上仍然是一个具有挑战的手术。因此，螺钉在侧块内定位不当的情况时有发生。然而，如前所述，大部分定位不当的螺钉几乎没有临床意义。

这一决定是通过放射学评估螺钉植入 C1 侧位的准确性研究所得出的。Ringel 等研究了 35 例采用螺旋杆固定 C1-C2 治疗的患者的结果。术后，对患者进行薄切 CT 扫描，观察螺钉对皮质的破坏。C1 侧块螺钉中有 6% 侵犯了一侧皮质。然而，这些缺陷均无临床意义，无须再次手术。

2011 年，Bromsford 等进行了一项回顾性研究，其中176 名患者接受了需要 C1 侧块螺钉的手术。位置被评估为理想状态，螺钉螺纹完全位于骨皮质内，可接受或不可接受，超过 50% 的螺钉直径侵犯了皮质，超过 1mm 的前皮质突出，或明显侵犯了横突孔或椎管。总而言之，86%的侧块螺钉处于理想位置，8% 可以接受，6% 不能接受。然而，所有患者均未出现螺钉定位的临床后遗症。大部分不能接受的螺钉被放置在椎管内侧，并且不需要修改。只有一名患者因为侧块移位导致矢状面裂开而需要进行翻修手术。侧块劈裂较为常见，常发生在螺杆放置导孔的钻孔过程中。在 Yeom 等的研究中，23 例侧块螺钉在螺钉植入过程中，只有 48% 的侧块螺钉没有出现任何形式的皮质穿孔或裂开。102 个螺钉中有 10 个在钻孔过程中出现垂直裂缝，另外 4 个在攻丝或螺钉放置过程中出现裂缝。然而，没有一例患者在术中发生侧块植入损伤，也没有一例患者在术后发现螺钉松动或断裂。因此，皮质破裂或螺钉错位是这一具有挑战性的过程中不可避免的结果。当然，这些错误可能会导致严重的意外后果将在本节的其余部分中详细介绍。但是，很明显，绝大多数螺钉放置和定位的微小错误都没有很大的临床意义。

3.4 血管并发症

3.4.1 颈内动脉损伤

在 C1 侧块测量中，ICA 有可能处于相当危险的位置。在放射学研究中，Hong 等报道 52.3% 的病例中，ICA完全位于 C1 侧块的外侧。在 43.8% 的病例中，在侧块外侧部分的前方，3.6% 在侧块内侧部分的前方，0.3% 在侧块的内侧。此外，在 60 岁以上的患者中，仅有 42.5% 的ICA 位于 C1 侧块的外侧。Hong 等在他们的研究中提出了类似的结果。此外，他们发现从 ICA 到侧块腹表面的平均最短距离在左侧为 3.5mm，在右侧为 3.9mm。96% 的病例，ICA 的后边缘位于 C1 前结节的后面。因此，在几乎所有患者中，如果发生前皮质破裂，颈内动脉要么处于危险中，要么靠近危险区。

手术中对 ICA 的损伤虽然很少见，但却是所有颈椎手术的毁灭性并发症。事实上，这样的损伤是非常罕见的，它只在文献中由少数病例报告。每一个都描述了经关节螺钉寰枢椎固定后对颈内动脉的损伤。事实上，尽管对侧块螺钉置入过程中 ICA 损伤的风险进行了广泛的研究，但目前的文献中没有发现此类并发症的病例报告。然而，由于存在这样的损伤风险，许多学者，包括 Currier 等，建议在 C1 侧块植入前进行 CTA 检查。

3.4.2 椎动脉损伤

椎动脉损伤可能是寰枢椎稳定手术中最常见的血管并发症。幸运的是，与经关节植入螺钉相比 C1 侧块内固定的出现降低了椎动脉损伤的发生率。因此，解剖正常的患者椎动脉损伤的风险是相当低的。Elliott 等分析 2 021枚 C1 侧块螺钉中有 24 枚（0.05%）导致椎动脉损伤。最近的文献表明，大多数椎动脉损伤发生在侧块周围软组织的剥离和暴露过程中，而不是螺钉植入的钻孔过程中。在上述研究中，另有 4 例患者在软组织剥离过程中因电灼导致椎动脉损伤。

椎动脉损伤具有较高的发病率和死亡率。在一项研究中，在 39 例颈椎手术椎动脉损伤的患者中，有 7 例（17.9%）出现椎动脉功能不全的症状。其中一名患者因伤势过重而死亡。同样，Elliottt 等的 Meta 分析中，手术直接导致的死亡仅为椎动脉损伤所致。脑干卒中也是椎动脉血流短暂或永久中断的已知后果。

在大多数情况下，这些损伤在初次手术时是明显的，因此在手术中可以接受初次修复。充分暴露血管和缺陷对于充分认识损伤的大小和性质是必要的。Aryan 等建议通过在血管缺损处放置或缝合肌肉瓣进行修复。这些学者报道了使用这种方法迅速止血。或者，直接微血管修复缺损是一个很有吸引力的选择；但是，它需要高水平的技术能力来执行。手术结扎椎动脉可以止血，但有很高的发病率和死亡率。因此，只有在确定了侧支血流量后，才应将其视为绝对的最后手段。如果需要延迟修复，建议咨询血管内治疗，如假性动脉瘤发生。术后，已知或怀疑有椎动脉损伤的患者需要进行血管造影以评估血管通畅性，排除解剖或假性动脉瘤。此外，还应考虑对初次血管修复后患者进行抗凝治疗。本研究为椎动脉损伤的术中处理提供了指导。考虑到手术过程中动脉的危险位置，外科医生必须意识到并立即处理这种并发症。

医生们发现椎动脉的位置有中度的变异。椎动脉偏曲的发生率估计在 18%~23% 之间。当然，椎动脉异常的存在明显增加了手术中该结构损伤的风险。最常见的变异是后脑桥、V3 节段异常和高骑椎动脉（在"相关解剖学"章节中讨论）。文献中所描述的侧块螺钉的最佳入路点一般没有考虑到这些常见的变异。虽然螺钉放置的通常描述的位置是下侧块，但如果动脉的路线低于 C1 弓，血管将处于危险之中。同样，如果采用更偏上的入路，高位椎动脉或后脑桥患者也有血管损伤的危险。鉴于螺钉起始点的改变已被证明是成功的，术前外科医生应评估椎动脉的位置，并适当调整外侧块内固定的入路。

3.4.3 静脉丛损伤

枕下静脉丛是 C1 侧块内固定过程中潜在的重要失血量来源，因为它是主要脑窦的引流点。静脉丛由浅部和深部组成。当浅丛从皮下延伸时，深丛环绕椎动脉及其支流。静脉丛还与颈静脉和乙状窦吻合，形成一个致密的、相对高流量的血管区。特别值得关注的是静脉丛经常覆盖 C1 侧块螺钉的入口。因此，在不损伤静脉丛的情况下进行这种手术通常是非常困难的。在大多数病例中，出血易于控制，并发症未见报道。因此，很少有关于静脉丛出血发病率的报道。然而，这一区域的出血是寰枢椎螺钉棒融合术中整体失血的主要原因。在 Pan 等的一项研究中，学者表明，任何发生静脉丛损伤的寰枢椎融合导致的失血量都超过 1 000mL，而正常估计的失血量约为 300mL。在出血可控的情况下，止血明显增加了手术时间和难度。

在 2013 年的病例报告中，Stovell 和 Pillay 描述了一个特殊的病例，即寰枢椎融合期间发生蛛网膜下腔出血和脑积水。这种病态并发症被认为在很大程度上是由于上颈部静脉丛出血所致。

研究者描述说，在该病例中，螺钉进入部位周围出现了大量出血。

他们提出，一个不适当的、中间放置的侧块螺钉可能刺穿硬脑膜。这使得胸静脉出血与蛛网膜下腔相通，导致了先前描述的并发症。

椎动脉周围静脉窦的损伤也被认为是造成空气栓塞的危险因素。在一个病例报告中，Dumont 等介绍了一名在寰枢椎融合术中出现静脉气栓的患者。在俯卧位进行颈椎手术时，空气栓塞的发生率非常低，很少报告病例。然而，这名患者说明了寰椎和椎动脉周围静脉丛的重要性。虽然确实不寻常，但应注意此类事件的可能性。

控制上颈椎静脉系统出血通常是通过直接加压来实现的。这种填塞可能来自于预期的颈椎内固定螺钉的应用和紧固。Pan 等提出了 C1 内固定技术来保护静脉窦。在这里，静脉窦被仔细地显露和解剖。在外科手术中，骨蜡圆筒包裹是被用来隔离椎体手术区域血管丛结构的。在一个有限的研究中，研究者证明了使用这种新技术的良好效果。无论采用何种技术，都应注意避免损伤上颈静脉结构。

3.4.4 枕神经痛 / 神经病变

枕神经病变可能是 C1 侧块内固定最常见的并发症。一般情况下，在放置 C1 侧块螺钉时，在钻取侧块之前，都要对 C2 神经根进行解剖、识别和牵拉。然而，考虑到对神经根的必要操作及其与手术区域的密切关系，神经麻痹或永久性损伤发生的频率适中。已发表的研究估计这种手术引起的枕神经痛的发生率在 0~33% 之间，一项大型研究显示 C2 麻木的发生率为 6.3%，C2 疼痛的发生率为 1.4%。Elliott 等的 Meta 分析为 C1 侧包埋术中 C2 神经根切分的实施提供了令人信服的证据。它的出现改善了这一风险，出现临床后果的风险是中度。

C2 神经根从 C2 椎间孔的脊髓中发出。这个空间由 C1 的后弓和 C2 椎板的延伸在形成上下界。C2 神经节约占神经根孔的 76%。因此，此孔的相对轻微狭窄可能导致 C2 神经根损伤。C2 神经根与 C3 连接形成枕神经，沿头皮枕部提供感觉。C2 神经根有助于枕骨神经的分布越来越大。

C2 神经根损伤的患者最常抱怨 C2 神经根分布疼痛和 / 或麻木。尤其是术后反复发作的单侧头痛应是 C2 损伤的警告标志。此外，患者可能会描述典型的神经性疼痛症状，如头皮枕部的灼痛、灼痛或闪电样疼痛。

术后枕神经痛的治疗应根据症状的严重程度和影像学表现来决定。极少数情况下，螺钉错位可被确定为神经病变症状的原因。如前所述，C2 神经根孔相对于 C2 神经根是非常狭窄的，因此侵犯这个空间会导致神经根受压。这种情况下，在有限数量的病例报告中，再次手术移除有问题的螺钉已证明成功缓解症状。然而，其他病例报告提供了内固定移除无法缓解神经痛的例子。因此，重新手术的决定是一个复杂的决定，需要与患者就症状缓解的可能性进行有意义的讨论。

近来许多研究集中于预防 C1 内固定后的 C2 神经病变。为了避免与 C2 神经根的接触，建议使用改良的高点螺钉植入。

Lee 等的一项小型研究描述了在 C1 侧块和 C1 后弓的下侧面交界处做进钉点的手术。这使得外科医生可以将螺钉放置在远离 C2 神经节的地方，同时减少对神经根的操作。在这项 12 名患者的研究中，学者报告了 1 例短暂的枕神经痛和 4 枚错位的螺钉。Elliott 等的一项研究比较了后弓螺钉植入和标准中央侧块植入对 C2 神经状态的影响。与标准入路相比，后弓起始点降低了 C2 神经痛的发生率，而 C2 神经根切断提供了更低的术后神经痛发生率。最近的大量研究集中在 C1 侧块内固定术中牺牲 C2 神经根的潜在益处上。在标准手术中，神经根必须被暴露和牵拉，从而可能限制对侧块的接触，但仍有受损的危险。切断 C2 神经根这种方法的好处包括：更好地观察侧块，减少对静脉丛解剖的需要，以及可以利用 C2 孔植入骨移植来增强融合。在这项技术的第一个描述中，Squires 和 Molinari 详细地描述了一个手术，在这个手术中，C2 神经根被电刀切断以暴露 C1 侧块。在一项对 23 名患者进行的非随机研究中，18 名患者接受了 C2 牺牲，研究者发现，牺牲了 C2 神经根的患者的失血量和手术时间有所减少。然而，在切断 C2 神经根的时候可能会引起脑脊液漏。患者在疼痛和功能状态方面的结果在统计学上是相同的。当然，许多 C2 神经根被切断的患者在整个 C2 皮节分布中缺乏感觉。Kang 等还检查了一组患者，这些患者接受了后路 C1-C2 器械融合，并牺牲了 C2 神经根。在这项对 20 名患者进行的研究中，20% 的患者抱怨枕部麻木，10% 患有感觉异常。在检查中，一半的患者被发现有一定程度的枕部麻醉。没有发现其他的手术并发症。

Elliott 等对接受寰枢椎后路融合并保留 C2 神经和不保留 C2 神经的患者进行了 Mate 分析。本研究显示 C2 神经保留患者的螺钉错位和神经性疼痛明显增加。此外，当 C2 神经被切断后，C1-C2 关节去皮质和植骨的比例要高

得多。然而，融合成功率没有变化。

此外，如预期的那样，牺牲 C2 神经根的患者术后 C2 麻木的发生率显著增加。

对于执行该手术的外科医生来说，避免 C2 神经相关并发症应该是一个重要的问题。如果发生这种神经损伤或压迫，术后神经痛存在中度风险。此外，神经位于非常危险的位置，因此必须牵回以获得侧块的完全暴露。正如在所提出的研究中所证明的那样，牺牲 C2 神经是一种可行的选择，并且至少应该考虑 C2 神经节对螺钉进入点有着显著阻碍的患者。

3.4.5 舌下神经损伤

舌下神经从颅底流出，在颈内动脉和颈内动脉背侧的颈静脉之间通过。它通常位于前外侧块中心约 2~3mm 处。值得注意的是，舌下神经位于头直肌前肌和头长肌前。因此，这些可能是避免舌下神经潜在损伤的标志。

C1 内固定期间舌下神经的损伤非常罕见。事实上，这种损伤只有一个已发表的病例报告。Hong 等描述了一例 67 岁的男子，他因 II 型齿状突骨折通过 Harms-Melcher 技术进行了 C1-C2 融合。术后立即出现吞咽困难和肌张力障碍，需要鼻胃管 4 周。

舌下神经麻痹在不加干预的情况下好转，术后 2 个月消失。作者再次强调，建议螺钉植入稍微内侧成角，以避免损伤椎动脉和舌下神经。对于一个解剖结构正常，螺钉位置正确的人，舌下神经损伤的风险是最小的。事实上，作者无法解释该患者短暂性舌下神经麻痹的确切原因。然而，这是 C1 侧块内固定术中的一个脆弱结构，应考虑其解剖位置。

3.4.6 硬膜撕裂 / 脑脊液漏

几乎所有的脊柱手术都有硬脑膜撕裂导致脑脊液漏的危险。在寰枢关节水平，许多枕下肌肉附着在颈椎上。值得注意的是，包括大脑、小脑后直肌在内的许多肌肉也被发现与脊髓硬脑膜有联系。这种关系在临床上很重要，因为在上颈椎内固定时，这些肌肉会受到牵引力的作用。尽管如此，在 C1 侧块内固定术中报道的伴有脑脊液漏的硬脑膜撕裂的发生率仍然是非常罕见的。在对 1 002 例接受螺钉棒寰枢椎固定的患者的回顾中，只有 2 例（0.2%）出现脑脊液漏。事实上，与脊柱其他部位相比，颈椎手术中意外硬膜切开的发生频率最低。此外，大多数术中硬膜损伤在关闭伤口之前都会被注意到，因此需要对硬膜进行初步修复。然而，如果在初次手术中未被注意到，对硬脑

膜的损伤是一种潜在的破坏性后果。这在先前讨论的 C1 侧块植入术后发生蛛网膜下腔出血患者的病例研究中得到了证实。再次，硬脑膜撕裂加上快速静脉出血似乎是造成这一灾难性后果的原因。

3.4.7 感染

感染肯定是任何手术过程的主要并发症。当然，考虑到上颈椎的脆弱性，围手术期感染有可能导致极其严重的破坏性后果。

在 Harms 和 Melcher 对这一手术的最初现代描述中，学者描述了他们唯一的手术并发症是一个深伤口感染的患者。据报道，该手术的总感染率在 0~10% 之间，经大量分析，感染率为 1.2%。

Fehlings 等的另一项研究表明，所有颈椎后路手术后，浅表伤口感染的感染率为 2.3%，深部伤口感染的感染率为 0.7%。然而，Campbell 等在对所有脊柱手术器械感染的前瞻性分析中报道的感染率仍低于 14.9%。术后感染的治疗必须是积极的，以防止脓肿的进展。在一些浅表感染的病例中，单用抗生素就足以控制感染。当需要手术清创时，外科医生必须尝试预测一期清创和闭合是否足够，或者是否需要延迟闭合的二期清创。术后脊柱感染治疗评分（PITTS）的制订有助于决策。评分考虑了手术部位、并发症、微生物学、远处感染、器械和骨移植的使用。PITTS 评分越高，需要多次冲洗和清创的可能性越高。值得注意的是，在颈椎上进行的手术使 PITTS 评分增加的位置最少。

3.5 未来发展方向

C1 侧块内固定术是一种相对较新的手术方法，仅在过去 10 年内进入常规临床实践。此外，需要手术稳定的寰枢椎损伤相对较少。因此，可以概括并发症及其发生率的总手术量仍然较低。鉴于这些限制，除了关于手术的一般数据收集之外，目前可用的数据确实指出了在不久的将来进一步调查的一些具体领域。

很明显，许多与 C1 侧块内固定相关的并发症是由于患者解剖结构的异常导致的，这使得外科医生无法成功地使用标准的操作程序。然而，许多解剖学上的异常可以通过成像技术检测出来。

因此，建立较为常见的解剖异常既敏感又具有特异性的成像协议，有可能预防本章描述的许多并发症。对术中成像技术进行了研究，标准 C 臂透视、Oarm 成像和 C 臂三维成像均已被证明可提高 C1 侧块内固定螺钉置入的准确性。虽然个别学者建议使用 CTA 避免椎动脉损伤或 CT 评估侧块解剖，但似乎还没有研究这种术前成像是否会改善预后。

寰枢稳定技术正在迅速发展。目前固定技术的最大局限性之一是寰枢关节的运动受限。近年来，人工寰齿关节系统作为寰枢椎后路融合的一种替代方案得到了发展和研究。虽然这些系统仍处于尸体测试阶段，但它们有望改善脊柱轴向受伤后的活动范围。

3.6 总结

寰枢椎是脊柱中最脆弱、最具挑战性的手术部位之一。尤其是齿状突易发生不愈合和假性关节病。

然而，该部位不稳定的后果可能是灾难性的。因此，本章中所述的后螺旋杆装置等稳定程序的性能对于该区域的损伤至关重要。总的来说，C1 侧块固定是一种非常安全有效的寰枢关节稳定方法。然而，神经血管结构的复杂和脆弱的位置预示着较多的手术并发症的发生。因此，外科医生必须使用术前成像以及在适当时仔细的术中识别和保护，敏锐地了解这些结构的位置和过程。当然，鉴于这些手术的数量相对较少，数据收集和分析目前正在进行，以进一步了解这项操作所涉及的风险来源。

3.7 要点

- 采用 Harms-Melcher 技术的后 C1-C2 稳定提供了 99%~100% 的融合率。
- 最常见的出血源是枕下和椎静脉丛。
- C1 侧块和神经血管解剖异常导致手术并发症的风险最高。
- 大多数螺钉错位和皮质破坏不会导致临床后果。
- 从 C1 侧块中心开始，最佳螺钉入口为 22° 的头侧和 10° 的内侧。

第四章　C2 椎弓根螺钉植入并发症

Nicholas S. Golinvaux, Jonathan N. Grauer

译者：史建鹏，贾爱芹，张咏梅

4.1 概述

本章的目的是提供相关的背景和了解与 C2 椎弓根螺钉放置相关的常见并发症。这种器械通常被认为是颈椎后路中下位颈椎固定向上的延伸或解决寰枢椎或枕颈不稳定时使用。这些技术可用于治疗退行性病变、创伤性损伤、先天性畸形、感染性或肿瘤性手术、骨骼发育不良或炎性关节炎。

由于该区域独特的解剖结构，寰枢椎稳定非常复杂且具有挑战性。钢丝缠绕和关节螺钉虽然有其优点，但要求高、风险大、范围有限。与先前的固定方法相比，使用多轴头螺钉和杆进行固定似乎是一种可靠和安全的替代方法。独特多变的 C2 解剖结构可能对 C2 器械构成挑战，包括增加并发症的风险。Bromsford 等证明，在后 C2 螺钉植入术后并发症发生率低于先前报道的发生率，并主张现在可用的多种后 C2 固定技术将允许根据每个患者独特的解剖结构进行灵活操作。寰枢椎不稳是一个复杂的过程，可由许多不同的病因引起，包括创伤、恶性肿瘤、先天性过程或炎症性疾病。椎体动脉损伤是椎体内固定的一个问题。对于寰枢椎不稳定，C2 椎弓根和 / 或 PARS 固定

似乎是最通用和最有效的固定方法。由于 C1-C2 运动段的高运动，寰枢椎稳定可能具有挑战性和复杂性。然而，Aryan 等得出结论，C1–C2 与 Harms 技术融合对于多种寰枢椎不稳定病因是安全有效的。对该技术进行改进，并放置同种异体骨植骨，可提高对放射性融合的检测。

对于下颈椎退行性病变，内固定和融合通常在 C3 水平结束；但是，如果需要减压 C2 后方的椎板，或者如果存在 C2 - C3 后凸，可考虑将内固定延伸至 C2。或者，上颈椎不稳定伴有神经症状、对潜在不稳定的关注或神经后遗症可能要求进行上颈椎的融合。寰枢椎不稳定通常需要融合，可由多种不同病因引起，包括退行性过程、创伤、炎症或恶性肿瘤。虽然螺钉固定技术比以前的钢丝技术要求更高，但融合率更高，对神经结构的风险更小。

随着技术的不断发展，包括 C2 在内的螺钉结构正以越来越高的频率被使用。一种常见的 C2 器械是 C2 椎弓根螺钉（图 4.1）。该螺钉从外侧到内侧成角放置，基本上与脊柱的解剖轴垂直，并从后方结构进入椎体（类似于胸腰椎椎弓根螺钉的轨迹）。颈椎的特点是椎弓根螺钉穿过横突孔内侧。

另一种类型的 C2 内植物是 C2 Pars 螺钉（图 4.2）。

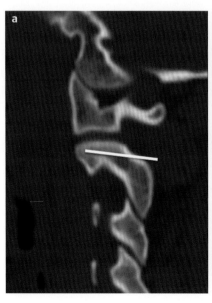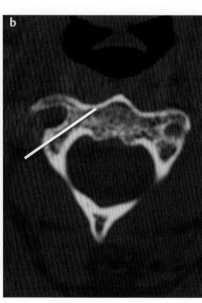

图 4.1　显示 C2 椎弓根螺钉轨迹（白线）的矢状位（a）和轴向（b）CT 图像

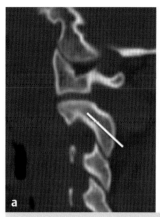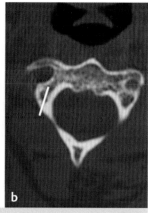

图 4.2　显示 C2 部分螺旋轨迹（白线）的旁矢状位（a）和轴向（b）CT 图像

这枚螺钉比椎弓根螺钉更向内侧开始，中间角度较小，从尾端到头侧成角度。这类仪器使用的路径与螺钉使用的路径有些相似，但不会延伸到 C1 - C2 关节，因此具有更大的灵活性。

　　然而，应该注意的是，这两种方法之间的差异实际上并不像前面指出的那样区分明显。相反，螺钉放置通常可以是两种技术的混合。根据定义，最大的区别因素是椎弓根螺钉通常穿过 C2 横突孔的前方，而不是 Pars 螺钉，其终止于 C2 横突孔的后方（图 4.1、图 4.2）

　　椎弓根螺钉内固定在许多颈椎后路内固定中越来越流行。然而，在过去的 10 年中，C1–C2 使用的最大增长可能是由于多轴螺钉和棒固定结构的普及，最初由 Goel、Laheri 以及 Harms、Melcher 描述。生物力学稳定性、安全，以及更容易安装，和更适用于不同的解剖结构，都有助于最近这种内植物的普及。

　　以前治疗上颈椎骨折是基于使用 Halo 头环。然而，Halo 头环有着显著的并发症，尤其是老年人。作为一种替代方法，内固定逐渐成为治疗骨折和其他病理的常见方法。直到最近，上颈椎内固定最常见的方法是使用钢丝环绕技术或经关节螺钉固定。然而，这种稳定方法与解剖限制、假关节和考虑术后固定的必要性有关。

4.2 并发症

　　本章的主要内容将集中在与 C2 椎弓根和 Pars 螺钉植入相关的潜在并发症。我们将逐个讨论这些并发症，然后讨论目前关于避免、诊断和治疗方案的建议。

4.2.1 动脉损伤

　　所有的上颈椎器械都是在接近椎动脉的位置工作的，

因此损伤椎动脉的可能性是非常值得关注的。尽管椎弓根和部分螺钉器械最初是由于椎体动脉损伤的可能性而开发出来的。通过钢丝或经关节螺钉固定观察到，目前的技术并不能完全消除这种风险。这些损伤可能与器械失误或异常椎动脉解剖有关，这一发现在寰枢椎复合体的病例中并不少见。

　　椎体动脉在钻孔、攻丝或放置 C2 部或椎弓根螺钉时存在潜在风险。事实上，必须记住的是，颈椎椎弓根的皮质在侧面最薄，朝向椎动脉。（图 4.1b、图 4.2b）。从解剖学上讲，C2 椎弓根外侧通常会发生椎动脉侵犯。

　　不幸的是，异常的椎动脉解剖很常见，多达 9%~20% 的患者在 C2 处表现出高骑横突孔，可能危及椎弓根螺钉放置（图 4.3）。在之前的几项研究中，根据在 C2 处椎管壁皮质边缘 3mm 处拍摄的矢状位图像，定义了一条骑高型椎动脉。

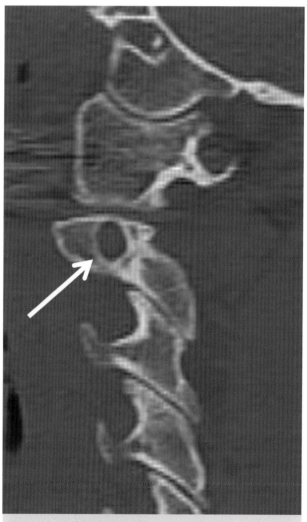

图 4.3　CT 图像显示高位椎动脉孔（白色箭头）

椎弓根螺钉植入术中椎动脉损伤的发生率在0.3%~8.2%之间。事实上，一些研究称，在很大程度上由于解剖变异，椎方根螺钉与经关节螺钉相比，有类似的椎动脉损伤率。这是一个有争议的观点，因为其他人认为椎弓根螺钉比经关节螺钉更能降低椎动脉损伤的风险。然而，大多数人都同意，Pars螺钉比经关节螺钉和椎弓根螺钉更安全，因为Pars螺钉的轨迹不穿过椎动脉平面。最近的一项Meta分析评估了11项研究，证明405例C2节段螺钉固定，未发现因节段螺钉导致的C2水平的椎动脉损伤，研究同时指出，未发现由椎体螺钉造成的单个椎动脉损伤。因此椎体螺钉比经关节螺钉和椎弓根螺钉更安全。

与医学上的任何并发症一样，最简单和最有效的治疗方法是避免。避免椎动脉损伤仍然是最重要的，因为发生的后果可能是毁灭性的，包括后脑卒中、椎基底动脉栓塞和死亡。

必须通过计算机断层扫描（CT）、磁共振成像（MRI）、血管造影术或这些方式的结合等成像手段，制订严格的术前计划，明确患者特定的骨骼解剖结构和椎动脉的过程。这对预防椎动脉损伤至关重要。

在使用椎弓根螺钉和侧块螺钉的情况下，必须彻底了解每位患者的椎动脉的解剖位置，特别注意优势椎动脉，潜在的异常，以及"骑高"椎动脉的可能性。异常或优势椎动脉可侵蚀并改变C2处椎动脉槽的骨解剖结构。术前影像学研究显示椎动脉异常或明显占主导地位，可能表明需要计划使用替代轨迹或放置较短的螺钉，而不是采用其他方法。

在术前计划中，同样重要的是仔细评估C2骨解剖结构，特别是确定椎弓根是否狭窄。Yeom及其同事将狭窄的椎弓根定义为最大测量宽度为4mm或更小的椎弓根。正常的C2椎弓根宽度范围为7~9mm，比C3~C7椎弓根的宽度大。狭窄的椎弓根已被证明具有较高的椎动脉损伤风险，因此，应在开始手术前进行评估。

一旦进入手术室，椎弓根和颈颊部螺钉植入过程中避免椎动脉损伤在很大程度上取决于正确的技术。这包括螺钉轨迹的正确角度和持续使用Penfield工具等仪器来识别内侧C2峡部/椎弓根（图4.4）。通过触诊螺钉运动轨迹的内侧部分并向外侧移动，螺钉运动轨迹可以尽可能远离位于更外侧的椎动脉。椎弓根和螺钉的位置和轨迹自然会彼此不同，尽管两者的高风险区域保持不变。当钻孔、攻丝或螺钉放置过于横向或过于尾部时，椎动脉损伤的风险最大。

除了了解骨标志物和螺钉轨迹外，强烈建议在术中使用影像学来实现椎弓根螺钉和Pars螺钉的最安全放置。应使用透视法辅助螺钉的钻孔和安装，并在螺钉放置后确认螺钉处于所需位置。此外，一些人现在提倡在放置椎弓根和Pars螺钉时使用计算机辅助导航。

虽然前面的重点主要是避免椎动脉损伤，但了解如何发生是很重要的。如果术中怀疑有明显的椎动脉损伤，可移除有问题的器械，然后直接触诊螺钉通路。然而，如果存在血管损伤，可能会出现急性出血。止血剂可以起到止血作用。然而，处理这种出血的最常见方法是在现有的螺孔中放置一个短螺钉，以实现开口的机械堵塞。在这种情况下直接修复椎动脉是非常有限的选择。

如果术中出现螺钉问题，或术后螺钉植入有问题，CT扫描确认螺钉是否侵犯椎间孔。即使没有临床症状，这一点也很重要，因为假性动脉瘤、动静脉畸形和栓塞可能会造成毁灭性的后遗症，而且往往会延迟发生。如果发现上述任何一种情况，应考虑MR血管造影、CT血管造影或正式的导管血管造影，动脉栓塞也可适当考虑。

4.2.2 静脉出血

另一个与C2解剖解剖分离相关的并发症是围绕C2神经根的大静脉丛出血。该静脉丛可大量出血，增加手术时间，并严重损害暴露和放置椎弓根或Pars螺钉的能力。考虑到这些因素，需要对该区域进行细致的解剖，确保有足够的止血剂可用，并保持较低的灌注来填充出血区域，并将注意力调整到对侧一段时间。

4.2.3 神经损伤

在放置C2椎弓根或Pars螺钉时，脊柱外科医生必须注意的另一个并发症是神经损伤的潜在危险，无论是脊髓本身还是邻近的脊髓神经根。就脊髓本身而言，上颈椎中围绕脊髓的大量空间提供了一定程度的安全性。然而，首先发展经关节螺钉的原因之一是椎弓根螺钉和Pars螺钉，消除了将器械引入椎管的必要性，这是以前广泛接受的亚椎管钢丝缠绕方法所必需的。因此，自从这些新技术的发展，神经脊髓的损伤幸运地变得相当罕见。

由于椎弓根螺钉或半椎体螺钉植入过程中潜在脊髓损伤的严重性，因此在避免椎动脉方面所做的每一点努力也适用于此。许多原则，特别是为了避免这种伤害而精心准备的原则，也仍然是正确的。警惕性的术前计划是绝对重要的，同样要注意患者个体的骨骼和软组织解剖。

在评估患者的术前影像学检查时，外科医生应仔细研究 C2 的解剖结构，确保螺钉放置足够的骨量，并记录任何可能精确检测椎弓根周围结构或软组织异常的能力，或将螺钉固定到位的能力。一旦进入手术室，用 Penfield 工具触诊上内侧峡部／椎弓根的技术可以指导螺钉的正确放置，并防止螺钉向内侧走得太远（图 4.4）。术中透视可确定螺钉的正确位置，保护 C2 解剖的血管和神经成分。

对于附近的神经根，C2 的内植物植入时可能需要一些操作，尽管通常比侧块螺钉暴露 C1 的程度要小得多。如果有必要预处理 C2 神经根，最常见的方法是牵拉并保护它。相反，Goel、Laheri 和 Aryan 等都描述了双侧牺牲 C2 神经根。

这是一种提供更大曝光率和更准确放置螺钉的方法，同时使患者暴露在相对较低的并发症风险中。Goel 和 Laheri 报道没术后麻木或神经性疼痛患者，而 Aryan 等报道了 102 名受试者中只有 1 例患者有神经性疼痛。

4.3 与结构相关的并发症

另一组重要的并发症与整体固定结构引起的问题有关。这种结构可以延伸到枕骨，也可以延伸到下位颈椎，许多与 C2 椎弓根和 Pars 螺钉相同的神经血管因素同样适用于较大结构的固定。此外，机械障碍或患者特异性解剖异常通常会妨碍术前设计好的螺钉的成功放置。

内固定术后骨不连是与整体结构有关的另一个问题。

C2 内固定术后不愈合的危险因素包括 II 型齿状突骨折、先前的 C1-C2 融合失败、骨质量差、吸烟史以及使用细胞毒性或消炎疗法损害骨愈合。幸运的是，报道的寰枢椎固定术后的固形融合率通常较高，范围从 98%~100%。但是，如果在初次手术后发生骨不连，治疗方案只能是长期外固定或第二次手术。

先前已概述了外部固定的并发症风险，如 Halo 头环；外科医生可根据个别患者的情况选择返回手术室。虽然这个过程经常涉及比原来的手术更广泛的融合，幸运的是报道的成功率很高，88%~94% 的病例都成功地通过骨或纤维性稳定结构达到了稳定。

4.4 替代固定方法

根据对 C2 椎弓根螺钉和 Pars 螺钉相关并发症的讨论，以及它们经常被纳入的研究，有必要简要介绍 C2 椎弓根螺钉或 Pars 螺钉器械的可用替代方案。

虽然我们之前已经概述了许多原因，为什么经关节螺钉在很大程度上已经被现有的技术所取代，但当 C2 椎弓根螺钉或 Pars 螺钉是禁忌或不可能使用时，这种固定方法仍然是一种可能的替代方法。

另一个可以考虑的选择是椎板螺钉。在这种方法中，一个螺钉可从棘突下方植入（图 4.5）。由于其明显的后方位置，这些螺钉不太可能损伤椎动脉，在涉及高风险椎动脉解剖的情况下尤其有用。然而，跨椎板螺钉的螺钉头覆

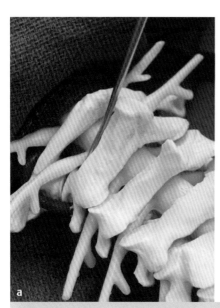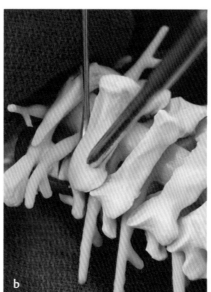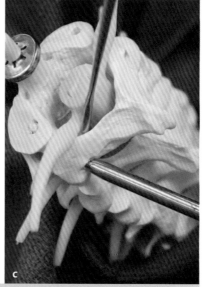

图 4.4　通过使用椎弓根探子等仪器探查 C2 部分（a）的内侧，可以方便地放置 C2 螺钉。这可作为钻取 C2 螺旋通道（b、c）时的参考

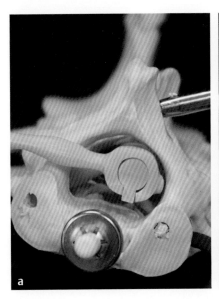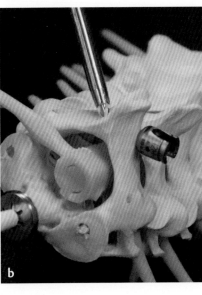

图 4.5 作为 C2 椎弓根 / 部分螺钉植入的替代方法，描述了后层间螺钉植入。螺钉从一侧（a）放置，也可从另一侧（b）放置

盖在椎板上，可能影响骨融合的表面积；这些螺钉也有破坏椎管的危险，在进行多级固定时，使用这些螺钉通常需要连接器将螺钉与结构的其余部分连接起来。此外，一些人认为这些螺钉的固定不太稳定，可能会增加假性关节的发生率。虽然这些成本和收益必须在每个单独的情况下进行权衡，但是使用跨节段螺钉作为 C2 椎弓根螺钉和 Pars 螺钉的替代品是一个可靠和可行的选择，在适当的情况下可以很容易地加以考虑。

在困难情况下，最后一个考虑是将 C2 螺钉完全从内固定结构中排除。这可以通过省略多个固定节段中的 C2 节段并绕过它来实现，也可以通过省略一侧的 C2 螺钉实现，从而在较大结构中形成单侧的 C2 固定。

4.5 总结

近年来，C2 椎弓根螺钉和 Pars 螺钉的使用迅速而广泛，这在很大程度上是因为它们具有巨大的作用，以及包括 C2 在内的多节段固定的兴起。虽然这些螺钉的并发症特征与早期的钢丝和关节间螺钉技术相比有了显著的改善，但椎弓根螺钉和半椎体螺钉也有其局限性，其中最显著的是无意中造成的椎动脉损伤。

4.6 要点

- C2 椎弓根和 Pars 螺钉器械通常被用在因多种原因引起的寰枢椎不稳定，包括退行性病变、外伤、先天性畸形、感染性或肿瘤因素、骨骼发育不良或感染性关节炎。
- C2 椎弓根螺钉和 Pars 螺钉器械已经开发和推广，作为一种更安全、更稳定的替代方法，它可以替代早期的钢丝环绕和关节间螺钉固定的稳定方法。
- C2 椎弓根螺钉和 Pars 螺钉通常被接受为一种新的固定技术，与以前开发的方法相比，这种技术的最大风险是椎动脉损伤。
- 尽管在放置 C2 椎弓根螺钉和 Pars 螺钉时椎动脉的风险最大，并且使用这种器械也可能会发生其他并发症，包括神经损伤、静脉出血和与相邻节段稳定性破坏的并发症。
- 有效利用术前成像来规划每个患者独特的寰枢椎解剖结构，对于预防 C2 椎弓根和 Pars 螺钉植入期间的并发症至关重要。

第五章 C1-C2 经关节螺钉并发症

George M. Ghobrial, Joshua Heller, Alexander R. Vaccaro, James S. Harrop

译者：史建鹏，贾爱芹，张咏梅

5.1 概述

寰枢椎（C1-C2）的经关节螺钉（TAS）固定 C1-C2 关节，是目前主流颈椎后路融合和固定结构的替代方案。TAS 与之前的技术相比，显示出更高的融合率。TAS 正常过程是通过 C2 椎弓根峡部，然后是寰枢关节，最后是 C1 侧块的双皮质。

后柱融合技术，如 Gallie、Brooks、Jenkins 融合法，以及 Halifax 融合法，历来具有较高的不愈合率。此外，后路布线技术通常涉及金属线的椎板下通道，这是一项有技术要求的手术暴露，使患者面临脊髓损伤的额外风险，尤其是在发生创伤的情况下。

TAS 的植入适用于寰枢椎不稳定（AAI）或脱位持续存在的情况：创伤、齿状骨折（Anderson 和 D'alonzo Ⅱ 型和Ⅲ型）、类风湿关节炎，导致先天性韧带不稳定的情况。

Magerl 及其同事于 1979 年首次采用该方法，1991 年报道的一系列早期研究显示假关节率低至 0.6%。之前的线性材料结构，如 Brooks 和 Gallie 方法，不愈合率高达 30%，并且不能像螺杆结构那样提供即刻的稳定性。

Goel 和 Laheri 于 1994 年引入联合 C1 侧块、C2 旁/椎弓根螺钉和刚性钢板结构，以解决与 TAS 相关的椎动脉（VA）损伤的高风险。使用最大 16mmC2 峡部螺钉可大大降低 VA 的风险。螺钉杆结构的另一个优点是能够在术中切开寰枢关节复位。这在 TAS 中是不容易实现的，因为螺钉的安全放置需要在手术前通过牵拉或手术中对后部元素的操作进行复位。

5.2 器械的使用目的和适应证

TAS 的使用在 AAI 时是有用的，AAI 是创伤、炎症、和其他潜在的病因的一个危险的并发症。在外伤性 2 型齿状骨折中，可以形成不稳定的寰枢椎节段，同时存在半脱位的危险。Ruan 等对 14 例 AAI 患者行 C1-C2 TAS，所有患者术后神经功能得到改善，且均取得融合。

相关解剖

Gluf 和他的同事们建议对相关的解剖结构进行 CT 检查，以确定直径约为 3.5~4.0mm 的螺钉是否存在安全通道。尤其是 VA 行程、骨质量和相关畸形必须在术前进行检查。然后根据术前测量数据调整螺钉直径。上述解剖结构中最重要的一个必须仔细评估的是 VA。

Paramore 及其同事回顾了 94 例患者的 CT 成像，发现在 18% 的病例中，高位横突孔阻止了一侧实行 TAS。左侧禁忌证 9 次，右侧禁忌证 5 次。这就是我们所期望的，因为我们发现左侧 VA 大约 50% 是显性的，然后是右侧为 25%，剩下的 25% 是共显性的。即使在正常解剖的情况下，正常轨迹的通道也是狭窄的，但偏差是最小的。

自从螺杆结构变得更加普遍，CT 成像这种技术很少被使用。此外，解剖学上的理解也有了进步，通过严格地控制螺钉轨道，即 C2 内侧和背部，通过透视，可降低并发症的发生率。CT 成像时，必须对 C1 横突孔的位置进行轴向影像学评价。识别变异（如椎弓根腐蚀或扩大）是避免损伤的关键（图 5.1、图 5.2）。非对比 CT 或磁共振成像可显示 VA 在进入椎管内之前沿 C1 环内侧面走行到背侧的过程。通常，C1 环上 VA 的沟先天位于骨头中，称为杆状脑桥。

进一步避免 VA 需要回顾 VA 在寰枢关节下向内侧弯曲的点，称为椎槽。一般来说，在 C2 的峡部有一个更中间、更靠上的起点，可以更容易地避免这种情况。Jun 在对 64 例连续患者的解剖研究中，回顾了螺钉植入点，发现矢状面离椎管 3.5~6.0mm 处为理想范围。矢状位 CT 成像是明确 VA 行程及其与椎弓根或峡部的关系的最佳方法，通常采用特殊的斜位 CT 重建。鉴于 TAS 的通道与垂直线成 50°，斜螺旋 CT 重建提供了可视化的整个螺钉轨迹，提高了螺钉相对于关键结构 VA 的可视化（图 5.3）。另一种取得斜位 CT 图像的技术涉及在成像过程中头部和躯干伸展约 30° 时摄像。在操作不稳定的颈部时必须格外小心，Dull 和 Toselli 认为这种技术可以实现从 C2 面的下小关节到 C1 前结节中部的理想轨迹视图。这种技术已经

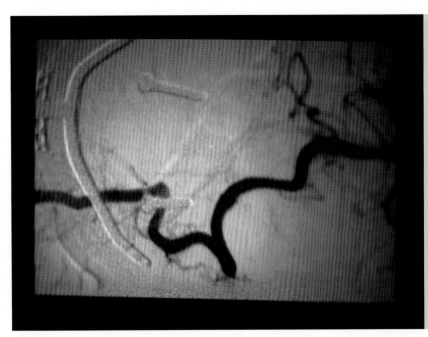

图 5.1　术前颈椎 CT 矢状面重建显示椎动脉异常，阻碍穿关节螺钉安全植入

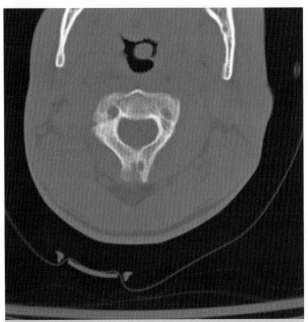

图 5.2　术前颈椎 CT，轴向重建，显示左侧椎动脉占优，横突孔增大。术前需仔细规划 TAS 的轨迹，避免损伤此结构

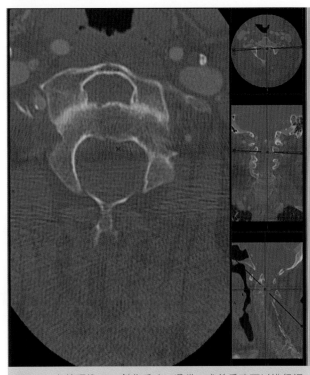

图 5.3　术前颈椎 CT、斜位重建。通常，术前重建可以进行调整 TAS 的轨迹。提供一个倾斜的重建，这对于演示螺钉放置过程中将要经过的所有结构是有用的

被一种软件所取代，这种软件可以在不危及寰枢椎半脱位的情况下执行所要求的轨迹重建。

　　在某些解剖变异，VA 主导以及扩大横突孔，防止峡部或 C2 椎弓根通道，防止仪器的植入（图 5.1）。Madawi 等的 27 例解剖研究发现连续 25 例测量 VA 椎槽，其中 20% 的患者足够大，阻止了仪器的安全植入（图 5.2）。当分析 VA 时，他们在其轨迹的最上中点进行评估。在有 TAS 器械禁忌证的情况下，可以考虑使用椎板螺钉作为固定的替代方案，也可以考虑增加下颈椎固定。

5.3 术前成像

　　术前侧位透视对 TAS 的定位和安全植入至关重要。通常，患者的身体习惯限制了适当的轨迹，导致螺钉放置

不理想。对于一个理想的轨迹，大约 50° 的尾部倾斜，俯卧的患者必须在"军事折叠"的位置，头部弯曲在一个中立的位置。术前侧位透视应用悬吊材料，确保这个角度可以取得（图 5.4）。Madawi 等的早期研究中发现，合适的螺钉位置需要高技术要求，同时证明螺钉的错位率为 44%

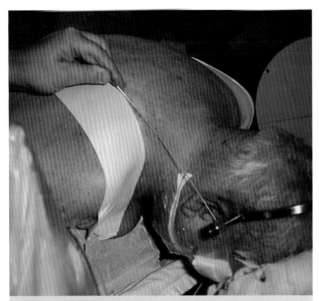

图 5.4 术前行侧位透视，确保头颈位置合适，方可悬吊。金属线用于确定患者是否定位满意，以实现理想的螺钉轨迹。通常情况下，若患者存在桶状胸，轨迹的确定比较困难，可能会导致螺钉的水平放置，从而有损伤椎动脉的危险

（图 5.5）。然而，在解释评价螺钉定位不当的研究时，有些定义比其他定义更为严格。在这种情况下，标准是严格的，一个错位定义为螺钉方向太陡，螺钉太短（不在峡部之外），螺钉太长（在 C1 前结节皮质之外 5mm 以上）（图 5.6），或错过 C1 侧块的轨迹都是不佳的（图 5.7）。

无论如何计划，VA 损伤的早期发生率 2.6%（191 例患者中有 5 例），这不是一个不显著的并发症。据报道，记录 VA 损伤的病例系列高达 8%。在一个病例中，双侧 VA 损伤导致患者死亡。一项对 TAS 研究的 Meta 分析发现，有 3 627 名患者参与的 41 项研究的发生率为 0.72%，与临床相关的螺钉移位率为 1.8%。Madawi 等在钻孔过程中发现 3 例患者由于损伤了 VA，立即出现快速出血，中位失血量为 1.3L。在另外 2 例患者中，他们注意到术中静脉出血量增加，这导致术后进一步影像学诊断 VA 闭塞。一篇影像学回顾性研究发现一个解剖学趋势是，外侧螺钉导致 VA 闭塞，而下位螺钉错位导致撕裂和失血升高。

不合适的 C1、C2 固定一种常见的风险是螺钉错位（图 5.5）。此外，重要的是要认识到半脱位可能是 TAS 安全放置的禁忌证。现代的螺钉和钉棒结构能够实现稳定，同时减少半脱位。

5.4 植入角度

Neo 及其同事提倡使用影像导航，同时使用严格的通

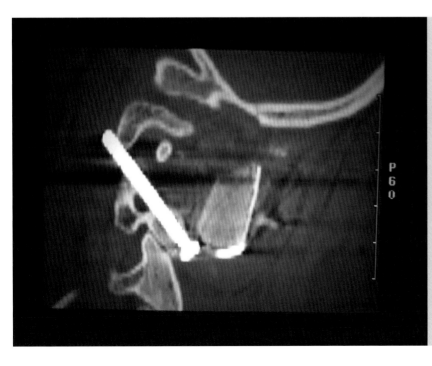

图 5.5 术后颈椎矢状面 CT 显像显示部分复位固定。确保理想的术前定位和理想的复位，使尾部倾斜约 50°，将防止螺钉放置在水平面上，如图所示。在正常解剖中，TAS 轨道的耐受性最小，加上半脱位，这枚螺钉也有一个外侧起点，它穿过枕骨孔，错过了侧块，C1 环有一个皮质前裂口，超出了可接受的深度（5mm）

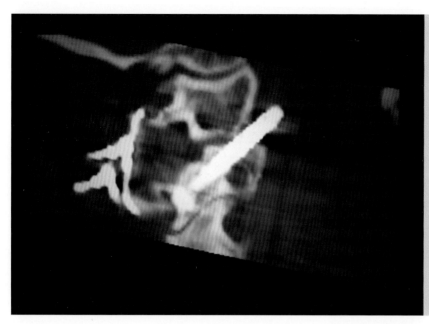

图 5.6 术后侧位片显示 TAS 前皮质破裂。防止螺钉长度过长可以通过多种方法来实现，包括术中透视，以确保采取适当的面向颅骨的方法。当患者的身体习惯阻止 X 线显示骨骼解剖时，原位测量空心螺钉到前皮质破裂处的过程是另一种有用的技术

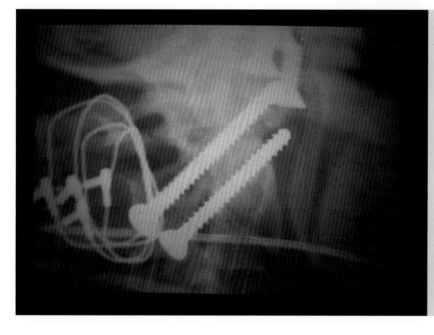

图 5.7 术后侧位片显示一例 TAS 可能未通过侧块，导致螺钉下位外侧位放置。当侧位成像发现螺钉位置不理想时，用前后位透视确认是有帮助的

道入路。他们提倡一个背部，下内侧的起点，以及一个更陡的轨迹角，以避免高骑跨的 VA 和最大限度地把持寰枢关节。高骑跨 VA 定义为内径 < 2mm 或峡部高度 < 5mm 的侧块。Lee 等 31 人评估了 17 例连续接受 TAS 植入的 AAI 患者。他们发现在高骑跨的 VA 患者中植入角度增大。Madawi 和他的同事将理想的 TAS 植入定义为穿过 C2 侧块和寰枢关节，通过 C1 前弓凸出，且裂隙最小。螺钉放置完成后，屈伸成像上 C1-C2 关节应无运动。在 VA 损伤患者中有一项一致的发现是低位寰枢椎螺钉。

由于螺钉穿透枕骨基部不仅有动脉损伤和脑干卒中的危险，而且有舌下神经损伤的危险，因此必须应用极端谨慎操作的尾侧倾斜角。幸运的是，病例报告显示这种损伤是可逆的。大多数舌下神经损伤可以通过术前计划严格遵守最大螺钉长度来避免。此外，位于 C1 结节前皮质的腹侧 TAS 出口点应位于舌下神经的内侧，舌下神经通常位于 C1 侧块的外侧部分内侧。通常，当螺钉长度太长，咽后和枕底的结构损伤可能发生，包括颈内动脉，少量患者群体中其通过咽后（图 5.8）。

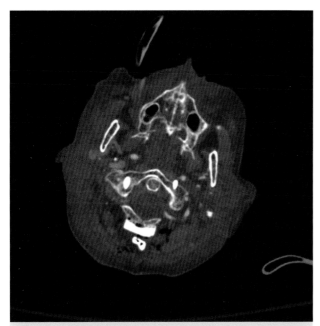

图 5.8　术后颈椎 CT，C1 的轴位图显示 C1 侧块螺钉的放置。左侧结节前皮层壁破裂，靠近左侧颈内动脉（ICA）。前皮质裂口＞5mm，接触 ICA 的危险增加

5.5 图像导航的使用

　　Bloch 等主张在 TAS 操作中使用无框架立体定位法。在尸体研究中，16 具尸体标本，他们发现 4 具个体标本的椎弓根峡部与 VA 的距离不安全，并且能够排除在特定一侧无法使用 TAS，而使用正常的术前成像标准则无法排除这一情况。使用立体定向图像引导的其他好处是减少了对透视的需要，Welch 等发现在各种颈椎手术中使用图像引导，其中 4 名患者成功使用 TAS。框架引导系统的一个缺点是移动皮肤混淆了基准，降低了精度。一般建议将此系统与已证实的技术一起使用，仅用于在解剖困难的情况下确认解剖标志。

5.6 结构失败

　　TAS 断裂发生率为 0~4%，回顾性分析，所有病例均与螺钉定位不当有关。Welch 等报道的 5 例病例中有 4 例将类风湿关节炎和随后的假关节作为螺钉断裂的潜在原因。一般来说，假关节在 TAS 植入中是非常罕见的，因为它具有很高的固定力和皮质把持力。

5.7 总结

　　经关节寰枢椎螺钉是神经外科治疗寰枢关节不稳定疾病的有效工具。术前仔细规划，回顾术前影像学检查，术中对解剖标志物认真识别及透视，是避免螺钉植入并发症的关键。尽管采取了这些预防措施，VA 并发症并不是完全可以避免的，进行风险效益分析时应该加以考虑。

第六章　C1-C2 钢丝缠绕固定术并发症

Christopher A. Burks, Michael H. Moghimi, Sean N. Shahrestani, Charles A. Reitman
译者：史建鹏，贾爱芹，张咏梅

6.1 概述

C1-C2 融合是一种比较常见的手术方法。由于解剖学的变异，以及最近对研究结果的分析，各种融合方法适应证不同。

后方金属线缝合是 C1-C2 融合的一种已成熟的技术。它的优点很多，包括手术时间和与手术时间相关的所有后遗症小，与其他一些技术相比，它的技术简单，以及植入物的低成本。最大的缺点是它的生物力学不如许多其他技术，因此可能会导致融合失败和较高的不愈合率。它主要在矢状面提供稳定，而在冠状位和轴面不稳定。

6.2 C1-C2 钢丝缠绕的目的

C1-C2 钢丝缠绕是用于关节融合术治疗不稳定齿状突骨折和其他原因的寰枢椎不稳定。它常与 Halo 支架一起使用，或作为 C1-C2 螺钉固定的辅助固定。这在上颈椎狭窄、骨质疏松症中是禁忌的，当 C1 和 / 或 C2 后部存在发育异常或骨折时，无论是先天性的还是创伤性的，都应作为术前计划的一部分，即减压性椎板切除术。

6.3 食品药品监督管理现状

食品和药物管理局（FDA）根据《联邦法规法典》（888.3010）第二十一章批准了用于椎板下和小关节内连接的骨固定缠绕系统。多家制造商生产用于轴向和附属物骨架的缝合材料，包括外科不锈钢、钴铬合金和钛合金，包括编织和单丝。不锈钢线使用方便，价格低廉，但硬度高。如果钢丝断了，造成的危害要比其他柔韧性丝线要大得多。此外，不锈钢柔韧性差，不像传统上用机械拉紧装置固定的典型的柔韧性合金那样精确。由于这个原因，大多数后方 C1-C2 缝合是用柔韧性更好的金属合金。

6.4 外科解剖学

上颈椎指 C1~C3。韧带在上颈椎分裂，在左右颈旁肌之间形成一个内平面。C2 棘突在上颈椎突出最明显，

是标志性骨性结构。在发现 C1 后结节之前，应进行中线解剖。然后可以用电灼术对 C1 后弓和 C2 椎板进行骨膜下分离。枕短肌（大 / 小直肌和上 / 下斜肌）提供了上颈椎良好的运动能力，可通过电灼术或 C2 棘突截骨术进行修复。在 C1 上方，后弓解剖应限制在距中线不超过 15mm，因为它靠近椎动脉，在寰椎上方，穿过寰枢椎后枕膜的外侧面。术前必须行计算机断层扫描（CT）检查，以评估异常解剖，如脑桥后突，这可能被混淆为 C1 椎板导致椎动脉损伤。由于解剖是在 C2 段外侧进行，以暴露 C1/C2 小关节，因此必须注意避免对位于小关节后部的 C2 神经根造成损伤。这种结构的损伤可能导致枕骨感觉障碍。这一区域还含有密集的静脉丛，可导致大量出血，致使骨性标志显露困难。C2/C3 小关节必须小心暴露，以避免对小关节囊造成损伤，这反过来又可能导致 C2/C3 不稳定。在 C1 节段下丝线通过之前，必须小心地将寰枕后膜和寰枢椎膜与 C1 的后弓分离。黄韧带必须从较薄弱的一侧剥离，寰枢韧带必须从 C2 椎板的上侧面剥离。应谨慎地进行钝性解剖，以避免硬膜外或硬膜外静脉丛受损。在 C1 时，脊髓（SAC）的管径或可用空间（SAC）变化很大，在多项研究中被量化为 16~30mm，这一水平的脊髓约为 10~12mm，导线通道对脊髓本身损伤的风险几乎为零。轴线水平上的管径平均为 19mm，通过设计好的钢丝通道，可避免对脊髓造成类似的损伤。可将钢丝固定在移植物上，但应注意避免过度牵拉，这可能会导致后部元件断裂。

6.5 线性缠绕技术种类

自 1910 年 Mixter 和 Osgood 首次用丝线连接 C1 到 C2 的棘突以来，许多寰枢椎固定方法已经被描述。最广泛使用的当代技术是被 Gallie、Brooks 和 Jenkins 所描述，后来被其他人修改。Gallie 的丝线是由一根钢丝在 C1 处通过椎板，然后固定在 C2 棘突下，然后在一个轮廓状髂骨移植物上拧紧，该移植物的切口位于 C2 棘突上。Sonntag 对该技术进行了改进，将 C2 棘突和 C1 后弓的下侧面去皮

质骨，以提高融合的表面积。Brooks 和 Jenkins 所描述的技术包括在中线两侧的 C1 和 C2 的椎板下通过，然后分别与髂骨植骨块连接，降低张力。单独而言，椎板下连线在生物力学上优于棘间连线，这可以通过在两侧加倍丝线来进一步加强。它的主要优点是抵抗颈椎屈曲活动。

虽然还没有研究过，但是骨移植的类型很重要。自体骨的融合率一般比同种异体骨好，这是一个传统的融合环境。传统上，大的皮质松质骨块是从髂骨后峰和腓骨等身体的非负重骨获得，相比同种异体骨，这可能增加了融合的概率。

寰枢椎 – 颈椎内固定技术的生物力学比较

在医疗器械迅速发展的今天，C1-C2 后部丝线固定很少单独使用；然而，它已被证明是一种有效的辅助固定，以提高融合率和稳定性。Naderi 及其同事在一项尸体生物力学研究中证明，经寰枢关节螺钉组在横向弯曲和轴向旋转方面优于后方固定组，但后方固定组能更好地控制弯曲和伸展。Naderi 等提倡增加固定点，以提供最大程度的稳定性。最坚固的结构是双侧经关节螺钉后再植骨。仅 Gallie 或 Brooks 的接线可能不足以稳定 C1-C2。Brooks 采用一条经关节螺钉的接线优于 Gallie 的单钉连接，但当与两个关节螺钉结合时，对稳定性影响不大。Smith 等在一项类似的尸体生物力学研究中证明，在一个跨关节螺钉中 Brooks 的连线固定优于 Gallie 的连线固定，但在双螺钉结构中，Brooks 和 Gallie 的连接没有发现差别。上颈椎融合与后路连接技术并发症很多。在对 47 例上颈椎手术的研究中，只有 11 例患者没有出现并发症。虽然大多数并发症本质上都是轻微的，但这种技术也会产生严重的并发症。

6.6 后方钢丝缠绕固定相关并发症

就本讨论而言，并发症将分为手术前发生的并发症和术后发生的并发症。

6.6.1 C1-C2 钢丝环绕的围手术期并发症

神经损伤 / 硬脑膜撕裂

任何脊柱手术最严重的并发症之一是患者神经系统受伤的风险，后路钢丝缠绕技术也不例外。在围手术期损伤的风险最大的是导入钢丝和线缆。虽然 SAC 在上脊柱比在下脊柱大得多，但有报道称在 C1 和 C2 钢丝缠绕手术中，有神经系统损伤的病例出现。

有几位学者指出，椎板下导线的神经损伤风险随

着节段的增加而显著增加。在 Gallie 的技术中，椎板下导线的通过只应用在 C1 层面。因为，考虑到大的椎管容积，神经损伤的风险相对较低。另一方面，Brooks-Jenkins 融合技术的缺点是需要通过 C1 和 C2 下的双侧椎板下线缆。在 Gallie 和 Sonntag 的改良技术中，这需要比 C1 后弓下的单根线缆通道有更大的潜在神经损伤或硬脑膜损伤率。

虽然钢丝通道在手术过程中是最固有的危险，但即使在拉紧后仍会造成残余弯曲压迫神经，导致术后神经损伤。Geremia 等通过在矢状面上任意将椎管分成 1/4（表 6.1），对后路椎管侵犯的程度进行了分级，随后显示，当明显侵犯时移除钢丝有助于恢复神经功能。

医源性骨折

后弓或棘突医源性骨折是在拉紧或卷曲钢丝的过程中发生的，是各种后路钢丝缠绕技术的一个众所周知的并发症。尽管其发病率在文献中没有明确报道，但研究报告了并发症以及二次延长融合的必要性。如前所述，对于骨质量差的患者，如类风湿性关节炎、肿瘤或骨质疏松症患者，这是一种特殊的风险。即使使用钢丝和线缆的替代品，如缝合材料或聚乙烯胶带，也不会消除风险。虽然医源性骨折是一种风险，对于高度骨质疏松的骨骼，即使在螺钉固定结构中也容易出现，但是在应用钢丝缠绕技术的过程中仍然应尽可能避免。

表 6.1　根据 Geremia 等的后导管对椎管侵犯的分类

分级	占比（%）
I	侵占椎管的 1/4
II	侵占椎管的 1/2
III	侵占椎管的 1/2~3/4
IV	侵占椎管的 3/4 至全部

排列不平行

由于选择性后张，因此，外科医生必须特别注意矢状面的对齐，并避免过度拧紧钢丝引起后伸加重。如果损伤已经导致了矢状面的不稳定，例如齿状骨折的扩展、粉碎和 / 或后移，这一点尤其重要。必须小心减少畸形，无论是通过术后的体位、固定，还是通过术中操作。通过放置合适大小的、棘间的、皮质的或皮质松质移植物基本上避免了过度伸展。相反，后路钢丝缠绕对纠正屈曲畸形特别有效。

6.6.2 C1-C2 钢丝缠绕的术后并发症

骨折不愈合

虽然不同的后路布线技术无疑是有用的，但它们也存在一些术后风险和并发症。骨不连是每一种关节融合术中公认的并发症，考虑到 C1-C2 关节的大量生理活动，它对上颈椎构成重大风险也就不足为奇了。事实上，在 Grob 等比较后路连接技术的生物力学差异的里程碑式文章中，他们认为不能充分控制旋转是假关节的主要病因。本研究观察了 4 种后路融合技术的生物力学差异，包括 Gallie、Brooks、Magerl 和 Halifax。与完整的脊柱相比，所有的技术都减少了脊柱的活动度。Gallie 的技术允许屈曲、伸展、轴向旋转和侧向弯曲，而 Magerl 的技术允许最小的旋转。Gallie 的融合尤其在屈曲和伸展方面提供了良好的稳定性，但在旋转方面稳定性很差。据报道，在使用 Gallie 后路连接技术的患者中，未融合的发生率高达 25%。后颈椎关节固定术通常采用钢丝缠绕技术。然而，更新的螺钉技术提供了一个更好的结构，特别是对骨肉瘤游离齿状突患者和类风湿关节炎患者，前一个有望避免 Halo 支架固定。Brooks 和 Jenkins 的钢丝缠绕技术已经被证明比 Gallie 的方法在矢状面提供了更多的旋转稳定性。这种稳定性的提高导致了报道的融合率高达 93%，并且在 Halo 支架固定强化时效果更好。同样的，Sonntag 报告说，使用他的方法同时进行 Halo 头环固定，融合效果非常好，接近 97%。如前所述，自体移植物与同种异体移植物的比较也可能提高融合率。

已经确定的是，对于 C1-C2 不稳定性，使用后部布线比使用螺钉构造更常发生骨不连，从而验证了单独使用后部钢丝缠绕技术的外科医生较少的趋势。这在类风湿性关节炎或齿状突的患者中更为明显，其中后部钢丝缠绕技术的失败率高达 75%。钢丝缠绕确实提供了极好的抗弯曲稳定性，并且在骨移植物上也具有出色的加压性。与螺钉固定或 Halo 支架组合使用，也使其成为一种吸引人的技术。

Halo 支架固定

虽然不是一个直接的并发症，额外的需要一个头环支架可能会导致头环本身的一些并发症。Halo 支架支撑与后路连接技术相结合，可以改善融合效果。然而，装置也有许多并发症，如针部位感染、硬膜下脓肿、颅骨穿透、神经损伤等。

内固定失效

如果没有脊柱内固定，无论是金属丝、钢板还是螺钉，所有的骨性关节固定术，最终都会失效。椎板下钢丝断裂对患者构成潜在威胁，虽然有很多报告说内固定失败，除了修复之外没有明显的后遗症。在一些罕见的情况下，实质性的伤害和神经系统的恶化可以发生。Blacklock 报告延迟性线缆断裂，导致神经系统的硬脑膜撕裂和穿透受伤。同样的，一位寰枢椎不稳定的患者在面对假关节时线缆断裂导致颅内出血和四肢瘫痪。

目前的植入物选择包括单丝不锈钢线，而不是更常用的多股（钛或不锈钢）编织电缆。钛编织电缆的失效载荷是不锈钢编织电缆的 4 倍，是不锈钢单丝电缆的 5 倍。因此，编织电缆不太可能失败。然而，如果它们真的断裂了，它们往往会从线圈中弹开，这比单丝更容易造成硬膜穿透和神经损伤。虽然不锈钢具有更高的失效阈值，但另一个需要考虑的是术后成像的需要，尤其是磁共振成像，其中钛与伪影的兼容性要高得多，伪影要少得多，因此图像的可参考性要高得多。

6.7 总结

后路缠绕是 C1-C2 关节固定术的传统技术。由于其生物力学的局限性，它很少作为一种独立的固定形式使用。然而，与其他形式的内固定，甚至 Halo 头环相结合，它可以是非常有效的。它在减少和维持屈曲畸形，稳定矢状面，帮助骨移植提供压迫方面特别有效，因此可能有助于促进融合。在大多数情况下，它在技术上很容易实施，而且是一种非常安全、经济有效的固定方式。

由于结合成像强度的原因，钛缆是首选材料。特别是在适当选择的患者，并发症是相当罕见的。

第七章　枢椎经椎板螺钉固定并发症

Colin M. Haines, Michael Y. Wang, Joseph R. O'Brien
译者：赵艳东，李其一

7.1 概述

上颈椎的内固定对脊柱外科医生来说是一个能力和技术上的挑战。需要手术融合适应证大致包括寰枢椎不稳、颅颈不稳、齿状突不稳、脊髓病、基底动脉凹陷和颅骨凹陷、创伤和某些肿瘤。

一般来说，内固定融合可用于预防椎板切除术后脊柱的后凸畸形或脊柱的不稳定。儿童在椎板切除术后脊柱后凸的发生率最高，有报道称，枕下减压术发生脊柱后凸的报告率为 9%~95%。而在成人中，矢状位的脊柱后凸畸形是比较少的。往往术前本身的脊柱后凸的畸形增加了术后脊柱后凸的程度，这种情况发生的概率 > 25%，暂且不说这些，手术医生同样可以通过内固定的融合恢复神经根型颈椎病患者的矢状平衡并增加椎间孔高度。

7.2 解剖

枢椎是旋转轴，对其解剖结构有透彻的了解是理解内固定技术的必需条件。齿状突是一种突出的骨突，与寰椎和枕部相连，主要通过韧带附着。在冠状面和矢状面，齿状体的总高度平均为 39.9mm 和 11mm。齿状突有不同的矢状倾角，从前 2° 到后 42°。此外，齿状突有 15mm 的关节软骨接触寰椎的前弓。

对枢椎的椎弓根大小进行了研究。在男性中，椎弓根平均为 8.6mm 宽度 ×7.7mm 高度 ×25.6mm 长，而女性平均为 7.9mm 宽 ×6.9mm 高 ×25.5mm 长。重要的是，椎动脉影响着枢椎椎弓根的大小。通常情况下，椎动脉在枢椎上关节突下向外侧弯曲。然而，在 20% 的人群中，椎动脉过度向内、向后或向内弯曲，被称为"高跨椎动脉"。存在高跨椎动脉必须提醒临床医生了解正常椎弓根解剖结构的变化。大多数患有这种动脉变异的患者的同侧椎弓根直径 < 3.5mm，这可能会妨碍枢椎椎弓根的植钉。

枢椎的椎板是上颈椎中最大的，高 11.5mm。总体上，椎板的厚度据报道为 5.77mm，男性为 5.99mm，女性为 5.53mm。在 Cassinelli 等的一项研究中，研究人员对

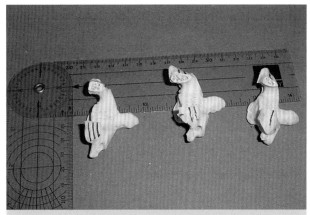

图 7.1　三分段观察枢椎椎板，注意高度和厚度的巨大变化

420 例成人尸体枢椎椎板进行了检查。平均椎板厚度为 5.77+1.31mm，平均可能螺钉长度为 2.46 +0.23cm（图 7.1），重要的是，这种测量方法因其位置而异。上边缘厚度为 2.71mm，中边缘为 5.87mm，下边缘为 4.46mm。Ma 等采用尸体模型报道，平均椎板厚度在上为 2.71mm，中间为 5.87mm，下为 4.46mm（83% 的层椎板中心厚度 > 4mm）。同时，9.1% 的人群有单侧中心厚度 < 4mm 和 5% 的双侧中心厚度 < 4mm。椎板通常在轴向平面上有 41° 的倾角。

上颈椎的韧带限制对正常的生理运动至关重要。寰椎横韧带附着在寰椎两侧块的内侧并限制了寰椎的屈曲和向前移动。它还提供一韧带吊索，帮助旋转。翼状韧带从齿状突尖外侧延伸至枕骨髁的内侧，主要用于限制旋转和侧弯。齿突根尖韧带位于翼状韧带之间，并从齿状突尖端附着到基底部（枕骨大孔缘的中点）。这种韧带在核磁共振成像（MRI）上很难显示，20% 的人群没有这种韧带。

7.3 术前影像

在计划手术前，上颈椎的高级成像是非常重要的。推荐常规的正侧位 X 线检查，还应该考虑行张口位，以包括齿状突和寰椎的侧块。MRI 通常也用于评估脊髓、神经根和其他软组织结构。特别对于上颈椎，术前计算机断层扫描（CT）建议确定椎板的厚度和枢椎椎弓根的宽度（图

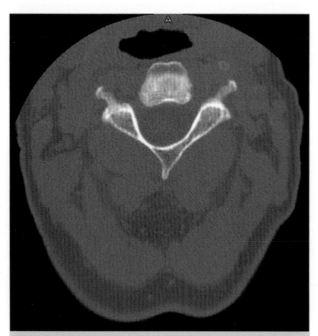

图7.2 术前断层 CT 扫描显示不对称的椎板厚度。左侧的椎板可以容纳内固定，但右侧不能

7.2）。83.3%~92.6% 的人群椎板的厚度 > 4mm，这些细节在术前 CT 扫描中被描述出来。在枢椎不能进行椎弓根螺钉固定的患者中，90% 可以接受椎板螺钉的固定。

在椎动脉解剖异常的患者，可以考虑行颈椎动脉的 CT 血管造影。研究 50 例患者，24% 的患者的椎动脉解剖形态不允许椎弓根螺钉的安全植入。然而，值得注意的是，大多数椎动脉异常可能是通过常规的 CT 和 MRI 诊断出来的。因此，是否行血管的造影应该由外科医生的判断力和经验来决定。

7.4 C2 内植物的选择

有许多用于寰枢椎内固定的技术。较早应用的是线缆固定技术，但由于不融合率为 10%~30%，且控制旋转能力有限，现在很少采取。当联合使用 Halo 支架的外固定架时，骨的不融合率下降，但会导致高的发病率和死亡率。此外，线缆的放置需要进入椎管，这在狭窄的椎管或脊髓病的病例中是不可采用的。

随着线缆固定的失败，螺钉固定随之出现了。Magerl 在 1982 年报道了经寰枢椎关节螺钉植入。采用后路入路，将螺钉从枢椎的下关节面经寰枢椎的小关节植入寰椎的侧块。Magerl 在枢椎处的关节螺钉植入具有较高的愈合率和良好的生物力学性能。尽管有这样的好处，但每植入

一枚螺钉出现椎动脉损伤报道为 2.2%。随后的研究表明，40% 患者的椎动脉位置走行可能会妨碍经寰枢椎关节螺钉安全植入。

枢椎椎弓根螺钉固定是另一种较为流行的上颈椎固定技术，尤其是与寰椎侧块螺钉联合使用。枢椎椎弓根螺钉以内侧部为起始点，以内侧和上部倾斜的方式植入。与经关节螺钉类似，椎弓根螺钉钻孔和在枢椎椎弓根入钉时存在椎动脉损伤风险。如前所述，高跨椎动脉会影响椎弓根直径，会妨碍进行内固定操作。不考虑椎间盘变异的因素，枢椎椎弓根直径通常太过于窄，使用的时候不够安全。Yoshida 等报告说，在 62 名患者中，没有任何一名患者的枢椎椎弓根管 > 4mm。由于解剖结构复杂，椎动脉损伤的风险在临床研究中被报道为 0~5%，在解剖学研究方面的占比是 12.5%。

枢椎椎板螺钉固定是降低椎动脉损伤风险的一种方法，相对容易实现。Wright 在 2004 年描述了枢椎经椎板螺钉技术（首次报道了 C 型经椎板螺钉植入的 10 例患者，无神经或血管损伤）。建议采用标准的后侧入路，我们可以用棘突和上椎板交界处用钻头打开枢椎椎板的皮质，并以椎板的斜坡为导向在对侧钻出一条通道。为了避免腹侧穿出，建议稍微向背部倾斜。当通道钻好后，拧入第一枚螺钉（图 7.3）。重复这个过程的时候，第二枚经椎板螺钉

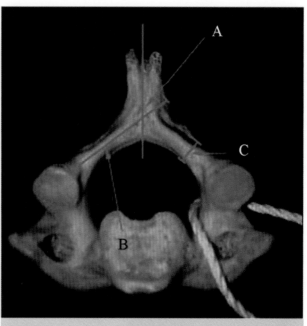

图7.3 断层 CT 显示枢椎椎板螺钉的正确位置。A：经椎板螺钉可进行入钉点的位置。B：椎板长度的测量。C：椎板宽度的测量

应比第一枚螺钉采用更低的位置，以便第二枚螺钉能够顺利植入。

7.5 生物力学

许多学者研究了经枢椎椎板螺钉固定寰枢椎关节内固定的生物力学。2005 年，Gorek 等在尸体模型中比较了侧块/椎板螺钉与侧块/椎弓根螺钉的结构。他们报告说，这两种手术方式都增加了稳定程度，但椎板螺钉在侧向弯曲和屈曲方面更有优势。相比之下，Clay Brooks 等发现，经椎板螺钉在侧向弯曲和轴向旋转方面的稳定性较差，前屈/后伸的方面强度有减弱的倾向，但无统计学意义，屈曲/后伸强度无差异。同样，Lapsiwala 和 Sim 等也发表了一篇文章，认为经椎板螺钉对于侧向弯曲的抵抗能力较弱，其强度与其他运动相当。虽然数据是混合的，但普遍的共识是枢椎椎板螺钉结构在侧向弯曲时强度较低。

此外，因为枢椎椎板螺钉的生物力学特性，椎弓根螺钉的研究被延伸到了下颈椎的内固定。与上颈椎的许多资料得出的结果一致，经椎板螺钉在侧弯方面强度较弱。然而，与 20mm 的枢椎椎弓根螺钉相比，它们在轴向旋转时强度更大，而在屈曲和后伸时相当。

由于枢椎椎板螺钉内固定的技术特点，Lehman 等在首次尝试失败后，对枢椎椎板螺钉植入后的抗拔出强度和植入扭矩进行了检测。结果发现，在补救措施中，经椎板螺钉比经椎弓根螺钉提供了更多的生物力学强度。然而，他注意到与椎弓根螺钉相比，其抗拔出强度和扭转强度降低了。

从生物力学和解剖学的角度来看，椎板螺钉是进行寰枢椎内固定的合理选择。与椎弓根螺钉相比，有更多的患者可以选择进行这种内固定，这是因为椎动脉靠近椎弓根。虽然与其他结构相比，尸体来源数据主要显示侧弯稳定性较差，但它的生物力学强度比未进行内固定装置的颈椎的强度大。然而，与任何外科手术技术一样，彻底了解潜在的并发症才是至关重要的。

7.6 并发症

7.6.1 神经损伤

经椎板螺钉植入最具严重性的潜在并发症是神经损伤。在枢椎水平，椎管矢状直径平均为 20.8mm，而脊髓的长度为 6.5mm。重要的是，这些值是正常脊柱患者的生理值。由于需要进行枢椎内固定的患者往往是脊髓病患

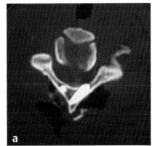
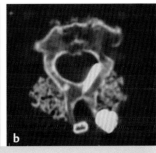

图 7.4 （a）断层扫描 CT 提示椎板的右侧腹侧皮质出现小的螺钉穿透。（b）一侧严重螺钉穿透椎板的病例。两者均未出现神经损伤的症状

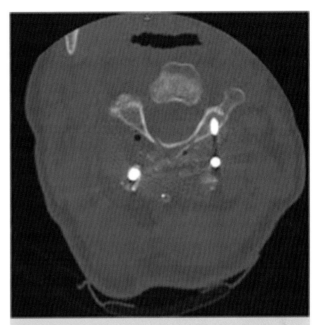

图 7.5 术后 CT 扫描显示椎弓根螺钉与前方尖质的关系，这是在仪器检查之前就存在的，但并无硬脑膜撕裂或神经症状

者，脊髓内空间更小，因此神经安全区的范围确定取决于患者术前的影像学表现。因此，任何椎板腹侧的穿出有可能直接损伤脊髓（图 7.4，图 7.5）。

据作者所知，椎板螺钉固定后神经损伤的报道还没有。2011 年，Dorward 和 Wright 发表了一组 52 名患者的研究报道。文中提到虽然没有神经损伤，但是有 2.9% 的螺钉穿出了腹侧椎板。本研究中所有螺钉的穿出均未造成硬膜囊损伤的脑脊液漏。Wang 同时也记录了他对 30 名患者的治疗结果（有 11 例无症状的螺钉从椎板背侧穿出，1 例从椎板前方穿出，2 例椎弓根骨折；没有发生任何神经或血管损伤），也没有任何神经损伤。与 Dorward 和 Wright 相似的是，Wang 发现无症状椎板螺钉从腹侧穿

出率为 1.7%，且有 18.6% 的向背侧穿出。同样，Bransford 等记录了 63 个枢椎经椎板螺钉均未出现神经损伤。有趣的是，在术后 CT 上，他们发现经椎板技术的理想螺钉位置为 93.1%，而椎弓根和经关节内固定的理想螺钉位置为 81.5%。Parker 等也报道了 1.3% 的螺钉穿出腹侧椎板穿出率，这与神经损伤无关。Parker 等比较了 152 枚经椎板螺钉和 167 枚椎弓根螺钉。椎弓根螺钉发生穿出的概率更高，但无症状。枢椎椎板螺钉固定的结构与更多的关节脱出或假关节有关。

虽然外科医生尽量避免使用这种螺钉固定方法，但即便使用这种方法也未出现神经损伤的报道。

7.6.2 血管损伤

在解剖上，枢椎经椎板螺钉内固定与经关节突螺钉或椎弓根螺钉相比的主要优点是避开了椎动脉。因此，没有关于椎动脉损伤或损伤横突孔的报道。从理论上讲，如果术者在椎板偏外侧钻孔，是有一部分损伤风险的，但这种并发症尚未报道（图 7.6）。

更重要的是，在常规后入路进行椎板螺钉固定的时候，手术医生必须认识到椎动脉是从横突孔穿出的。一般而言，椎动脉距离寰椎椎弓根中线约 14.6mm。手术中暴露寰枢椎的椎弓根确实有可能导致椎动脉不可避免的损伤。外科医生建议尽量不要过度地暴露寰椎椎弓根解剖，外侧缘不要超过 12mm，在上侧缘不要超过 8mm。相比于经枢椎椎板间的内固定，枢椎椎弓根进行暴露内固定时更容易发生椎动脉损伤。

7.7 假关节形成

经枢椎椎板螺钉内固定融合率与其他节段上颈椎内固定融合率问题同样不容忽视。如前所述，经椎板螺钉结构在横向弯曲中允许更多的活动。虽然只在尸体模型中进行研究，许多外科医生推测，强度的降低会造成活动过多而无法达到较高的融合。

在 2008 年，Sciubba 等报道了 16 例患者中有 12.5% 的出现假关节。Parker 等随后比较了枢椎经椎板螺钉固定和经椎弓根螺钉固定。在 152 例经椎板螺钉固定的患者中，他发现经椎板螺钉固定的假关节率为 6.1%，而椎弓根螺钉的假关节率为 0，这一数值达到了统计学意义。根据小组间结果分析，两组间融合率差异仅仅是因为颈椎上

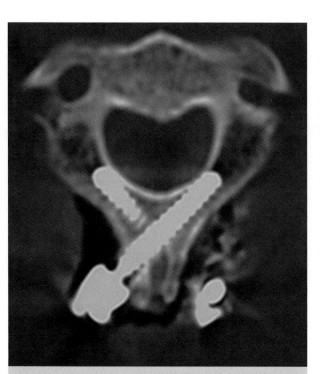

图 7.6 经椎板螺钉内固定术后枢椎断层 CT 扫描。注意从螺钉尾端到横突孔的距离。常规经椎板螺钉的定位应避开椎动脉

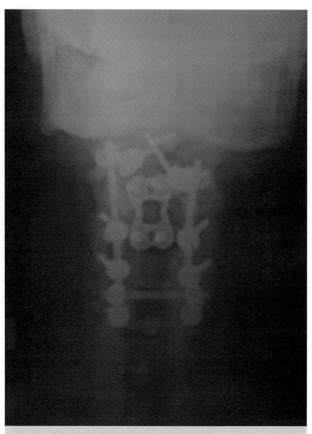

图 7.7 右侧枢椎经椎板螺钉出现断裂的 X 线片

下段的结构不同引起。Wang 记录 6.6% 的内固定的断裂（图 7.7），其中一半是由跌倒引起的。最近，Dorward 和 Wright 报告了 2.4% 的假关节，这对于经椎板螺钉和椎弓根螺钉固定进行比较有一定的参考价值。有人可能会假设，使用枢椎椎板螺钉时合并使用偏心连接器会导致生物力学性降低，从而增加假关节的出现率。此外，偏心连接装置所占用的空间也减少了枢椎和 C3 关节之间的植骨空间。

总的来说，椎板间螺钉的固定技术会导致假关节形成。为了增加稳定性，一些学者建议使用 4mm 的螺钉，正如 Wright 的原始报告中所描述的，不要使用 3.5mm 的螺钉。根据先前的解剖描述，椎板比椎弓根更容易容纳 4mm 的螺钉。然而，尚没有人对这两种螺钉进行直接比较。此外，生物力学研究表明，避免偏心固定将提高长节段的稳定性。

7.8 感染

颈椎后路手术术后发生感染的情况在文献中被同时提到。一些学者在大型研究中报告了 0 的感染率，另外 42 人报告了高达 18% 的感染率。Parker 等回顾性比较经椎板螺钉与经关节固定的感染率分别为 9% 和 2%。虽然这一值没有达到统计学意义，但椎板螺钉固定组感染的风险稍高。

与其他常见的枢椎固定方式相比，经椎板螺钉似乎感染率高一些。但总体而言，与经关节螺钉和椎弓根螺钉固定相比，经椎弓根螺钉的数据更有意义。然而，没有直接的比较说明能达到统计学意义。因此，使用这种方法并没有明确地表明哪一个感染率更高。还需要进一步的研究来阐明在文献中报道到的可能的感染上升趋势。

7.9 内植螺钉凸起引起的疼痛

枢椎经椎板螺钉比枢椎椎弓根或寰枢椎跨关节螺钉更表浅。因此，人们担心经椎板螺钉本身会增加颈部的疼痛。在 Wang 的研究中，30 名患者报告中有 1 位患者可触得螺钉上方的切口疼痛。他指出，这个患者无须进一步手术干预即可对症治疗。虽然查体的时候体征不明显，但 Sciubba 等报告了 2 例经椎板螺钉拔出导致局部疼痛的病例。颈部疼痛增加的原因可能与螺钉植入颈半棘肌和头半棘肌引起的疼痛有关。在患者进行椎板成形术后，这两块肌肉都可能引起颈部疼痛。人们假设，疼痛是由金属物嵌

入部位导致慢性肌筋膜刺激引起的。

据作者所知，目前还没有进一步的疼痛和突出的螺钉的病例报道。虽然更多考虑是由螺钉尾端引起的，但这方面的文献很少。

7.10 死亡率

需要上颈椎融合术的患者要么是因创伤引起，要么合并有多种存在的疾病。因此，围手术期发病率和死亡率是一个考虑因素。围手术期的死亡率从 0~9.6% 不等。相比之下，寰枢椎经关节螺钉的死亡率为 1.6%，其中 1/3 是由于双侧椎动脉损伤。其中研究报道了进行枢椎椎弓根螺钉治疗的患者的死亡率为 3%。

经枢椎椎板固定不太可能增加死亡率。相反，这种手术更有可能是对本来已经很脆弱的身体造成进一步的打击。因此外科手术医生必须仔细进行术前的风险评估分析，并涉及考虑其他的器官系统，尽可能地加强术前的管理。很明显，术后治疗的重要性也需要再次强调。需要强调的是，基础物理治疗和肺部感染的控制将减少肺部并发症。获得营养学专家和语言病理学家的帮助将有助于避免术后并发症。

7.11 未来的方向

大多数关于上颈椎内固定的数据，包括经枢椎椎板固定，都是尸体或回顾性数据。为了进行比较，需要更多的前瞻性和随机研究。此外，还需要对现有数据进行长期采集。

对于枢椎经椎板螺钉，提高生物力学强度是必需的。具体来说，需要增加侧方的力度，使其成为与椎弓根和跨关节固定等效的方法和技术。此外，新的内固定融合器械正迅速进入市场。文献记载中融合率问题认为各种促进骨融合的生物制剂也可以作为研究方向。

7.12 总结

经枢椎椎板螺钉固定是上颈椎融合的理想选择。通过恰当的手术技术，基本上不会对椎动脉造成危险。一般来说，椎板通常足够大可进行 4mm 的螺钉固定，基本上可以在无透视的情况下进行徒手植钉。虽然有骨皮质破裂的可能，但腹侧螺钉穿出在文献中是比较少见的，并且没有引起神经症状的报道。

然而，与枢椎椎弓根螺钉和寰枢椎跨关节融合术相

比，假性关节病的发病率有上升的趋势，这可能是由于生物力学在侧向弯曲方面存在缺陷。此外，两组之间的结果比较得出经椎板螺钉内固定感染的倾向较高。此外，术后死亡率是也是一个需要考虑的因素，当前这可能是所有病例的通病而不是手术本身。

尽管存在手术风险，如果进行上颈椎的融合，脊柱外科医生仍可能会考虑经枢椎椎板螺钉固定。术前采用先进的影像学检查是必须的。特别是可以考虑 CT 扫描来测量椎板宽度。简便的操作技术和可控的风险使经枢椎椎

板螺钉技术在现代脊柱外科中的地位得到巩固。

7.13 要点

- 用术前 CT 扫描来测量椎板厚度；91% > 4mm。
- 枢椎经椎板螺钉可减少椎动脉损伤的风险。
- 以椎板为导向，也没有神经损伤的病例被报道。
- 对于寰枢椎和下颈椎的固定，经椎板螺钉较椎弓根螺钉或关节螺钉在横向弯曲方面较弱。
- 经椎板螺钉具有较高的假关节发生率的趋势。

第八章　下方侧块螺钉固定并发症

Adewale O. Adeniran, Adam Pearson

译者：赵艳东，李其一

8.1 概述

侧块钉棒固定是治疗颈椎下段不稳定的有效方法。它在技术上很简单，可以很安全地进行。在生物力学上它优于其他治疗下颈椎不稳定的方法。充分了解相关解剖知识对于避免神经根和椎动脉损伤的等潜在的并发症至关重要。

8.2 背景

芝加哥的 Berthold Ernest Hadra 博士在 1891 年首次报道了下颈椎后路的内固定，并成功地对一位骨折患者进行了治疗，方法是用线缆将 C6 和 C7 的棘突连接在一起，并在尸体上演示了这项技术。他提倡使用这种技术来治疗 Pott 的病，这是在当时脊柱外科医生最关心的问题。这篇开创性的报告指出了一些内固定融合的原则，这些原则至今仍然适用。作者强调了器械矫正畸形的潜力并且避免了外固定相关的皮肤等并发症。文章进一步主张避免融合节段之间出现大的间隙，并对使用不适当的技术可能造成医源性神经损伤表示担忧。讨论部分阐述了现代的一些关注点，即棘突线缆只提供了对屈曲的抵抗，而没有赋予旋转、横向弯曲或后伸的稳定性。棘间线缆固定技术随后被广泛采用，并对该技术进行了许多修改。尽管技术上有所改进，但仍然没有解决后路较高不融合问题。Roy-Camille 和他的同事在 20 世纪 80 年代后期引入了侧块钢板螺钉，尝试在后方存在缺陷或缺失的情况下提供融合的解决方案。这项技术在一开始就受到了称赞，因为它提供了即刻的稳定，不需要 Halo 头环外固定架去促进愈合。解剖研究促使对原先的 Roy-Camille 技术进行了改进，Magerl、Anderson 和 An 采用了不同的入钉点和螺钉走行，随着钉棒结构的发展，20 世纪 90 年代得到了很好的推广。这些结构可以适应复杂的畸形，螺钉植入更加精准。

8.3 适应证和优势

多个病例表明，侧块螺钉板系统和钉棒系统可用于多种导致下颈椎不稳定的情况下使用。Pateder 和 Carbone 发表了一系列因创伤因素而接受内固定治疗的患者。侧块螺钉是一种有效的方法，可对创伤引起的不稳定的下颈椎进行融合。切口问题是最常见的并发症，内植物相关的并发症很少见。他们发现这种结构能够很好地融合颈部，在矢状位具有良好的稳定性，并发症也很少。这些临床结果与多项生物学研究一致，这些研究表明，侧块螺钉的拔出强度、三维旋转控制和生物学强度均优于颈椎椎弓根螺钉、前路固定和颈椎关节突螺钉。

8.4 相关解剖

椎动脉、神经根和相邻小关节突关节可能存在侧块螺钉植入的危险。对重要的神经血管结构及其与后侧结构的关系的知识牢固掌握是安全放置侧块螺钉的基础条件。理想的手法技术可避免损伤这些结构，同时必须保证充足的骨性把持力。脊髓位于双方侧块的内侧，平均距侧块中点 9.2mm，相对安全。Roy-Camille 等将椎动脉描述为走行于椎板与侧块交汇处的前方，并强调要充分暴露这一点，他把这一点称为侧块为代表的山的前方的山谷。所有技术的描述表明螺钉在这一点的外侧作为入钉点，对椎动脉穿刺损伤的风险是最低的。Ebraheim 等对椎动脉的进一步尸检结果表明在 C3~C5，椎动脉孔位于侧块后中点浅表的矢状旁平面内侧。然而，在 C6，椎孔最外侧缘在连接侧块两边缘中点之间。本研究测量了椎旁平面与连接侧块中点与椎动脉侧缘投影线的夹角。从 C3~C5 开始，无论男性还是女性，这个角度都位于矢状面内侧，男性标本的角度为 6.0°~6.3°，女性标本的角度为 5.3°~5.5°。在 C6 时，该角度位于旁矢状面外侧，男性标本平均为 6.4°，女性标本平均为 5.4°。C2~C5 椎孔位于外侧肿块后中点浅表内侧。在 C6，它离中点有一点儿偏离。这些发现提示螺钉从中点开始，向外侧偏离超过 7°，应远离椎动脉孔。神经孔的顶部由侧块每一级关节面和侧块腹侧面形成。侧块中点至上位神经根的距离：5.7mm，侧块中点至下位神经根的距离：5.5mm。根向外侧、向前、向下排列，离开神经孔后立即分为腹支和背支（图 8.1）。腹支在这个方向上继续走行，背支向后和向上突出，它的走行与上关节突基底的前外侧角相对，向背侧由骨纤维孔进入横突间区。

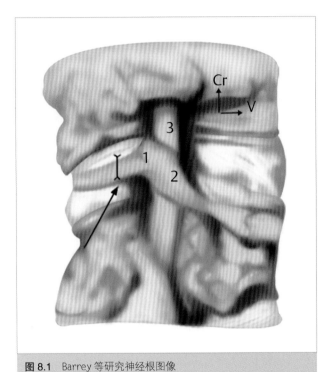

图 8.1 Barrey 等研究神经根图像

8.5 手术技巧

介绍了很多种螺钉植入的技巧，每种螺钉植入技术在其入钉点和体表投影上都有所不同。侧块的表面后中点到两侧神经根的距离大致相等。Roy-Camille 等主张在侧块中心有一个进针点，进针角度在矢状面上与侧块后表面垂直，在冠状面上外倾 10°（图 8.2）。Jeanneret 和 Magerl 后来主张进针点位于侧块后壁中点，进钉方向平行于上关节面和外倾 25°左右。Roy-Camille 和 Magerl 是最流行的两种技术，尽管其他学者对这两种技术进行了修改。

Heller 等在一项尸体研究中使用双皮质螺钉评估了这两种技术的安全性和难度，并发现与使用 Roy-Camille 的技术相比，Magerl 的技术更有可能使神经根走行改变而置于危险位置。Roy-Camille 的技术更可能侵犯小关节。当结果考虑到学习曲线时，两种技术之间没有区别。在另一项尸体研究中，Xu 等与一名经验丰富的外科医生进行了比较，他们将采用 Magerl 技术的双皮质螺钉与后来描述的 Anderson 和另一种技术进行了比较。这两种技术都从侧块中点的内侧开始，Anderson 的技术是将入针点对准外倾 10° 和头倾 30° ~40°，An 的技术入针点是头倾 30° 左右和外倾 15° 左右。他们发现 Magerl 的技术比 Anderson

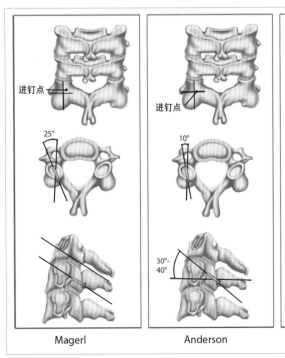

Magerl　　　　　Anderson　　　　　An

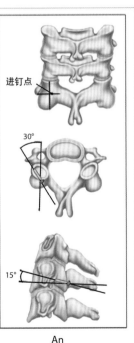

图 8.2 来自 Xu 等关于 Roy-Camille 和 Magerl 的研究

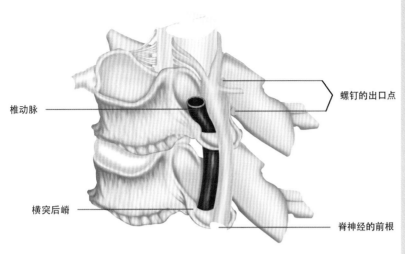

图 8.3 Roy-Camille、Magerl 和 An，他们的技术来自于 Xu 等的研究

椎动脉

横突后嵴

螺钉的出口点

脊神经的前根

和 An 的技术有更高的频率和更高的神经侵犯可能。作者指出，Magerl 螺钉的出口点离神经根出口端的背支很近，而 An 的技术更接近腹神经根，腹侧神经根受到横突后嵴的保护（图 8.3）。Merola 等在尸体研究中对 Roy-Camille、Magerl 和 Anderson 的技术侧面投影，对技术进行了改进，他们记录了螺钉在接近关键部位时其在弯曲、伸展、侧向弯曲和扭转的强度。在不同的结构中没有发现统计学上的差异，如果进行了椎板切除术，双皮质螺钉在横向弯曲时比短的单皮质螺钉更坚强。

8.6 作者的观点

我们提倡 Magerl 技术。棘间韧带为颈椎提供了稳定性，不要破坏棘间韧带，没必要摘除棘间韧带，这样会破坏其本身的稳定性。仔细显露侧块的外后侧面至关重要。可以触摸到侧块的边缘，以确保足够的侧向显露。如果相邻关节未融合，应保留上下关节面，但关节面位置和方向必须清楚。我们从侧块的后外侧中点的内侧和上方开始植入螺钉，然后将螺钉平行于矢状面的小关节的方向并且外倾约 25°。将钻头的方向与棘突尾端相对，沿着对侧皮质的方向为轨迹将螺钉顺着它走行。我们主张在无骨缺损的患者中使用 14mm 单皮质螺钉固定。

8.7 并发症的报道

多例患者接受侧块螺钉板和螺钉棒固定系统，其并发症较少见。伤口感染和浅表伤口裂开是最常见的并发

症，创伤类患者病例发生率多达 10%。在 88 例接受螺钉钢板治疗的患者中，一组早期发现螺钉相关并发症的发生率为 9%。神经根损伤、小关节突破坏、螺钉断裂、螺钉拔出、螺钉松动均为并发症，但发生率均未超过 1% 的患者。最近的一系列研究表明，内植物的松动或假关节的发生率较低。Wellman 等回顾了 43 例连续先后融合的患者，发现 248 枚螺钉植入后均没有出现相关的并发症。只有感染的才二次手术。Deen 和 Nottmeier 前瞻性地回顾了 100 例采用多轴螺钉和棒固定 888 枚侧块螺钉的患者，未发生椎动脉或脊髓损伤。其中神经根损伤 4 例，感染 1 例，3 例切口出现问题，脑脊液漏 1 例。8 例患者在指数评估后 6 个月内再次手术，其中 2 例患者因螺钉位置不满意，而其他患者有伤口出现问题或感染（4 例），内植物向前移位（1 例），假关节形成（1 例）。值得注意的是，术后 6 个月后均无并发症报道。因侧块螺钉不能获得良好的把持力的原因有几个：骨质减少，侧块骨折，起点或走行不正确，螺钉植入时侧块出现医源性劈裂，或者如果远皮层没有钻孔，螺钉尖端与对侧皮质接触时发生旋转，就可能发生螺纹的脱落。一般来说，由于侧块的尺寸较小，一旦被钻孔，就很难改变其走行。如果侧块仍保持完整，可以通过放置双皮质螺钉或使用更大直径的"救援螺钉"来改进把持力。如果侧块不再有把持能力（即，由于创伤、破坏性过程或医源性损伤），救援方案还可以包括放置椎弓根螺钉或关节突螺钉。由于椎动脉靠近椎弓根，椎弓根螺钉只建议在 C2 或 C7 处放置。如果采用长节段手术方案，

在结构中间留一枚把持力差的螺钉不可能影响其生物力学完整性，因此是可以留下这一枚螺钉的。

8.8 要点

- 侧块钉棒钉板固定是一种安全有效的下颈椎融合的方法。

- 对于安全放置侧块螺钉需要良好的颈椎后路解剖知识。
- 除手术技巧之外，螺钉必须从椎板与侧块的交叉点外侧植入，并存在一定横向角度。
- 在正常的患者骨质中，双皮质螺钉固定并无明显的临床优势。

第九章　颈椎椎弓根螺钉固定：适应证、禁忌证和并发症

Ahmer Ghori, Ali Al-Omari, Thomas Cha
译者：赵艳东，李其一

9.1 概述

下颈椎后路固定的选择包括侧块螺钉、椎板螺钉/椎板螺钉/椎板钩钉、棘突螺钉和椎弓根螺钉。从历史上看，在美国，侧块螺钉在下颈椎固定中占主导地位，一部分原因是椎弓根螺钉在颈椎植入时难度大。形态学分析发现椎弓根的大小从远端开始向 C2 减小，而在 C3-C4 左右为最小。一项研究发现 75% 的人 C3-C4 椎弓根平均直径＜4mm，尸体研究表明螺钉植入时椎弓根穿孔率很高。此外，椎弓根的侧壁是椎弓根中最薄的结构，螺钉进入椎管才是真正的危险。在下颈椎的椎弓根在轴向上的角度逐渐增大，需要极外侧显露以对应椎弓根走行。通常情况下，很难将颈部肌肉牵拉到如此极外侧来获得一个清晰的手术视野范围。鉴于这些困难，外科医生倾向于尽可能地使用侧块螺钉。有几个详细描述的技术来放置侧块螺钉，其安全性在文献中有详细的记录。两项研究共放置 2 687 枚侧块螺钉，均未发现因螺钉放置引起的椎动脉、出口神经根或脊髓的损伤。

尽管有这些优点，侧块螺钉也有其局限性。在严重不稳定的情况下，它们不可能提供足够的稳定性。这种后路固定可能需要前路稳定的支持，安排患者接受额外的手术，在某些创伤病例中，如椎弓根病变、骨质疏松症、骨肿瘤转移性疾病和翻修手术等，其后方可能存在更多的缺损，从而影响侧块螺钉的固定。在这些情况下，侧块螺钉固定可能往往是不够的，椎弓根螺钉固定或许更有用。在两项研究中，它们相对于侧块螺钉的拔出强度分别为 1214N 和 332N、677N 和 355N。在循环载荷作用下，椎弓根螺钉失败的原因是椎弓根骨折，而不是螺钉拔出，11 枚椎弓根螺钉失败的原因是固定不良，而侧块螺钉由于固定不良容易松动和拔出。椎弓根螺钉具有可靠的融合效果，这已被在各种特殊情况下所证明，比如包括脊椎关节炎/炎症性关节炎/转移性肿瘤，创伤，缺乏侧块固定的病例，后凸畸形，为颈枕提供坚实的固定或颈胸的固定。

9.2 手术技巧

Abumi 等在 1994 年首次描述了椎弓根螺钉的植入技术。入钉点为关节突中心旁开约 1mm，在上关节突的头侧附近（图 9.1）。以高速磨钻将通向椎弓根管腔入口的关节突外侧部分切除，形成漏斗状，暴露椎弓根管。然后在侧位透视的帮助下，将一个小椎弓根探针植入椎弓根管。

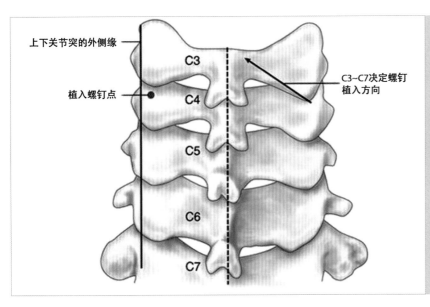

上下关节突的外侧缘

植入螺钉点

C3
C4
C5
C6
C7

C3~C7决定螺钉植入方向

图 9.1 Abumi 等（1994 年）描述的下颈椎椎弓根螺钉植入的起始点

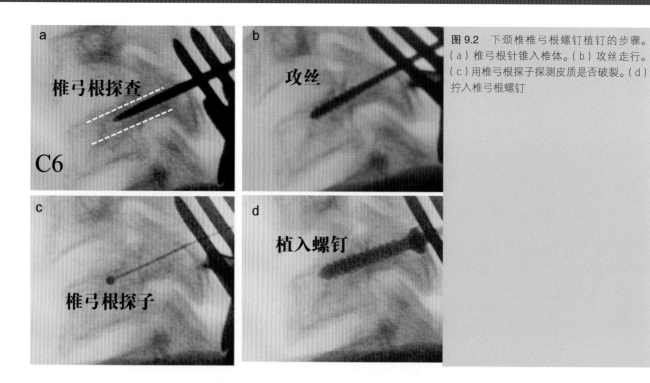

图 9.2　下颈椎椎弓根螺钉植钉的步骤。（a）椎弓根针锥入椎体。（b）攻丝走行。（c）用椎弓根探子探测皮质是否破裂。（d）拧入椎弓根螺钉

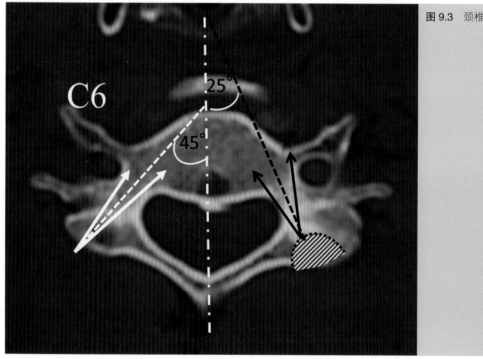

图 9.3　颈椎椎弓根螺钉进钉点和方向

在透视下穿刺椎弓根，最后拧入大小合适的螺钉（图 9.2）。

在放置椎弓根螺钉时，主要是考虑椎弓根的立体定位。椎弓根纵轴与矢状面之间平均夹角的变化，一般由术前影像学决定。一般来说，这个角度在 C2 水平是最小的，C5 最大。Abumi 等表示，他们的螺钉大多在水平面上与横突成 25°~45° 夹角（图 9.3）。椎弓根的头倾及尾倾角，在 C2–C3 水平高于椎体终板，在 C3–C4 水平与椎体终板平行，在 C5–C6 处低于椎体终板。自 Abumi 等 1994 年首次描述以来，已经描述了几种不同的技术。他们在获得入钉点的方式上有所不同，内容包括使用表面标志，采取椎弓根的椎间孔切开术去探查椎弓根的边界，并使用图像导航。本章后面将讨论这些技术的相对优点。

9.3 并发症

图 9.3 展示了下颈椎椎弓根螺钉固定的平扫面的走行。由于椎弓根直径小，内侧角高，外侧皮质薄，这是一个技术要求很高的手术。并发症可概括地分为椎动脉损伤、脊髓损伤或出口神经根的损伤。椎弓根穿孔将导致穿出横突孔并可能造成椎动脉损伤（图 9.4）。内侧穿孔侵犯椎管和有硬脑膜撕裂或脊髓损伤的危险（图 9.5）。上、下间隙侵犯神经孔，可引起神经损伤。

文献中有 5 项研究分析了椎弓根螺钉固定的并发症。螺钉穿孔率在 6.7%~30.0% 之间，大多数穿孔发生在侧壁，螺钉出现问题最常见的危险因素是手术水平：在一项研究

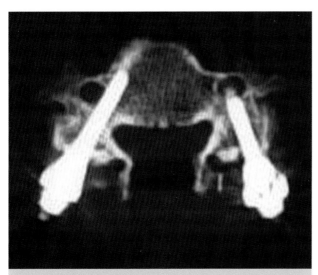

图 9.4　椎弓根螺钉穿破横突孔

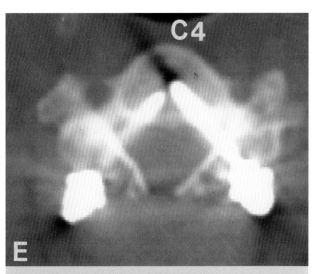

图 9.5　椎弓根内侧壁破裂，椎管遭到侵犯

中，91% 的 C6 椎体的螺钉放置是正确的，相比之下，C4 椎体的螺钉正确只有 48%。这是由于 C3~C5 处椎弓根体积较小和大的横向角造成的。

椎弓根植钉穿孔发生率较高，但神经血管损伤发生率较低。在 5 项研究的 350 例患者中，只有 2 例椎动脉损伤，5 例神经根损伤，无脊髓损伤。所有椎动脉损伤均未导致脑缺血或其他神经功能缺损。所有的神经损伤病例都会导致暂时性的神经功能损伤，随着时间的推移，在保守的治疗下会逐渐消失。

椎弓根穿孔发生率高与神经血管损伤发生率低之间的这种不匹配可以从解剖学上解释。

平均来说，椎动脉只占横突孔的 35%；椎动脉到椎弓根侧壁的距离从 C2~C7 逐渐增加。椎弓根断裂的临界数量可以预测椎动脉损伤这一说法还有待确定。在颈椎，神经走行占据神经孔的下半部分，它们以冠状面 45° 及矢状面 10° 走行穿出，出口神经根几乎位于下位椎弓根上段，距离上位椎弓根的 1.1~1.7mm。因此，上位椎弓根螺钉比下位椎弓根螺钉更容易引起神经损伤。椎弓根内壁最厚，硬膜囊最厚（2.4~3.1mm），这也许可以解释为什么没有下颈椎椎弓根螺钉导致脊髓损伤的报道。

9.4 避免并发症

9.4.1 学习曲线

下颈椎椎弓根螺钉植入不是一种普通的技术，技术要求较高。因此，有一个学习曲线，并且公布的结果表明，是通过外科医生的经验来证明改善的效果。在一项研究中，前 20 枚螺钉的螺钉出错率为 13%，而后续螺钉的出错率为 4%。在另一项研究中，所有的椎弓根穿孔发生在前 10 名患者，而随后的患者无穿孔。因此，安全放置下颈椎椎弓根螺钉需要有经验的外科医生指导和适当的监督。

9.4.2 手术技巧

如前所述，可以根据许多方法获得入钉点。正如人们所料，文献说明随着相关椎弓根解剖的可视化提高其准确性也随之提高。一项研究报告表明仅使用徒手植钉的有 65% 的椎弓根出现断裂，而使用椎板孔切除术有 39.5% 的椎弓根断裂，术中计算机导航的有 10.5% 椎弓根断裂。另一项研究表明使用徒手植钉的有 8% 的椎弓根误穿，而术中导航的比例为 3%。另一项研究显示，常规技术的误穿率为 6.7%，外科导航系统的误穿率为 1.2%。综上所述，

文献表明计算机辅助导航植入椎弓根螺钉最准确。然而，以往的研究表明椎弓根穿孔并不一定引起神经血管损伤。因此，目前还不清楚计算机辅助导航增加的额外费用是否会带来长期收益。

9.4.3 影像学

椎弓根螺钉植入的主要并发症——椎弓根断裂、椎动脉损伤、神经损伤，通过适当的术前影像学检查，可将其降至最低。下颈椎椎弓根直径较小，且在人群中存在差异。通常，当椎弓根直径＜4mm时，椎弓根螺钉是不安全的。因此，术前应进行计算机断层扫描（CT），以确保椎弓根足够大，可以植入螺钉。术前CTA的检查可以了解椎动脉在横突孔的位置。另外有学者描述椎动脉在横突孔内占比高或侵入椎弓根壁，在这种情况下，应避免使用椎弓根螺钉。一般来说，对椎弓根解剖及其相关神经血管结构的充分了解有助于减少不良事件的发生。

9.5 总结和临床建议

侧块螺钉常用于下颈椎固定，因为其技术难度较小，并且并发症是可以接受的。然而，在某些临床情况下，它们不能提供足够的稳定。在这些情况下，椎弓根螺钉的生物力学优势提供了一个很好的选择。尽管具有良好的生物力学特征，椎弓根螺钉有较高的椎弓根穿孔率。尽管如此，神经血管损伤的发生率很低，而永久性损伤缺血的发生率甚至更低。一般来说，下颈椎椎弓根螺钉通常适合的手术适应证如下：

- 伴有粉碎性的侧块的骨折或脱位。
- 多节段颈椎不稳定。
- 轴向的不稳定。
- 由于骨质疏松引起骨质量差 / 肿瘤过程 / 炎症性关节炎 / 其他的脊柱类关节病。
- 矫正颈后凸畸形。
- 侧块缺失或缺乏。

下颈椎椎弓根螺钉植入并发症随术者经验的增加而减少，在开始开展这项技术时，最好寻求指导。根据Abumi等对该技术的描述，下颈椎椎弓根螺钉使用的禁忌证如下：

- 颈椎后方的感染的因素。
- 椎弓根因肿瘤或创伤引起的破坏。
- 椎弓根的缺失或极微小的椎弓根。
- 椎动脉有较大异常的椎弓根。
- 椎弓根倾斜的角度特别大。

在精心挑选的临床方案中，经验丰富的外科医生手中椎弓根螺钉在颈椎中具有重要作用，而且可能相对安全。然而，与腰椎和胸椎不同的是，它们在颈椎中并不占主导地位，因为侧块螺钉更安全、更容易，而且适用于大多数的临床情况。

第十章　颈椎后路内固定融合的相关并发症

Kim A. Williams Jr., George M. Ghobrial, Alexander R. Vaccaro, Srinivas Prasad
译者：赵翰车，李其一

10.1 概述

在颈椎病的外科治疗中，下颈椎内固定已经介绍了多年。早期颈椎内固定使用椎板间连接固定，被普遍认为是几十年来的金标准，尽管现在它已经被证明与现代的椎弓根螺钉相比具有较低的融合率。最近的进展包括开始向更模块化系统的过渡，以及减少固定结构，这是医学发展的必然趋势。其中最重要的创新是颈椎内固定。螺钉固定的独特之处在于它可以实现即刻的颈椎三柱的稳定。这使得在单纯固定中融合率提高到了接近 100%。

10.2 内固定的目的

对于各种颈椎病理类型中，后路下颈椎内固定已经成为稳定脊柱和促进关节融合术的标准技术。White 和 Panjabi 将颈椎不稳定认为是颈椎后路内固定的主要指征。在生理情况下，不稳定性被认为丧失了脊柱的基本功能，并且增加脊柱畸形或神经损伤的可能性。考虑到这一点，在进行后路下颈椎内固定的时候主要是提供即刻的稳定性，促进融合，防止神经的损害，并允许患者早期活动。

10.3 相关解剖

下颈椎指的是 C3~C7 的节段，由于这些椎体在解剖学上具有共同的特点而归为这一节段，它们具有在寰枢椎节段看不到的特点。尽管存在这些形态学上的相似性，但仍存在解剖变异，手术的安全性需要对个体解剖有透彻的了解。例如，椎动脉解剖具有可变性，在考虑使用颈椎后路内固定器械时应该了解其准确的操作过程。本文回顾了术前使用计算机断层扫描（CT）成像技术，分析脊柱侧块的解剖结构、大小以及与椎动脉的关系。此外，对由上关节突和下关节突组成的小关节进行了分析，以判断螺钉放置的理想轨迹。侧块的平均总长度范围 C3 在 11~15mm 之间，中间边的平均宽度为 12~13mm，这些测量帮助选择合适的螺钉长度，但应该与个别患者的测量区分，以避免定位错误。

神经根在椎管内由脊髓通过椎间孔发出。侧块中心和脊髓神经突出的部分平均距离约为 5.6mm。在横断面，脊髓神经位于小关节的前方。Magerl 提出了一个侧块螺钉的进针点，在上下关节面之间的矩形区域中心点偏向 2~3mm，植钉时向头侧倾斜 30°，向外倾斜 25°。Magerl 法的植钉理想位置是位于上关节面前外侧皮质的双皮质固定。该方向允许放置一个较长的侧块螺钉，并避开了相邻的椎间孔和椎动脉。螺钉应尽可能与关节面平行，但是 Magerl 螺钉植入法的一个缺点是损伤脊髓神经的风险相对较高。

Roy-Camille 主张在侧块背面的中点处作为进针点起点，其走行于矢状位上与椎体侧块保持垂直，并向外倾 10°。使用这种技术，可以选择一个较短的螺钉，更容易避免再造成旋转畸形固定。由于 Roy-Camille 的方法椎动脉侵犯的风险较高，因此选择较短的螺钉是非常必要的。然而，关于确切的起点应该是什么有很多建议，这些只是粗略的指导方针，患者的特定解剖变异应该一直是决定因素。

10.4 术前影像

术前及术中影像学检查是帮助临床和手术决策的关键。术前 CT 扫描的使用可以确定骨关节解剖位置，可以做到测量块的前后径和椎弓根的走行来选择合适的螺钉植入。磁共振成像（MRI）对确定脊髓和神经根结构有用。磁共振血管造影和/或 CT 血管造影有助于鉴别任何异常的血管解剖。

10.5 并发症

下颈椎融合术的并发症大致可分为术中和术后两大类。在术中分类中，有几个亚组，包括神经、血管、骨和软组织损伤。同样的，术后分类也可以细分为软组织、神经和骨损伤。还有其他一些罕见的术后并发症也可能发生，如长时间仰卧导致的眼盲以及空气栓塞。最罕见的并发症应由外科医生的判断力决定，作为知情同意程序的一部分。

10.6 神经损伤

神经根损伤是侧块螺钉植入的潜在并发症。Roy-Camille 和 Magerl 研究，一组在关节螺钉置入时神经根损伤的发生率最高为 3.6%。一项研究发现，在 Roy-Camille 的技术中，走行越偏向内侧，越有可能导致神经根损伤。偏向头侧 Magerl 的走行也更容易产生神经根损伤。也有一些研究表明，侧块螺钉植入时神经根损伤的发生率较高。Graham 等使用 Magerl 技术报道了每枚螺钉的神经根损伤率为 1.8%。在一项使用 Roy-Camille 技术的临床研究中，结果显示在侧块螺钉植入后新发神经根病变的风险为 25%。

他们发现有 45 枚螺钉（6.7%）穿过椎弓根，其中 2 枚导致神经根病变。有 3 种神经血管并发症直接归因于椎弓根螺钉的植入。最后，我们发现 1 例术中螺钉明显横向移位而导致医源性椎间孔狭窄的神经性病变患者。

下颈椎融合术时放置侧块螺钉出现硬脑膜撕裂是一种罕见的并发症，如果没有椎板切除减压术，那么就可能与颈椎椎弓根螺钉的放置有关。

Mummaneni 等记录了 32 名患者进行放置侧块螺钉，只有一个硬脑膜撕裂，发生率为 3.1%。

10.7 血管损伤

椎动脉是颈椎后路暴露过程中最危险的血管结构。虽然它的损伤是脊柱外科手术的一种罕见并发症，其发生率约为 0.3%~0.5%，但它仍可导致严重的发病率甚至死亡率。如前所述，术前影像学的检查，无论是 CT 的横断面扫描还是 MRI（图 10.1）。当然这些研究也可以证明椎动脉异常情况。如果发生椎动脉损伤，第一步可以直接用凝血酶浸泡的明胶海绵和脑棉片来控制出血。文献中介绍了许多二次修复的过程。这些方法包括压迫止血观察，二期血管内球囊压迫止血和线圈动脉结扎并直接修复。大多学者认为，直接修复是最好的选择，防止出现明显脑梗死。然而，如果没有效果，那么应该使用血管内治疗技术。

硬膜外血肿（EDH）是下颈椎进行融合术后的另一个潜在并发症。由于血肿可以迅速生长并导致严重的脊髓压迫，EDH 的并发症可能相当严重。这可能导致严重的，甚至是永久性的神经缺陷。持续的静脉出血或小动脉血管可继续出血，直到出现明显的血肿。必须小心操作，以确

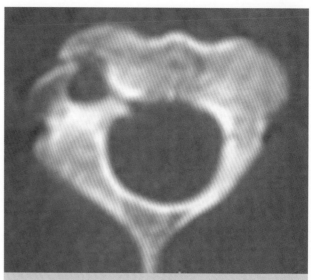

图 10.1 颈椎轴位 CT 显示横突孔异常

保精细的止血以减少并发症。尽管这种并发症具有潜在的破坏性，但据报道术后需要再次手术的症状性脊髓 EDH 的发生率约为 0.1%~3.0%。Awad 等观察了 14 000 多名术后发生 EDH 的患者，发现了与术后发生 EDH 相关的几个危险因素。术前危险因素包括 60 岁以上患者、术前使用非甾体抗炎药、Rh 阳性血型。术中风险包括在 5 个节段以上的手术操作，血红蛋白下降到 10 g/dL 以下，失血超过 1 L。同样，术后 48h 内 INR（国际标准化比率 > 2）的增加与术后血肿发生风险的增加有关。然而，使用外科手术引流或深静脉血栓预防治疗策略，并没有增加 EDH 的风险。

10.8 感染

由于术前抗生素预防标准化，暴露于下颈椎的伤口感染发生率相对较低，发生率从 1%~6% 不等（图 10.2）。如前所述，术前应使用头孢菌素等抗生素，并在术后 24h 继续使用。在整个过程中使用冲洗方法也有助于减少感染，特别是抗生素的冲洗。Al Barbarawi 等纳入了 110 名患者，放置了 785 枚侧块螺钉。他们报告了 6 例浅表伤口感染，发生率为 5.5%。这些感染通常可以通过静脉或口服短期抗生素治疗。

然而，深度感染可以通过手术冲洗和剥离组织清创来治疗。清创后，6~8 周静脉注射抗生素。在关节融合术

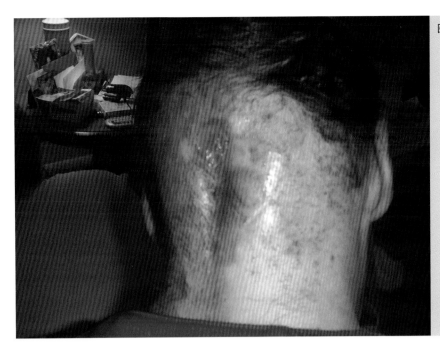

图 10.2　颈椎后路减压融合术后创面破溃

和有望愈合之前，可以保留内固定和移植物。如果感染持续，必须去除内固定，如果骨融合未实现，则应考虑外固定。

Olsen 等报道了 73% 的深部组织术后感染的重复手术率。在严重未经治疗的感染情况下，脑膜炎是颈椎融合的另一种罕见的潜在并发症，尤其是双侧切开术。临床症状为颈椎僵直、头痛、克尼氏征（Kernigs）或巴宾斯基（Brudzinski）阳性的症状可能提示存在脑膜炎。

10.9 假关节

假关节或骨不连是指骨愈合的失败。这种并发症可能与不良的手术技术和不良的术前计划有关。在颈椎后路融合手术中，由于使用较高的骨形态发生蛋白，联合使用自体移植骨提高了内固定融合率。如果没有椎间关节的发育异常，这一点对于融合关节术后的效果评估也是至关重要的（图 10.3）。Katonis 等连续观察了 225 例患者的颈椎后路融合术，发现假性关节病的发生率为 2.6%（6 例）。发生较低融合率相关的因素包括吸烟、糖尿病和其他免疫缺陷疾病。如果可能出现神经功能丧失或因骨不连引起的假关节畸形和机械性轴向疼痛的症状，则通常需要进行翻修手术。

10.10 内植器械的失效

由于各种原因，内置器械会发生失效。最常见的内植物失效被认为是由于局部结构在反复承受应力的作用下产生的，并且局部的结构无法分解应力。通常由于骨骼质量差而导致的把持力不足会导致螺钉拔出。Katonis 等报道了他们有 3 例患者出现了侧块螺钉的拔出，这个比率是 1.3%。

还有一种失效的原因是断棒和螺钉的折断。通常情况下，骨结构的稳定性与器械的松动和重复疲劳有关。如果没有松动或内植物移位的迹象，可以通过连续扫描监测断裂的内植物。但是，如果有移位的迹象，那么就有可能出现严重的神经并发症，而取出或替换内植物需要小心谨慎。

同样，螺钉位置植入不当也会导致内植物的失败，螺钉位置的不恰当会导致神经症状的发生以及血管走行的改变，螺钉穿过侧块的皮质或椎弓根，侵犯椎动脉导致继发的脑梗死（图 10.4），放置侧块螺钉可导致神经孔破裂，引起根性症状，或中央管引起脊髓型颈椎病，硬膜撕裂，或脊髓压迫形成硬膜外血肿。在预防螺钉位置失败方面，使用导航的优点毕竟是有限的。

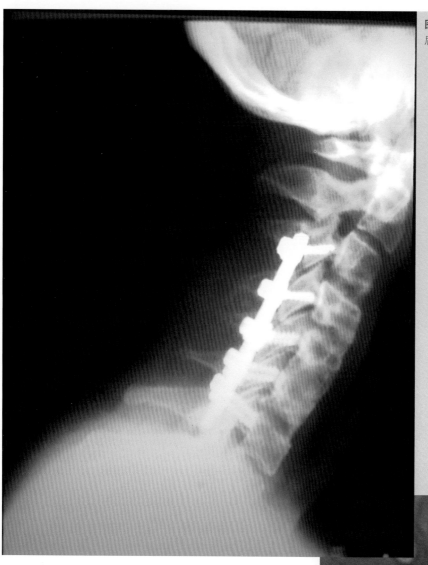

图 10.3 颈椎侧位 X 线片显示假关节的前后路融合需要后路的椎弓根内固定

10.11 结论

颈椎后路融合术是骨科或神经外科治疗颈椎各种退行性、感染性、外伤性、肿瘤性和其他稳定性病变的主要方法。颈椎下段内固定有许多潜在的并发症。术前影像学的仔细评估可以避免许多并发症，是至关重要的，限制了许多复杂因素。同样的，细致的手术技术可以减少并发症，适当的消毒和抗生素预防也可以避免感染。一旦遇到并发症，迅速诊断和治疗对于避免神经功能恶化、发病率增加甚至死亡至关重要。最重要的是，手术视野暴露清晰是减少并发症的关键。在未来，改进的图像引导或三维成像方式可能有助于更好地描述个体解剖

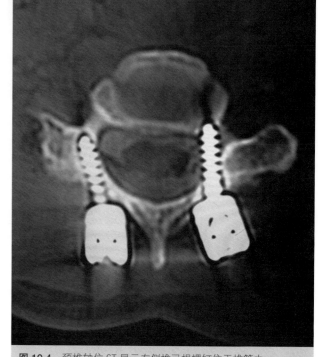

图 10.4 颈椎轴位 CT 显示左侧椎弓根螺钉位于椎管内

特征准确。这有助于术前和术中规划，减少由手术技术引起的许多并发症的发生。

10.12 要点

- 了解后路颈椎手术的并发症发生率。

- 明白后路颈椎手术的相关神经损伤。
- 明白后路颈椎手术的相关血管损伤。
- 明白表浅和深部感染以及处理方法。
- 明白假关节和内植物的失效。

第十一章 椎板成形术并发症

Ryan S. Murray, Seyed Babak Kalantar

译者：赵艳东，李其一

11.1 概述

颈椎管成形术是治疗长节段颈椎病和脊髓病的有效方法。在颈椎管成形术开展之前，长节段椎板切除术已广泛应用于治疗多节段脊椎病、后纵韧带骨化、颈椎发育性狭窄等。据报道，这种方法存在术中脊髓损伤的风险，术后颈椎后凸的进展，以及神经功能的加重均与椎板切除术术后损伤脊髓形成膜有关。随着高速磨钻的出现和对单侧椎板切除术并发症的进一步了解，技术被发展到尽可能减少术中并发症、术后后凸畸形和膜形成，同时仍能充分减压脊髓。20世纪80年代第一例单侧开门椎板成形术显示了同时进行椎板减压和保留后肌层以防止术后颈椎后凸和不稳定的好处。随着手术的改进和更广泛的应用，讨论手术过程相关的结果和并发症是很重要的。

11.2 适应证和禁忌证

当接触到患有颈椎病和脊髓病的患者时，在权衡各种治疗方案时需要考虑几个因素。重要的考虑包括需要减压的水平，颈椎矢状位是否对齐，是否存在后纵韧带骨化，以及椎体的前方是否有骨化。在没有颈椎不稳定的情况下，同时发生存在颈椎前凸丧失时，通常采用前路入路。当涉及3个间隙以上且想保留颈椎前凸时，一般建议采用后路入路。如果颈椎存在后凸畸形，那么颈椎的后路减压术不能使脊髓向后移动，进而导致脊髓进一步受压及神经功能的下降，因此颈椎的纵向排列顺序是至关重要的。后路减压的选择包括椎板减压切除术、椎板切除术后进行融合和椎板成形术。

在椎板成形术出现之前，脊髓型颈椎病的典型后路治疗方式包括前面提到的椎板切除术，伴或不伴融合。虽然近年来术后并发症较多，特别是椎板切除术后引起的颈椎后凸，但初步的效果还是令人满意的，那么有没有其他的手术方法代替后路的减压呢？多节段颈椎椎板切除术可以联合后路的内固定器械，这些内固定器械主要包括椎弓根或侧块螺钉固定系统。颈椎内固定和融合改善了椎板切除术后神经的功能症状，降低了术后颈椎后凸的发生率，但同时也引起了颈椎的退行变造成的活动受限，在日本，椎板成形术已作为另一种颈椎后路减压的方式并得到了广泛的发展和实施。

椎板成形术的常规优点包括保持稳定性和活动度，理论上可以降低邻近节段疾病或退变的风险。另外，通过对椎旁肌后方附着肌肉的保留，可以维持椎旁肌后张力带，从而在理论上防止了术后的颈椎后凸畸形。脊髓病导致的多节段椎管狭窄的理想手术方式就是椎管成形术，这些患者往往合并颈椎前凸畸形，并且存在轻微或继发的颈椎痛。此外，椎板成形术作为颈椎脊髓病的首选治疗方法，如果患者具有吸烟史或者代谢性骨病，那么出现骨不愈合的风险较高。

如果颈椎后路手术存在瘢痕，对椎板成形术来说，应作为再次手术的禁忌证，后纵韧带骨化，约占椎管管径的50%~60%以上，呈"条索状"病变，并以颈痛为主诉。此外，由于上述原因，颈椎后凸畸形是椎板成形术的另一个绝对禁忌证。放弃椎板成形术而选择另一种手术的其他原因包括病态肥胖和糖尿病，因为这可能导致手术部位的感染风险增加2~8倍。此外，相比于可以将这些患者置于手术台上进行必要手术暴露及神经探查减压来的技术操作来说，椎板成形术通常不作为首选方案。

11.3 板成形术的手术

目前有两种主要手术技术，其中又可分为很多类：Hirabayashi的"开门"技术与Kurokawa提出的棘突纵切开扩大法"法式双开门"（图11.1）。这些技术的差异在很大程度上主要取决于如何将椎板固定到新的位置，或如何将其暴露。最初，这些铰链被缝合或用金属线缆固定在周围的组织上，用骨或人造移植物撑开。最近的创新已经可以使钢板和螺钉能够安全地固定椎板，椎板成形术受到许多医生的青睐。

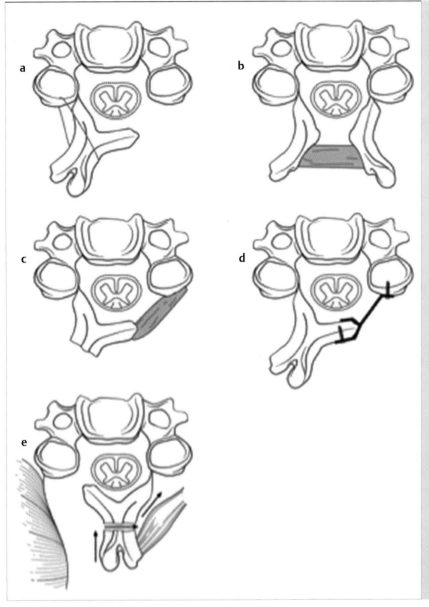

图 11.1 （a~e）显示采用 "开门" 和 "法式双开门" 的固定方式

开门技术在技术上要求较高，需要同侧全椎板开槽和对侧单皮质开槽，使椎板的一侧作为铰链（门轴），而在另外一侧形成开门。这增加了椎管直径并且开门的椎板间被骨间隔器固定或者通过特殊的钢板。棘突纵切开扩大法是用高速磨钻将棘突劈开。然后双侧单皮质椎板开槽，使椎板像法式门一样打开，以增加椎管的直径。这个椎管结构是开放的，骨移植物用金属线缆固定于椎板上。该方法的理论优点包括在于离脊髓较远的地方固定骨移植物并且对椎管后弓对称地进行了重新构建。同时，避免了同侧椎板进行全椎板开槽，减少硬膜外血管损伤的风险。这种技术的明显缺点是，在高速磨钻进行棘突劈开时，对脊髓有损伤的危险。

11.4 手术步骤

椎板成形术采取俯卧位进行。理想的颈部体位应保持前曲，这样可以减少椎板的重叠。一个 Mayfield 三角头支架用于固定颈椎。所有受压部位以及胸部和腹部都应有良好的填充物。肩膀通常被下压并固定，以便于下颈椎的侧位透视成像。胶带也可以用于固定多余的软组织。同时采用头高脚低位用于降低静脉血压，从而减少失血。在颈椎板成形术中，一般推荐和使用脊髓监护装置，而常规使用运动诱发电位的较为少见。神经监测可以在脊髓灌注减少或严重低血压的情况下立即发现并早期干损。由于这个原因，麻醉者通常使用动脉导管来持续监测血压。Roh

等对 809 例伴有躯体感觉诱发的颈椎手术患者进行了评估，监测发现 17 例（2.1%）患者的诱发电位下降，随后 15 例或 17 例患者进行了神经后遗症的干预及随访。他们还指出，这在监测和鉴别定位有关的臂丛神经病变方面是有用的。

颈后于枢椎下 1 指至第七椎体隆椎做纵行正中切口。术中透视可以定位皮肤切口长短和手术体表切口，尤其对习惯使用体表触诊物理标志物的术者更具有挑战。在确认操作平面后，在中线纵裂处进行骨膜下剥离，剥离两侧进行到椎板与侧块交界处，以便暴露出骨槽。重要的是要保持关节突关节囊的完整性，尽可能保持 C2~C7 的肌肉附着，以保持后伸肌的功能。

"开门"和"法式双开门"，这两种方法的开槽均放置在椎板和侧块之间的交界处（图 11.2）。在"开门"过程中，先做打开侧的双皮质开槽，再放置单皮质门轴侧开槽。在"法式双开门"方法中，棘突被高速磨钻劈开，然后在椎板与侧块的交界处形成双侧单皮质开槽。

在这两种情况下，椎板成形术在每一节段都是依次打开的，同时要知道适当的打开和随后的减压通常都需要打开多个节段。随着椎板逐渐打开，连接椎板到"打开"侧块上的黄韧带可以被去除。很重要的一点是要注意是"开门式"入路，硬膜外静脉丛难以处理，应预防性使用双极电凝烧灼处理，以避免静脉过度出血。

打开的椎板通过各种技术来固定，其中包括钢板固定，钢板固定是"开门"式固定椎板的一种常用方法。筋膜层以及皮肤层必须缝合紧密，特别是软组织丰富的患者。术后护理包括常规的伤口护理，最重要的是应限制外固定的使用。证据充分表明，椎板形成术后的固定有丧失

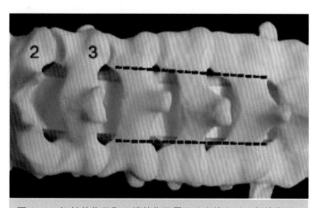

图 11.2 门轴的位置和开槽的位置展示（虚线）以及侧块位置

活动度的风险和增加了颈部轴向的疼痛。

11.5 结局

颈椎脊髓病的外科治疗，包括椎板成形术，治疗的有无效果主要看神经功能恢复的程度。一般来说，大多数接受椎板成形术的患者神经功能都有望恢复，研究表明大约 80% 的患者会有一定程度的改善。基于日本骨科协会对脊髓病的评估联合量表，20%~80% 的患者平均恢复率为 55%。神经系统恢复的程度似乎并不特定于其中一种椎板成形术，而是在目前使用的所有手术方法中是一致的。

椎板成形术与前路多节段椎管成形术相比最大的优点是并发症少，再手术率低。这些结果在很大程度上归因于未进行融合，从而抵消了假关节或内植物失败的可能性。Yonenobu 等将椎板成形术与前路多节段椎管成形术进行比较，发现后者的并发症发生率是前者的 4 倍，分别为 29 例和 7%。此外，在 Mata 分析中，大量的综述支持了这一发现，即颈椎前路融合组的并发症发生率明显较高，优势比为 2.6。本综述还显示，在前路多节段手术，再手术率为 8.6%，高于椎板成形术的 0.3%。

类似的文章还试图说明椎板成形术和椎板切除术的结果是否存在差异还不太明确。Yoon 等系统回顾了一系列相对低水平的数据结果，这两种方法在脊髓型颈椎病的治疗中疗效相当。然而，相比于椎板切除术，椎板成形术降低了 1%~38% 的关节不融合率。

11.6 并发症

颈椎椎板成形术最常见的并发症包括神经根的麻痹、前凸丢失、颈椎活动丧失、颈椎轴性疼痛、颈椎管继发性狭窄、门轴断裂、术后伤口感染。

11.6.1 神经根麻痹

颈神经根麻痹是颈椎前、后入路手术较常见的并发症。C5 神经根是最常见的受累神经根，在 C4-C5 水平的颈椎前后路手术中，C5 神经根一旦出现损伤是比较麻烦的，包括椎板成形术。这种并发症的发生被认为与 C4-C5 水平的解剖结构有关，C5 神经根走行相对较短，并且在椎管减压后容易移位引起牵拉。在 Roselli 等报道中，有 12% 的患者出现 C5 的短暂性麻痹。在 19 份报告中详细描述了 550 例法式双开门椎板成形术后的结果，5% 病例出现了短暂性的 C5 神经根麻痹。一般来说，在椎板成形术中，这种并发症的出现可能与手术入路或技术无关。

在考虑颈椎多节段手术中出现短暂性神经根麻痹的发生率时，这种并发症在椎板成形术中出现的概率是最小的。这是迄今为止跨越最长节段的减压手术，Nassr 等发现与椎板成形术（4.8%）相比，椎板切除融合 C5 运动性麻痹发生率最高（9.5%），其次为椎体前切除术（5.1%）。

短暂性运动根麻痹的恢复时间是不确定的，可能需要数月到数年的时间。术后有损伤症状但仍有抗重力肌力的患者通常会恢复到正常的肌力，而那些损伤更严重的患者可能就会留有明显的缺陷。在上述文章中，Nassr 等报道了神经症状最大恢复时间为 1~2 年，平均为 21 周。椎板成形术组术后无神经损伤症状，椎板切除及融合术组神经损伤症状最高（27.3%）。

11.6.2 脊柱前凸消失

在讨论椎板成形术的后果和并发症时，术后椎板是否对齐和脊柱畸形是另一个重要的问题，因为颈椎后凸的结局是椎板切除术后最令人担忧的，它将可能导致神经功能症状的加重。几项研究结果评估了术前前向校正到术后变直或后向校正这一高发生率，然而椎板成形术后新发脊柱后凸的总发生率一般较低，约为 4%~15%。Machino 等对 500 例连续椎板成形术的患者进行术后 33 个月的随访及评估，发现从 C2~C7 的颈椎前凸度平均增加了 1.8°。

椎板成形术可以有效防止术后脊柱后凸畸形的发生和发展，这是它由于保留后方肌肉的附着，并且椎旁肌可重新完整地附着到椎板。尽管如此，Fujimura 和 Nishi 发现椎板成形术后颈部肌肉的横截面积减少了 80%，在他们的 53 例患者中，这种萎缩在术后 1 年更严重。尽管出现了萎缩，但萎缩程度与颈椎曲度之间没有直接相关性；因此，在后路减压出现颈后凸畸形的发生过程中，其他因素如关节突损伤可能比颈椎肌肉的萎缩显得更为重要。

术后脊柱前凸变小的进展以及与此并发症相关的数据的差质性可能与技术的水平有关。因为这个，有证据表明脊柱前凸的消失以及脊柱后凸畸形原因是因为半棘肌从 C2 水平损伤。Sakaura 等发现，在保留 C2 和 C7 肌肉附着的情况下，无论 C3~C6 肌肉是否保持完整，患者颈椎前凸都保持不变。

11.6.3 活动度损失

几乎每一项早期的椎板成形术后的结果都发现了术后活动度的丧失。早期文献中有关于开门式椎板成形术的报道，颈部活动范围平均损失 50%。虽然其他技术提示椎板成形术后对颈椎活动范围的影响不大，但普遍认为椎板成形术后颈椎活动范围会有一定程度的缩小，这是公认的。这种活动范围的减少被认为是改善脊髓病症状的重要因素，而其他人认为保持颈椎活动范围对于预防邻近节段退变是重要的。

由于椎板成形术是一种可以活动的非融合手术，对术后活动度受限的病因进行分析的研究相对丰富。Wada 等发现，术后 3 周，在接受铰链侧内植物的患者中，71% 的患者失去了活动度，同样的两组患者，未接受内植物的患者中，这一比例为 27%。铰链侧的内固定可能导致了跨层面的意外融合。椎板成形术后融合和活动度丧失的问题也被认为在很大程度上与术后是否外固定有关。Maeda 等研究表明，椎板成形术后，较僵硬的脊椎棘突术后会出现后凸畸形，而较灵活的颈椎棘突术后仍会出现前凸。他们的结论是，在术后早期保持颈椎的活动范围，除了可以防止随后的后凸畸形之外，还可以防止失去活动度和僵硬。大多数长节段椎板成形术的外科医生会同意这种方法，一般会在术后 1 周左右将患者置于软颈围领中，然后进行适当活动。

11.6.4 轴性疼痛

术后颈部疼痛的并发症评估起来往往比较困难，文献报道较少。发病率在 6%~60% 之间，有显著差异，目前尚不清楚这种普遍的结果是否与椎板成形术本身、与手术有关的颈部出现疼痛的时间，或者对什么是颈椎术后疼痛的评估有关。轴性疼痛的来源被认为包括关节突损伤、肌肉去神经化、C2 和 / 或 C7 肌肉剥离，长时间的外固定有关。Hosono 等报道了颈轴性疼痛在 C3~C6 椎板成形术的患者比 C3~C7 椎板成形术的患者中得到显著改善，发生率分别为 5.4% 和 29%。此外，Hosono 等报道，除了 60% 的轴性疼痛外，42% 的肩膀疼痛，而且肩膀疼痛始终发生在减压术的铰链侧。正是由于认识到这一严重的并发症，外科医生将尽量想办法减少患者术后的轴性疼痛。

11.6.5 继发狭窄

椎板成形术后可能发生的最具严重性的远期并发症是持续或继发性椎管狭窄，其原因是椎板抬高不足，无法扩大椎管管腔。Mochida 等报告了 40% 的"复发"率，并伴有临床症状的恶化，为了避免这种情况，已经介绍了几种将抬高的椎板缝合到上方肌肉或筋膜的技术。此外，椎板成形术板已经发展和使用，以坚强的固定板在其开放的位置。当使用钢板时，不需要骨移植和替代材料。Rhee 等对 54 例椎板成形术中钢板固定的病例进行了检查，报道 1 年铰链愈合率为 93%，无固定丢失或过早闭合的证据。未愈合组未行翻修手术，未进行椎管的再次扩大（图11.3）。

Kimura 等描述了一种"回旋镖"畸形，即脊髓在不充分减压的椎板中向后漂移时受到压迫。最初被描述为导致上肢反复出现症状，同一组的一个更大的病例发现，21% 的影像学表现无临床意义。最后，由于术后神经影像学资料的报告并不多，因此难以量化椎管扩大不足的总发生率。椎板切除术后隔膜的形成导致神经结构受压和脊髓病症状复发的假设已经被成立并讨论了一段时间。有几项研究反驳了这一观点，特别是 Herkowitz 报告说，虽然椎板切除术后的膜在许多情况下存在，但它并没有再次压迫患者的脊髓或神经根。

11.6.6 铰链断裂

在椎板成形术中，任何节段的关节骨皮质铰链部分

都可能发生，就像过度将皮质开槽导致的"软式铰链"一样。理想的铰链会造成椎板在打开时发生"青枝骨折"的塑形。如果切除得骨太少，铰链在打开时就容易骨折，如果从铰链槽的腹侧皮质中取出太多的骨头，它就会变得"松软"，容易移位。这两种并发症都可能导致脊髓或神经根损伤。在这种情况下，无论是骨折还是移位，都可以使用"铰链钢板"或相似外形的微小钢板来固定骨折的碎片。如果发生椎板的铰链骨折，失败的节段是否需要手术减压取决于神经症状。

11.6.7 伤口感染

术后伤口感染是任何骨科手术，尤其是植入器械的骨科手术中令人担忧和具有挑战性的并发症。据报道椎板成形术后伤口感染约为 3%~4%，与其他颈椎后路手术一致。伤口是否发生感染与术后并发症、体质等患者因素存在影响。其中重要的术后筋膜层要达到紧密关闭，以减少感染率。此外，对于某些患者，如颈椎的早期活动，并且皮下放置引流管等操作是有利的，因为它被认为可以降低颈椎术后伤口感染的发生率。

11.7 结论

椎板成形术的并发症在一定程度上与其他颈椎后路入路（如减压和融合）的并发症基本一致，尽管有些是这种手术特发的。缺乏足够的神经减压和术后复发或再狭窄是颈椎手术的严重并发症。前者在椎板切除术和椎板成形术患者中更为常见，而后者在椎板成形术中可能更为普遍和独特。此外，所有颈椎后路入路无疑都会影响术后的稳定和活动，尽管有证据表明椎板成形术与单纯椎板切除术相比，椎板成形术能更好地保持生理前凸。此外，椎板成形术没有在术后进行固定，与其他融合方案相比，可以提供一个真正的运动保护过程。术后虽然较轻但更多见的症状，包括如术后颈部疼痛和以短暂的 C5 神经根麻痹为主诉的症状，在所有的后路颈椎减压手术入路中都可能遇到，特别是有关术后颈椎的轴向疼痛，如果出现了暂时性神经根麻痹症状，则更像是椎板成形术引起的症状。因此，椎板成形术是否对颈椎其他后路手术有明显优势尚不清楚。外科医生在进行椎板成形术中必须认识到潜在的并发症及其处理方法。

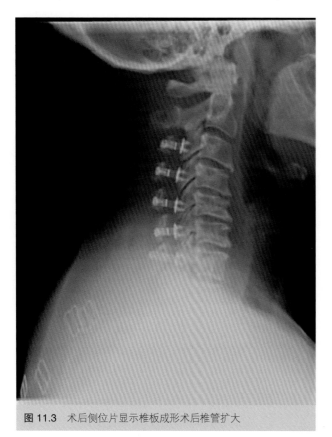

图 11.3　术后侧位片显示椎板成形术后椎管扩大

第十二章　与颈胸内固定有关的并发症

Addisu Mesfin

译者：赵艳东，李其一

12.1 概述

脊柱颈胸段（CTJ）可能存在外伤、肿瘤、退行性改变和畸形。在颈椎退行性病变过程中需要多节段的颈椎后路减压融合，一些外科医生选择将颈胸段整体固定，将一个长节段颈椎结构固定到上胸椎，普遍认为该结构有稳定的基底，从而减少了内固定的失效。相反，仅固定到胸椎T1 水平，可能会导致近端交界处的后凸畸形（PJK），所以最好跨 CTJ 进行固定。由于从柔韧的颈椎过渡到僵硬的胸椎节段，固然会遇到胸椎内固定失败的情况。前、后、侧方手术入路可用于治疗 CTJ。本章将讨论各种手术入路相关的潜在并发症。

12.2 颈胸段的内固定

颈胸段的内固定器械分为前路内固定器械和后路内固定器械。侧方的内固定（前 / 后）也常用于增加 CTJ 的稳定。C7-T1 前路内固定的适应证包括：颈椎间盘突出，不稳定的骨折，C7 -T1 处有原发性或转移性病变。当进行颈椎长节段固定时，如 C7~T1 的截骨延长术可用于治疗下巴抵于胸前的奇特畸形，则需要使用后路内固定器械，多节段颈椎后路椎板减压固定也可以用于 CTJ，在结构上提供更大的稳定。不稳定的颈椎骨折，尤其是在C6-C7 水平肥大性骨不连中，常常需要进行交叉 CTJ 的固定，在颈椎长节段重建结束于胸椎而不是结束于 C7 时，还需要考虑生物力学因素。具体来说，角度和力量的传导会导致 C7 在 T1 水平上前移的风险。

12.3 解剖

CTJ 由 C7-T1 椎骨、C7-T1 椎间盘、相关韧带和关节面组成。这是一个从柔韧的颈椎到僵硬胸椎的过渡区（图12.1）。一些学者还将 T2 和 T3 包含在特定 CTJ 的中，并且跨越 CTJ 的固定通常会终止于 T2 或 T3 水平结束。在后方，斜方肌和菱形小肌附着在 C7 和 T1 的棘突上。

从前路进行，左侧的胸导管和右侧的喉返神经都有

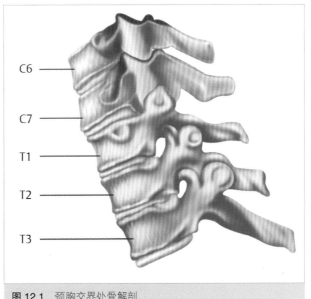

图 12.1　颈胸交界处骨解剖

损伤危险。如果进行胸骨或锁骨之间劈开入路时，头臂静脉、锁骨下静脉和头臂干可能有损伤的危险。

尸体研究记录了颈胸段和上胸段的解剖。An 等对脊髓与椎管的横断面比值进行了测量，得出以下比率（脊髓至椎管）：C6，1:2.3；C7，1:3.7；T1，1:4；和 T2，1:3.7。从 C6~T2 的椎弓根直径分别为：C6 处 6.78mm，C7 处 7.5mm，T1 时为 9.23mm，T2 时为 7.9mm。T1-T2 椎体与椎弓根的距离较小，约 1.7~1.8mm。螺钉长度 30~35mm，直径 5.5mm，T1、T2 可安全放置。平均横向角为 36°，T2 时减小到 23°。

在 CTJ 上进行后路固定时，应研究术术前磁共振成像（MRI）和计算机断层扫描（CT 扫描），以评估椎动脉进入横孔的位置。在 95% 的病例中，椎动脉进入 C6 水平。C7 和上胸椎不恰当的内固定器械可能导致神经根刺激或脊髓损伤。除了神经根症状在各自的皮肤分布，运动缺陷也可能遇到。激惹 C7 神经根时，可出现腕关节屈曲和手指伸展无力。激惹 C8 神经根时可导致手指屈曲无力，激惹 T1 神经根可导致手指外展无力。

12.4 前路内固定

术前的 CT 和 X 线片在 CTJ 前路手术计划中是必需的。通过低的 Smith-Robinson 的入路，如果锁骨或胸骨柄不阻挡，可以达到 C7-T1 水平。这取决于患者的解剖结构（短颈比长颈，高颈比长颈，低体重指数）。另一种选择是采取劈胸骨方法或劈锁骨方法。当进行胸骨柄或锁骨分离入路时，应预估计增加手术时间、出血和术后疼痛。如果在 C7-T1 进行椎间盘切除术，CTJ 的前路内固定可以包括钢板和螺钉结构。椎间盘切除术后，可放置大直径同种异体骨或两个直径的小同种异体骨。考虑后路稳定性使用独立的带螺纹的融合器放置椎间盘的位置也是一种选择。

前路内固定同样适用于 C7 或 T1 椎体切除术。如果计划进行后路的融合固定术，则可以避免前路的椎体切除及融合相关操作。然而，当将患者处于俯卧位时，存在椎体切除后植入物失效的可能。所以当进行前路固定时，需要放置钛网或钛笼于 C7 或 T1 切除的部位。

12.5 后路内固定

当 C3~C6 进行内固定时，侧块螺钉经常会用到。在一篇常规的综述中，Coe 等描述并验证了下颈椎侧块螺钉在颈胸椎段手术中的应用。过去，颈椎和 CTJ 采用钢板螺钉固定，效果良好。由于椎板切除术后脊柱后凸的发生率较高，通常在椎板切除术时还会使用内固定器械。在颈椎椎板切除术后通常更容易出现后凸畸形。

在 C7，相比于侧块螺钉，椎弓根螺钉平均 24 mm 即可达到更稳定的螺钉把持力。当固定 CTJ 段时，要考虑避开 C7 螺钉或 T1 螺钉，以避免局部结构拥挤。另一种方式可以是将 C7 螺钉放置在一侧，将 T1 螺钉放置在对侧，从而使结构错开。在尸体研究中，发现 C7 椎弓根螺钉和

T1 椎弓根螺钉结构在轴向压力、旋转、屈曲和伸直方面明显比 C7 侧块结构更稳定。

过渡棒的设计由几个内植物的公司为 CTJ 提供。它允许小直径棒（3.5mm）固定颈椎，大直径棒（5.5mm）固定胸椎，过渡棒的出现解决了跨越 CTJ 固定的困难。

Domino 设计了将一根 3.5mm 颈棒连接到一根 5.5mm 胸椎棒作为替代方案。Domino 是侧方连接器（图 12.2）也是端端连接器。在一定情况下，Domino 结构比过渡棒更容易放置。

颈棒（3.5 mm）也可以使用到整个 CTJ 甚至胸椎水平（图 12.3）。这种技术的潜在缺点是在胸椎中使用的连接棒过细。较小尺寸的椎弓根螺钉（4.0mm 和 4.5mm）及小直径的杆也用于固定上胸椎。同样，在一项生物力学研究中，Tatsumi 等采用超高分子聚乙烯，比较 4 种 CT 结构：3.5mm 杆与 3.5mm 胸椎螺钉、3.5~ 5.5mm 连接棒、3.5~5.5mm 棒与实心 Domino 连接器、3.5~ 5.5mm 棒与铰链 Domino 连接器。在屈曲时，3.5mm 棒结构被发现相比于其他组是最不稳定的。在屈曲负荷作用下失效，3.5mm 棒结构的抗弯曲力最小。在轴向面，3.5mm 结构的旋转强度最小。本研究说明在胸椎 3.5mm 钉棒结构的缺点。本研究的局限性是没有进行尸体上的检测。

生物力学尸体研究采用 C7 椎体切除术和关节突切除术的模型比较了两边的 Domino 连接器（3.5~5.5mm）和 C5~T2 连接棒的构造，两种结构的稳定性没有差异。

在尸体生物力学研究中，已经对 CTJ 两柱和三柱损伤的后稳性进行了评价。以 C5~T2 结构为例，以 C7 椎弓根螺钉组成，辅以 1~2 个交叉连接进行试验。与单轴椎弓根螺钉一起使用过渡棒。对于两柱损伤，该结构使 CTJ 的运动减少了 18%，与没有交叉连接相比，增加交叉连接可以显著降低轴向旋转。在三柱损伤中，C5~T2 结构加

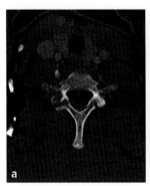
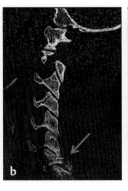
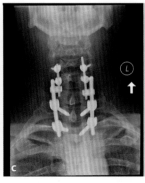

图 12.2 一位 30 岁男子，从屋顶摔下，双侧 C7 椎弓根骨折。C6-C7 关节突骨折，进行了颈后路 C5~T2 融合治疗，Domino 将 3.5mm 的棒连接到 5.5mm 的棒上。由于 CT 椎弓根存在骨折，必须跨过 CT 水平进行固定。（a）轴位 CT 显示双侧骨折。（b）矢状位 CT 表现 C6-C7 关节面骨折（箭头所指）。（c）显示 C5~T2 固定后前后位 X 线片

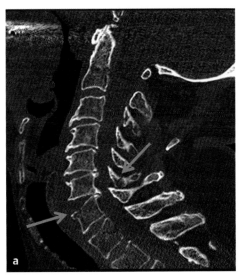
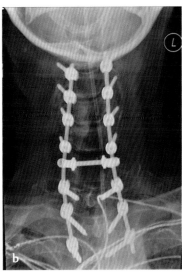

图 12.3 一位 81 岁的男性，患有弥漫性特发性骨骼增生症（DISH），在车祸中受伤。（a）矢状位 CT 显示 C6-C7 三柱过伸性损伤伴 C7 骨折，C6 棘突骨折（箭头）行（b）C3~T3 颈后融合，C6-C7 椎板切除术。前后视图演示了使用一个直径 3.5mm 的单根棒穿讨颈胸交汇处。跳过 C7 插装，以避免钉棒拥挤

两个交叉连接最为稳定。然而，在另一项使用 6 个自由度脊柱刺激器和 7 具新鲜冷冻尸体研究中，三柱损伤展示了屈伸活动过度。但随着前柱的支撑，脊柱变得稳定了。在另一项生物力学研究中也注意到类似的结论，即仅用后路内固定治疗三柱损伤是不够的。然而，对于三柱损伤，仅前路内固定显然不如后路内固定的。如果患者在临床上不稳定或不能忍受前入路，则应将基于后路的内固定延长到至少 T2 水平。

12.6 并发症

12.6.1 前方手术入路

如果使用钢板，与 CTJ 前路相关的器械并发症包括钢板断裂、螺钉断裂和螺钉从钢板上退出。如果钢板或螺钉出现症状，可以进行翻修。如果未融合，可能会发生内植物脱位。如果使用同种异体骨笼、钛网笼或可膨胀笼，也可能发生融合器的脱出。骨质疏松症患者也可能发生椎间隙塌陷。在老年患者中，如果选择一种跨越 CTJ 的结构性设计，最好是了解患者在维生素 D 吸收和骨密度方面的状况。如有需要，可适当给予补充，如发现骨质疏松症，可介绍给分泌科医生。维生素 D 含量 ≤ 20Mμg（缺乏），我们经常嘱咐患者开始每周使用 50000 IU 的维生素 D 3 个月。Patton 等报道了患者术前重要的代谢评估，以及如果注意到不足，应紧接着进行治疗。维生素 D 水平低于 30IU 但高于 20IU（不足），我们经常补充维生素 D 每天 4000 IU。术后可反复监测维生素 D 水平，如水平正常则停止补充。在我们中心的选修课中，如果骨质疏松

（指 T 分数 ≤ -2.5），我们建议患者到我们的骨健康中心考虑是否启动 Forteo（特立帕肽；礼来公司，印第安纳波利斯，IN）。我们更喜欢特立帕肽（Forteo）而不是双磷酸盐，因为它的合成代谢特性可以增强骨骼并提供更强的固定成分。6 个月时进行重复骨密度扫描，必要时术后维持特立帕肽（Forteo）2 年。如果发现前路内固定失败，可选择对其进行翻修或使用基于后路的内固定进行补充。在 14 例患者经 CTJ 前路治疗中，有 5 例并发症。其中包括 2 例移植物失效，2 例假关节，1 例移植物移位。2 例患者采用后路固定治疗，2 例患者行前路翻修加 Halo 支架固定，1 例仅行 Halo 支架固定。

12.6.2 后方的手术入路

后入路相关的内固定失败的并发症更为常见。在下颈椎使用侧块螺钉时，C7 椎弓根、胸椎上部 CT 扫描应仔细研究。如果这是一个有骨质疏松症危险因素的患者的选择性手术，术前应进行骨密度扫描。如发现骨质减少，T 评分为 -1~2.5 分，应开始补充钙和维生素 D，并转诊内分泌科或骨健康中心。如有骨质疏松症（T 分数 ≤ 2.5），应有选择地推迟手术，以便进行适当的骨质疏松治疗。合成代谢药物如 Forteo 可能是有用的，尽管它在先前或活跃的恶性肿瘤患者中是禁忌的。骨质疏松症是颈胸段交界处后凸畸形的一个重要因素，患者的胸椎结构在 T1 或 T2 结束。

很多情况下 CT 的使用并不是万能的。在这些病例中，可能会发生与骨质量差有关的并发症，如椎弓根螺钉或侧块螺钉的拔出。在胸椎，当骨质疏松性时，聚甲基丙

烯酸甲酯（PMMA）可作为椎弓根螺钉的补充。其他选择包括使用羟基磷灰石涂层螺钉。除了个别病例报道外，关于在颈椎中使用聚甲基丙烯酸甲酯（PMMA）补充螺钉的临床研究保留意见。然而，椎体成形术治疗颈椎转移性椎体病变已得出一些肯定。

包括棒断裂在内的棒的失效也可能发生在过渡棒或在胸椎中延伸的颈棒中。如果使用 Domino 结构连接颈棒和胸棒，Domino 连接棒的接口也可能发生失效。当颈椎和胸椎的棒从 Domino（图 12.4）连接器中螺栓中滑出来，同样可发生失败。

另外一个易导致内固定失效的因素是 C7–T1 椎体滑脱。在一项对 58 例退行性脊柱滑脱患者的评估中，C7–T1 椎体滑脱发生率为 9.7%。在手术开始前必须考虑椎体滑脱的可能。对于 C7–T1 椎体滑脱和较长的后路固定，建议固定在 T2 或 T3。在结束于 T1 的后路内固定会导致高应力和 T1 螺钉拉力，导致渐进性后凸（图 12.5）。在翻修过程中，内固定器械应至少延长一个节段，并合并前路内固定的融合。

如果固定到 T1 水平，避免 C7–T1 间棘上 / 棘间韧带断裂和 C7–T1 小关节囊断裂至关重要。一项尸体研究表明，在对固定于 T1 水平的结构进行棘上 / 棘间复合体处的分离，可使 C7–T1 水平的灵活性提高 35%。T1 椎板切除术也涉及韧带复合体的一些破坏，在所有以 T1 结束的

胸椎结构和随后的 T1 椎板切除术中，建议跨过 CTJ 进行固定。

12.7 FDA 认证

侧块螺钉未获得 FDA 批准。

12.8 总结

CTJ 的解剖和生物力学特性可能导致内固定失效。当进行整个 CTJ 固定时，需要认真的术前计划。应该考虑前路、后路、侧入路以及使用何种内固定器械和连接棒。生物力学研究表明，Domino 的侧向或过渡棒结构是稳定的。影像学和 CT 成像可用于前路的术前准备。到目前为止，标准的 Smith–Robinson 入路风险更小，病态更少。

12.9 未来发展方向

椎板间螺钉在 C2 经常使用。生物力学和解剖学研究评估了螺钉在下颈椎、C7 和上胸椎中的使用效果。采用 CT 扫描 72 例，计算 C7 解剖参数。平均椎板厚度 5.7mm（3.2~8.8mm），平均椎板长度 25.5mm（18.5~32.2mm）。棘突椎板角 51.3°。本研究生物力学尸体检测发现，C7 椎板螺钉和 C7 椎弓根螺钉的抗拔出强度分别为 610N 和 666N，之间无统计学意义（$P=0.6$）。

在基于 CT 数据的 C3~C7 椎板螺钉固定的仿真模

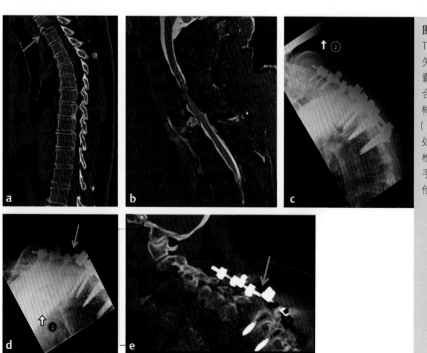

图 12.4 1 位 73 岁男性，肾细胞癌转移至 T1。（a）矢状位 CT 显示病变（箭头）；（b）矢状位 MRI STIR 序列显示 T1 病变，硬膜囊部分受压。（c）患者接受颈后路脊柱融合 C7 和 T1 椎板切除术。用 Domino 连接棒将颈椎 3.5mm 棒与胸椎 5.5mm 棒连接。（d）术后 8 个月颈椎固定棒从 Domino 连接处拔出（箭头所指）。（e）CT 显示右侧颈椎 Domino 连接处发生断裂。但患者选择非手术治疗，因为他的肾细胞转移已经扩散，他正在寻求临终关怀

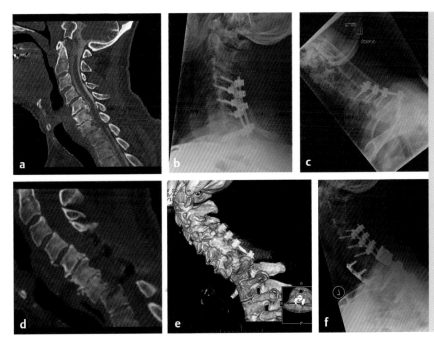

图 12.5 1 位 73 岁的颈椎病患者，继发于 C4-T1 椎间孔狭窄和 C7-T1 椎体滑脱。(a) 矢状位 CT 矢状位显示 C7-T1 时脊柱滑脱，狭窄严重。(b) 侧位 X 线片显示患者颈后融合 C4-T1 使用 3.5mm 棒固定。C7 没有使用螺钉固定。(c) 术后 1 个月，X 线片显示患者 T1 螺钉拔出。(d) 矢状位 CT 表现为脊柱滑脱加重。(e) 三维 CT 表现为脊柱滑脱加重。(f) 患者行前路脊柱融合 C6~T1，取出 T1 螺钉，将器械和融合延长至 T3。采用端对端连接器将颈棒（3.5mm）与胸棒（5.5mm）固定。术后 7 年，患者的情况良好，内固定可靠

型中，C7 单侧椎板螺钉成功率最高，单边 91.4%，双边 68.8%。单、双侧椎板螺钉植入 C6 的成功率分别为 31.9% 和 8.8%。C7-T1 二伤害和三伤害模型的尸体研究评价了 T1 和 T2 经椎板螺钉的使用。椎弓根螺钉（4.0mm×26.0mm）T1 和 T2 相比对经椎板螺钉（3.5mm×26.0mm），发现两柱损伤后的弹性无明显差异。三柱损伤后，经椎板螺钉的灵活性增加。然而，颈椎前路椎间盘切除术椎体间融合（ACDF）对前柱进行了支撑，经椎板螺钉和椎弓根螺钉的柔韧性无明显差异。经椎板螺钉相对于椎弓根螺钉在胸上段来说更容易植入。

很少有临床研究对下颈椎椎板螺钉的设计进行评价。这些螺钉的入钉点和位置在技术上比目前的下颈椎椎弓根螺钉更容易掌握。在临床研究中，经椎板螺钉用于常规螺钉失效后的补救措施。随着更多的临床资料和长期随访，

C7、T1 和 T2 椎板螺钉可能在脊柱外科领域发挥更重要的作用。

12.10 要点

- 细致的手术计划，包括考虑到患者的骨密度，是避免整个 CTJ 内固定失败的关键。

- 生物力学研究表明，与 Domino 结构或横连杆相比，穿过 CTJ 的 3.5mm 杆稳定性更差。

- 当手术计划中为前入路的 CTJ 时，应考虑到锁骨的位置，以避免采取将锁骨劈开或切断的入路。

- 如果在 C7-T1 存在椎体滑脱，应准备延长固定到 T2 或 T3 水平，以避免椎弓根螺钉的拔除。

- 未来有关于 C7 和上胸椎经椎板螺钉作用的研究可能为 CTJ 固定提供更多的固定方式。

第十三章　前路寰枢椎融合内固定并发症

Jesse E. Bible, Clinton J. Devin

译者：李军，李仕臣

13.1 适应证

累及 C1-C2 节段的不稳定常采用后路器械，尤其是 C1 侧块和 C2 椎弓根螺钉。然而，在某些情况下，可能需要前路 C1-C2 内固定。这些包括后路不全的骨折，齿状突骨不连，失败的 C1-C2 后路关节融合术后需要再次手术，或者由于肺损伤不能忍受俯卧位的患者。风湿性关节炎患者，前路器械允许一期齿状突减压和固定，同时避免后路手术。尽管 C1-C2 节段的前入路有避免后入路并发症的优点，但它有自身潜在并发症的风险。可采用前咽后或侧向咽后入路。一旦 C1-C2 节段显示出来，有两种方法可供选择，一种是前路器械经关节螺钉，另一种是前路钢板。

13.2 术前评估、患者定位、手术安排

术前影像应包括电脑断层摄影术（CT）评估骨解剖和测量螺钉长度。血管造影（CT 或磁共振血管造影）也运用于评估椎动脉的走行和通畅性。患者仰卧在可透视的手术床上，然后进行纤维鼻气管插管，并在整个手术中保持牙齿咬合，以免限制解剖面积。术中神经生理监测应在整个术中开始并持续，包括体感诱发电位和经颅运动诱发电位，以及暴露于上颈椎区域时的颅神经/肌电图监测。

如果需要术前复位和/或术中牵引，可以放置 Halo 支架或 Gardner-Wells 牵引。如果不被严重不稳定所禁止，颈部应伸展并旋转到与入路相反的一侧。然而，与下颈椎不同的是，在固定前必须将头部放回中立位置。在患者悬垂之前，可以在近端放置双平面透视。最后，术后需要预防性气管切开，如果发生明显的咽后剖离，则需要耳鼻喉科/普外科同事的确认。

手术入路——经口咽入路方法

经口入路为中线病变从低斜坡到 C2 的减压提供了直接的中线入路。然而，由于这条手术入路的污染问题，不建议通过这种方法放置内固定。此外，如果不割开下颌和舌头，就不能向下延伸。

前方咽后入路

在 1957 年，Southwick 和 Robinson 最早描述了前方咽后入路暴露 C3~T1，后来，De Andrade 和 Macnab 描述了一个颅骨延伸的方法，可以暴露 C1-C2。如果需要更多的近端上部进一步的暴露，包括切除下颌下腺及横断面的附着肌肉。虽然技术上比侧入路或后入路更困难，但是前入路是最受欢迎的，因为它提供中线暴露，从而为外科医生提供一个熟悉的方位。Vaccaro 等报告了 1 例使用前路 C1-C2 经关节螺钉固定寰枢椎融合不全病例。本研究为前方咽后入路和逆行经关节固定提供了一个良好的分步轮廓。

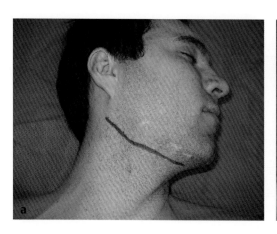
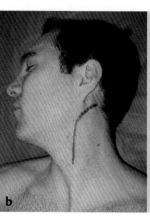

图 13.1　（a）前方切口位置，（b）外侧咽后入路

手术入路是在下颌骨侧面 2cm 处成弧形至胸锁乳突肌中线（图 13.1）。在下颌骨尾部超过 2cm 的切口可以减少面神经下颌缘支损伤的风险。接下来，更大的耳神经和颈外静脉在锁乳突肌上被识别出来，并在解剖后与锁乳突肌一起后缩，通过筋膜的内侧边缘，然后识别面部静脉并结扎。进一步的头面部解剖仍然深入到这条横断静脉，从而保留下颌边缘神经分支。在 Batra 等的研究中，解剖了 50 例半侧面神经，观察面神经的分支。所有标本的面神经下颌缘支均位于面动静脉的浅表。颈动脉鞘在侧面触诊，任何动脉和静脉分支（甲状腺上支、舌支、面支）均已确定，如有需要，可结扎以充分暴露。在这一步骤中，要小心，因为来自迷走神经的喉上神经立即向下延伸到这些血管分支。神经应该被识别和保存。然后用手指剥离术打开食道和椎前筋膜之间的咽后间隙，暴露颈长肌附着的 C1 结节。

外侧咽后入路

1966 年，Whitesides 和 Kelly 描述了一种咽后外侧入路，进入颈动脉鞘后方，从而消除了解剖喉上神经和颈外血管的需要。然而，对于大多数脊柱外科医生，这种方法可以放置同侧，与前入路相比，椎动脉风险更大。

在切口之前，耳垂被贴上或缝在前面，以免暴露在视野中。切口是从乳突尖端与耳垂底部之间，沿胸锁乳突肌的前缘向尾端延伸（图 13.1b）。颈阔肌与皮肤切口平行。耳大神经被识别并从覆盖在胸锁乳突肌上的软组织中分离出来。邻近的颈外静脉可以结扎。乳突尖端尾部约 3cm，脊髓副神经穿透胸锁乳突肌。一旦神经被识别并从颈内静脉中分离出来，胸锁乳突肌就可以从乳突尖上分离出来，留下一个筋膜袖带供日后重新附着。在肌肉剥离时，枕动脉的胸锁乳突肌分支被结扎。进一步的解剖是在颈动脉鞘的后面和脊髓副神经与脊髓脊束肌的前面进行的。解剖继续沿着横突的前缘进行，直到触碰到突出的 C1 前结节和 C2 侧块。然后，从内侧到外侧骨膜下解剖颈长肌，如有必要，将其从 C1 的起点分离，使 C1-C2 横突间膜保持完整。对于双侧经关节螺钉，同样的方法也在对侧进行。

13.3 器械

13.3.1 经关节螺钉

与 Magerl 的后关节螺钉技术相似，前关节螺钉依靠中央螺钉的位置来加压相对较小的关节。Lapsiwala 等进行了生物力学研究，比较了几种 C1 和 C2 固定技术，包括椎板内螺钉、前关节螺钉、后关节螺钉和 C1-C2 椎弓根螺钉，发现前关节螺钉和后关节螺钉一样稳定。前螺钉有可能降低椎动脉损伤的风险，因为起点更接近椎动脉孔，使得螺钉的路径更容易控制。此外，在 Xu 等的一项研究中，基于 C2 的三维成像测量，使用 3.5 mm 螺钉，发现前螺钉轨迹比后螺钉轨迹对椎动脉损伤的解剖风险更小。本研究采用一维 CT 成像技术，测量 C2 峡部及 C2 椎动脉沟内侧面上小关节至椎动脉沟边缘的距离，比较经皮前后关节螺钉对椎动脉损伤的解剖危险性。从解剖学角度来看，放置前螺钉比后螺钉减少椎动脉损伤。

技术

一旦 C1 和 C2 关节暴露，在放置小块髂骨移植之前，使用弯曲刮匙去除关节软骨。然后使用从 C1 开始的尾侧（顺行）轨迹或从 C2 开始的头侧（逆行）轨迹放置经关节螺钉。对于顺行技术，在 C1 横突的前基部插入一根 2.0mm 的导丝，其轨迹为冠状面上下 25°，矢状面上 10°（图 13.2a）。应使用双平面透视确定正确的导线位置。然后应采用滞后技术进行钻孔，使用 3.5mm 空心钻穿过 C1 侧块，然后使用 2.7 mm 空心钻穿过 C2（图 13.2b）。在使用 3.5mm 攻丝后，根据术前 CT 成像，插入一个 3.5mm 预定长度的空心螺钉。对于一个普通成年人来说，一个好的参考是 26mm。逆行技术包括将导丝放在 C2 的上、内平面中部，C2 体边缘的基底部或侧沟处，以及中、外侧平面的侧块。轨迹应垂直于 C2-C1 关节，矢状面后 25°，冠状面后 20°~30°，记住椎动脉位于远端导丝的外侧（图 13.3）。钻孔也采用滞后技术，通过 C2 钻孔 3.5 mm，通过 C1 钻孔 2.7 mm。与顺行螺钉相似，26mm 螺钉是一个很好的参考长度，与术前影像学比较。

13.3.2 前板

尽管经关节螺钉是较常讨论的 C1-C2 前固定方法，前路钢板仍然是一种选择。当患者的解剖结构，如术前经矢状位重建的轴位影像所评估的，不允许放置经关节螺钉，且后路固定不是一种选择时，这一点就显得尤为重要。尽管一些生物力学研究表明，与其他 C1-C2 固定方法相比，钢板固定的机械刚度较低，但使用了非锁定钢板，从而影响了结构的生物力学稳定性。2002 年，Kandziora 等发现寰枢椎锁定钢板与以前的固定装置和方法相比，稳定性显著提高。这项生物力学研究比较了 4 种不同的前路钢板用于 C1-C2 融合。研究发现，C1-C2 锁定钢板与其他 3 种非锁定结构（包括经椎弓根钢板固定）相比具有显著的优越稳定性。

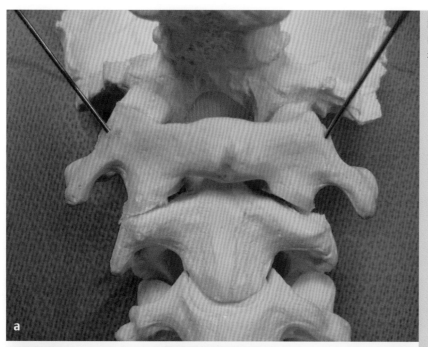

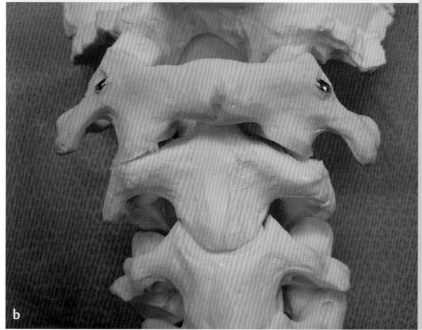

图 13.2 （a）顺行 C1-C2 关节螺钉植入的导丝起始点和轨迹，（b）随后使用 3.5mm 和 2.7mm 空心钻进行钻孔和螺钉植入

技术

如果计划采用电镀技术，则应采用前入路，提供 C1-C2 段的中线暴露。在小颗粒自体骨植入前，用刮匙切除 C1-C2 关节。采用特殊设计的 T 形钢板，允许螺钉在两侧 C1 的侧块和 C2 的体内放置。所有螺钉应以单节段方式放置，螺钉长度应通过术前轴向成像确定。对于轴面上的 C1 螺钉轨迹，应记住椎动脉正好位于 C1 侧块的侧面。

13.4 并发症

13.4.1 神经损伤

耳大神经

在前方咽后入路或侧方咽后入路中均可损伤。这会导致耳朵周围出现小的缺陷。

面神经下颌缘支

在前入路手术中，尤其是从下颌骨角度 < 2cm 的切

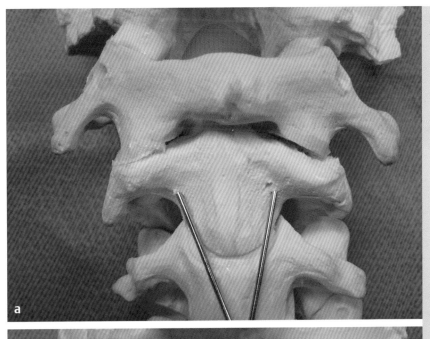

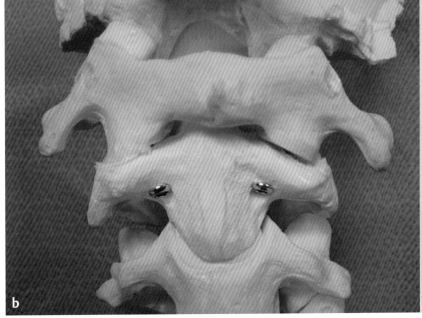

图 13.3　导线（a）和螺钉（b）放置。用于逆行 C1-C2 经关节螺钉植入术

口和浅层解剖手术时，更容易发生。面静脉是识别和结扎后的一个重要标志，因为神经位于静脉的浅表。因此，在头颅解剖时，将解剖平面向深静脉延伸有助于保留下颌边缘支。腮腺附近过度地牵拉也会导致该分支和其他面神经分支的损伤。如果下颌边缘分支受损，会导致患侧下唇抬高的不对称，因为它通常供应下唇和下巴的肌肉。

喉上神经

这条重要的神经在前入路可见，因为它从迷走神经下神经节（结节状神经节）的内侧走行，靠近甲状腺上动静脉。在舌骨水平，外支正好位于这些血管的后方，而内支则斜行于舌骨的膝部下方，在大约 C3-C4 节段穿过甲状腺舌骨膜。对支配环甲肌的外支的损伤，导致声音疲劳和高音调的丧失。内支的损伤为声门上区提供感觉神经支配，导致喉部麻醉和咳嗽反射减弱，使患者易患吸入性肺炎。

脊髓副神经

在侧入路中，这条神经在乳突尖远端约 3cm 处穿过胸锁乳突肌。颈动脉鞘前缩，颈静脉与颈内静脉之间应无任何粘连，并向上剥离至颈静脉孔，从而允许颈静脉鞘与颈总肌后缩。如果受损，这会导致同侧的胸锁乳突肌和斜方肌功能减弱或缺失。

舌下神经

在前路入路中，该神经位于暴露的上部，与二腹肌肌腱密切相关，位于该点最浅的位置。猛烈牵拉二腹肌也会损伤神经。如果受伤，会导致舌头同侧弯曲和说话含糊不清。

13.4.2 食道／下咽损伤

食管穿孔是一种罕见但严重的并发症。为了避免和识别损伤，术前放置鼻胃管可以在术中触诊和识别食管。如果怀疑术中有损伤，应在疑似损伤的附近拔出管尖。然后将稀释的亚甲基蓝放在试管中（~60m），检查伤口是否流出蓝色液体。如果没有发现穿孔的迹象，但仍有强烈的怀疑，耳鼻喉科医生的术中食管镜检查是必要的，因为如果不治疗，发病率和死亡率很高。一旦确定，缺损被分为两层封闭，鼻胃管放置 7~10 天，同时使用针对厌氧菌的肠外抗生素。

13.4.3 椎动脉损伤

在使用侧入路和内固定时，椎动脉是最危险的。采用侧入路，解剖保留在 C1 和 C2 横突的前部。对于经关节螺钉植入术，轴位成像必须仔细检查 C2 动脉，这将阻止这种技术的应用。对于钢板放置，外侧 C1 螺钉应放置在轴平面上的正后方，而不是矢状面上的正上方，以尽量减少椎动脉损伤的风险。

如果真的发生了损伤，应在损伤部位用明胶海绵或止血纱布填塞出血处，通知麻醉师输血，并在术中进行神经血管会诊。进一步的对侧固定应中止。如果此时上颈椎不稳定，在确定最终治疗方案的同时，应对患者行 Halo 支架固定。

13.4.4 固定失败

尽管生物力学研究发现前关节螺钉可以像后关节侧块 C2 椎弓根技术一样限制 C1-C2 的刚度，但考虑到前关节面比后关节面少，一些人仍然担心不愈合和内固定失效的潜在风险。此外，由于很少为颈椎设计带锁孔的 T 形钢板，因此通常必须使用非锁定螺钉。这阻碍了结构的稳定性，增加了屈曲和伸展时螺钉拔出的风险，以至于需要考

虑术后 Halo 支架固定。

如果选择 C1-C2 前路固定是因为该水平后路不全的骨折，随后失败，最终的补救措施是枕颈后关节融合术，用自体骨填充缺损节段。

13.5 总结

当由于局部解剖和／或病理原因，不能选择更熟悉的后路手术时，上颈椎前路固定、经关节螺钉和钢板固定是一个有用的选择。对于许多脊柱外科医生来说，这些技术的许多潜在并发症与手术入路和颈椎前路手术解剖的罕见性有关。咽后前入路和咽后外侧入路都会遇到一些神经血管结构，必须加以识别和保存。前方咽后入路和外侧咽后入路都会遇到一些神经血管结构，必须加以识别和保护。

13.6 未来发展方向

目前，专门为颈椎设计的带锁孔的"T"形钢板非常有限。类似于目前颈椎前路椎间盘切除术中的亚轴椎板，更好的上翼缘宽的钢板用于 C1 固定，可以使 C1-C2 节段的前路钢板固定成为一个潜在的更吸引人和更稳定的选择。

13.7 要点

- C1-C2 段可采用单侧前方咽后入路或双侧外侧咽后入路暴露。鉴于上颈椎的高密度特性，两者都存在通过切断和／或过度牵引对重要神经的潜在危险。

- 在整个手术过程中，外科医生应注意保护耳大神经、面神经下颌缘支、喉上神经、脊髓副神经和舌下神经。

- 无论是采用顺行或逆行技术放置经关节螺钉，都应特别注意椎动脉在轴向序列上的位置。

- 如果经关节螺钉在解剖学上不可行，由于骨骼解剖或身体习惯的限制，前路锁定螺钉固定是一种潜在的选择，密切关注 C1 螺钉和椎动脉的位置。

- 在 C1-C2 的前路手术失败且后部结构不可行的情况下，最终的补救措施是枕颈后部关节融合术，用自体骨填充缺损节段。

第十四章 齿状突骨折治疗的并发症

Steven Presciutti, Brian Tinsley, Isaac Moss

译者：李军 李仕臣

14.1 概述

齿状突骨折的总发生率在所有颈椎骨折的 7%~14% 之间。与大多数上颈椎损伤一样，它们以双峰年龄分布出现，通常是跌倒或机动车碰撞的结果。齿状突骨折可能是高度不稳定的，并可能导致严重的神经损伤，因为它接近脑干和脊髓。据估计，大约 25%~40% 的骨折会立即致命。在幸存者中，骨折未能愈合常与进行性神经功能缺损有关。由于其在神经损伤方面的巨大威胁和难以实现可靠的愈合，没有其他的上颈椎损伤像齿状突骨折那样引起如此多的争议。

虽然齿状突骨折有许多分类方法，但最常用的分类方法是 Anderson 和 D'Alonzo（图 14.1）。Ⅰ型骨折是指齿状突 1/3 的颅骨斜向骨折，最有可能代表翼韧带和 / 或顶端韧带撕裂。Ⅱ型损伤是累及齿根的骨折，在齿根处与 C2 的锥体相接。Ⅲ型骨折延伸至 C2 椎体松质部，通常累及一个或两个上关节突。

Grauer 和他的同事们认识到Ⅱ型骨折存在不同，提出了一个修正方案来解决Ⅱ型骨折中存在的这些变量。Ⅱ型骨折被进一步分为 3 个亚型（图 14.2）。ⅡA 型骨折是小于 1mm 的横行骨折。ⅡB 型是斜行骨折，从凹陷的前上方延伸到后下方。ⅢC 型骨折是相反的斜行，开始于前方，延伸于后方。这些可能与前方严重的粉碎骨折有关，韧带损伤使复位更加困难。ⅡB 和ⅡC 骨折在骨折方向上的区别是重要的，因为它在选择合适的固定方法方面有意

义。ⅡB 骨折中的方向与前螺钉的方向垂直，因此在放置这样的螺钉时，这种方法会导致骨折部位的压缩。ⅡC 型类似于股骨粗隆间反粗隆骨折，如果骨折方向与螺钉的方向平行，则不适合前螺钉植入。这些通常不适合用前螺钉进行复位和固定，需要后路固定。

根据齿状突骨折的类型和具体的骨折方向进行治疗。大多数Ⅰ型骨折可用颈托保守治疗。然而，根据定义，构成Ⅰ型的撕脱性骨折表明至少有一条翼状韧带不起作用。翼状韧带在维持颅颈稳定中起重要作用，因此Ⅰ型损伤可能与枕叶不稳定有关。当至少一个翼韧带和寰椎横韧带完整时，这些骨折被认为是稳定的。对于不稳定的Ⅰ型骨折，可考虑枕骨至 C2 融合。然而，不管怎样治疗Ⅰ型骨折，已经证明有很低的不愈合率。固定 3 个月后，进行屈伸位片，以评估愈合和残余韧带稳定性。

一般来说，Ⅲ型骨折预后较好，因为骨折发生在一个大的骨接触区，有足够的血管供应。从历史上看，这些损伤已经通过各种手术和非手术治疗。然而，在现代，许多最近的分析已经证明了非手术治疗可以大部分愈合。最近发表的多篇文章用颈托或颈胸支具治疗Ⅲ型齿状突骨折，显示平均有 8% 的不愈合率。

Ⅱ型齿状突骨折是最有问题的类型。据报道，Ⅱ型骨折的总不愈合率约为 32%。与身体其他部位的骨折一样，齿状突骨折的愈合在很大程度上依赖于良好的复位和坚强的固定。稳定性是这些骨折中的一个重要概念，不稳定骨折导致的不愈合率增加。这被定义为 > 5mm 的位

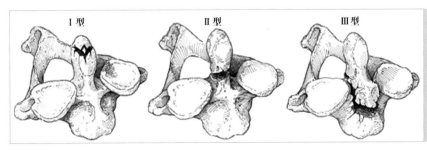

图 14.1 Anderson 和 D'Alonzo 对Ⅰ、Ⅱ和Ⅲ型齿状突骨折的分类

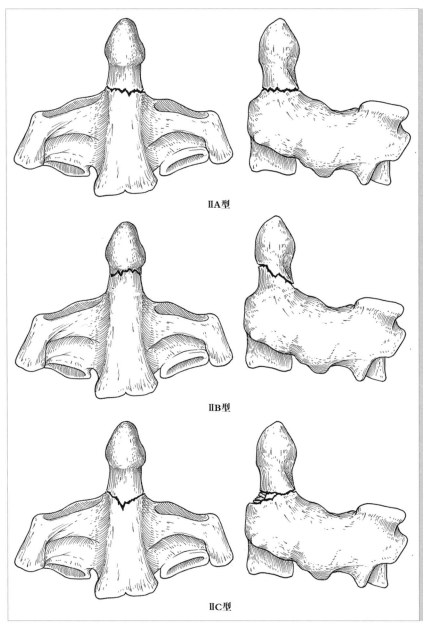

图 14.2　Ⅱ型齿状突骨折的亚分型划分。Ⅱ A 型损伤呈横断型，移位 <1mm。Ⅱ B 型损伤从凹陷的前上方延伸到后下方。Ⅱ C 型损伤是相反的斜行，开始于前方，延伸于后方。这些可能与前方严重的粉碎骨折有关

ⅡA型

ⅡB型

ⅡC型

移，＞10°的角度。Hadley 等显示Ⅱ型骨折移位超过 6mm 的不愈合率为 78%，而移位 < 6mm 的不愈合率为 10%。

本章着重于齿状突骨折固定的并发症，由于大多数Ⅰ型骨折常使用保守治疗，本章剩余部分讨论的固定选择主要涉及严重移位或成角的Ⅱ型和Ⅲ型骨折。文献中的许多研究包括Ⅲ型骨折和Ⅱ型骨折，因此以下章节通常将这些结合起来考虑。

如前所述，不稳定的Ⅰ型骨折通常采用枕 –C2 融合治疗，这在本书的其他地方有论述。Ⅱ型和Ⅲ型齿状突骨折最常见的手术治疗是 C1-C2 后路内固定。近年来，前

螺钉内固定治疗Ⅱ型骨折的应用越来越广泛。后路 C1-C2 融合理论上可使颈椎旋转减少 50%，而前路螺钉固定不能固定 C1-C2 复合体，因此理论上可保持轴向旋转。我们将回顾与前后内固定相关的并发症，但将首先简要讨论与这些骨折保守治疗相关的并发症。

14.2 非手术治疗

14.2.1 非刚性固定

非手术治疗对这些损伤是一个很有吸引力的选择，因为它可以避免任何与手术相关的并发症，并允许早期活

动。虽然不常见，但有许多人支持使用非刚性固定（即硬颈托）治疗齿状突骨折。然而，对这些损伤进行非手术治疗的最大权衡可能是更高的骨不连风险。然而，关于这种并发症在临床上究竟有多大的相关性还存在很多争议。Ryan 和 Taylor 报告了 29 例Ⅱ型骨折患者，他们接受了从颈托到 Halo 支架的外固定治疗。他们报告了 77% 的高个愈合率，尽管在最后的随访中没有明显的晚期神经恶化的迹象。作者提到，"除了在特殊的情况下，在老年人中，积极尝试确保初次愈合和良好的骨不连关节融合术是值得怀疑的。"他们发现，脊髓病是骨不连的罕见后果，在这个年龄组，良好的功能结果不太依赖于骨折愈合的影像学标准，而更依赖于恢复无疼痛、独立生活，而不管骨折愈合率如何。同样，其他作者也显示了使用颈托的良好效果。他们的结论是，在老年人中，齿状突的纤维结合是一个适当的目标，而硬颈托可以提供足够的稳定。在年轻人群中使用硬颈托也有类似的结果。在一项回顾性分析中，Müller 和他的同事回顾了 26 例急性Ⅱ型和Ⅲ型骨折仅用硬颈托治疗的患者。研究范围仅限于那些稳定的骨折。Ⅱ型 19 例（73.1%），Ⅲ型 7 例（26.9%）。其中 10 例（38.5%）齿状突移位或成角。总并发症发生率为 11.4%（$n=3$）。1 例患肺栓塞。2 例（7.7%）因持续不稳定，最初移位的骨折必须进行二次内固定。其余 20 例（77%）骨折愈合良好。在 4 例无移位骨折（15%）中，纤维愈合被统计在内。其中 3 名患者年龄超过 65 岁。Ⅱ型和Ⅲ型骨折的融合率分别为 73.7% 和 85.7%。随访时，39% 的患者无症状，但临床结果与放射学检查结果无关。作者的结论是，稳定的Ⅱ型和Ⅲ型齿状突骨折可以通过非刚性固定治疗，即使它们最初移位。他们建议用侧屈/侧伸或动态透视对齿状突的稳定性进行彻底评估，并且非刚性固定可能是某些稳定损伤病例的一种选择。

治疗医生认识到的一个关键区别是，这些研究报告的齿状突骨折是稳定的。在不稳定骨折中，没有类似可接受的结果，也不推荐使用硬颈托。同样，外科医生在选择硬颈托作为治疗选择之前，必须谨慎并仔细评估齿状突骨折的稳定性。纤维不连是一个可接受的结果的想法是非常有争议的，并没有在专家之间达成一致意见。其他作者已经证明齿状突骨折的不愈合最终会导致颈脊髓病和外伤后 C1-C2 关节病。

14.2.2　Halo 支架固定

Halo 支架由于限制了上颈部脊柱的运动，因此它比其他所有颈椎矫形器都具有优势。C1-C2 使用 Halo 支架的屈伸度限制在 3.4°，而费城项圈的屈伸度为 8.5°（正常为 13.4°）。虽然这是临床研究证明有效的一个重要优势，但 Halo 支架治疗的并发症并不少见。Halo 支架使用的绝对禁忌证包括颅骨骨折、感染和针孔部位的严重软组织损伤。了解最常见的并发症有助于将其严重程度降到最低，避免灾难性的后遗症。

在 Garfin 及其同事的一项回顾性研究中，随访了 179 名患者，以了解使用 Halo 支架有关的并发症。并发症包括 36% 的患者出现针松动，20% 的患者出现针道感染，11% 的患者出现压疮，2% 的患者出现神经损伤，1% 的患者出现硬脑膜穿透，2% 的患者出现吞咽困难，9% 的患者出现疤痕，18% 的患者出现严重针道不适。在使用的 716 根针中，180 根（25%）针至少松动 1 次，67 个针道部位（9%）出现感染。2/3 的针松动或与感染有关，需要更换或移除。作者的结论是，这些并发症的发生率，特别是钉松动和感染的发生率非常高。

同样，Glaser 等对由 Halo 支架治疗的 245 名患者进行了一次回顾。没有患者在固定期间出现或遭受神经功能损伤。并发症包括肺炎导致死亡（1 例）；脊柱畸形加重（23 例）；固定 3 个月后脊柱不稳（24 例）；针道部位感染（13 例）；脑脊液从针道渗漏（1 例）。

其他作者还没有发现使用 Halo 支架有如此高的并发症发生率。Ekong 和他的同事报道了 22 例齿状突骨折的患者，他们用 Halo 支架固定。与 Halo 支架直接相关的并发症包括头皮感染（4 例）、顶骨骨髓炎（1 例）、压疮（1 例）和光环针松动（3 例）。类似地，在连续一系列使用光环背心治疗颈椎不稳定损伤的患者中，Lind 等报告说，光环背心在所有患者中都具有良好的耐受性，并且保证了很高的治愈率。

虽然针道问题是使用 Halo 支架最常见的并发症，但它们似乎对最终结果没有有实质性影响。Daentzer 和 Flörkemeier 报告说，9 名针道感染患者中有 7 名通过口服抗生素治愈，无一例失败。在他们的病例中，针道问题与不良结果没有直接关系。他们断言，骨不连的风险增加更可能取决于骨折的程度，骨折块移位或骨折线宽。

建议进行细致的针道护理，定期清洁和换药，并经常拧紧，以减少并发症。定期的螺钉检查和定期的动态控制检查也是必要的，以发现患者在使用光环背心时有任何不适。如果引流和红斑在针道部位持续存在，即便有积极的针道护理，也应获得细菌培养和适当的口服抗生素。如果蜂窝组织炎持续存在，或形成脓肿，应移除针，并将新针放在另一个位置。在严重的病例中，患者可能需要静脉输注抗生素，切开和引流脓肿。

头骨和硬脑膜被光环针刺穿是一种罕见的并发症，常由患者跌倒引起，可导致严重的并发症。临床上，如果发生针刺穿，患者可能会出现头痛、不适或视觉障碍。与颅骨 X 线片可显示是否发生针穿孔。针道脑脊液漏是一个明确的迹象，确定硬脑膜刺穿已经发生。在这种情况下，应在另一个区域放置一个新的针，并移除旧的针。头部抬高可降低脑内压，并有助于撕裂的硬脑膜愈合。这些裂口通常会在 4~5 天内愈合。如果裂口不愈合或怀疑有感染（硬膜下脓肿），可能需要进行轴位成像和手术治疗。

虽然患者不能耐受、针道问题有关的轻微并发症是常见的，但更重要的是考虑光环背心在促进骨折愈合和患者长期满意疗效。Apuzzo 等报道了 45 例急性 II 型齿状骨折。该组由 35 名男性和 10 名女性组成；24 名年龄在 19~40 岁之间，21 名年龄在 40 岁以上。初步评估显示骨折移位 17 例（38%）。复位后 3 例行后路融合，42 例行光环背心固定。排除治疗第一周内的两例死亡病例，40 例可进行随访分析。13 例（33%）在固定 4~6 个月后骨愈合失败。2 例纤维愈合明显，无不稳定迹象。移位骨折不愈合 60%，移位＞4mm 不愈合 88%。无移位骨折不愈合率为 16%。40 岁以上的患者在治疗过程中移位和骨不连的发生率高于 40 岁以下的患者。40 岁以下无移位骨折的骨不连发生率为 12%，40 岁以上骨折的骨不连发生率为 25%。

在颈椎研究会报告的 144 例齿状突骨折的前瞻性研究中，有 96 例 II 型和 48 例 III 型骨折（平均年龄：43 岁）。在 38 例 II 型骨折患者中，仅 66% 的患者治疗成功，7 例（18%）骨不连中，3 例骨不连，2 例骨折移位，1 例在愈合前死亡。在 16 例 III 型齿状突骨折患者中，13 例（81%）治疗成功，1 例骨不连，1 例骨折移位，1 例死亡发生在心脏骤停后 1 天。

Vieweg 和 Schultheiss 报道了一项 Meta 分析，35 项相关研究中，有 709 名不同类型的上颈椎损伤患者，其中有 682 名患者采用光环背心固定治疗。根据损伤类型和使用光环背心进行初步治疗后的治疗结果，对研究进行分析。在 709 例上颈椎损伤中，齿状突骨折占 420 例。所有齿状突 I 型骨折均愈合，单纯齿状突 II 型骨折 85% 愈合。齿状突 II 型骨折合并其他损伤 67% 愈合。单纯齿状突 III 型骨折愈合率为 97%。特殊类型齿状突骨折愈合率为 85%。作者认为，Halo 支架可用于单纯齿状突 II 型和 III 型骨折，脱位率低。他们建议在使用 Halo 支架治疗包括齿状突 II 型骨折在内的复合伤时要谨慎。

其他研究报告了使用 Halo 支架的良好结果。林德等描述了在连续一系列使用 Halo 支架治疗颈椎不稳定损伤的患者中，遇到的并发症。牵引复位后用 Halo 支架固定 12 周。治疗期间没有其他严重并发症。2 年后共随访 10 例患者。只有一个患者骨折未能愈合（II 型）。

当然，据报道，在齿状突骨折中使用 Halo 支架达到骨性愈合的成功率有所不同。最近，一些导致骨不连的危险因素已经暴露出来。Koivikko 等回顾性地确定了 Halo 支架固定治疗患者骨不连的因素。确定的因素包括：（1）骨折间隙＞1mm，（2）后移位＞5mm，（3）延迟开始治疗（＞4 天）和（4）后移位＞2mm。其他的危险因素也被确定了。在病例对照研究中，Lennarson 等将病例定义为光环固定术后骨不连的病例，并将对照定义为光环固定术后骨愈合成功的病例。两组患者在治疗方法、性别比例、骨折移位量、骨折移位方向、住院时间和随访时间等方面相似。作者发现年龄是影响预后的一个重要因素，数据表明 50 岁或 50 岁以上的患者，Halo 支架固定失败的风险高 21 倍。

老年人齿状突骨折值得特别考虑。II 型齿状突骨折是 65 岁以上患者最常见的颈椎骨折，这些损伤是 80 岁以上颈椎骨折的主要表现。与年轻人相比，他们的能量损伤也要低得多。

Taitsman 等报道了 65 岁以上患者使用光环固定相关的并发症发生率，发现并发症发生率相对较高，包括针问题（29%）、吸入性肺炎（23%）和严重的呼吸损害或需要插管或气管切开术和重症监护管理（17%）。Tashjian 和他的同事回顾了 78 例 65 岁以上（平均年龄：80.7 岁）的齿状突骨折患者。他们的研究中有 50 例 II 型骨折。应用 Halo 支架治疗 38 例，其中硬颈托 27 例，手术 13 例。损伤严重程度评分（ISS）和基本医疗条件无差异。Halo 支架固定患者的死亡率和发病率分别为 42% 和 66%，手术患者的死亡率和发病率分别为 20% 和 36%。在老年患者中使用 Halo 支架的高死亡率已经被多个学者发现。事实上，Majercik 等声称，在老年人身上使用 Halo 支架类似于"死刑"。他们回顾性地回顾了 Halo 支架在老年颈椎损伤患者（*n*=418）中的应用。在他们的研究中，没有描述骨折类型。他们将患者分为两个年龄组：年龄在 66 岁以上的患者和年龄在 18~65 岁的年轻患者。他们发现，颈椎损伤后，老年患者的死亡率几乎是年轻患者的 4 倍（分别为 21% 和 5%）。此外，与接受手术或硬颈托治疗的老年患者（6% 和 12%）相比，使用 Halo 支架的老年患者的死亡率更高。

然而，有限的研究表明并发症和死亡率要低得多。在一项颈椎损伤 Halo 支架固定相关并发症的前瞻性研究中，Van Middendorp 等声称老年患者死亡率（8%）和肺炎（4%）较低。韦勒和他的同事报道了一个由 6 名齿状突骨折患者组成的样本，他们使用光环装置固定了 10~12 周。令人想不到是，他们只报告了一例骨不连。这发生在一位 70 岁女性，后移位 4mm，Ⅱ 型骨折。他们还报告说，光环组没有并发症。

尽管这些小样本并发症发生率较低，年龄＞65 岁被大多数人认为是使用 Halo 支架治疗的一个相对禁忌证。

14.3 操作管理

鉴于这些骨折的潜在致命性，手术治疗旨在重建寰枢椎复合体的稳定性。应根据患者年龄、骨折类型、相关神经功能损伤和整体医疗状况进行个体化治疗。手术治疗的适应证包括不稳定的骨折类型、不愈合率高、神经功能损伤、横韧带断裂和光环固定的禁忌证。对于齿状突骨折保守治疗和手术治疗，以及哪种手术方式最合适，仍有争论。

以往，后路手术用于稳定 Ⅱ 型和一些 Ⅲ 型齿状突骨折，C1-C2 关节融合术。后入路包括经关节螺钉固定术、C1 侧块加 C2 椎弓根螺钉固定术。对这些技术的研究报告了高融合率；然而，C1-C2 运动丢失。前入路保留了一些活动，但可能与较高的并发症率有关。在计划手术入路时，必须仔细选择患者，以尽量减少术中和术后并发症。在一项大样本数据分析中，65 岁以上手术治疗患者的总死亡率为 10.1%。由于目前文献的局限性，对于最佳手术入路仍有许多争论，尚未达成共识。

14.3.1 前路手术

在前方接近齿状突骨折可以直接固定骨折，同时保持 C1-C2 的运动，减少颈部僵硬，避免相关的并发症发生。与该方法相关的总体并发症包括死亡率、骨不连、技术失败和医疗并发症。前齿状突螺钉固定的特殊部位并发

症包括不愈合、复位丢失、螺钉拔出、气道并发症和手术后遗症。最近的研究表明，使用前齿状突螺钉的愈合率为 80.5%~91%，而之前的研究报道的愈合率为 27%~92%。前齿状突螺钉适用于 Ⅱ 型齿状突骨折，无明显粉碎。此外，横韧带必须完整，以便提供足够的稳定性，断裂方向必须与螺钉轨迹垂直，以便在断裂处实现压缩而不是剪切。单螺钉和双螺钉固定技术均可应用，临床和生物力学证据表明两者在稳定性和疗效上没有差异。

在 Arand 及其同事的一项回顾性临床研究中，对 58 例前路螺钉固定患者的并发症发生率进行了评估。32 例采用单螺钉固定，26 例采用双螺钉技术。14 例（24%）有明显的临床相关并发症，10 例（17%）需要再次手术。术中，1 例患者在钻孔时颈动脉破裂。另一名患者的齿状突螺钉完全错位，导致严重的神经损伤。据报道，5 例患者的螺钉位置明显偏心，3 例患者的螺钉失效。术后，1 例因医源性食管穿孔而伤口感染需要再次手术，4 例因螺钉失效而不稳定。在这一组中，年龄超过 65 岁的患者中有 3 人的比例明显过高。14 例（24%）出现齿状突畸形愈合，10 例（17%）出现螺钉穿孔，这些并发症与临床和长期结果无关。虽然没有达到显著性，但观察到老年组并发症的较多。

在 Cho 和 Sung 对 41 例患者的回顾性研究中，他们发现患者年龄不是融合失败的重要影响因素。融合率为 80.5%，骨不连率为 12.2%。重要的是，学者发现当手术延迟超过 1 周时，融合失败的发生率显著增加，增加了 37.5 倍。同样，2mm 或更大的骨折间隙被发现与骨折不愈合的发生有显著的关联，骨折不愈合发生率增高了 21 倍。这两个因素当然应该被认为是重要的，当考虑前路融合治疗这些骨折。

相反，Platzer 等发现与患者年龄相关的结果存在一些显著差异。回顾性分析 110 例老年人（＞65 岁）和青少年（＜65 岁）行前螺钉内固定治疗 Ⅱ 型齿状突骨折的临床资料。他们发现，86% 的患者恢复到先前的活动水平，其余患者抱怨功能受限、疼痛症状和颈椎运动减少。6 例有神经功能损伤，其中 2 例经保守治疗后未完全恢复。96% 的年轻患者和 88% 的老年患者成功愈合。年轻组 8% 有术中或术后并发症，老年组 22% 有并发症，差异有显著性。年轻组（1%）和老年组（9%）的死亡率也有显著差异。死亡原因包括心脏骤停、肺炎引起的呼吸衰竭和肺栓塞。其他研究也观察了 65 岁以上患者的并发症。对 14

例老年人齿状突骨折手术治疗后的发病率和死亡率进行了系统评价。前路螺钉固定的技术失败包括螺钉松动、复位不充分、术后复位丢失、螺钉位置不佳、术中放弃入路等。据报告，技术失败的总发生率为 17%，但没有报告具体的失败类型。

其他罕见的并发症在小样本报告中也有报道。例如，在骨折固定和骨折愈合成功近 3 年后，有人描述了前齿状突螺钉的延迟性咽部挤压。也有病例报告 14 个月前接受齿状突螺钉置入术后出现脊髓前动脉假性动脉瘤并伴有迟发性蛛网膜下腔出血。

除了这些更罕见的并发症外，年龄似乎对前路融合治疗这些损伤的结果起着重要的作用。无论如何，有一些一般的技术和做法，可以减少并发症的发生率，尽管患者年龄大了。外科医生应该注意那些胸部圆桶、颈部短、活动范围差的患者，因为这会使前手术固定非常困难。作者建议在这些过程中使用细致的软组织处理。使用钻孔导板和手持式牵开器保护周围的软组织结构将显著降低颈动脉鞘、喉返神经或食道医源性损伤的风险。在螺钉置入过程中，对上部软组织进行长时间的持续牵引，也可能对喉上神经造成损伤。为了尽量减少这些情况，建议在不完全必要时实行间断牵拉。

此外，必须非常小心避免导线、钻头或轻敲穿过齿状突顶端的皮层，否则可能会发生毁灭性的神经损伤。在导线上钻孔时发生空心钻将导线捆绑并无意中推进导线的可能性最大。关于导丝的其他并发症也有报道。正因为如此，作者更喜欢使用固体螺钉技术和术中透视的明智方法。当然，在尝试固定之前，骨折部位应该被缩小到尽可能解剖的位置。

在下终板的前缘，确定正确的入钉点是至关重要的。如果在 C2 的前表面更多的头侧倾斜，骨折固定的倾斜角度往往达不到，而且在这个位置的骨质较弱，这可能使螺钉从 C2 中切出或移位。如果齿状突顶部皮质没有完全啮合以确保足够的把持力，也可能会出现螺钉拔出的情况（图 14.3）。为了达到滞后效应，在骨折的齿状体和 C2 体之间这一点至关重要。

在伤口闭合之前，必须进行细致的止血以防止血肿的形成。最后，在术后第一个晚上，应密切监视患者，以便及时发现和处理软组织并发症，如呼吸异常或无法清除分泌物。轻度吞咽困难是常继发于术中牵拉。使用带锁式牵开器比手持式牵开器，可以减少术中牵拉伤。大多数情况下，吞咽困难是轻微的，通常会很快恢复，但偶尔也可能是严重的，并已显示在 70 岁以上的患者。

14.3.2 后路融合

后 C1-C2 融合可以通过多种技术来实现，包括后椎板下导线、C1-C2 经关节螺钉、C1 侧块和 C2 椎板螺钉。以往，后路 C1-C2 椎板下入路融合术是齿状突骨折的标准手术固定方法。布线已不使用，随着螺钉固定技术的发展，其生物力学稳定性和骨不连发生率越来越低。

后路融合术的适应证与前路融合术相似；但是，如果横韧带断裂、出现粉碎、骨折不能复位或骨折的倾角不适合前路螺钉植入，后入路是有利的。此外，肥胖患者或有严重后凸的患者使用前螺钉固定技术上可能存在问题。

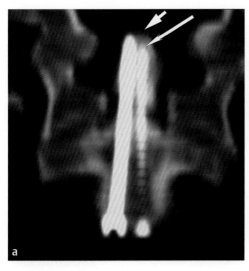
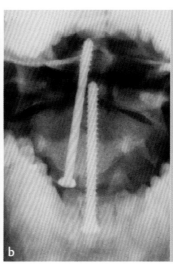

图 14.3 一例 18 岁男性齿状突骨折病例：(a) 一枚螺钉完全穿过顶部皮质（短箭头），而另一枚在短几毫米处停止（长箭头）。这一微小的差异可以提供足够的把持力，并允许第二枚螺钉在初次手术后 6 周内退出（b）

在保守治疗失败出现晚期不稳定、疼痛、脊髓病的骨折以及禁止使用 Halo 支架外固定的患者，手术固定 C1-C2 关节也可以考虑。在老年患者中，有证据表明后路固定术后并发症发生率低于前路齿状突螺钉固定术。

后路手术

后椎板下连接植骨有多种方法；然而，关于结果的文献是有限的，而且大多是小规模的回顾性研究。骨不连的发生率差异很大，据报道从 0~25% 不等，尽管并非所有这些研究都对齿状骨骨折类型进行分类。技术和术后护理的变化，包括术后长时间光环固定，使得数据难以比较。

Platzer 及其同事报道了 19 例 65 岁以上的颈椎后路融合术患者。在这个病例中，髂嵴自体移植与椎板下连接。在这些病例中有 100% 的愈合；然而，有 1 例死亡被排除在分析之外。有 6 位患者有并发症，包括呼吸衰竭、肺炎、血栓栓塞和感染。报告的手术并发症包括 2 例继发性复位丢失和 1 例植入物位置不当。在这一系列的研究中，他们报道了与前螺钉固定相比，后入路再次手术更少，愈合率更好。

除了骨不连的风险外，手术并发症还包括硬膜撕裂的风险，以及当钢丝穿过中央椎管时脊髓受压的可能性。拉紧钢索也可能导致后弓骨折。中线导线过紧在理论上也会导致椎间孔变窄，进而导致神经根病变，甚至增加骨折移位（特别是在后移位的齿状突骨折中）。这些并发症也可以通过同时放置经关节螺钉来避免。此外，与单纯经关节螺钉相比，后路钢丝联合螺钉内固定可减少屈伸运动。在这些结构中，C1 或 C2 后弓断裂是后路钢丝的禁忌证。

后关节螺钉

后 C1-C2 经关节螺钉固定技术比后路布线更困难，需要在螺钉植入前充分复位 C1-C2。与单纯后路固定相比，经关节固定提供了更好的旋转稳定性，后弓断裂也不受影响。采用这种技术，螺钉错位可导致椎动脉损伤。对于椎动脉异常的患者，椎动脉损伤的风险变得更高，对于这种异常情况，应仔细完善术前的影像学检查。当 C1 相对于 C2 有固定的前半脱位时，使用这种技术也增加了椎动脉损伤的风险。

经关节螺钉固定 C1-C2 融合的不愈合率从 0~15% 不等，由于这些研究混合了多种原因导致的寰枢椎不稳患者，使得这些数据难以推广。

虽然椎动脉损伤可能发生，但更多的研究表明，发病率较低。回顾性分析 56 例 C1-C2 椎弓根螺钉植入术后，对螺钉位置进行评估，结果发现有 69.4% 的患者 C1 前皮质螺钉穿孔。作者没有报告椎动脉损伤、脊髓损伤或神经根损伤的病例。在一项包括 1318 名患者的调查中，据报道椎动脉损伤的发生率为 2.4%。其他回顾性研究报道椎动脉损伤率为 2%~4%。

使用经关节螺钉时考虑必须包括评估解剖结构，以预测对椎动脉的潜在风险以及螺钉植入时的困难。术中，必须获得足够的复位和图像引导，以减少螺钉错位的可能性。

C1-C2 后路钉棒固定术

与连接螺钉或经关节螺钉相比，C1－C2 融合可提供更高的坚强固定和更高的融合率，也可通过使用棒连接 C1 侧块螺钉和 C2 螺钉来稳定寰枢关节。这项技术允许在骨折复位前放置螺钉，与经关节固定相比，有可能降低血管损伤的风险。Harms 和 Melcher 最早在 37 名患者中描述的新技术，报告 100% 融合，没有椎动脉损伤、硬脑膜撕裂和随后的神经并发症，也不需要光环固定。他们报告了 1 例因为伤口感染需要再次手术，以及 1 例老年患者术后 6 个月死于肺炎。

最常见的手术指征是直接前螺钉固定不可行或选择不当的患者中发生移位性齿状突骨折。其他指征包括不太常见的损伤类型（即 C1、C2 移位性骨折和／或韧带不稳）。禁忌证主要是患者因素和不能耐受全身麻醉。C1 或 C2 侧块严重粉碎的骨折也是该技术的禁忌证。在一些患者中，由炎症性疾病（如类风湿性关节炎）引起的严重畸形或侵蚀会扭曲解剖结构。当螺钉固定的解剖标志丢失时，必须非常小心。

与 Harms 和 Melcher 最初的研究相似，其他作者也报道了一系列使用这种技术而没有血管损伤的研究。Ringel 和他的同事连续评估了 35 例后路螺钉和杆结构的 C1-C2 不稳定性患者。其中 20 名患者因外伤性不稳定而接受治疗；其余 6 名患者因肿瘤性不稳定而接受治疗。他们显示 100% 愈合，没有血管损伤。Bourdillon 等的一个前瞻性病例组报告 26 名患者在 6 个月时 100% 愈合，没有神经血管损害。

然而，血管损伤确实会发生。Aryan 等的一项更大的多中心回顾性研究报告了 102 例采用 C1 侧块和 C2 椎弓根或峡部螺钉治疗不稳定性患者的结果。在这些患者中，35 例除后路固定外，还植入了同种异体腓骨。在 12 个月时，他们报告 100 名患者在计算机断层扫描（CT）和平片上显示了影像学融合。所有患者均切断双侧 C2 神经根，1 例术后出现神经病理性疼痛。此外，他们报告了 4 例伤口感染和 1 例再手术。23 例患者的解剖结构不允许使用 C2 椎弓根螺钉，故改用峡部螺钉。他们还报告了在软组织剥离过程中 2 例椎动脉损伤。术后局部止血，血管造影无明显并发症。

在大约 50% 的患者中，椎动脉通过轴心侧块的过程可能是不对称的，使其容易受到损伤。术中 C1 侧块螺钉置入的损伤率为 0~5.8%。为了避免椎动脉损伤，尤其是桥后孔发生病变时，术前必须进行仔细的 CT 分析（图 14.4）。如果椎动脉受伤，可以通过在一侧放置螺钉来控制出血。螺钉长度不应太长，以免损伤动脉。如果还没有将螺钉放置在对侧，作者建议避免将内固定装置放置在对侧，可能导致双侧损伤，甚至中风和死亡。术后应及时进行血管造影评估。

如果钻头或双皮质螺钉从 C1 侧块的前部穿出，颈内动脉（ICA）也有出血和中风的危险（图 14.5）。除了精确定位椎动脉走行外，建议术前用造影剂对颈内动脉进行 CT 扫描，然后再植入 C1 螺钉。颈内动脉的走形可能是弯曲的，它的位置也很不稳定。Currier 和同事在一项放射学研究中发现，58% 的患者由于动脉靠近 C1 前弓而处于颈内动脉损伤的中度风险中，12% 的患者处于至少一侧的高风险中。在螺钉植入过程中，C1 前结节可以作为透视引导，但外科医生必须了解 C1 侧块相对于结节的前后关系。然后，外科医生可以根据术前 CT 血管造影中，C1

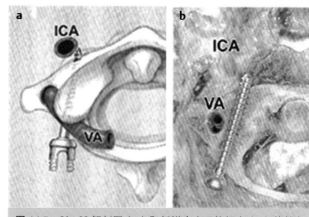

图 14.5 C1-C2 解剖图（a）和新鲜冷冻尸体标本（b）的轴向切片显示 VA 到 C1 侧块螺钉的邻近性以及采用双皮质 C1 螺钉置入颈内动脉损伤的危险。

前弓在轴平面上的形状以及颈内动脉和椎动脉的位置来估计螺钉的大致尺寸。

14.4 总结

齿状突骨折是常见的损伤，似乎很难处理。在这些损伤的手术和非手术治疗过程中都可能遇到潜在的严重并发症。然而，正确的判断和对潜在危险的了解可以减轻这些并发症的风险。如果处理得当，这些损伤可以为患者带来可恢复的好的结果。

很少有研究局限于急性齿状突骨折的治疗，因此很难进行比较。对许多患者来说，非手术治疗的结果是令人满意的。当需要手术治疗时，有几种选择。与单纯后路螺钉相比，经关节螺钉更符合生物力学，融合率更高；然而，经关节螺钉的放置在技术上要求更高。后路 C1 侧块螺钉、C2 螺钉和棒也有较高的融合率，但与经关节螺钉相比，神经血管并发症发生率较低。前路螺钉固定在保留一定活动度的同时，可能会有更多的并发症，尤其是老年患者。由于数据有限，对于最佳的手术治疗还没有达成共识。在分析数据时，纤维愈合对患者预后的影响也不清楚，这进一步混淆了问题。患者年龄、骨折类型、脊柱解剖和外科医生经验都是选择最佳手术方式的重要考虑因素。需要更多的、高质量的前瞻性随机研究来阐明这些并发症的真实发生率和这些损伤的最佳处理方法。

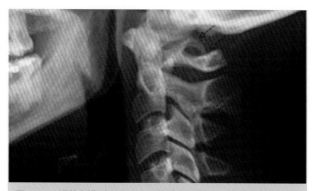

图 14.4 颈椎侧位片显示 C1 弓状孔和桥后孔（红色箭头）

第十五章　颈椎前路静态钢板的并发症

Barrett I. Woods, Kris E. Radcliff, Alexander R. Vaccaro
译者：李军　李仕臣

15.1 概述

颈椎前路椎间盘切除融合术（ACDF）是最常见、最成功的脊柱手术之一。1955 年，Smith 和 Robinson 介绍了前路椎间盘切除和融合术，1962 年首次发表了 62 例接受前路椎间盘切除和融合术的病例。Cloward 在 1958 年出版了他的技术，为颈椎前路椎间盘切除融合术的发展做出了贡献。在过去的 50 年里，颈椎前路的手术入路几乎没有改变；然而，植骨技术和颈椎前路器械已经有了很大的发展。颈椎前路内固定是为了改善颈椎前路融合手术的效果和减少并发症。从生物力学角度看，颈椎前板在屈曲时起支撑作用，而在伸展时对前柱起张拉作用。前路内固定的优点包括减少对外部矫形器的需要，更早的活动，更高的融合率，以及减少内固定相关的并发症。这些好处在多节段前路手术后更为明显，与单节段手术相比，多节段前路手术的并发症发生率更高。

在过去的 50 年里，认识到的设计缺陷促进了颈椎前路钢板的发展。1967 年，Béhler 首次提出使用颈椎前路钢板来固定外伤性颈椎损伤。Béhler 之后，1971 年，Orozco 和 Llovet 描述了前路用 "H" 形钢板固定外伤性颈椎损伤。1989 年，Caspar 等连续发表了一系列 60 例使用髂骨植骨

和 Caspar 钢板固定外伤性颈椎损伤患者。"H" 形钢板和 Caspar 钢板都有一个不受限制的界面，并允许可变角度的螺钉植入（图 15.1）。

该功能允许一定程度的微运动，并提供了灵活的螺钉植入，但需要双皮质固定以实现压缩和结构稳定性。锁定钢板是为了解决螺钉拔出的问题，并消除双皮质损伤硬脑膜和脊髓的风险。第一个具有锁定机制的钢板是 Synthes（宾夕法尼亚州韦斯特切斯特）于 1991 年推出的颈椎锁定钢板。这是一个静态锁定板与固定螺丝板接口。随后开发了具有可变螺钉角度的锁定板，这又为钢板的应用提供了更大的灵活性。静态颈椎前路钢板的一个意外后果是由于这些结构的刚性而产生的应力遮挡。钢板设计的最新创新是研制了锁定式动态颈椎钢板，该钢板可允许一定程度的微运动，防止植入物沉降或吸收（图 15.2）。

目前，有几种颈椎前路钢板的选择，外科医生对最佳钢板设计没有明确的共识。多节段颈椎前路融合术比单节段融合术对外科医生和患者提出了更大的挑战。在决定使用哪种设计时，外科医生必须了解与颈椎前路椎间盘切除融合术相关的一般并发症和设计特定问题。本章主要讨

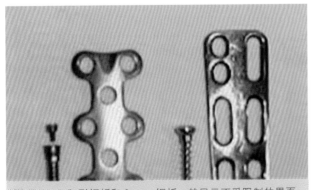

图 15.1　"H" 形钢板和 Caspar 钢板，其显示不受限制的界面，允许可变角度螺钉植入；然而，这些板需要双皮质固定，以实现稳定

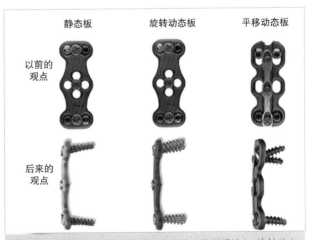

图 15.2　静态板（带固定角螺钉的亚特兰蒂斯系统）、旋转动态板（带可变角螺钉的亚特兰蒂斯系统）和平移动态板

论颈椎前路静态锁定钢板的并发症。

15.2 并发症

15.2.1 吞咽困难

吞咽困难是颈椎前路椎间盘切除融合术后最常见的并发症之一。虽然在较老的文献中没有得到明显的重视，但最近的一系列报道表明，颈椎前路手术后吞咽困难的发生率高达 60%。尽管颈椎前路椎间盘切除融合术后吞咽困难的发生率很高，但大多数病例在没有任何干预的情况下都得到了解决。术后发生吞咽困难的危险因素包括女性、涉及上颈椎的手术、翻修和多节段病例。前路手术通常在脊柱后凸的情况下进行，以恢复更正常的生理矢状位平衡。Radcliff 等证明，颈椎后凸矫正术延长了前柱，可能使前软组织紧张，从而增加术后吞咽困难的风险。很少有数据证明吞咽困难的发生率受钢板设计的影响。颈椎前路固定的一个可能影响吞咽困难发生率的特殊特点是钢板厚度；然而，在文献中对此问题没有一致的看法。

15.2.2 邻近节段疾病

颈椎前路融合术后观察到的一个证据确凿的现象是融合术附近头、尾段椎间盘退变。Hilibrand 和 Robbins 将邻近节段疾病描述为与先前融合水平相邻的椎间盘退行性变，从而导致新的神经后遗症。据估计，融合后新的、有症状的邻近节段疾病的发病率约每年增加 2.9%，10 年后增加 25%。目前，还不清楚邻近节段退变是颈椎病自然演变，还是颈椎融合后生物力学改变的结果。

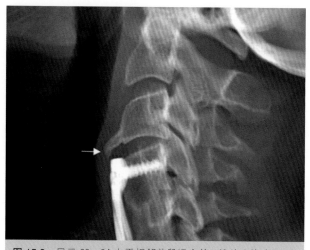

图 15.3 显示 C3 - C4 水平相邻节段退变的 X 线片（箭头）。注意板的近端与相邻终板的接近程度

降低颈椎前路融合术后邻近节段退变发生率的技术因素包括：肌肉组织的有限剥离、非穿透器械定位、精确的钢板大小和放置。Park 等指出，板与相邻终板的距离影响相邻节段的退变（图 15.3）。

静态位置在理论上应该可以防止相邻节段的退变，在手术过程中适当地定位，使其与相邻终板至少 5mm 的距离。然而，无论使用何种板，都会发生板沉降。DuBois 等回顾性分析了 52 例采用静态或动态钢板进行多节段颈椎前路椎间盘切除融合术的患者，发现两种设计在沉降量上没有显著差异。大部分沉降发生在术后 1 个月内。

体外生物力学研究表明，颈椎融合术会产生一个杠杆臂，在融合术附近水平增加节段间运动和应力，这可能导致椎间盘退变。这一概念促进了保持运动节段手术的发展，如全椎间盘置换术。在 Bolhman 的 122 例颈椎前路椎间盘切除融合术患者的随访中，有 11 例（9%）患者发生了邻近节段疾病，其中 9 例需要翻修手术。最近的一项多中心回顾性研究发现，颈椎前路椎间盘切除融合术后 10 年，81% 的患者影像学上发生了邻近节段退变；然而，仅 5.9% 的患者需要进行翻修手术。没有文献支持静态颈椎前路固定比动态颈椎前路固定更容易发生邻近节段退变的观点。

15.2.3 假关节 / 应力遮挡

假性关节炎是一种未能达到骨性愈合的疾病，无论采用何种内固定，假性关节炎都是与颈椎前路椎间盘切除融合术相关的明确的并发症。尽管颈椎前路椎间盘切除融合术后假性关节炎的临床意义常常是不可预测的，但与此并发症相关的危险因素已经被描述出来。技术因素，如细致的终板处理，在提高融合率方面是有效的，尤其是在单节段手术中。Bohlman 报道，使用该技术的单节段颈椎前路椎间盘切除融合术融合率为 95%。这种成功并没有转化到多节段颈椎前路手术中。Emery 等回顾性分析了 16 例采用改良 Smith-Robinson 技术非内固定颈椎前路椎间盘切除融合术患者，发现只有 56% 的患者融合成功。Bolesta 等对 15 例应用三皮质髂骨和颈椎锁定钢板行 C3-C4 颈椎前路椎间盘切除融合术的患者进行了前瞻性评估，发现只有 47% 的患者融合成功。虽然 Bolesta 等的研究没有支持，但是在多节段颈椎前路椎间盘切除融合术后使用前路器械被强烈提倡作为增加融合和减少植入物相关并发症的方法。Connolly 等前瞻性地评估了使用 Morscher 螺钉 - 钢板系统在颈椎前路融合术后的结果。这个 Morscher 的板是静态的，单皮质的螺钉和一个锁定的螺旋板接口。前路板的存在对单节段手术的融合率没有影响，但确实减少了多节段手术的不愈合和植入物下沉。

颈椎前路静态钢板固定的最大理论风险是应力遮挡，它会影响植入物-骨界面的微动，同时限制植入物的应力。在融合部位分散应力会为实现骨融合创造一个优越的环境。应力遮挡的概念在骨科得到了广泛的研究，特别是与全关节置换和长骨创伤密切相关。当人工植入物去除了骨的正常生理应力，消除了成骨细胞成骨所需的刺激时，就会产生应力遮挡。这最终会导致局部骨质减少或骨折愈合受损。应力遮挡在胫骨骨干骨折手术治疗中的临床意义已被阐明。刚性钢板加骨折断端加压固定后胫骨干骨折延迟愈合或不愈合的发生率高得令人无法接受，这导致了其他固定方法的发展。1985年，Goodship和Kenwright在一个动物模型中评估了可控微运动对胫骨骨折融合率的影响。他们发现，与刚性固定的骨折相比，刚性较差且允许轴向微动的内固定融合率明显更高。这导致了髓内装置的发展，它允许胫骨骨干骨折的轴向微运动、骨痂形成和90%的融合率。静态前路钢板系统是一组垂直长度的刚性结构。椎体间植入物，以填补椎间盘切除或椎体切除术留下的空白。没有在植入物+骨界面实现刚性压缩；事实上，过度填充减压后留下的空隙会破坏终板，导致植入物进入椎体海绵松质骨内。因此，静态钢板结构可以限制植入物与骨界面之间实现桥接所必需的微动，从而防止植入物与骨融合。动态颈椎前路器械是为了解决这一理论问题而开发的。有几种动态颈椎钢板的设计，可以保持螺钉-钢板的锁定界面，但允许在钢板中轴向平移。Nunley等对66名接受颈椎前路椎间盘切除融合术的患者进行了前瞻性评估，其中一半采用静态固定，另一半采用动态颈椎前路器械。他们发现在单节段颈椎前路椎间盘切除融合术后使用两种钢板的融合率和结果没有差异；但是，采用多节段手术的患者在视觉模拟评分（VAS）和颈部残疾指数方面比采用静态颈椎前路器械治疗的患者有更好的结果。在这项临床研究中，单纯用融合与否决定成功是不可靠的。其他的研究没有显示在椎体前路椎间盘切除融合术中使用动态或静态钢板固定术后假关节的发生率有差异。Pitzen等进行了一项前瞻性随机对照试验，结果显示，在2年内，单节段或多节段颈椎前路椎间盘切除融合术采用两种钢板治疗的患者中，假关节病的发生率没有差异。

另一个降低多节段颈椎前路手术后假关节风险的策略是通过进行椎体切除来减少愈合表面的数量。Emery等报告二节段椎体切除前路钢板术后假关节发生率为5%，明显低于三节段颈椎前路椎间盘切除融合术组。然而，静态钢板固定的椎体切除术后发生植入物相关并发症的风险是显著的，与板的长度成正比，并可能产生灾难性的临床后果。Vaccaro等回顾性分析了颈椎退行性、创伤性和肿瘤性疾病两个或三个节段椎体切除术后，长节段颈椎前路融合钢板术后早期失败率。术后早期，二节段钢板移位率为9%、三节段椎体切除钢板移位率为50%。在一个长的椎体切除钢板的运用中，静态前路固定的负面生物力学后果可能会加剧。Epstein指出，后纵韧带骨化行多节段椎体切除（OPLL）静态钢板固定的患者假关节发生率是动态钢板固定患者的3倍。在前路行三节段椎体切除手术中，大多数外科医生主张辅助后路固定。

颈椎前路手术后的假关节可以通过动态X线片上棘突之间没有运动或通过计算机断层扫描来诊断。不管使用哪种诊断方法，多节段颈椎前路手术后假关节的风险明显更高。临床上，大约1/3的假关节患者在颈椎前路椎间盘切除融合术后没有症状（图15.4）。

在剩下的2/3有症状的患者中，大多数可以保守治疗。手术治疗在少数有症状且保守治疗失败的患者中是成功的。静态钢板固定的生物力学风险在文献中没有得到一致的说明。然而，假关节是一个非常具有挑战性的研究问题，因为影响脊柱手术后关节融合的混杂变量很多。动态钢板可能是多节段颈椎前路手术后关节融合的一个因素。

15.2.4　植入物沉降（局灶性后凸）

利用毛刺制备终板是公认的提高颈椎前路椎间盘切除融合术后融合率的方法。然而，这项技术可以削弱终板，导致植入物沉降、高度损失和局灶性后凸。静态前路钢板的一个优点是可以支撑前柱，保留解剖前凸。然而，在植骨-端板界面使用静态钢板可能存在生物力学上的缺点。在进行颈椎前路融合术时，适当地拉紧植入物是具有挑战性的。植入物过大会破坏终板并导致沉降，这可能会影响矢状位、椎间孔减压和融合。前路融合后通常会发生一些吸收或沉降。静态钢板不适应这一动态过程，在椎间盘切除术和胸椎切除术中可能导致显著的应力遮挡。Brodke等阐述了移植物沉降对静态钢板负荷的影响，他们在单节段尸体解剖模型中发现，植入物下沉10%，应力遮挡增加了70%。Reidy等证明，与半移钢板相比，在C5椎体切除模型中，即使在没有植入物沉降的情况下，静态钢板也可以通过减少植入物负荷显著保护骨-植入物界面。其他的尸

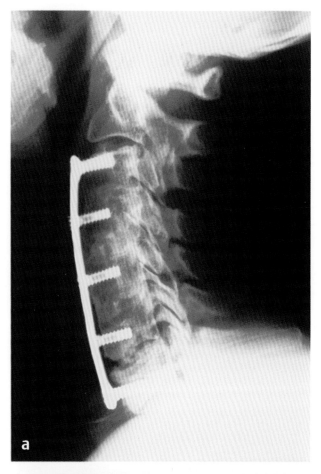

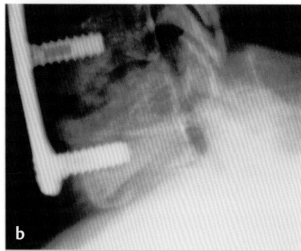

图 15.4 （a、b）一位 60 岁女性，术后 4 年，在 C3~C7 颈椎前路椎间盘切除融合静态前路钢板固定术后，在 C6-C7 水平出现无症状假关节。这个水平清楚地显示有透亮带和缺乏桥接骨

体研究已经说明了静态颈椎前路钢板在椎体切除术后的生物力学缺点，与动态钢板相比，如果植入物尺寸过小，这种缺点会更加严重。特别值得关注的是长节段的静态固定所产生的相互加载模式，即使是轻微的伸展也会显著增加植入物的负载。

DiAngelo 等在尸体模型中评估了椎体切除术后静态前路钢板固定的生物力学意义，发现软骨下终板的阻力强度仅在颈椎伸展 5°~15° 时达到。这种轻微伸展的超生理负荷，加上钢板和软骨下终板的模量不匹配，可能会导致植入物下沉。尽管有这些理论上的关注和体外生物力学研究，临床研究仍未能确定颈椎前路椎体切除和撑开支撑植骨术后的优越固定方法。

15.2.5 硬件故障

通过修改锁定螺钉 – 板接口的设计，减少了螺钉拔出的发生率。以前的设计，如 Caspar 系统，使用了可变角度的螺钉，将钢板加压到前路椎体，需要使用双皮质螺钉。Paramore 等回顾性分析了 49 例应用 Caspar 钢板的颈椎前路椎间盘切除融合术患者，发现 22% 的患者存在硬件故障。严重的并发症，如非限制性钢板螺钉回退造成的食管损伤已有报道。虽然这些问题已通过锁定钢板 – 螺钉界面的发展得到解决，但静态前路固定可能导致植入物移位和灾难性的失败，特别是在用于椎体切除术后的长节段固定时（图 15.5）。

如前所述，静态前杜固定会导致椎间植入物的相互负荷。仅 5° 的伸展就会造成很大的负荷，导致植入物移位。有大量的文献记载，在静态固定的椎体切除术后，钢板的长度会增加失败的风险（图 15.6）。

因此，长节段椎体切除的静态钢板固定应慎重。目前，长节段颈椎前路减压术的最佳固定方法尚未见文献报道。

15.3 总结

在过去的 30 年中，钢板的设计有了很大的发展，但是并发症仍然存在。对于外科医生来说，了解与颈椎前路椎间盘切除融合术相关的并发症，尤其是与特定设计相关的并发症是非常重要的。尽管与静态钢板固定相关的生物力学问题，如应力遮挡和长钢板固定植入物反向加载，文献未能一致地显示静态钢板和动态钢板之间的差异。多节段颈椎前路手术后动态前路固定可能有适应证，但目前尚不能得出明确结论。

15.4 要点

- 静态钢板在植入物 – 骨界面上分担应力并限制微运动，这可能影响成骨。

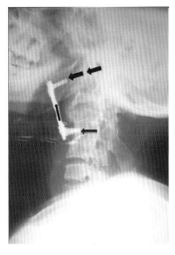
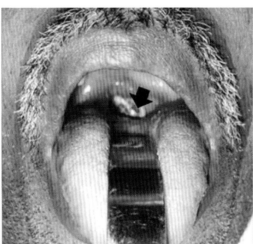

图 15.5　54 岁男性先天性颈椎病患者行 C3 椎体切除、髂骨植骨（ICBG）及静态锁定前路钢板内固定术。患者术后情况有所改善，但 8 年后又回来，报告说他口腔内的螺丝钉脱落，吞咽困难。侧位 X 线片显示钢板近端前移导致硬件故障（箭头）。临床上可以看到钢板已经侵蚀过后咽（箭头）

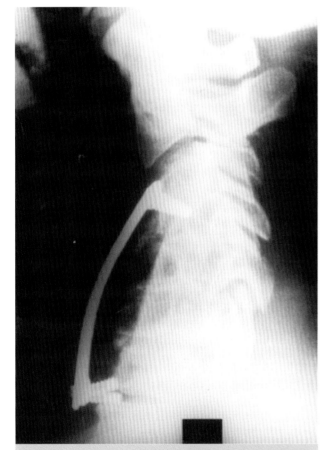

图 15.6　三节段前路椎体切除重建术伴静态钢板失效的早期侧位片

- 一定程度的植骨下沉是颈椎前路椎间盘切除融合术后的正常现象，而在使用静态颈椎前路内固定时，这种情况是不能适应的。

- 支撑式椎体切除的静态固定可以转接植入物所承受的负荷，因为伸展可以显著增加负荷。这种现象受钢板长度的影响，可能会导致下沉或植入物失效。

- 设计动态板的目的是为了克服静态结构的负荷，分担缺陷；然而，文献并没有清楚地描述这种修改的优越性。

- 不管采用何种钢板设计，多节段颈椎前路手术后的并发症明显高于单节段手术后观察到的并发症。

15.5 主要参考文献

1. Bohlman HH, Emery SE, Goodfellow DB, Jones PK. Robinson anterior cervical discectomy and arthrodesis for cervical radiculopathy. Long-term follow-up of one hundred and twenty-two patients. J Bone Joint Surg Am. 1993；75 (9):1298–1307.

   经典文献，回顾性分析改良鲁滨孙（Robinson）法颈椎前路椎间盘切除融合术加内固定治疗神经根型颈椎病 122 例。假关节发生率为 13%(16 例)，其中只有 4 例需要翻修手术。颈椎前路椎间盘切除融合术后假关节的风险被发现与所涉及的节段数显著相关。

2. Reidy D, Finkelstein J, Nagpurkar A, Mousavi P, Whyne C. Cervical spine load-ing characteristics in a cadaveric C5 corpectomy model using a static and dynamic plate. J Spinal Disord Tech. 2004；17(2):117–122.

   采用尸体 C5 椎体切除模型，在动态或静态颈椎前路钢板的作用下，确定通过植骨块传递的负荷。在使用动态钢板时，植入物的负荷显著增加，表明静态颈椎前路钢板的应力遮挡特性。

3. Brodke DS, Klimo P, Jr, Bachus KN, Braun JT, Dailey AT. Anterior cervical fixa-tion: analysis of load-sharing and stability with use of static and dynamic plates. J Bone Joint Surg Am. 2006；88(7):1566–1573.

   一项尸体研究，评估 C5 椎体切除术后在植骨下沉情况下静态和动态钢板的负荷分担能力。对于全长椎体间间隔，钢板设计之间的负荷承担或运动没有显著差异。在椎体间植入物缩短 10% 后，静态板结构失去了近 70% 的负荷分担能力；动态板中没有观察到这种损失。

4. Pitzen TR, Chrobok J, Stulik J, et al. Implant complications, fusion, loss of lor-dosis, and outcome after anterior cervical plating with dynamic or rigid plates: two-year results of a multi-centric, randomized, controlled study.

Spine (Phila Pa 1976). 2009；34(7):641–646.

比较动态和静态钢板的随机对照试验。他们报道在融合率上没有差异；然而，动态钢板的硬件故障较少，但节段性前凸损失较大。

5. Nunley PD, Jawahar A, Kerr EJ, III, Cavanaugh DA, Howard C, Brandao SM. Choice of plate may affect outcomes for single versus multilevel ACDF: results of a prospective randomized single-blind trial. Spine J. 2009；

9(2):121–127.

采用静态或动态钢板设计，对 66 例患者进行为期 4 年的单盲、前瞻性、随机研究，评估单节段和多节段颈椎前路椎间盘切除融合术的疗效。单节段颈椎前路椎间盘切除融合术后两种钢板的融合率和预后没有差异；然而，采用多节段手术的患者在视觉模拟评分法（VAS）和颈椎功能障碍指数（NDI）方面的预后优于采用静态颈椎前路钢板的患者。

第十六章　颈椎前路平动钢板的并发症

Gregory D. Schroeder, Jason W. Savage

译者：李军　李仕臣

16.1 概述

Smith 和 Robinson 在 1958 年第一次描述了颈椎前路椎间盘摘除和融合术（ACDF），现已成为脊柱外科医生最常见的、操作最成功的手术。随着对生物力学和骨形成生物学的了解的增加，外科技术尤其是前路内固定技术有了很大的进步。颈椎前路钢板的设计是为了提高融合率，特别是在多节段融合中，防止植骨塌陷导致术后后凸。

早期颈椎前路钢板可作为颈椎伸展的张力带和屈曲的支撑钢板。早期钢板设计的一个技术挑战是建议采用双皮质螺钉固定，以防止螺钉拔出和硬件故障。为了减少前路结构损伤导致的严重并发症，并消除与双皮质螺钉固定相关的风险，研制了限制性钢板系统。

第一个约束钢板系统的设计类似于骨科其他地方使用的锁定钢板。它们是完全受约束的系统，在这个系统中，螺钉被牢牢地锁在板上，形成一个固定角度的装置。虽然完全约束钢板解决了早期颈椎前路钢板的一些问题，但在生物力学上，这些钢板并不能为骨愈合提供最佳的环境。全约束钢板的使用产生了一种非常坚硬的结构，通常会导致应力遮挡，从而减少了椎间植骨所承受的应力。

为了改善颈椎前路钢板的负荷分担性能，增加植骨 - 终板界面的骨形成，开发了半张力钢板。这些板允许螺钉相对于板旋转或平移，同时具有防止螺钉倒出的机制。多项研究证实了这些钢板的生物力学优势。Reidy 等报道说，在一个尸体 C5 椎体全切模型中，与静态完全限制钢板相比，使用动态半限制前钢板时，通过植入物传递的负荷从 57% 增加到 80%，通过钢板传递的负荷从 23% 减少到 9%。在类似的尸体模型中，Brodke 等最初发现完全限制钢板和半限制钢板之间具有相似的负荷分担能力；然而，当发生 10% 的植入物沉降时，完全限制钢板中的应力遮挡增加了 70%。

半动态板分为两大类：允许在矢状面上进行少量运动的旋转半动态板和允许轴向压缩或垂直平移的平移半动态板。动态板允许通过开槽 / 椭圆形螺纹孔（图 16.1）或

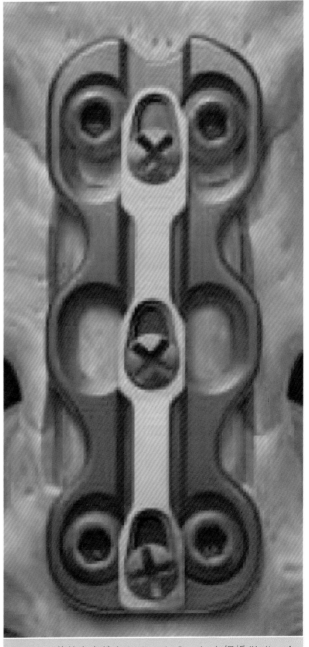

图 16.1　美敦力卓越（Medtronic Premier）钢板（Medtronic Sofamor Danek, Memphis, TN）设计为平动半动态板，头部有椭圆形孔，但在尾端受到完全限制

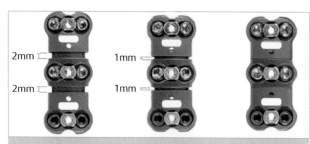

图 16.2 Atlantis 钢板 (Medtronic Sofamor Danek,Memphis, TN) 是一个伸缩平移半动态板

伸缩板（图 16.2）进行轴向平移。

有几种不同类型的半张力前路钢板已经被食品药品监督管理局（FDA）批准用于颈椎（C2-T1），与此钢板设计相关的并发症将是本章的重点。

16.2 并发症

16.2.1 吞咽困难

颈椎前路椎间盘切除融合后吞咽困难的发生率是一个有争议的话题。虽然经典文献未能报告颈椎前路椎间盘切除融合后吞咽困难的显著发生率，但最近的文献表明，47%~60% 的患者可能至少存在轻度吞咽困难。吞咽困难是颈椎前路手术后最常见的并发症之一。

避免

由于在最近的文献中吞咽困难的发病率很高，已经进行了许多研究，试图确定危险因素和避免这种并发症的方法。虽然已经提出了多种危险因素，但在 2010 年对文献进行的系统回顾中，据报道，在高级别研究中唯一可以确定的两种危险因素是多节段手术和女性。大量研究表明，在较长的多节段或翻修手术中，吞咽困难增加，多个学者得出结论，吞咽困难最好通过缩短手术时间来避免。

虽然在文献的系统回顾中没有发现，但是其他的吞咽困难的危险因素也有报道。最近，Radcliff 等证明，脊柱排列的显著前凸改变会增加吞咽困难的风险。此外，将气管导管袖带压力降至 20mmHg 可在 24h 内缓解吞咽困难。

虽然人们常常认为前路钢板可能增加吞咽困难的风险，但这一点在文献中并未显示出来。动态颈椎前路钢板治疗吞咽困难的研究有限。可伸缩动态板比其他板设计稍厚，这可能增加吞咽困难的风险。虽然 Chin 等发现钢板较厚的患者在吞咽困难评分方面没有差异，但 Lee 等前瞻性地研究了与使用更厚、可伸缩的 Atlantis（Medtronic

Sofamor Damek，Memphis，TN）钢板相比，薄的 Zephir（Medtronic Sofamor Danek）钢板在所有的时间点，动态板越厚，发生吞咽困难的风险越高。

检测

在颈椎前路椎间盘切除融合术后很难确定吞咽困难的具体危险因素，其中一个关键原因是许多外科医生未能使用适当的评估工具来确定吞咽困难患者。在报告使用动态钢板进行颈椎前路椎间盘切除融合术后的总体结果的研究中，大多数没有报告吞咽困难为并发症；在报告吞咽困难的研究中，发生率在 0.5%~4.0% 之间。然而，考虑到研究旨在确定接受颈椎前路椎间盘切除融合术后患者的吞咽困难，其发生率在 47%~60% 之间，很可能许多评估动态钢板总体疗效的研究没有确定许多轻度吞咽困难患者。在文献中，吞咽困难通常只有在患者引起外科医生注意时才会被记录下来；然而，最近有多个问卷设计来客观地识别有这个问题的患者。理想的评估工具应该是患者报告的评分，包括整体、功能、心理社会和身体评分。

Bazaz 吞咽困难量表是颈前路手术后评估吞咽困难的最早工具之一。它基于电话采访，患者对吞咽困难的评分如下：如果他们没有吞咽困难的经历，就没有；如果他们经历了罕见的吞咽困难，那么他们是轻度的；如果他们偶尔对某些食物有吞咽困难，那么他们就是中度；如果他们对大多数食物有规律性的吞咽困难，他们就是严重的。此外，这已经被修改为确定术后早期吞咽困难的标准，让患者在手术当天，术后第 1、第 3 和第 5 天使用以下评分系统对他们的吞咽困难进行评级：轻度，1~3 分；中度，4~6 分；严重，7~10 分。积分在 12 分或以上的患者被认为有术后吞咽困难。Bazaz 量表是一种常用的量表，但传统的 Bazaz 量表和修正的 Bazaz 量表均未在文献中得到验证。其他非验证性评估工具包括吞咽障碍指数和世界卫生组织吞咽障碍等级。

近年来，越来越多的综合评估工具被用来评估吞咽困难。MD- 安德森（MD-Anderson）吞咽困难量表是一项有 20 个问题的调查，它向患者询问有关其整体吞咽的问题以及有关情绪、功能和身体吞咽的问题。它已经被证实可以对抗 SF-36 治疗上消化道癌症。进食评估工具 10（EAT-10）是一个简单但仍然有效的 10 个问题的测试，用于识别吞咽困难患者。患者的回答分在 0~4 分之间，得分超过 3 分就符合吞咽困难。

16.2.2 饮食评价工具

1. 我的吞咽问题使我减肥了。

2. 我的吞咽问题妨碍了我出去吃饭的能力。

3. 吞咽液体需要额外的努力。

4. 吞咽固体需要额外的努力。

5. 吞下药丸需要额外的努力。

6. 吞咽是痛苦的。

7. 吃东西的乐趣受我吞咽的影响。

8. 当我吞咽时，食物卡在喉咙里。

9. 我吃饭时咳嗽。

10. 吞咽有压力。

治疗

虽然术后吞咽困难是常见的，但随着时间的推移，吞咽困难的发生率和严重程度逐渐降低。它通常是自限性的，很少需要进一步的干预，如喂食管或进一步的手术。最近的一项前瞻性随机对照试验发现，与对照组相比，在闭合前将类固醇（曲安奈德）放置在咽后间隙的胶原海绵上可以显著降低椎前软组织肿胀，以及术后2周吞咽痛的视觉模拟评分。这项技术可能有助于预防术后早期的语言障碍。

16.2.3 邻近节段疾病

尽管颈椎前路椎间盘摘除和融合术后预后可预测且成功，但邻近节段疾病是术后致残和疼痛的潜在原因。Hilibromd 和 Robinson 将相邻节段病变分为两类：无症状的影像学改变的相邻节段变性和由于前一次融合相邻节段退行性改变而产生的新的神经根病或脊髓病的相邻节段病变。邻近节段病变是颈椎融合的常见并发症。有症状邻近节段病的发病率估计为每年2.9%，10年随访发病率为25%。

避免

限制这种并发症从精确的外科技术开始。据推测，过度剥离肌肉可能失去一种重要的动力稳定器，可能会增加邻近节段的发病率。此外，用针环切开术进行不正确的节段定位可使邻近节段退变的风险增加300%。

无论板的设计如何，板对相邻节段的侵占都会导致相邻节段的变化。Park 等报道说，为了限制相邻椎间盘的骨化，椎间盘末端和相邻椎间盘之间的距离应该大于5mm（图16.3）。Lee 等报道说，当头尾侧螺钉放置在终板拐角处并与终板成一定角度时，相邻节段的退变减少，而不是将螺钉垂直于颈椎前板沿着终板放置。这项技术允许使用尽可能短的钢板，从而减少对相邻节段的侵占。

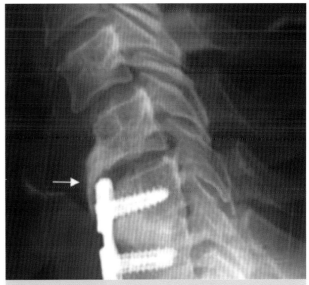

图 16.3　因钢板侵蚀引起的邻近水平骨化（箭头所示）

由于带有开槽孔的动态钢板允许钢板向相邻水平移动，因此使用它们可能增加相邻水平骨化的风险。文献中报道的平均钢板沉降量在 1.6~13.1mm 之间（图16.4），与颈椎前路椎间盘切除融合术相比，椎体切除术增加了钢板沉降量。为了防止这种并发症的发生，一些学者推荐使用一种混合钢板，尾端有完全限制螺钉，头端有平移螺钉。利用混合技术，DuBois 等回顾性报道了21名接受完全限制钢板与31名接受动态钢板治疗多节段的颈椎前路椎间盘切除融合术患者，后者出现了等效的钢板下沉。由于这一复杂性，设计了可伸缩动态板，使用这些板可降低钢板侵占相邻节段的风险。另一个动力钢板也可能加速邻近节段疾病的机制是通过改变颈椎的排列方式。多项研究表明，后凸畸形可能导致邻近节段疾病的增加，而术后使用动态钢板发生的沉降导致节段前凸的减少。

诊断

Park 等在侧位片上设计了相邻节段骨化分级系统：0级为无相邻节段骨化；1级为轻度骨化，骨化小于相邻节段的50%；2级为中度骨化，骨化在相邻节段的50%~100%之间；3级为重度骨化，邻近椎间盘完全骨化。邻近节段疾病的诊断是临床和放射学证据的结合，定义为至少连续两次就诊，出现新的神经根性或脊髓病症状，定

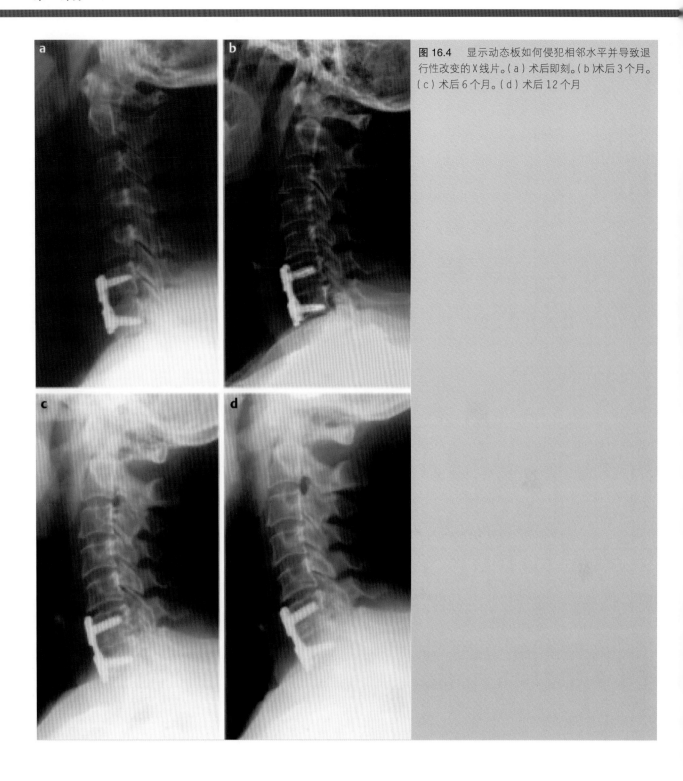

图16.4　显示动态板如何侵犯相邻水平并导致退行性改变的X线片。(a) 术后即刻。(b)术后3个月。(c) 术后6个月。(d) 术后12个月

位于退化的邻近节段。

治疗

与原发性颈椎神经根型患者相似，对发展为邻近节段疾病的患者进行保守治疗是必要的。虽然文献的指导是有限的，但多个小规模研究已经证明了保守治疗的好处。Hilibrand等报道了对46例发生邻近节段病变的患者的2年随访，其中13例疗效良好或极好，因采用软颈圈、物理治疗和抗炎药物治疗；6例在非手术治疗方面取得了良好的效果；其余27例接受了手术治疗。当保守治疗失败时，手术可以提供极好的效果。

Hilibrand等回顾性报道了38例因邻近节段疾病接受颈椎前路椎间盘切除融合术或椎体切除术的患者。他们发

现 84% 的患者在平均 5 年以上的随访期内获得了良好到极好的结果；此外，他们还发现虽然数量有限（14 例），但接受椎体切除术的患者有更好的结果。

最近，一些学者报道了全椎间盘置换术治疗邻近节段疾病的疗效。Phillips 等描述了 26 名患者在颈椎前路椎间盘切除融合术后使用单节段颈椎间盘置换术治疗相邻节段病，并将这一组与另一组接受初次全椎间盘置换术的患者进行了比较。在 1 年的随访中，他们报告两组在颈部残疾指数评分、VAS 疼痛评分和翻修率方面没有差异，这表明在短期内，全椎间盘置换术在治疗邻近节段疾病方面与主要病理一样有效。后路手术，如椎板切除术或椎板切除融合术，对于邻近节段疾病的患者也是有效的治疗选择，对于有脊柱后凸和多节段疾病的患者，或有骨不连高风险的患者，可能需要 360° 融合术。

16.2.4 假关节

假关节，或称骨不连，是指缺乏实质性融合，这可能会、也可能不会导致患者出现临床症状。Wolf 定律指出，增加骨的应力将导致骨骼重塑并变得更强壮。正因为如此，理论上，动态钢板增加的负荷分担应导致假关节率降低。然而，考虑到使用完全限制钢板的颈椎前路椎间盘切除融合术的高融合率，使用动态钢板在统计学上显著提高融合率在文献中很难证明。在唯一一项比较平移半限制钢板和完全限制钢板的随机对照试验中，Pitzen 等在 132 名患者的 2 年假关节率方面没有发现差异。在对 52 例接受多节段颈椎前路椎间盘切除融合术的患者进行的小规模回顾性研究中，DuBois 等实际上报告了使用动态钢板增加假关节的风险（5 比 16%，$P=0.05$）。虽然临床研究还不能证明动态钢板具有优越的融合率，但这些钢板的整体融合率是非常好的。在一项前瞻性、多中心的研究中，Casha 和 Fehlings 对 195 名使用动态钢板进行单节段或多节段颈椎前路椎间盘切除融合术或椎体切除术的患者进行了研究，他们报道了 93.8% 的融合率。

诊断

颈椎关节融合术可以粗略地定义为在屈曲 / 伸展 X 线片中没有运动，椎体间有桥接骨小梁。多种技术已被用于评估颈椎融合。2009 年，美国神经外科医生协会（AANS）和美国神经外科医生大会（Congress Of Neuroic Surgeons）的脊柱和周围神经疾病联合分会发表了一篇系统的文献综述，得出结论：动态 X 线片上棘突之间没有运动是评估下颈椎融合的最佳方法。他们报告说，这种方法的证据比用计算机断层扫描（CT）评估融合更有力。当使用动态 X 线片来评估假关节时，诸如使用定量运动分析技术（QMA；MedicalMetrics，Inc.，Houston，TX）来评估屈曲 / 伸展 X 线片的高级计算机编程已经被验证，颈椎的平均误差小于 0.5° 和 0.5 mm。与美国神经外科医生协会（AANS）研究相比，多个研究报告了 CT 扫描的优越结果。Buchowski 等发现 CT 成像与术中发现的符合率最高（图 16.5），Ploumis 等发现 CT 对识别假关节更敏感，观察者之间的一致性也更高。

治疗

大约 33% 的颈椎前路椎间盘切除融合术后出现假关节病的患者将无症状，不需要任何干预。此外，许多患者只会有轻微的症状，可以保守治疗。不幸的是，没有文献评估最好的保守治疗方法。然而，有多个研究已经证明了手术治疗的良好效果。

一旦决定手术，外科医生可选择前路或后路处理假关节。后入路消除了前路翻修暴露时损伤重要结构的风

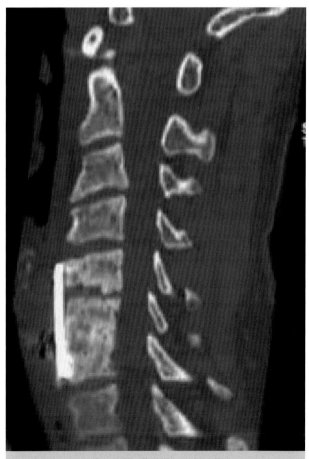

图 16.5 CT 扫描的矢状面图像清楚显示假关节

险，提高了融合率。通过前方接近假关节，外科医生可以取出疼痛的假关节，恢复矢状位和椎间盘高度，并进行彻底的减压。Zdeblick 等报道了 35 例因假性关节炎接受前路翻修的患者，他们发现 97% 的融合率，86% 的患者报道了优良或良好的结果。

16.3 螺丝拔出 / 硬件故障

虽然限制性钢板被设计用来防止螺钉拔出，但多份报告表明，即使是完全或半限制钢板，也可能发生螺钉拔出，并可能导致颈部前路结构的严重损伤（图 16.6）。Casha 和 Fehlings 前瞻性地报道了 195 名使用动态钢板行颈椎前路椎间盘切除融合术（ACDF）或椎体切除术的患者中螺钉拔出或断裂的风险为 8.2%。虽然使用平移半限制颈椎前路钢板有可能发生硬件故障的风险，但多项研究包括 Pitzen 等对 132 名患者进行的前瞻性随机试验报道了与完全限制钢板相比，平移半限制钢板发生硬件故障的风险更低。

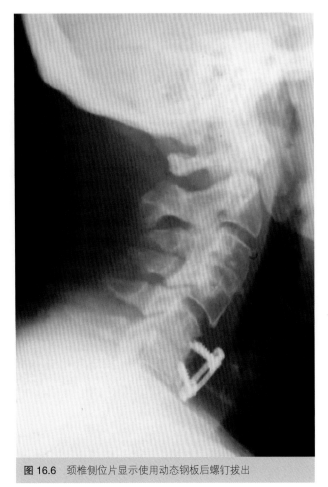

图 16.6 颈椎侧位片显示使用动态钢板后螺钉拔出

文献中最常见的硬件故障的危险因素是多节段手术，所有进行多节段椎体切除术的患者都应该使用后路器械来限制这种并发症。螺钉轨迹和螺钉类型也会影响硬件故障的可能性。与放置在钢板 90° 角的螺钉相比，12° 角内侧螺钉和 12° 头 / 尾螺钉具有较低的拔出强度，而可变角度螺钉具有较固定角度螺钉更高的拔出强度。此外，虽然恢复颈椎前凸是可取的，但过多前凸可能会导致早期植骨和硬件故障。

所有硬件故障的患者都应该进行前路翻修以移除故障的硬件，因为硬件故障可能导致毁灭性的前路并发症，包括食道撕裂和植入物移位。

16.4 植入物沉降和颈椎对齐

椎间盘高度和颈椎前凸的恢复是颈椎前路椎间盘切除融合术（ACDF）患者的一个重要目标，因为前凸的恢复已经被证明可以提高脊髓病患者的神经恢复率，并可能降低邻近节段的退变率。虽然动态钢板的好处是增加了植入物的压缩和负荷分担，但压缩和平移也可能导致前凸的损失。Pitzen 等报道，使用动态钢板进行颈椎前路椎间盘切除融合术（ACDF）的患者，与静态钢板组的 0.7° 相比，节段性前凸的平均损失为 4.3°（P=0.003）。

Ghahreman 等报道了 55 例患者，他们使用动态钢板进行颈椎前路椎间盘切除融合术（ACDF），术后 6 个月发现平均植入物下沉 1.7mm。Hong 等报道，与旋转半应变钢板相比，平移半应变钢板移植物下沉显著增加（2.9mm 比 1.9 mm）。

16.5 总结

动态颈椎前路钢板的设计减少了应力遮挡，改善了负荷分担，提供了整体的运动阻力，从而提高了融合率。虽然多项研究表明这些植入物的融合率很高，但唯一一项比较平移半限制钢板和完全限制钢板的随机对照试验未能显示关节融合率方面的任何差异。此外，使用这些钢板可能增加邻近节段疾病，吞咽困难和节段前凸丢失的风险。为了限制其中一些并发症，已经对钢板设计进行了修改，例如用可伸缩钢板来限制钢板对邻近节段的侵犯；然而，可伸缩钢板稍厚，可能导致吞咽困难增加。目前的证据表明，使用动态颈椎前路钢板可能取得良好的效果；但是相关的并发症在文献中已有记录，并没有增加临床效益。

16.6 要点

- 动态颈椎前路钢板旨在减少应力遮挡，改善负荷分担，提供整体运动阻力，从而提高融合率。

- 与静态钢板相比，动态钢板并没有显示增加了融合率。

- 动态板可能与吞咽困难增加、邻近节段退变和节段前凸丢失有关。

- 使用动态钢板可导致高融合率、低并发症和良好的临床效果。

16.7 主要参考文献

1. Reidy D, Finkelstein J, Nagpurkar A, Mousavi P, Whyne C. Cervical spine load-ing characteristics in a cadaveric C5 corpectomy model using a static and dynamic plate. J Spinal Disord Tech. 2004；17(2):117–122.

采用尸体 C5 椎体切除术模型，在动态或静态颈椎前路钢板的作用下，确定通过植骨块传递的负荷。当使用动态接骨板时，通过植入物传递的负荷从 57% 增加到 80%，通过接骨板传递的负荷从 23% 减少到 9%。

2. Lee MJ, Bazaz R, Furey CG, Yoo J. Influence of anterior cervical plate design on Dysphagia: a 2-year prospective longitudinal follow-up study. J Spinal Disord Tech. 2005；18(5):406–409.

这是一项前瞻性研究，对 156 名患者进行了颈椎前路椎间盘切除融合术，旨在确定钢板厚度是否增加吞咽困难的风险。共有 126 名患者使用了厚度更大、可伸缩的亚特兰蒂斯（Medtronic Sofamor–Danek，孟菲斯，田纳西州）钢板行颈椎前路椎间盘切除融合术，30 名患者使用了更薄的 Zephir（Medtronic Sofamor–Danek）钢板。在所有时间点，动力板越厚，吞咽困难的风险越高。

3. Casha S, Fehlings MG. Clinical and radiological evaluation of the Codman semiconstrained load-sharing anterior cervical plate: prospective multicenter trial and independent blinded evaluation of outcome. J Neurosurg. 2003；99 (3) Suppl:264–270.

这是一项包含 10 个中心的前瞻性研究，研究对象为 195 名使用动态前路钢板行颈椎前路椎间盘切除融合术的患者。他们报道了 93.8% 的融合率和较低的并发症发生率。

4. DuBois CM, Bolt PM, Todd AG, Gupta P, Wetzel FT, Phillips FM. Static versus dynamic plating for multilevel anterior cervical discectomy and fusion. Spine J. 2007；7(2):188–193.

这项研究回顾性地观察了 21 名接受多节段颈椎前路椎间盘切除融合术并使用静态钢板的患者和 31 名使用动态钢板的患者。他们没有发现临床上的差异，但在动态钢板组中假关节的风险增加了（16% 比 5%，$P=0.05$）。

5. Pitzen TR, Chrobok J, Stulik J, et al. Implant complications, fusion, loss of lor-dosis, and outcome after anterior cervical plating with dynamic or rigid plates: two-year results of a multi-centric, randomized, controlled study. Spine. 2009；34(7):641–646.

这是唯一一项比较动态和静态钢板的随机对照试验。他们报告的融合率没有差异；然而，动态钢板的硬件故障较少，但节段前凸的损失更大。

第十七章　颈椎前路椎间盘切除融合术或椎间盘置换术后异位骨化

Pouya Alijanipour, Gregory D. Schroeder, Alexander R. Vaccaro
译者：李军　李仕臣

17.1 概述

颈椎前路椎间盘切除融合术（ACDF）和颈椎人工椎间盘置换术（C-ADR）是目前治疗退行性颈椎病的常用手术方法。邻近节段病理学（ASP）的概念是指手术后邻近功能节段的退行性改变。这是一个不完全被理解的现象，目前还不清楚这是手术的结果，还是原始退行性疾病的自然进展。

异位骨化（HO）是许多骨科手术（特别是髋和膝关节置换术）后公认的并发症，是异位骨组织的表现。类似的，脊柱手术后，尤其是使用器械，如融合术和人工椎间盘置换术，也会发生异位骨化。然而，有几个非手术相关因素可以影响其发生。这些因素包括创伤、固定和患者相关的危险因素，如人口因素和遗传倾向。

异位骨化被认为是一种意想不到的化生组织，它是由于具有再生潜力的细胞的正常适应性反应的偏离而导致的。在手术创伤等触发因素存在的情况下，骨传导环境中局部和系统信号之间的相互作用促进了前体干细胞向成骨细胞（如成骨细胞）的转化。骨形态发生蛋白（rh-BMPs）是这些信号之一，在结缔组织、血管和骨组织的修复机制以及在祖细胞成骨细胞分化的基因转录中起作用。

邻近节段骨化（ALOD）是退行性颈椎病手术治疗后发生的一种并发症。提示邻近颅骨和尾骨水平的纤维外环和／或前纵韧带（ALL）异位成骨。然而，异位骨化也可以在人工颈椎间盘水平形成。邻近节段骨化和异位骨化都是术后软组织中的骨组织，正常情况下，在手术部位或附近没有骨形成。然而，邻近节段骨化发育和同一水平的异位骨化似乎有不同的病理生理和生物力学危险因素。

虽然退行性邻近节段病理学导致骨形成，但邻近节段骨化被认为是一个独特的实体。退行性邻近节段病理学患者更容易出现椎间盘突出、椎间盘高度降低、关节突关节病、终板硬化、腰椎滑脱和相邻运动节段边缘骨赘形成，而在邻近节段骨化发育中，形成非边缘骨（如全部骨化）且未观察到其他晚期退行性变迹象。

应考虑到邻近节段和异位骨化等级的确定是主观的，并且是基于它们的形态学。然而，邻近节段骨化和异位骨化的报告也取决于成像技术的类型（CT扫描和平片）。这在不确定的情况下尤其重要，在这种情况下，残余骨赘、假体下沉、不对称终板制备和诱导的骨重塑可能与异位骨化混淆。

邻近节段骨化和异位骨化似乎都是进展性的，甚至在手术后的几年里也没有停止。然而，它们的临床重要性尚未完全确定。没有研究表明颈椎前路椎间盘切除融合术或颈椎间盘置换术后的邻近节段骨化或异位骨化会影响患者的功能结果或满意度水平。然而，很少有长期随访的研究。进行性邻近节段骨化发育和异位骨化可能是值得关注和仔细研究的，特别是在椎间盘置换手术中，它们可以中和手术的原始意图，即恢复生物力学运动。

17.2 颈椎前路椎间盘切除融合术中异位骨化

对于颈椎病相关的神经根型和脊髓保守治疗无效患者，颈椎前路椎间盘切除和融合术是一种成功的手术方法。与无器械融合相比，带钢板的颈椎前路椎间盘切除融合术后即刻稳定，融合率高，抗植入物下陷，固定时间短。尽管增加了钢板的优点，但该技术增加了某些并发症的风险，包括退行性改变和相邻椎间盘间隙的异位骨化。

邻近节段骨化最初被描述为与融合节段相邻的椎间盘的偶然退行性改变；然而，随后的研究表明，某些技术细节，如钢板定位不当和尺寸过大，可能会对其外观产生相当大的影响。

正如前面提到的，对邻近节段骨化的临床重要性存在疑问，没有证据表明它的存在与疼痛、运动减少、神经根病、脊髓病、颈椎不稳或任何其他不适有关。此外，目前尚不清楚邻近节段骨化是否会增加再次手术的风险。因此，需要进行基于临床结果的长期随访研究，以检验邻近节段骨化的临床相关性。

表 17.1　Park 等提出的邻近节段骨化发育严重程度分级分类

等级	ALOD 等级说明
0 级	不存在
Ⅰ级（轻度）	扩展不到椎间盘空间的 50%
Ⅱ级（中度）	扩展≥椎间盘空间的 50%，但不完全桥接
Ⅲ级（严重）	相邻椎间盘完全桥接

缩写：ALOD，邻近节段骨化

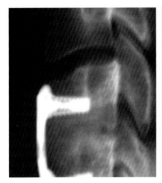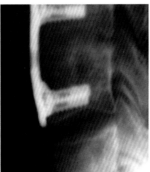

0级：不存在

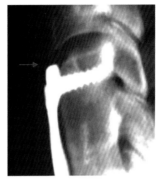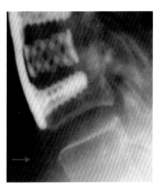

Ⅰ级：扩展不到椎间盘空间的50%

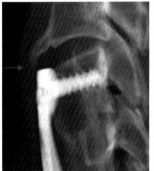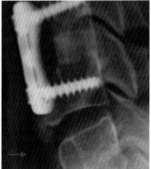

Ⅱ级：≥50%但不完全桥接

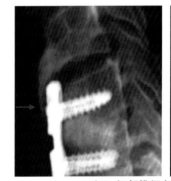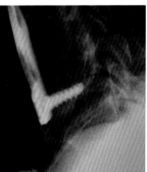

Ⅲ级：相邻椎间盘水平完全桥接

图 17.1　Park 等提出的邻近节段骨化等级

17.3 分类

邻近节段骨化通常是一种特殊的影像学表现，其严重程度各不相同。目前还没有一个有效的与治疗计划或功能结果相关的邻近节段骨化分类系统。目前文献中常用的分类系统是 Park 等提出的分类系统（表 17.1）。这种分类是基于 X 线形态学，如图 17.1 所示。

17.4 发病率

不同研究报告的邻近节段骨化发病率有很大差异，可能是由于患者的特点、手术技术、随访时间等多种因素

所致。邻近节段骨化发生在有内固定和无内固定的邻近节段骨化中。然而，它的发生率较低，并且在无内固定中以较温和的形式出现。

术后 3 个月内可发生邻近节段骨化。5% 的患者在颈椎前路钢板术后 6 周出现。尽管如此，术后早期没有发生邻近节段骨化并不排除邻近节段骨化在未来出现的可能性。颈椎前路椎间盘切除融合术后 3 个月和 6 个月无邻近节段骨化的患者报告发生率为 23.5%，术后 24 个月进展为晚期邻近节段骨化的发生率为 14.9%。术后 3 个月、6 个月和 12 个月轻度邻近节段骨化患者，第二年进展为中度（Ⅱ级）或重度（Ⅲ级）邻近节段骨化的发生率分别

为 87.5%、62.5% 和 37.5%。根据这些发现，Park 等认为，在手术后的第一年出现的任何邻近节段骨化都有很大的可能在 2 年内发展为高级别邻近节段骨化。

与使用内固定颈椎前路椎间盘切除融合术相比，未使用内固定颈椎前路椎间盘切除融合术的邻近节段骨化似乎是不进展的，研究报告在 6 个月、12 个月和 24 个月的随访中相对恒定的比率为 5.5%。关于研究使用内固定融合和非内固定融合中邻近节段骨化发生的真实的比较仍然缺乏。

然而，在一项 I 级试验装置豁免随机临床试验研究的事后分析中，Garrido 等比较了 Bryan 椎间盘植入和钢板颈椎前路椎间盘切除融合术在术后 4 年内邻近节段骨化的发生率。他们发现颈椎前路椎间盘切除融合术在 2 年（分别为 64% 和 25%）和 4 年（分别为 84% 和 52%）随访中的邻近节段骨化评分均显著高于颈椎人工椎间盘置换术（C–ADR）。在本研究中，考虑到两种手术方式和技术的相似性（包括使用 Caspar 牵开器），这些发现可能表明，与人工椎间盘置换术相关的运动保护和其他运动学改变可以减轻或推迟邻近节段骨化的发生。

17.5 病理生理学

以往的研究表明，颈椎融合术后，由于融合节段的运动消失，负荷传递到相邻的椎间盘，可能会发生相邻椎间盘水平的生物力学变化（如椎间盘内压力和应变的增加以及节段运动的增加）。然而，这种改变是否会使邻近的椎间盘容易发生退行性改变和邻近节段骨化，仍然存在争议。

有几种机制被认为是颈椎前路椎间盘切除融合术后邻近节段骨化的原因，其中大多数集中在手术技术相关的危险因素上。与其他类型的异位骨化类似，邻近节段骨化可能在损伤软组织的愈合过程中发生。在屈伸运动中，钢板对所有或前纤维环的持续刺激可能会加剧物理刺激 – 炎症 – 修复过程的循环，并导致邻近节段骨化。

17.6 外科手术的影响

有证据表明，钢板工艺的某些改进降低了邻近节段骨化的发生率。钢板与相邻椎间盘的距离被认为是邻近节段骨化的主要风险决定因素。Park 等首先提出了这种相关性，并证明在邻近椎间盘间隙 5mm 以内的钢板患者中，邻近节段骨化的发生率和严重程度显著高于其他患者（比值比：

3.3，95% 可信区间 0.8~13.4）。这一观察结果在头侧和尾侧相邻水平上都是一致的。有趣的是，当钢板距离相邻椎间盘水平在 5 mm 以内时，从术后第一年的 0 级 / 轻度邻近节段骨化进展到第二年末的中度到重度邻近节段骨化的风险是对照组的 2.0~2.7 倍。当由于较大的后方骨赘或后纵韧带骨化，适当的减压需要相当大的椎体切除时，钢板的仔细定位可能特别重要。因此，合适的策略是使用尽可能短的钢板，并保持钢板的尾端和头端尽可能远离相邻的椎间盘。为了实现这些目标，有人建议，大多数头尾螺钉应紧靠矢状面上各自的手术水平终板，并具有不同的运动轨迹。与平行于终板的螺钉相比，这样可以使螺钉更长，因此固定更牢固。在手术终板的拐角处放置有角度的螺钉可能有一些缺点。这项技术可能会带来破坏终板和植骨的风险，因此可能会危及融合。为了减少这种风险，建议植骨凹进几厘米，以避免与螺钉接触。另一个问题是手术终板拐角处的斜螺钉有松动和拔出的危险，因为它们可能没有足够的皮质骨支持。

一些学者推测，某些技术细节，如剥离全部，过度分离肌肉附着点，以及使用牵张器可能在邻近节段骨化中起作用，因此应避免不必要的解剖或操作。此外，有人假设，骨与金属植入物之间的弹性模量不匹配、骨切除或螺钉孔导致的骨碎片或钢板对所有人的刺激都可能导致邻近节段骨化。然而，没有证据可以确切地证明这些理论联系。

与尾侧椎间盘相比，头侧邻近节段骨化的总发生率和严重程度似乎更高。这可能是由于颈椎椎体比腰椎短，因此钢板可能更靠近近端椎间盘。此外，与尾部终板相比，颅骨通常进行更大的骨切除。然而，与尾部水平相比，颅骨水平的非内固定颈椎前路椎间盘切除融合术发生邻近节段骨化的风险也增加了，因此很可能还涉及内固定以外的其他因素。此外，邻近节段骨化并不一定发生在所有钢板到椎间盘距离 < 5 mm 的患者中。

17.7 颈椎间盘置换术中异位骨化

前路减压后颈椎间盘置换术的最初理念是通过保留椎间盘间隙的运动来降低融合相关邻近节段退变的发生率。尽管其结果是成功的和有希望的，但随后的长期随访研究报告了人工椎间盘置换术后自发放射学关节融合的发生率增加，此外，对于半限制和非限制性类型的人工椎间盘，都可以发生高级别的异位骨化和自发融合。人工椎间盘置换术后异位骨化的形态与椎间融合后老化的骨赘或融合块相似。然而，即使是它的高级别形式似乎也没有临床意义。例如，在一项使用 Prodisc-C 植入物的研究中，尽管 63% 的患者在 4 年的随访中表现出中重度异位骨化，92% 的患者将再次接受同样的手术。然而，人工椎间盘周围的完全融合是不利的，与颈椎前路椎间盘切除融合术相似，理论上可能加速邻近节段退行性变的风险。此外，值得注意的是，绝大多数关于颈椎人工椎间盘的研究都是由行业赞助的试验，研究者在这些试验中存在着重大的利益冲突。此外，与颈椎前路椎间盘切除融合术相比，这些研究中报道的结果可能会因为登记接受颈椎人工椎间盘手术的患者的愿望而产生偏差。

17.7.1 分类

McAfee 等最初提出了一种基于形态学的腰椎间盘置换术后异位骨化分类方法（表 17.2），但同样的分类系统已用于颈椎间盘置换术。

然而，大多数研究表明，异位骨化的分级与临床结果参数（如总体满意度和 SF-36，疼痛评分和颈部残疾指数）无关。尽管有两项研究表明，在屈伸位片上测得的异位骨化严重程度与运动丧失之间存在相关性，但异位骨化的存在并不影响临床结果。

17.7.2 发病率

不同研究报告的异位骨化发生率存在显著差异。造成这种差异的原因可能是患者特征、围手术期护理方案、手术技术细节、每种类型植入物的生物力学特性以及异位骨化检测方法（CT 扫描与简单 X 线成像）的敏感性不同。

Meta 分析显示，术后 1 年异位骨化发生率为 17.8%~72.3%（平均 44.6%），术后 2 年异位骨化发生率为 28.8%~78.5%（平均 58.2%）。同样，术后 1 年和 2 年晚期

异位骨化的发生率分别为 4.2%~23.1%（平均 11.1%）和 8.5%~32.3%（平均 16.7%）。然而，与使用内固定颈椎前路椎间盘切除融合术后相似，颈椎人工椎间盘置换术后异位骨化的发生率随着时间的推移而增加，现有的报道可能因随访时间而混淆。在一项研究中，Prodisc-C 术后 6 个月和 4 年随访时，高级别异位骨化的发生率分别随着时间的延长而逐渐增加，分别为 9% 和 63%。因此，颈椎人工椎间盘置换术中异位骨化的发生率可以根据随访时间的长短而变化。随访 2 年时，Bryan 颈椎间盘（美敦力公司，田纳西州 孟菲斯市）的异位骨化发生率为 21%~76%，随访 2 年时，Prodisc-C（辛迪思公司，保利，宾夕法尼亚州）的异位骨化发生率为 71%~79%，随访 14 个月和 30 个月时，Prestige LP（美敦力公司，田纳西州孟菲斯市）的异位骨化发生率分别为 14% 和 17%，随访 1 年，PCM（维科技公司，新泽西州）为 0.4%。此外，比较研究显示，与 Mobi-C（法国特鲁瓦 LDR Medical）（13.7 ± 0.9 个月）和 ProDisc-C（14.4 ± 3.4 个月）相比，Bryan 椎间盘的无异位骨化存活时间（48.4 ± 7.4 个月）更长，与 Bryan 植入物相比，Mobi-C 和 ProDisc-C 的异位骨化总体比分别为 5.3 和 7.4。此外，有人认为球窝型椎间盘植入物（如 ProDisc-C）比其他类型的植入物更倾向于改变颈椎的生物力学特性，这将导致异位骨化形成的风险增加。

17.7.3 病理生理学

与患者相关的情况、节段运动异常、炎症或创伤反应中释放的骨形态发生蛋白以及周围软组织的慢性刺激被认为是导致颈椎人工椎间盘置换术后异位骨化的原因。一些学者根据前、后异位骨化的形态差异，以及异位骨化在颈椎人工椎间盘置换术后 4 年仍持续生长的事实，推测机械因素对异位骨化的形态有一定的影响。

表 17.2　修改了 McAfee 对 C-ADR 后 HO 的分类

类型	形态描述
0 级	没有 HO 存在
Ⅰ 级	HO 存在于软组织内的骨岛，但不影响脊椎运动节段的运动范围。骨不在由两个椎体终板形成的平面之间
Ⅱ 级	HO 可能影响脊椎的活动范围。HO 存在于由椎体终板形成的两个平面之间，但在相邻的椎体终板或骨赘之间没有阻塞或连接
Ⅲ 级	椎体终板的活动范围在屈伸或侧弯位 X 线片上被异位骨化和 / 或术后骨赘形成所阻断
Ⅳ 级	HO 导致关节融合。骨性强直。相邻终板之间连续的桥接骨小梁和大于 3° 的侧屈伸位片

缩写：C-ADR，颈椎人工椎间盘置换术；HO，异位骨化

年龄增加，男性，术前存在骨赘（包括钩椎肥大），术前项韧带或后纵韧带骨化，术前慢性后凸，术前活动范围有限（屈曲 – 伸展＜4°），多水平颈椎人工椎间盘置换术、某些水平（C3-C4 和 C4-C5）、植入物类型和混合植入（邻近水平有人工椎间盘）被认为是颈椎人工椎间盘置换术后异位骨化的潜在危险因素。与周围关节，特别是髋关节和膝关节的重建不同，围手术期非甾体抗炎药在预防异位骨化方面的益处尚不清楚，没有可用的直接证据，其他研究的结果也不一致。然而，一些与患者相关的危险因素，如年龄、男性和肥大性骨关节炎是所有骨科手术后异位骨化的一般危险因素。

17.7.4 外科手术的影响

手术过程中的各种细节可能有助于颈椎间盘置换术中 HO 的形成或预防。软组织和骨结构的手术创伤可能会引发异位骨化；然而，这种创伤可能只会导致术后早期异位骨化。相比之下，与人工椎间盘植入相关的非正常生物力学变化可能是迟发性进行性异位骨化的原因。然而，在某些情况下，这些不同的机制可能共存，因此共同增加了异位骨化的风险。

在颈椎人工椎间盘置换手术中，为了获得足够的椎间盘暴露，必须切断颈长肌的骨性附着，这会导致包括成骨蛋白在内的炎性细胞因子的释放，从而可能导致异位骨化的形成。此外，终板钻孔过程中释放的骨粒（特别是植入物，如需要大量钻孔的 Bryan 椎间盘）、聚乙烯的磨损碎片、某些类型的假体椎间盘（如 ProDisc-C 植入物）中的翻转过程以及终板和植入物之间的应力被认为在颈椎人工椎间盘置换术后异位骨化的形成中起作用。骨髓暴露对前部异位骨化的影响尚不清楚。虽然龙骨式植入物（ProDisc-C）与非龙骨式植入物（如 Mobi-C 和 Bryan）相比有更高的异位骨化发生率（发生率分别为 90%、65% 和 53%），但这一发现仅限于上椎体。尽管上终板和下终板的手术准备相似，但前路异位骨化很少发生在下椎体，这对终板准备的作用提出了质疑。

此外，植入物的适当位置和人工椎间盘基板之间较小的前凸角度是颈椎人工椎间盘置换手术后异位骨化的保护因素，而椎间盘间隙高度的过度矫正和植入节段活动范围的增加（超移动性）与异位骨化形成的风险增加相关。有趣的是，与通常的预期相反，Suchomel 等观察到旋转中心稍微靠前的植入物形成的异位骨化不那么严重。他们还提出，植入物的旋转中心与动态 X 线片上测量的旋转中心之间存在不匹配，这与异位骨化的严重程度有关。

17.8 总结

邻近节段骨化和异位骨化对颈椎退行性变融合术和椎间盘置换术临床疗效的影响尚不清楚。这两种情况都可能是进行性的，对于随访时间较长的患者，特别是接受颈椎人工椎间盘置换手术的患者，存在着对它们的临床结果的担忧。患者相关的、手术相关的和植入相关的因素与异位骨形成相关。进一步的高质量研究将阐明这些现象的真正重要性，并将在高风险条件下预防其发生或停止其进展的。

17.9 要点

- 异位骨化和邻近节段骨化分别被认为是颈椎人工椎间盘置换手术和颈椎前路椎间盘切除融合术的术后并发症。
- 这两种情况似乎都是进展性的；然而，它们并没有显示出影响临床结果或增加再手术率。
- 与其他骨科手术中异位骨形成类似，可改变和不可改变的危险因素与这些情况相关。
- 手术技术相关细节和植入物类型似乎对这两种情况的发生有很大影响。

第十八章　颈椎前路低切迹独立螺钉 - 钢板内固定的失效

Michael P. Kelly, Wilson Z. Ray
译者：李军　李仕臣

18.1 概述

在颈椎前路椎间盘切除融合术（ACDF）中，已经引入了低切迹、独立的颈椎植入物，以努力减少植入物的突出和减少手术次数。虽然颈椎手术后的吞咽困难是多因素的，并不仅仅与钢板突出有关，但最近的研究结果是令人振奋的。事实上，吞咽困难在颈椎后路手术后并不少见。大多数集成装置是由聚醚醚酮（PEEK）制成的，与自体移植或同种异体移植相比，PEEK 有更高的假关节形成风险。

颈椎手术后吞咽困难是常见的。考虑到当采用标准的 Smith-Robinson 颈椎前路入路时，食道和舌骨下肌（即"束带肌"）的收缩，这并不奇怪。与术后吞咽困难相关的患者变量包括性别、年龄和既往颈椎前路手术。多节段手术、C4 以上的手术和较长的牵拉时间与术后吞咽困难有关。最后，一些证据表明，钢板厚度是导致术后吞咽困难的一个因素。这些发现并不一致，植入物设计和突出程度对吞咽困难的影响仍不明确。

吞咽困难通常是急性的，通常不会成为一种慢性疾病，尽管在术后 1 年出现的吞咽困难可能无法解决。重要的是要考虑用于检测吞咽困难的方法，因为以前的报道包括基于临床医生的评估、患者报告的结果评分和吞钡实验。在这些测试中，患者报告的结果评分可能是临床相关吞咽困难的最特异性评分。过于敏感的检查会发现吞咽困难，这对患者几乎没有影响。

奇怪的是，术后吞咽困难并非颈椎前路手术所独有，因为颈椎后路手术后吞咽困难并不少见。提出的病因包括术后颈部疼痛和关节融合术引起的僵硬，改变吞咽的力学。由于颈椎前路钢板术后吞咽困难较多，外科医生对除钢板以外其他内固定的兴趣，导致了低切迹、独立器械的开发。除了这些融合装置，颈椎间盘置换术是另一种内固定技术，可以减少术后吞咽困难。

颈椎前路钢板与邻近节段骨化（ALOD）有关。这一发现的特点是相邻节段的前纵韧带（ALL）和前环骨化。邻近节段骨化的临床意义尚不清楚，它可能对邻近节段的退行性变起保护作用，也可能易导致邻近节段的病理改变和随后的二次手术。邻近节段骨化与钢板向相邻水平的椎间盘间隙缓慢靠近有关，建议的临界距离为 5 mm。如果钢板位于相邻椎间盘的 5mm 范围内，则邻近节段的速率更高。虽然有人提出要破坏一切，但人们还不知道邻近节段骨化的原因。低切迹、独立的设备和颈椎间盘置换手术可能通过避免前路钢板和尽量减少破坏和消除相邻水平上的退变来降低邻近骨化发育的发生率。

邻近节段病变（ASP）可能需要再次手术，是颈椎前路融合术最常见的并发症之一。考虑到颈椎前路钢板手术现已成为常规操作，邻近节段病变的处理往往需要一种广泛的方法，允许移除旧的植入物，以及允许颈椎前路椎间盘摘除和融合术在后续使用。独立的、低切迹的颈椎装置已经被设计成允许对相邻节段进行坚固固定，而不需要移除病理节段上方或下方的器械。

18.2 仪器的用途

低切迹、独立的颈椎装置设计是用来更换颈椎前路钢板及椎间移植物或器械。避免使用颈椎前路钢板有几个潜在的好处，包括减少邻近节段骨化的发生率，减少吞咽困难，以及更容易进行关节融合术。当治疗邻近节段病变时，这些器械可能特别有用，因为在大多数情况下，可以在不移除任何相邻器械的情况下治疗受影响的节段。坚固的内固定可将术后后凸畸形的风险降至最低。

在我们的实践中，我们发现这些装置在颈椎畸形的（前部和后部）手术中是有用的（图 18.1a、b）。它们允许多个节段的椎间融合，而不需要使用前路钢板。如果前路手术不能提供足够的矢状面矫正，我们将一枚螺钉穿过低切迹装置，将其固定在椎间盘间隙，而不固定矢状面。通过定位、Smith-Petersen 截骨术和后路内固定加压获得进一步的矢状面矫正。如果有人将螺钉置入头尾终板，矢状面将被锁定，不可能再进行矫正。

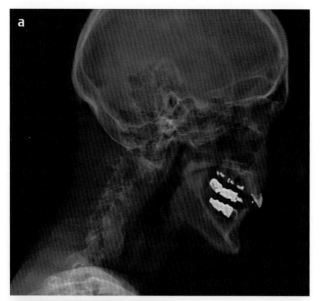

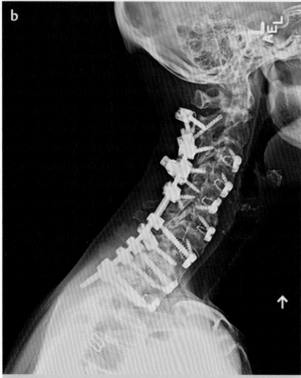

图 18.1 （a）62 岁颈椎侧凸妇女的术前侧位片。（b）术后侧位放射学检查，颈椎前路截骨术后采用低姿、独立器械和后路器械。这些器械经美国食品药品监督管理局（FDA）批准用于颈椎前路器械

18.3 相关解剖学

这些器械按照标准的 Smith–Robinson 颈椎入路放置。该入路利用胸锁乳突肌和内侧带状肌之间的平面。此入路中的危险结构包括内侧的食道和外侧的颈动脉鞘（颈动脉、颈静脉和迷走神经）的外侧。我们更喜欢在前路脊柱手术中使用阑尾牵开器，以保护内侧结构。去除椎前筋膜后，将颈长肌从内侧附着处剥离。这块肌肉应该以骨膜下的方式剥离，从远端到近端。有带着肌肉纤维的静脉，我们更喜欢使用双极电凝，用 Penfield 2 号电刀进行钝性抬高肌肉。抬高后，在颈长肌下方放置放射状牵引器。小心不要在颈长肌纤维内解剖，这样会降低交感神经损伤的风险，从而导致 Horner 综合征。为了将术后吞咽困难的风险降至最低，我们将进行近端和远端的解剖，以便能够接触到感兴趣的水平上方和下方的椎间盘间隙。这比有限的入路更能调动背部肌肉和其他颈部内容物，减少肌肉的拉伸和张力。通常舌骨会在 C6 左右穿过手术区域。在我们的实践中，我们通常横向牺牲最接近的纤维。当纤维收缩时，它们就会离开手术区域。根据我们的经验，这与抱怨吞咽困难没有关系。如果选择不牺牲舌骨，那么它应该在 C5 及以上向内侧收缩，当低于 C5 时向外侧收缩。

在颈椎前路椎间盘切除术 / 椎体切除术前，应研究椎动脉的走行。大多数情况下，椎动脉在 C6 处进入颈椎，C7 处横突孔内有少量静脉。但在某些情况下，动脉会在 C7 或 C6 以上进入。在抬起颈长肌之前应该知道这一点。在某些情况下，椎动脉会走中间路线，在椎间盘切除 / 椎体切除的时候有风险。

18.4 并发症

18.4.1 假关节

我们对独立、低切迹器械的主要关注源于它们的组成和设计。这些产品全部或几乎全部由聚醚醚酮（PEEK）制成，聚醚醚酮是一种疏水的生物惰性材料。因此，与钛或其他骨科金属不同，骨和周围组织无法结合。我们认为，骨 – 植入界面缺乏稳定性，增加了假性关节炎的风险。这些装置依靠桥接骨，穿过装置的管腔。这在设计上变得更加复杂，因为大多数都有相对较小的管腔，而这个管腔部分被用于固定设备的螺钉占据。减少了可用于桥接骨的空间，假关节的风险再次增加。

为了将假关节的风险降到最低，我们在计划进行前路椎间融合术以支撑前柱和矫正畸形时，通常使用独立、低切迹的器械。虽然这些器械结果的小病例系列声称假关节炎的发病率与颈椎前路椎间盘切除融合术相似，但在我们的实践中，独立设备后的假关节炎仍然是再次手术的原因（图 18.2）。在大多数假关节病例中，不需要前路翻修

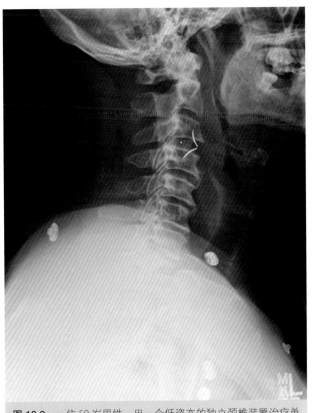

图 18.2　一位 50 岁男性，用一个低姿态的独立颈椎装置治疗单节段神经根型颈椎病。他表现为持续的疼痛和恶化的症状；检查显示假性关节炎。他接受了颈椎后路减压和器械融合术

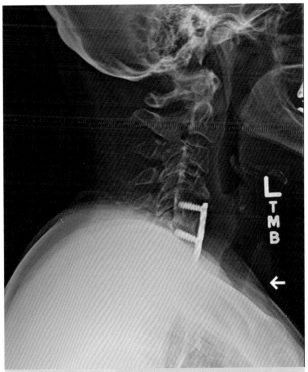

图 18.3　一位 49 岁女性的术前侧位片，其邻近节段病理导致颈椎前路椎间盘切除融合术后神经根病变。计划是在 C4-C5 使用低切迹，独立的器械，没有拆除原先内固定

手术，而是进行器械固定的后路手术来固定节段。

18.4.2 植入物错位／螺钉放置

独立的、低切迹的器械一直被主张在邻近节段病变（ASP）中使用。在这些情况下，潜在的好处是能够进行邻近节段的手术，而无须暴露和移除先前的器械。但是，必须注意钢板在相邻椎间盘上的移动距离。如果钢板侵犯太多，则可能无法获得合适的头角／尾角以通过独立装置插入螺钉（图 18.3）。这可能会导致螺钉偏离终板，而不是啮合终板，从而分散间隙（图 18.4）。这几乎肯定会导致假关节。

18.4.3 滞后效应／螺钉放置

螺钉放置的另一个风险是通过合成设备产生"滞后效应"的可能性。虽然一些植入物被设计来防止这种情况，但当放置螺钉时，植入物会滞后于椎间盘间隙并侵蚀椎管，这是有风险的。放置螺钉时，应确保植入物不会进入椎间盘间隙，且必须在侧位片上检查最终位置。如果术中使用神经生理监测，神经生理学家应该知道何时放置螺

钉，以确保数据不会随之改变。

18.4.4 相邻节段骨化发育

此病理表现为与前路内固定相邻的颈椎水平的全部和／或环状骨化。当前路钢板放置在邻近椎间盘 5mm 范围内时，这种情况最常见。邻近节段骨化在颈椎间盘成形术中较少出现，这种手术在手术水平上对前纵韧带的破坏较小，而且植入物不需要前路内固定。独立的、低切迹器械比前路钢板更接近于关节置换术，因此单独使用器械的邻近节段骨化发生率将与颈椎间盘置换术相似。仅暴露／清创必要的椎间盘间隙，仅暴露椎体终板，可将邻近节段骨化的风险降至最低。没有理由清除所有超出椎间盘空间边界的区域，因此应该避免这种情况。

18.4.5 吞咽困难

独立的、低切迹器械可能会降低术后吞咽困难的发生率，因为一些人认为前路钢板，特别是在较高（C4 或更高）的颈椎水平，会增加吞咽困难。尽管有这个潜在的好处，吞咽困难是常见的，在暴露期间使用手术技术可以最大限度地减少吞咽困难。有一些证据表明，牵引器与充气气管导管（ETT）相结合，可能会在手术中导致神经和

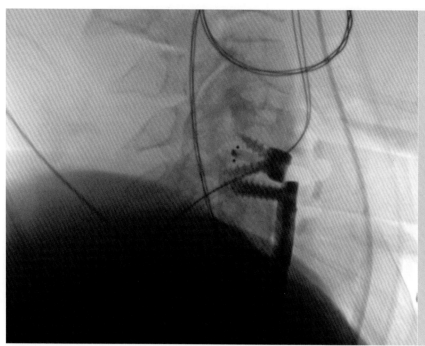

图 18.4 术中透视显示头颅低侧螺钉位置错位，导致间隙牵张。注意，由于先前的器械存在颅蠕变，因此不可能对颅骨螺钉进行适当的角度调整。患者接受了摘除内固定、颈椎前路椎间盘切除术和融合、前路电镀的治疗

/ 或肌肉损伤。为了尽量减少这些压力导致的损伤，可以在放置牵开器后对 ETT 进行放气和再充气。这并没有被证明能减少吞咽困难，尽管这种干预措施的风险很小，而且可能用于高危患者。广泛暴露内侧带状肌和胸锁乳突肌之间的间隙，以便可以达到感兴趣水平上下的椎间盘空间，将最大限度地减少对这些肌肉的拉伸。尤其是在翻修手术中，瘢痕组织可能成为广泛暴露的障碍。局部和静脉注射类固醇可以降低吞咽困难的发生率，从愈合率和感染率来看似乎是安全的。

18.5 总结

独立的，低切迹的颈椎器械提供了一种快速和相对容易的方法来进行器械化的颈椎前路椎间盘切除融合术。当手术与先前的颈椎前路内固定相邻时尤其如此，因为独立装置不需要移除先前的内固定。这些器械在颈椎畸形手术中也很有用，因为在后路器械和畸形矫正之前，需要前柱支撑，有时还需要前路颈椎截骨术。在这些情况下，只需将一枚螺钉放入头部终板或尾部终板，这样就可以在易于定位、伸展和压缩的情况下实现前凸。

这些装置的公开结果是好的，可与同种异体颈椎前路椎间盘切除融合术相媲美。然而，由于 PEEK 材料和相对较小的可供融合的表面积，对假关节病的关注存在。外科技术不能被植入物设计所取代；仔细的计划和操作将使

用这些装置时出现并发症的风险降到最低。

18.6 未来发展方向

需要更多的病例，将独立的、低切迹的装置与带自体 / 同种异体植入物的椎前路椎间盘切除融合术进行比较，以显示假关节发生率的高低。同样，需要更多的研究来证明，与带钢板和植骨的颈椎前路椎间盘切除融合术相比，独立器械术后临床上重要的吞咽困难的发生率有所改善。

18.7 要点

- 虽然年龄、性别和治疗水平等其他因素也与吞咽困难有关，但低切迹、独立的颈椎器械可减少术后吞咽困难。

- 假性关节病是这些装置的一个问题，因为它们是由聚醚醚酮 (PEEK) 制成的，并且有相对较小的表面用于骨性愈合。

- 这些器械可在治疗邻近节段病变时，与先前的器械相比，在头尾部使用。必须确保之前的器械不会阻碍通过独立设备的螺钉适当放置。

- 低切迹器械可降低邻近水平骨化发育（ALOD）的发生率，但其临床意义尚不明确。

- 仔细的手术计划和操作将减少颈椎前路手术后并发症的风险。

第十九章　颈椎前路多节段椎体切除术后的并发症

Christoph P. Hofstetter, Michael Y. Wang
译者：芦浩，刘琦

19.1 概述

颈椎的关节退变、结缔组织肥大、骨赘的生长，导致椎管狭窄。颈髓的压迫和拉伸可能导致脊髓病变。脊髓型颈椎病的发病率随着年龄的增长而增加，从 30 岁的发病率约 13% 增至 70 岁的发病率约 100%。一般认为，前路减压能有效地改善颈椎病发展。颈椎椎体切除是治疗多节段颈椎退行性骨关节炎的一种方法。中心椎体的切除可使脊髓得到满意的减压。减压后，使用内植物来支撑重建骨缺损。近来，前路钢板已被用于多节段颈椎椎体切除术的内固定。脊柱内固定的基本原理可以总结如下：恢复结构受损的脊柱的稳定性；通过最小的损伤达到融合；在畸形矫正后保持对齐；防止退变的进展；以及立即坚固固定以减轻疼痛。此外，通过提供即时的刚性固定跨越需要融合的关节达到内部的稳定，提供促进骨愈合的良好环境。

19.2 颈椎多节段椎体次全切除术

在 20 世纪 80 年代初以来，文献报道了利用多种内植物支撑技术进行颈椎椎体切除术。本方法是治疗多节段颈椎病的有效方法。据报道，本方法的融合率高，脊髓压迫也得到了良好的改善。并发症的发生率随着节段数目的增加而增加。因此，多节段重建对内植物移位的风险逐渐增高（一节：4.2%、二节：5.3%、三节：9.9%）、内植物断裂、内植物挤压、内植物的移位、假关节、吞咽困难、呼吸抑制和神经损伤。为了对抗这些并发症，我们增加了更坚强的固定形式，如环形背心或前 / 后固定装置。虽然在某些临床情况下，环形背心可能是一种有效的固定手段，但它们的使用给患者带来很多不适和一些并发症。如针道感染、颅骨骨髓炎，和颅骨穿透与随后的脑脊液渗漏和脓肿形成的可能性。此外，由于背心外形大、重量大，老年患者适应外部环形固定的能力较差。这些因素限制了环形背心固定在现代临床中的实用性。

幸运的是，在过去的 20 年里，内固定技术取得了许多进展。颈椎前路板于 1989 年由 Caspar 引进。在单节段

颈椎前路椎间盘切除融合术（ACDF）中应用前路板可以减少移植物塌陷和相邻节段后凸的数量。虽然一些单独的研究未能显示前路板在单节段 ACDF 中的统计学显著益处，但是最近的 Meta 分析表明，在单节段 ACDF 上添加前路板可以提高融合率。因此，颈椎前路板的增加减少了术后固定的需要，可以通过允许早期康复和恢复工作来改善生活质量和成本效益。在一项由 Grob（Grob）和同事进行的前瞻性随机研究中，共有 50 名患者接受了 1~2 节 ACDF 治疗，其中有或无前路板。有或无前板的 ACDF 患者疼痛改善或功能恢复无统计学差异。值得注意的是，在平均 34 个月的随访中，26 例没有使用前路板的 ACDF 患者中有 9 例（34.6%）没有融合，相比之下，24 例使用前路板的 ACDF 患者中只有 3 例（12.5%）没有融合。有趣的是，这项研究的作者得出的结论是"结果不支持在退行性疾病中普遍使用前路钛板"，而使用前路板治疗的患者的高复工率并没有进一步讨论。

考虑到多节段前路融合的失败率高，前路板固定的应用应考虑到这一适应证。因此，多节段前路融合的内植物中包括前路板，以增加即刻的稳定性。这是基于 ACDF 使用前路板治疗的经验。在多节段椎体切除术中使用前路板可以增加融合率，减少内植物塌陷和相关的后凸畸形，减少术后固定的需要，并且允许早期活动，使患者快速地恢复到生活工作中。然而，ACDF 和短节段椎体切除术（2 个或更少的水平）的前路板的这些优势在长节段颈椎椎体切除术中并不明显。在这种情况下，增加前路钛板并不能减少内植物的失效。无前路钛板多节段椎体切除术的失败率为 2.0%~7.7%（2%、7.7%、6.8% 和 6.6%）。在多节段椎体切除手术中，已清楚显示节段的数量对内植物失效率有影响。在这些研究中，许多患者使用了后路内固定装置。此外，颈椎后凸的患者由于本身存在椎体不稳，所以椎体切除术后具有更高的失败风险。多节段椎体切除术用长的支撑内植物和前路板治疗的一个主要问题是，将作用力转移至前路板上，导致螺钉 / 钢板的拔出率高。对于这些患者，已经进行了环形背心固定或补充后稳

定。Sasso 及其同事们报道：2 个节段的失败率 6%（33 名患者中有 2 名）和 3 个节段的失败率 71%（7 名患者中有 5 名）。Vaccaro 及其同事们揭示了结构长度对器械失败的类似影响（2 个节段的失败率为 9%，3 个节段的失败率为 50%）。因此，颈椎前路钢板多节段椎体切除术的总失败率为 0~20%（11.1%、8.2%、20%、17.5% 和 0）。虽然这些上述的研究具有局限性不能直接比较。显然，前路板的添加并没有减少并发症或器械失效的发生率。

此外，前路板的使用，与其一系列并发症有关，例如内植入的突起引起的吞咽困难、内植物失效以及内植物上的生物力学力的改变。术后吞咽困难持续 3 个月以上者占同期多节段颈椎切除术中使用前路钛板的患者的 0~8.2%（5.5%、8.2%、52.9% 和 0）。颈椎前路手术后吞咽困难的原因尚不清楚，但已经提出了几种生理机制。颈椎前路板直接置于食道后方，可能会撞击或刺激食道。研究表明，前路板的设计和厚度与术后吞咽困难有关。Lee 及其同事发现，钢板厚度从 2.5 mm 减少到 1.6mm，再加上更光滑的表面设计，6 个月后吞咽困难从 22.5% 下降到 14%，24 个月后吞咽困难从 14% 下降到 0。此外，有几项研究表明，增加前路板与术后吞咽困难的发生率有关。Mobbs 及其同事分析了 242 例 ACDF 患者，他们发现接受前路板的患者（4.5%，5/112 例）的吞咽困难发生率明显高于未接受前路板的患者（0.8%，1/130 例）。Lee 及其同事发现，在 104 名没有前路钛板的患者中，吞咽困难的发生率（14.1%）低于接受前路板的患者（21.1%）。同样地，据报道，在植入零切迹钛板后，吞咽困难的发生率较低。前路板植入过程中食道压力增加也被认为是 ACDF 使用前路板患者出现吞咽困难的原因。

使用前路钛板的同时，也增加了内植物的其他并发症。螺钉退钉、螺钉断裂和钢板断裂已被证实。前路板固定多节段椎体切除术硬膜相关并发症发生率为 0~20%（11.1%、8.2%、20%、17.5%、0）。颈椎前路板的目的是帮助维持内植物的位置，并提供半刚性的固定结构，以促进融合。然而，增加一个前板有两个重要的生物力学后果。它阻止了内植物的沉降，并在颈部屈伸时增加了负荷。

首先，人们认为前路板可以起到卸载和防止内植物正常沉降到终板的作用。对 39 名接受多节段颈椎切除联合前路板固定的患者进行对比试验，观察到板 / 内植物移位率约 10%。Macdonald 及其同事报道了类似的板 / 内植物的移位率。在 36 名接受多节段颈椎前路切除、使用同种异体腓骨移植物和前板进行稳定的患者组中，6 人检测到内植物移位。随访 31 例（19.4%）。总共 3 例患者（8.3%）需要再次手术治疗内植物移位。

其次，生物力学研究表明，在多节段椎体切除术中增加前路钛板可将屈伸过程中支撑内植物的负荷转移。正如预期的那样，在尸体模型中，多节段独立的支撑物承受颈部屈曲负荷，而颈部伸直张力不受负荷。在这些研究中，增加一个前路板可以减少局部运动和增加刚度。重要的是，增加一个前路板可的反向支撑力。因此，大约 10° 的延伸会产生较大的载荷（> 200 N）。如此大的终板载荷与软骨下骨破坏有关。作者的结论是，应用前板在多节支撑内植物中会产生可能加剧内植物活塞的超生理学负荷。当移植物和椎体在愈合的初始阶段稳定下来时，就会发生内植物的活塞运动。如果活塞活动变得严重，螺钉可能会拔出或断裂。几项临床研究证实了这一发现。Macdonald 及其同事估计在 36 例患者中有 2 例（5.5%）观察到了内植物的活塞活动。Paramore 及其同事发现，活塞运动的幅度与板的长度有关。此外，与失效的结构（6±3.1 mm）相比，非失效结构（2±1.6 mm）患者的活塞量较少。

后张力的加入与前稳定相结合，可进一步增加内固定结构的强度。此外，在使用了前路板的多节段椎体切除术中加入后固定装置，可抵消支撑内植物和前路板的过度负荷。但是，与单独的支撑内植物相比，360° 结构的支撑内植物的负荷保持相反。前路和后路器械在多节段支撑内植物中有效地减少了屈曲和伸展之间的负荷波动，这可能降低随后的结构失败率。因此，Schultz 及其同事报道了 32 例接受了 2 节或 3 节椎体切除术的患者，并没有出现明显的临床意义上的失败。然而，这种方法显然增加了额外的手术切口和内植物，并伴随有相应的风险。

19.3 支撑钛板

为了减少多节段连接板固定失败的风险，同时抵消内植物移位和挤压，开发了短节段前路板，也称为支撑板。技术上来说，放置支撑板比放置横跨整个内植物的连接板更容易。此外，跨越整个节段的连接板认为可以防止内植物在愈合过程中下沉，但增加了内植物的移位和挤压。相反，支撑板只固定在内植物的一端，可以正常沉降，从而抵消内植物的挤压。在多节段椎体切除术中，内植物的移位通常发生在下段，通常在 C6、C7 或 T1 处，所以支撑板通常位于尾部。

MacDonald 及其同事在一份报道中首次提到了支撑板，他们在 36 名接受多节段椎体切除术的患者中，有 2 名患者使用支撑板。他们发现这 2 名患者都有内植物和支撑板移位的问题。其中一名患者需要进行翻修手术，而另一名患者则得到了预期的治疗。Vanichkachorn 及其同事首次报道了支撑钢板的应用前景。11 例骨髓型颈椎病及颈椎后凸畸形的患者行 C2~C4 节段颈椎椎体切除术。为了进行重建，10 例患者采用腓骨支撑植骨，其余患者采用髂骨的皮质松质骨植骨。大多数患者的支撑板放置在内植物的末端。所有患者均采用后路内固定进行辅助。研究者报道没有 1 例内植物挤压或移位。1 例患者发生内植物骨折，给这个患者固定支撑板时，一个锁定螺钉穿透了支撑腓骨。这个患者没有后遗症，但需要对他的前柱进行修正。有趣的是，研究者在第一份报告中警告说，"多节段椎体切除、内植物和钢板结构在没有补充后路内固定的情况下，有早期失败的风险。"研究者还得出结论，"在与颈椎后路稳定术联合使用时，支撑板与适当的内植物相结合，可以最大限度地降低内植物和钢板脱位的风险"。在第一份报告中提出的后路固定生物力学的重要性在随后的文章中更加明显。

Riew 及其同事报道了他们在 14 例多节段颈椎椎体切除术中使用支撑板的经验，行 2 节椎体切除术 2 例，行 3 节椎体切除术 12 例，并在手术的部位用腓骨支撑和支撑板进行了重建。重要的是，14 名患者中有 11 名是单纯前路固定，没有额外的后路器械固定。在这组患者中，有 2 例患者发现了内植物挤压。第一个患者做了单纯前路的 2 节椎体切除术。术后第 3 天出现呼吸困难，并摘下外固定物（费城颈圈），该患者因失代偿最终死亡。X 线片显示，内植物在气管尾端突出，并移出支撑板的头端，造成气管后间隙的破坏。本队列中另一名患者做了 3 节椎体切除术并且后路内固定，但也发生了部分内植物挤压和支撑板的移位。然而，这个患者仍然没有症状。Riew 及其同事报道了形成假关节的概率约 23%（13 例患者中有 3 例）。其中两名患者接受了后路融合治疗。第三位患者无症状，并得到了预期的治疗。考虑到一名患者的灾难性后果，这组患者放弃了支撑板。在 Riew 的报告中，他们指出，"当一个患者在做前后路固定术时，使用支撑板来固定移植物是合理的"，他们得出结论是，"外科医生应该知道在没有

附加后路固定的情况下使用支撑板这种固定方式的潜在并发症。"

在多节段前路和后路手术中需要先进行椎体的切除，然后再进行重新定位和固定的情况下，使用支撑钢板可能是最理想的适应证。在这种情况下，三步操作可能会变成两步操作。例如，如果计划前路 - 后路 - 前路，在第二次手术中重新校准后，第二阶段对于再次前路是必要的。如果在第一阶段使用支撑板可以使脊柱平移和保留内植物，并避免了第三（前）阶段的需要。类似地，对于后路 - 前路 - 后路，使用支撑板而不是完全跨度的钢板，因为支撑板不会限制脊柱运动，因此在手术的最后阶段（第三阶段）仍可以活动脊柱（图 19.1~ 图 19.5）。

19.4 手术技巧

19.4.1 术前准备与定位

术前仔细研究 X 线片、屈伸片、计算机断层扫描（CT）和磁共振成像（MRI）是必不可少的。外科医生应在 CT 或 MRI 上确定椎动脉的位置。V2 节段椎动脉解剖变异发生率较高。在最近对 500 条椎动脉 V2 段解剖变化的研究中，发现了两种主要的解剖变化。首先，当椎动脉正常进入 C6 横孔时，7% 的标本观察到入口水平异常。在这些标本中，它进入 C7、C5、C4 或 C3 孔。因此，在低头位入路的情况下，椎动脉在 C6 处不受骨质结构的保护，仅在颈长肌下方可见。第二种解剖变异是椎动脉内侧

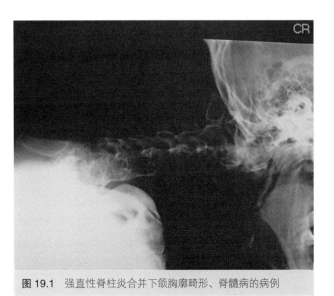

图 19.1　强直性脊柱炎合并下颌胸廓畸形、脊髓病的病例

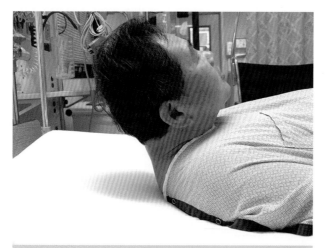

图 19.2　患者的畸形比较僵硬，采用前、后入路两个阶段治疗

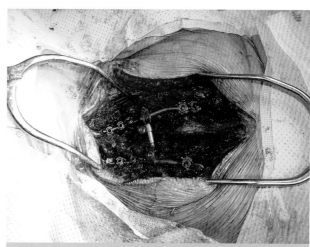

图 19.4　术后同一天进行后路固定和后凸矫正

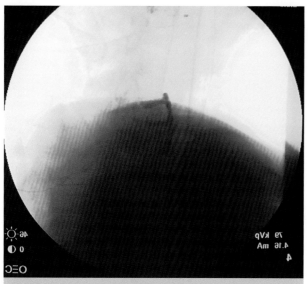

图 19.3　第一阶段 C7 颈椎前路椎体切除术，对脊髓进行减压，使脊柱向前移动。使用支撑板避免了第三期手术的需要。在第二阶段，支撑板可以通过保留腓骨前移的位置，在矫正过程中向后拉动来矫正畸形。这种方法对于短节段椎体切除术是可以接受的，但对于长节段腓骨支撑则更危险，除非对椎体终板进行非常仔细的处理，以防止内植物移位

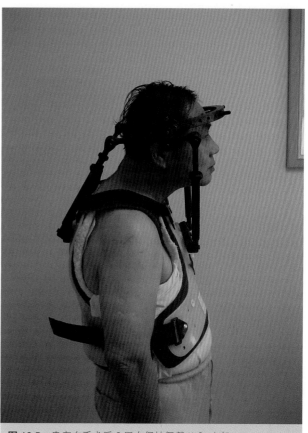

图 19.5　患者在手术后 6 周内保持佩戴 Halo 支架

迂曲形成的环。在 2% 的标本中发现这些环位于增大的横孔（1.2%）或椎间孔内（0.8%）。就移植物而言，绝大多数情况下我们采用腓骨同种异体内植物而不是自体内植物。虽然同种异体骨移植可能与较低的颈椎前路融合率有关，但它的使用可以避免与摘取自体骨相关的并发症。此外，还可以使用聚醚醚酮（PEEK）植入物或可膨胀钛网作为移植物。定位时仰卧于手术床上，颈部下沉，促进颈椎前凸。Gardner Wells 钳在内植物植入过程中起到轴向牵引作用。一般来说，手术开始时需要 4.54kg 的牵引力。在植入内植物时，牵引力增加，然后在放置前路板时停止。

19.4.2 过程

手术通常从最适合外科医生的一侧进行。右侧入路喉返神经可能更容易受到损伤，因为它位于食道气管沟的前部和侧面，胸导管损伤是由左侧入路进入颈椎末端的并发症。此外，临床研究表明，左右侧手术喉返神经损伤发生率无差异。如果患者之前做过颈部手术，我们通常从同侧进入。若选择对侧入路，术前需耳鼻喉科医生对声带进行检查，排除以往有无迷走神经支损伤，避免双侧迷走神经支损伤。

术前采用侧位透视确定最头侧和最尾侧的暴露水平。对于多达两节的椎体切除术，我们选择了位于皮肤折痕内的横向切口。这种切口在外观上优于胸锁乳突肌内侧边缘的纵向切口。在皮肤的切口后，用电凝止血的方法小心地接近颈阔肌。颈阔肌以横向方式分开，头端和尾端被大量保存，这一手法大大增强了伤口闭合的美观效果。随后，识别出胸锁乳突肌和气管食管束。此时可以摸到颈动脉，然后在胸锁乳突肌和气管食管束之间的折痕处纵向切开颈中筋膜，仔细解剖横贯的动脉、静脉和神经。使用 Cloward 手持式牵引器，将气管食管束向内牵开，解剖剩余的结缔组织和桥接血管和神经，一旦确定了椎前筋膜、食道和颈动脉，就可以用双极电刀打开椎前筋膜以接近椎体。将一个标记物放置在椎间隙中，并用 X 线进行定位。用电刀切断双侧颈长肌，以暴露椎体前方，并为自锁式牵开器的刀片提供间隙。在显微镜下观察，使用负压吸引器、咬骨钳和高速钻联合取出适当的椎间盘。然后用高速钻孔器、Leksell 咬骨器和 Kerrison 咬骨器和刮匙切除椎体。用高速钻头将剩余的后椎皮质、骨赘和 / 或骨化的后纵韧带变薄，用刮匙将剩余的碎片取出。通过两侧切除剩余的椎体进一步促进了脊髓的广泛减压，椎体切除术的宽度根据椎体的大小和受压的精确区域进行调整。脊髓在 C4、C5 和 C6 处的平均宽度分别约为 13.7mm、13.8mm 和 13.3 mm。因此，减压的标准宽度为 15~18mm。头、尾椎终板用 0.5~1.0cm 的销钉孔成形，以接受移植骨的末端。头椎骨的后壁和前壁完好无损，在尾椎留下一个后壁以防止内植物压迫脊髓。此外，在尾椎其终板通常向下倾斜，骨质被刮除后形成一个水平表面。这种手法被认为是为了抵消内植物的向前滑动。内植物通常由同种异体骨加工而成。在植骨前，异体骨与椎体切除的骨质填充在一起。在 13.61~22.68kg 的轴向

颅骨牵引下，将内植物压实到位。然后将剩余的自体骨包绕内植物进入椎体间隙。

然后将短支撑板固定在尾椎上，在某些情况下，外科医生会尽量地保留椎体像椎间盘切除术一样，而不是将其与椎体一起切除。这种"混合"（椎间盘切除术和椎体切除术）有一定的优点。首先，它允许外科医生在支撑板上有 4 个（而不是 2 个）固定点。其次，在不增加内植物与椎体间融合界面数量的前提下，减少了椎体切除支撑物的长度。通常支撑板的缘轻微弯曲，以便与内植物的前表面接触，需要联合后路融合的通常在 2 节或多节椎体切除术中进行。

19.4.3 术后护理

外部固定，如迈阿密 J 领（Miami J），通常要保留 3 个月。临床随访分为 2 周、3 个月、6 个月，术后每 6 个月随访一次。常规获得颈椎 X 线片、侧位片、前后位片和屈 / 伸位片，直到椎体被证实已融合。如果出现神经症状、疼痛、无法在 X 线上确定内植物的融合或内植物放置的并发症（如移位或骨折），通常会进行 CT 或 MRI 扫描。

19.5 可选择的前路"混合"结构

鉴于单独前路多节椎体切除术的高并发症 / 失败率，已经提出了替代方法。Rhee 和 Riew 提出了一种替代的 3 节椎体切除方法，即多节段 ACDF，单个椎体切除联合附加 ACDF，或由一个完整的中间椎体分隔的两个单水平椎体切除。这种方法，如果使用的钢板横跨整个结构，允许 3 个或 4 个点的固定，而不是只在结构的顶部和底部用螺钉两点固定。中间固定点有助于抵抗内植物的平移力和螺钉 / 钢板的反作用力。

19.6 总结

在复杂的临床情况下，多节颈椎椎体切除术加支撑内植是实现颈髓减压的有效手段。在多节段病例（> 2 节）中，前路内固定应辅以后路固定，以抵消支撑内植物上的超生理学负荷和相关的融合失败。支撑板不能弥补内植物植入的不足，而且还会导致灾难性的并发症。如果支撑内植物位置不佳，应考虑其他固定方式。在可能的情况下，应该使用诸如多级 ACDFs 或跳跃椎体切除之类的替代方案。然而，支撑板可在多节段手术中发挥作用，以减少特定病例的手术步骤。

第二十章　颈胸腰椎关节成形术后并发症

Amir M. Abtahi, Brandon D. Lawrence
译者：芦浩，刘琦

20.1 概述

颈椎前路椎间盘切除术融合（ACDF）是治疗颈椎退行性疾病的主要方法。该方法有效，技术简单，并发症发生率较低。然而，邻近节段退变（ASD）问题引起了人们对颈椎椎间盘置换作为治疗退行性颈椎疾病的一种替代方法的兴趣。在接受 ACDF 治疗的患者中，高达 25.6% 的患者在 10 年后出现症状性 ASD。颈椎间盘置换术在理论上具有维持椎间运动的优势，理论上可以减少相邻节段的应力，可能延缓或预防相邻节段疾病的发展。

20.2 颈椎间盘置换术发展史

20 世纪 60 年代，Ulf Fernstrom 植入了第一个采用不锈钢滚珠轴承设计的颈椎置换装置。1966 年公布的研究结果显示，其高沉降率、移位和邻近节段活动过度。1989 年，B.H.Cummins 设计了一种两件式不锈钢植入物，采用金属对金属、球和球座关节，用前路螺钉将装置的上、下部件固定在各自的椎体上。Cummins Bristol 假体的初步临床结果显示，装置故障、螺钉拔出和吞咽困难的发生率很高。在进行了一些设计修改后，Cummins Bristol 假体被重新引入为 Frenchay 型椎间盘。在 2 年的随访中，Frenchay 型椎间盘显示出更好的临床结果和更低的并发症发生率。并发症包括一名患者螺钉断裂，另一名患者假体松动，需要摘除内植物。2007 年，美国首次发表前瞻性随机临床试验，比较 Prestige ST 型颈椎间盘假体（美敦力，孟菲斯，田纳西州）置换与 ACDF 的疗效。此后，针对其他几种颈椎置换假体的前瞻性、随机临床 FDA IDE 试验的结果已经发表，并进行了 24 个月的随访。随后发表了对这些患者进行长期（长达 8 年）随访的若干研究。

20.3 颈椎间盘置换术相关的不良事件

FDA IDE 试验的主要目的是确定各种颈椎置换装置的安全性和有效性，因此，除了报道颈椎间盘置换术与 ACDF 的临床结果外，这些试验还报道了与颈椎置换术和

ACDF 相关的不良事件。报道的颈椎关节成形术的不良事件在频率和类型上与 ACDF 之前和同时报道的并发症相似（表 20.1）。在这些研究中，手术或植入相关不良事件或严重不良事件的发生率在接受颈椎间盘置换术的患者中从 2.9%~6.2% 不等。这些比率与同期报道的接受 ACDF 的患者中从 4.2%~11.4% 的比率没有显著差异。大多数与颈椎间盘置换术相关的并发症与颈椎前路手术有关，因此与报道的 ACDF 相似。然而，其他并发症仅见于颈椎间盘置换术。由于颈椎间盘关节成形术在设计和生物力学功能上差异很大，因此，许多并发症不仅是颈椎间盘置换术所特有的，而且是某些假体所特有的。本章的目的是全面回顾颈椎间盘置换术的并发症。

20.4 颈椎前路入路并发症

所有颈椎间盘置换术装置均采用颈椎前路显露、减压和植入。与颈椎前路手术相关的并发症如下：

- 吞咽困难。
- 发声困难。
- 血肿。
- 硬膜撕裂。
- 食道穿孔。
- 气道损伤。

表 20.1　不良事件

研究	颈椎间盘置换术	ACDF
Mummaneri 等（2007 年）	6.2%	4.2%
Heller 等（2009 年）	AE，2.9%；SAE，1.7%	AE，5.4%；SAE，3.2%
Murrey 等（2009 年）	2.9%	6.6%
Coric 等（2011 年）	5.1%	11.4%
Phillips 等（2013 年）	5.6%	7.4%

缩写：ACDF，颈椎前路椎间盘切除术融合术；AE，不良事件；SAE，严重不良事件

- 椎动脉损伤。
- 颈动脉或颈内静脉损伤。
- 神经损伤、神经根损伤、脊髓损伤。
- Horner 综合征。
- 感染。
- 其他并发症。

20.5 吞咽困难

吞咽困难是颈椎前路手术最常见的并发症之一。报道的颈椎前路手术后吞咽困难的发生率为 3%~60%，Cummins - Bristol 颈椎人工椎间盘置换装置的初步临床结果显示所有患者持续吞咽困难。据报道，吞咽困难率随着新的器械设计和外科技术的提高而增加。目前可用的颈椎间盘置换术装置发生吞咽困难的报道范围从 0~9.9%。其他研究报道吞咽困难和发音困难的合并率高达 10.7%。小于或等同于 ACDF。软组织肿胀是术后一过性吞咽困难的最常见原因；然而，许多其他因素可能导致或引起吞咽困难，包括术后积液（血肿、脑脊液或脓肿）；直接或间接损伤食管神经丛或迷走神经、喉上神经或喉返神经（RLN）；植入物突出；以及植入装置的失败或移动。当吞咽困难持续或严重时，植入物移动或失败的可能性必须应考虑并获得射线照相和 / 或更高级的成像研究以评估这种潜在的并发症，因为具有聚乙烯芯的装置在常规射线照相上可能不可见。

20.6 发声困难

发声困难是颈椎前路手术的常见并发症，虽然比吞咽困难少见。据报道，颈椎前路手术后发音障碍的发生率为 1%~51%。一项研究报告颈椎间盘置换术后发音障碍的发生率为 0.4%。这些因素可能导致术后发音障碍的发生，包括插管时喉部损伤、术中缩窄继发喉水肿和喉返神经损伤。

喉返神经（RLN）的损伤可能是由气管内管和牵引器之间的拉伸、压力或直接损伤神经引起的。喉返神经（RLN）损伤的症状可能包括声音嘶哑、声音疲劳、咳嗽、误吸和 / 或吞咽困难；然而，一些喉返神经（RLN）的病例在临床上可能是无症状的。最近一项研究报道颈椎前路手术后临床症状性喉返神经（RLN）麻痹的发生率为 8.3%，无症状性麻痹发生率为 15.9%（总发生率 24.2%）。随访 3 个月，喉返神经（RLN）持续性麻痹的发生率 2.5%，无症状性麻痹的发生率 10.8%（总发生率 13.3%）。虽然大多数

喉返神经（RLN）损伤会随着时间的推移而消失，但据报道，3.5% 的患者在颈椎前路手术后会出现永久性麻痹。

双侧喉返神经（RLN）麻痹可表现为呼吸困难和吸气困难，可导致危及生命的气道损伤。因此，对于有过颈椎前路手术的患者，不建议采用对侧手术入路，以尽量减少双侧喉返神经（RLN）损伤的风险，除非直接喉镜能显示同侧声带的正常功能。

在颈椎前路手术时，喉返神经（RLN）不能直接显示出来。右侧 RLN 在气管食管沟上行之前环绕右锁骨下动脉，而左侧 RLN 在气管食管沟上行之前在主动脉弓周围呈较长的环状。在大约 1% 的个体中，右喉返神经的走行是一个不可逆的过程。解剖学研究表明，右喉返神经与左喉返神经相比，以一个更为倾斜的角度接近气管食管沟，而右侧喉返神经在气管食管沟内的运动比在左喉返神经更为向前、向外。有人提出，这些解剖差异使右侧喉返神经在颈前路手术中更容易受到损伤。然而，最近的解剖学研究表明，在气管食管沟内，喉返神经遵循类似的过程。关于喉返神经损伤的临床研究也存在冲突。虽然一些研究显示右侧入路喉返神经麻痹的发生率增加，但其他研究显示两种入路损伤发生率没有差异。除了入路侧的潜在作用外，喉返神经麻痹的其他潜在危险因素包括手术时间延长、多节段手术、既往颈椎前路手术史、较低的颈椎椎体暴露等。将牵开器放在颈长肌下方，以尽量减少牵开器对邻近结构的压力和张力，从而降低喉返神经损伤和其他牵拉性损伤的风险。

20.7 血肿

术后血肿的形成是公认的颈椎前路手术的潜在并发症。人工颈椎间盘置换术后血肿形成的发生率为 0.7%~0.8%，与先前和同期报道的 ACDF 术后血肿的形成率一致。血肿形成的症状包括颈部疼痛或压迫、吞咽困难、发音困难和手术部位的肿胀。血肿可能导致伤口感染，当血肿较大时，可能导致危及生命的气道损害，需要紧急清除血肿。建议术中严密止血，术后合理抗凝，尽量减少术后血肿的形成。

20.8 硬膜外血肿

颈椎前路手术后硬膜外血肿的形成较为少见，但可导致进行性脊髓压迫和神经功能障碍。颈椎前路手术后出现症状性硬膜外血肿的发生率为 0.3%。与 ACDF 相比，

颈椎间盘置换术后硬膜外血肿的发生率增加尚未见报道。当怀疑进行性神经功能缺损是由于硬膜外血肿所致时，建议进行 CT 或 MRI 的进一步影像学检查，如果确定原因是硬膜外血肿，则需要立即手术治疗。

20.9 硬膜撕裂

硬脑膜撕裂是颈椎前路手术不常见的并发症，远不如腰椎后路手术常见。据报道，1.8%~3.7% 的患者在颈椎前路手术中出现硬脑膜撕裂。报道的颈椎间盘置换术中硬膜撕裂的发生率为 0~1%，与同期报道的 ACDF 无显著差异。持续的脑脊液漏可能导致包括皮下窦道形成或继发性气道损害的并发症。术中发现硬脑膜撕裂时，应尝试修复，但通常无法修复，应考虑在腰椎管内放置引流管分流脑脊液。术后应直立，以降低脑脊液压力，使硬膜撕裂愈合。

20.10 食管穿孔

食管穿孔是颈椎前路手术中罕见但危及生命的并发症。颈椎前路手术中食管穿孔的风险非常低，据报道发病率为 0.1%~0.7%；与 ACDF 相比，颈椎前路减压椎间盘置换术（TDA）后食管穿孔发生率增加尚未见报道。食管损伤通常发生于术中，继发于牵引器定位不当、牵拉力过大或手术器械直接损伤；有报道称，延迟性食管穿孔继发于内植物移位导致的食管糜烂。最近的尸体研究表明颈椎间盘置换术比颈椎前路板手术对食道的牵拉更小，可减少颈椎关节成形术后食管穿孔和吞咽困难的发生。食管穿孔可在术中或术后早期发现。症状可能包括颈部疼痛和 / 或肿胀、吞咽困难、发声困难、呼吸困难或气道损害、误吸、发热和心动过速。食管穿孔可引起严重的危及生命的颈部或纵隔感染。术后早期感染的证据应引起对食管损伤的关注。食管穿孔的死亡率在 24h 内可达 20%，24h 后可上升至 50%，因此早期诊断和治疗食管损伤极为重要。当怀疑食管穿孔时，建议咨询普外科或胸外科医生。如果在手术中诊断不明确，可由经验丰富的专家进行纤维内窥镜检查，以评估食管穿孔。颈椎侧位片可能显示皮下、椎前空间或椎前软组织变宽。透视下吞咽造影或 CT 检查也有助于诊断。

20.11 气道损伤

颈椎前路手术后气道损伤是一种少见但危及生命的并发症。在最近的一项回顾性研究中，6.1% 的颈椎前路手术患者发生了术后气道并发症。在本研究中，平均术后 36h 出现气道损害症状。在以前的研究中，颈椎前路手术后需要再次插管的发生率为 1.7%~2.8%。在一项关于颈椎间盘置换术后不良事件的研究中，有 0.8% 的颈椎间盘置换术患者因发生了气道损伤需要重新插管治疗，而行 ACDF 的患者中这一比例为 1.4%。术后气道阻塞最常见的原因是喉部或椎前软组织水肿；其他因素可能引起该症状，包括积液（血肿、脑脊液漏或脓肿）或内植物松动 / 移位。术后气道梗阻的其他危险因素包括肥胖、阻塞性睡眠呼吸暂停或哮喘史、手术时间延长、翻修手术、高颈段手术和多节段手术。

20.12 椎动脉损伤

椎动脉损伤是颈椎前路手术中少见但非常严重的并发症，据报道发生率为 0.3%~0.5%。椎动脉损伤可导致无法控制的出血，导致血流动力学破坏和术中心脏骤停或死亡（0~16.7%）或椎基底动脉梗死（0~30%）。椎动脉位于横突外侧的横行孔内，除非手术明显偏离中线，否则在颈椎前路手术中不能看到椎动脉。在颈椎前路椎间盘切除术中，椎间盘间隙水平的椎动脉受到椎间关节的保护。因此，椎动脉损伤的危险因素包括过度的减压、肿瘤或感染引起的骨软化以及椎动脉的解剖异常。椎动脉损伤发生时的处理包括修复、结扎或填塞。文献中没有关于颈椎间盘置换术导致椎动脉损伤的报道。

20.13 神经系统并发症

颈椎间盘置换术后神经系统的恢复率在 90.9%~95.0% 之间，相当于或优于同期报道的 ACDF 神经系统的恢复率。一项研究报道了在颈椎间盘置换术和 ACDF 患者中分别出现了 3.3% 和 3.2% 的不良神经事件。颈椎间盘置换术后的神经系统并发症可能包括持续性或渐进性神经根或脊髓型症状，以及医源性神经根或脊髓损伤。

脊髓损伤是颈椎前路手术少见但具有破坏性的并发症，据报道发病率为 0.2%~0.9%。最近的一份病例报告描述了 2 例因颈椎间盘置换术造成脊髓损伤的病例。2 例患者均在术后立即出现上肢和下肢瘫痪和感觉障碍，以及尿 / 粪失禁。两例患者均延迟干预手术，两者最终都被翻修为 ACDF，并恢复了部分神经功能。

多名学者报道，当术后出现持续性颈部疼痛或恶化性脊髓、神经根症状时，其症状达到一定指标时，采用颈椎间盘装置移除并翻修为 ACDF 的方式可取得良好的结果。

20.14 Horner 综合征

Horner 综合征是颈椎前路手术的罕见并发症,发生于颈交感神经干损伤后。Horner 综合征的症状包括单侧性缩瞳、眼睑下垂及眼球内陷等三联征。颈椎前路入路手术时,颈交感神经干与颈长肌内侧缘平均距离 11.6 mm,处于 C6 水平,存在牵张损伤和手术器械直接损伤的危险。在文献中颈椎前路手术术后 Horner 综合征的发生率从 0.2%~4% 不等。大多数病例的 Horner 综合征会自行消失,但在某些病例中症状可能是永久性的。

20.15 感染

颈椎前路手术后感染较为少见,约 0.2%~1.6%。文献报道颈椎间盘置换术术后感染发生率高达 2.9%,但本研究报道的感染多为浅表感染,仅口服抗生素治疗。在大多数研究中,伤口感染率与 ACDF 报道的感染率没有显著差异。如前所述,早期伤口感染应引起对食管穿孔的关注,如果高度怀疑,应安排适当的影像学检查和会诊。颈椎前路手术后急性伤口感染采用冲洗、清创和静脉抗生素治疗。如果感染持续,则应考虑将人工椎间盘取出,翻修为 ACDF,而不是采用后路器械融合。

20.16 假体相关并发症

早期的颈椎间盘置换术显示出较高的沉降、移位和假体故障率。然而,目前大多数使用的器械与植入物相关的并发症的报道率相对较低。在 2 年的随访中,颈椎间盘置换术后行二次手术的报道率从 1.8%~5.0%。这些行二次手术的原因大多为持续性疼痛,而非假体的沉降、移位、失败或其他与假体相关的并发症。

20.17 沉降与移位

在长达 24 个月的随访中,很少有文献报道假体沉降或移位的病例。一项研究报告显示,假体在 24 个月内移位的发生率为 0.5%。最近发表的一项 5 年随访的研究表明,24 个月时 2.6% 的患者出现下沉,60 个月时 2.8% 的患者出现下沉。未见假体移位。最近发表的一项长达 8 年的欧洲随访研究表明,在任何时间点,均未发现前后偏移 > 3mm 或沉降 > 2mm 的病例。这些和其他研究结果表明,颈椎间盘置换术后的沉降与移位率非常低。

20.18 骨折

椎体劈裂骨折在单节段和多节段颈椎间盘置换术后均有报道。使用这种设计的假体在植入时需要在椎体终板上开一个槽,这可能会削弱椎体,在假体的龙骨处导致骨折。多节段颈椎间盘置换术由于必须在中心椎体的上、下终板上开槽,使椎体进一步弱化,增加了椎体劈裂骨折的风险。当椎体骨折发生时,主要的问题是骨折的程度和假体的稳定性。在迄今发表的描述这一并发症的病例中,通过将颈部固定在颈圈中并保留假体,成功地保守治疗了骨折。本文还描述了在为带龙骨的假体准备终板时发生的上、下椎体后方的撕脱骨折。在文献报道的病例中,治疗包括按计划做出龙骨所需的骨槽和植入假体。可增加患者发生椎体骨折风险的相关因素包括骨质疏松、过多地切除椎体和严重的终板硬化。术中的危险因素包括龙骨截骨需要锤击钝性的骨刀,以及在与假体龙骨相同的矢状面上使用撑开螺钉。

20.19 假体错位

根据公布的数据,假体初始错位的发生率非常低。一项研究报告 242 名患者中有 1 名(0.4%)出现植入物错位。同样,许多研究已经评估了使用人工椎间盘的颈椎间盘置换术对颈椎矢状位的影响,并且已经表明,通过合理的放置假体,功能位对准,将对颈椎的整体矢状位平衡几乎没有影响。

20.20 种植体失效及相关并发症

目前有许多颈椎人工椎间盘的设计,使用的材料包括超高分子量聚乙烯、聚氨酯、钴铬合金(CoCr 合金)、不锈钢、钛、钛合金和陶瓷。

研究表明,在颈椎间盘置换术后出现聚乙烯磨损碎片,组织标本显示与聚乙烯磨损碎片相关的炎性浸润。尽管一些患者的假体周围颗粒载荷与髋关节置换术相当,但很少看到骨溶解与椎间盘置换术产生的聚乙烯磨损碎片有关。

同样,研究表明聚氨酯磨损碎片与 Bryan(Medtronic)人工椎间盘有关,组织标本表明炎症浸润与聚氨酯磨损碎片有关。在摘除椎间盘的组织标本中没有发现骨溶解的证据;然而,未发表的骨溶解和不良的局部组织反应的病例已经被描述。已知有 2 例无菌性骨溶解，一例为无症状患者，在术后 3 年常规随访中发现邻近椎体骨溶解，第二个病例在术后 5 年出现神经根症状，继发于骨溶解和相关的反应性肥大骨形成，导致神经根受压。在这两种情况下，假体被摘除并翻修为 ACDF。一项研究表明，27% 的假体中存在聚氨酯层的氧化降解。有趣的是，氧化降解的存在似乎与植入时间无关。氧化降解在某些情况下与聚氨酯层的裂纹和 / 或全层裂纹有关。

利用不锈钢和钴铬合金（CoCr 合金）的金属对金属关节也被用于椎间盘置换装置。髋关节置换术文献报道了与金属对金属植入物相关的金属过敏、骨溶解和假瘤导致的高翻修率。2 个病例报道了金属磨损碎片引起的颈椎关节成形术并发症一个病例为特发性椎体骨溶解，一个病例为与金属间盘置换术相关的炎性软组织肿块。在这 2 个病例中，挽救手术方案为假体移除和翻修为 ACDF。对钴铬合金（CoCr 合金）金属对金属假体的组织学研究显示为组织坏死和淋巴细胞主导的炎症反应，但没有骨溶解的证据。

对 Prestige ST（不锈钢金属对金属）人工颈椎间盘假体周围组织的组织学分析显示，金属病的局灶性和弥漫性模式。组织学上，组织反应以单核慢性炎症反应为特征，类似于其他不锈钢手术装置，与组织坏死、骨溶解或组织变性无关。

学者们还描述了对某些假体进行碰撞试验，包括 Prestige ST 和 Bryan 人工椎间盘，观察到的撞击率高达 30%。在某些情况下，椎体端板碰撞会导致金属磨损成碎片，聚氨酯层开裂，以及涉及聚氨酯芯的磨损。一个案例报告已经发表描述了在植入 Bryan 人工椎间盘 8 年后聚氨酯层破裂。患者表现为颈部疼痛、僵硬和前颈部软组织肿块。MRI 显示椎间盘前有一囊性肿块。手术探查时发现聚氨酯层内有裂纹，周围组织中有金属碎片，软组织炎症明显。患者成功翻修为 ACDF。

颈椎间盘置换术假体植入失败在文献报道中并不多见。早期的颈椎间盘置换设计显示螺钉拔出和断裂率高；然而，随着技术的进步，假体故障的报道越来越少。假体植入失败的报道，即使有长期的随访，也是罕见的。一个病例报告描述一位陶瓷对陶瓷假体的陶瓷承载面骨折，在颈椎间盘置换术后 1 个月出现持续性疼痛和神经根病，患者成功翻修为 ACDF。

在腰椎间盘置换术后可观察到聚乙烯挤压。

在腰椎间盘置换术假体中聚乙烯嵌件的后向挤压与神经损伤有关。目前尚无颈椎人工间盘置换术后聚乙烯挤压的报道，许多假体的设计使用聚乙烯插入物，这是这些装置可能失效的原因。假体失效在标准颈椎 X 线片上可能不明显或不易识别。因此，如果高度的怀疑时需要先进的影像学检查，如 CT 或 MRI，可能会有所帮助。如果患者术后持续疼痛达到手术标准，建议翻修为 ACDF。

20.21 异位骨化

异位骨化（HO）是颈、腰椎间盘置换术常见的并发症之一。颈椎间盘置换术后 HO 发生率 0~15.9%；然而，被报道的比率要高得多，高达 76.2%。报告的 HO 发生率的这种差异可能部分归因于 HO 测定方法的差异以及观察间的显著差异；然而，一些观察到的差异可能与具体因素有关，这些因素涉及不同种植体的设计和功能，以及不同的终板制备和种植技术，这些技术会产生可能沉淀 HO 形成的骨碎片。也有假说认为，约束程度越高的假体，骨 – 假体界面应力越大，形成 HO 的倾向越大。

尽管不同的假体在其植入时有的潜在差异，使用同一假体进行不同研究时的 HO 比率也有所不同。以 Bryan 人工椎间盘为例，在已发表的研究中，HO 的报告率从 0~76.2% 不等。这可能与许多因素有关，包括手术技术、患者特异性因素、非甾体抗炎药（NSAIDs）的使用以及单节与多节手术。软组织损伤是 HO 形成的已知原因，建议手术时小心处理软组织，以减少 HO 形成的可能性。最近的一项研究评估了 HO 形成的易感因素，发现男性是唯一影响 HO 形成的患者特异性因素。年龄和椎间盘退变程度均未影响 HO 的发生。非甾体抗炎药被认为在 HO 的形成中起保护作用。在唯一一项将非甾体抗炎药作为术后常规用药的研究中，HO 的发生率为 0。最后，有证据表明，尽管临床结果相似，多节段椎间盘置换术的 HO 发生率高于单节段手术。

尽管许多研究报道了颈椎间盘置换术后 HO 的发生率，但很少有研究评估其临床意义。在一项比较单间隙和多间隙椎间盘置换术的研究中，我们注意到尽管形成了 HO，97.7% 的人工椎间盘仍然可以活动。McAfee 等提出的 HO 与腰椎间盘置换相关的分类系统已被修改并应用于颈椎关节置换术（表 20.2）。4 级 HO，完全消除了植入物的活动性，很少见到。最近的一项长期随访研究表明，在 4 年的随访中，5% 的患者有 4 级 HO，在 6 年和

表 20.2 异位骨化分级标准

等级	标准
0 级	无异位骨化
1 级	异位骨化可在椎体前方检测到,但在椎间盘间隙检测不到
2 级	椎间盘内异位骨化;可能影响假体的功能
3 级	桥接骨化,允许假体的某些运动
4 级	完全融合,在涉及的水平上没有屈伸运动

8 年的随访中,8% 的患者有 4 级 HO。大多数注意到 HO 的患者没有出现临床明显的不良反应,但是由于术后活动度降低,HO 形成的个体在长期随访中 ASD 的发生率可能更高。

20.22 总结

颈椎前路椎间盘置换术后发生的并发症虽然少见,但可能具有破坏性。大多数并发症的发生,类似于 ACDF 术后,与手术入路有关。尽管如此,颈椎间盘置换术在假体的设计中有其固有的特殊并发症,值得特别注意。长达 8 年的随访研究显示,包括假体失败在内的并发症发生率总体较低,但需要更长期的随访来确定这些假体的长期耐久性,最终的问题是颈椎间盘置换术是否会降低 ASD 的发生率。当颈椎间盘置换术确实发生并发症时,许多并发症可以通过取出假体并翻修为 ACDF 来成功处理,而在腰椎间盘置换术后失败翻修更是难上加难。

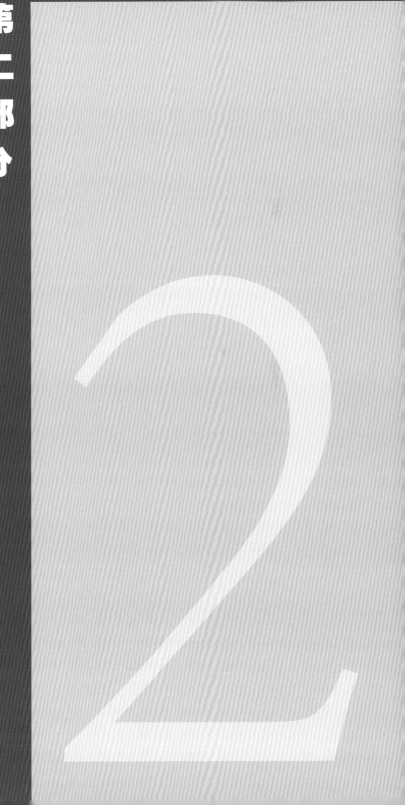

第二部分

2

第二十一章　腰椎椎弓根螺钉并发症

Barrett I. Woods, Kris E. Radcliff, Alexander R. Vaccaro
译者：芦浩，刘琦

21.1 概述

腰椎稳定技术和相关矫形器械的发展使各种脊柱疾病的外科治疗发生了革命性的变化。1969 年，Harrington 和 Tullos 率先报道椎弓根螺钉固定作为稳定腰椎滑脱的一种方法。螺钉设计和植入技术不断被众多外科医生修改，导致这种固定方法在 20 世纪 80 年代被美国接受。北美脊柱协会于 1993 年首次公开支持椎弓根螺钉固定以稳定腰椎。目前，多轴椎弓根螺钉固定是治疗不稳定腰椎疾病的"金标准"，这些手术的频率持续飙升。2001 年，美国共实施腰椎融合术 12.2 万例，比 1990 年的 10 万例增加了 20%。在过去的 10 年中，腰椎融合术的数量又翻了一番。文献中已经证实了器械固定促进椎体融合和改善患者预后的疗效。然而，随着腰椎内固定融合的成功率不断上升，椎弓根螺钉固定相关并发症的数量也在不断增加。本章将回顾相关的腰椎解剖，螺钉置入技术，以及与之相关的并发症。

21.2 腰椎椎弓根螺钉植入技术

腰椎的骨解剖学在各种各样的人群中得到了广泛的研究。椎弓根位于横突与上关节突的交点。关节间部是一个重要的骨标志物，因为外侧部提供了相应椎弓根内壁的粗略估计。椎弓根的内径从 L1 到 L5 可以有明显的变化，直径通常从近端到远端增大。另外，椎弓根的内侧角通常从 L1 的 12° 增加到 L5 的 30°。在评估椎弓根时，除了椎体的旋转外，还必须考虑椎弓根矢状面和冠状面的腰椎排列，正常腰椎前凸约为 60°，L3 位于顶点。

安全可靠地放置椎弓根螺钉的技术取决于患者的椎弓根解剖、螺钉起点和轨迹。腰椎经椎弓根固定术出现后，人们提出了不同的入钉点。Roy-Camille 等将入钉点确定为横突和关节突中间部分的交叉点。其他提出的入钉点包括上关节突的外侧边缘与横突中线或斜坡的交界处，在那里横突与上关节突相连。在腰椎椎弓根内固定的最佳入钉点从近端到远端而不同。Ebraheim 等对 50 具尸体标本（250 例椎骨）进行了评估，发现椎弓根固定的入钉点相对于沿上关节突外侧边缘与横突中线的交界处从 L1 一直变化到 L5。在腰 4 椎体以上，入钉点一般位于横突中线的头侧（L1 3.9mm、L2 2.8 mm、L3 1.4 mm）；然而，在第 4、第 5 腰椎，入钉点通常是横突中点的尾端（L4 0.5 mm、L5 1.5 mm）。除了可以用来三角定位椎弓根的外部骨标志物外，椎弓根的直接触诊可以通过椎板成形术或椎板切除术进一步辅助椎弓根固定。影像引导椎弓根螺钉技术也已成为一种准确放置腰椎内固定的方法。计算机断层扫描（CT）和透视技术已在文献中被描述。

21.3 并发症

与腰椎椎弓根螺钉内固定相关的并发症可能在手术中发生或随时间发展。并发症可由螺钉放置不当引起的硬脑膜或神经损伤、螺钉断裂、退钉、棒脱离或感染而引起。这些并发症，处理选择和避免的方法将被讨论。

21.4 螺钉放置不准确

腰椎椎弓根螺钉的放置在技术上具有挑战性，需要对腰椎的三维解剖结构有全面的了解。椎弓根形态的变化、肥胖、退行性改变和三维畸形都会使置钉复杂化。尽管手术技术有所改进，但椎弓根螺钉错位即使在经验丰富的外科医生手中也较为常见。报道的螺钉错位率在尸体和临床环境中的变化范围从 5.5%~39.9% 不等。

Tian 和 Xu 对颈椎、胸椎和腰椎椎弓根螺钉置入准确性的文献进行了 Meta 分析，纳入了体内和体外研究。共评估椎弓根螺钉 7 533 枚，其中准确植入椎弓根螺钉 6 721 枚（89.2%）。与图像引导方法相比，解剖插入技术螺钉错位的相对风险在统计学上更高。Gelalis 等对椎弓根螺钉植入技术的所有前瞻性证据进行了系统的回顾，得出了类似的结论。影像学引导技术提高了经椎弓根固定的准确性，CT 引导技术使椎弓根螺钉植入率最高。目前总共有 5 项前瞻性体内研究评估腰椎椎弓根螺钉置入的准确性。

Laine 等使用计算机辅助导航技术前瞻性评价了 30

例连续患者椎弓根螺钉置入的准确性。术后 CT 扫描共放置椎弓根螺钉 174 枚。采用计算机辅助导航技术放置螺钉 139 枚，其中准确放置螺钉 133 枚（95.7%）。其余 35 枚螺钉采用徒手解剖技术放置，精度 85.7%。计算机辅助椎弓根穿刺均为外侧穿刺，徒手螺钉植入椎弓根内穿 3 枚，外侧穿 1 枚，下穿 1 枚。这一发现与 Gelalis 等的发现一致，他们报道了徒手技术比图像引导方法更容易发生内侧裂隙。本研究的难点在于，35 枚徒手放置的螺钉是由于解剖结构的改变或设备故障导致计算机辅助方法无法进行造成的。毫不奇怪，最难放置的螺钉有较高的皮质破裂率。Laine 等进行了另一项前瞻性随机体内对照试验，对 91 例患者进行了连续系列的椎弓根螺钉置入有无计算机辅助导航的准确性评价。共放置螺钉 496 枚，传统徒手技术 277 枚，计算机辅助导航 219 枚，导航定位精度 95.4%，徒手定位精度 86.6%。徒手法误置的 37 枚螺钉中，21 枚（56.8%）位于椎弓根内侧，9 枚位于外侧，7 枚位于椎弓根下方。这与使用计算机辅助技术的 10 枚错位螺钉与 9 枚外侧螺钉（90%）和 1 枚内侧螺钉形成对比。Castro 等前瞻性评估了 30 名接受腰椎内固定融合的连续患者。采用二维透视法放置的 123 枚腰椎椎弓根螺钉中，仅有 74 枚（60%）在术后 CT 扫描下准确放置。Schizas 等采用 CT 引导下经皮穿刺法前瞻性评价 15 例患者，发现螺钉错位 30%，严重椎弓根穿刺 3.3%（> 5 mm）。Girardi 等发表的报道采用 CT 引导导航放置腰椎椎弓根螺钉，330 枚螺钉 100% 准确。

无论采用何种技术，经椎弓根固定过程中皮质破裂都是常见的。与徒手传统技术相比，图像引导技术始终显示出较低的失败率。螺钉错位的方向可能与技术有关，徒手放置螺钉更容易导致内侧皮质破裂，尽管这与作者的经验不一致。除了图像引导，术中刺激诱发的肌电图监测是判断椎弓根是否发生断裂的可靠方法，允许外科医生重新定位或取出有问题的螺钉。椎弓根破裂的后果相当广泛，从良性到导致严重的神经或血管损伤。破坏椎弓根皮质也可能具有生物力学影响，危及结构完整性。影响螺钉错位临床后果的因素包括椎弓根位置、方向和皮质侵犯程度。

21.5 神经损伤

神经损伤是经椎弓根内固定最可怕的并发症之一。椎弓根皮质破裂的方向有可能导致神经根损伤及内侧壁

的破裂对脊髓造成危险。脊髓水平椎弓根内侧壁破裂的发生率较高，对椎管的侵犯也可导致神经损伤。皮质破坏程度在螺钉错位后的神经损伤中起到一定作用。椎弓根螺钉中有相当一部分表现出一定程度的皮质破裂，且破坏程度 < 2mm 被认为是安全的，尽管这一论断没有任何文献证明。在比较腰椎椎弓根置入技术的前瞻性文献中，神经损伤发生率为 0~16.6%。这些研究共发现 8 例神经损伤患者，其中 7 例（87.5%）椎弓根内侧壁破裂 > 5mm。Castro 等和 Laine 等均发现 4 例椎弓根内侧壁破裂至少为 4mm 且无神经并发症的患者。没有报道外侧、下方或上方椎弓根皮质破裂造成腰椎神经损伤，尽管下方或上方皮质破裂可能导致神经撞击和挤压。尽管徒手植入椎弓根螺钉最常见的结果是内侧壁破裂，但大型 Meta 分析并没有提示置入技术之间在神经并发症方面有任何显著差异。因此，尽管椎弓根螺钉置入的准确性有所提高，但图像引导的应用仍未降低神经并发症发生率。多名学者提出 < 2mm 的皮质破裂是安全的，但很少有证据表明这种程度的内侧壁破裂导致腰椎神经损伤。

21.6 硬脊膜损伤

医源性硬脊膜损伤是腰椎手术中较为常见的并发症，据报道发病率在 1%~7% 之间。尽管通常认为硬脊膜撕裂得到修复并无大碍，但硬脊膜撕裂可能具有重大的医学法律意义，因为它是脊柱外科医生被患者起诉的最常见原因之一。除了潜在的法律影响外，与硬脊膜损伤相关的严重并发症还包括：假性脊膜膨出、瘘管、脑膜炎，甚至慢性背痛也有报道。硬脊膜损伤可由上内侧、内侧或下内侧方向置错椎弓根螺钉引起。硬脊膜损伤经常被忽视，但在探查或螺钉植入时脑脊液渗出应提醒外科医生注意这种潜在的并发症。由于硬脊膜损伤处于腹侧位置，在这种情况下直接硬脊膜修复可能具有挑战性。直接修复可以通过许多技术来完成，没有一种特定的方法被证明是更好的。脂肪移植物和水凝胶密封胶可用于增强修复。如果使用水凝胶密封剂，则应将其集中在损伤的硬脊膜上，而不是随意使用，因为已经有关于其膨胀和由此产生的神经压迫的患者的报道。患者需要 24~48h 的卧床休息，这一点在文献中尚未得到明确的证明，但一些学者提倡。如果患者不能卧床休息，可以放置腰椎引流管，对于有持续引流、头痛或疼痛的患者，建议冲洗清创并尝试修复。

21.7 螺丝的拔出/断裂

结构稳定性受患者具体因素、螺钉特性和植入技术的影响。骨密度和椎弓根大小是影响拔出强度的两个内在变量。利用椎弓根会聚轨迹填充椎弓根峡部的最大螺钉直径是显著影响椎体结构稳定性的技术因素。这些因素都有助于椎弓根螺钉植入所需的插入扭矩，而插入扭矩与拔出强度成正比。螺钉错位会导致峡部配合不理想，从而降低该固定点的拉拔强度。由于螺钉植入所需的插入扭矩降低，术中偶尔可发现皮质破裂。在体内研究了椎弓根错位导致的皮质破坏对螺钉结构生物力学稳定性的影响。Kothe 等认为医源性椎弓根断裂导致器械提供的轴向旋转和侧向弯曲稳定性显著下降。虽然本研究是在胸椎标本上进行的，但在腰椎上也可以得到类似的结论。

在文献中，螺钉断裂的概率从 2.6%~60% 不等。在前柱受损的情况下，如爆裂性骨折和没有提供补充的前柱支撑时，螺钉断裂的发生率最高。Jutte 和 Castelein 对105 例因退行性疾病行腰骶部融合术的患者进行了回顾性分析，发现总并发症的发生率为 54%。13 例患者（12.1%）骨折 1 例或 1 例以上，其中 12 例患者矢状面和冠状面矫正失败。骶骨融合术或椎体滑脱术后无前柱支撑治疗，增加了螺钉断裂的风险。另有 3 例患者（2.8%）螺钉 - 骨界面失效，导致钉棒移位和矫正失败。Pihlajämaki 等对 102 例腰骶后外侧融合患者进行回顾性分析。48 例患者中发现 76 例并发症。21 例患者（20.1%）发生螺钉断裂，大部分发生于跨越腰骶交界的多级融合。螺钉 - 骨和螺钉 - 棒接触面的失效在其他系列中也有报道。骨不连和骨质疏松症对内固定失败率有显著影响。将甲基丙烯酸甲酯注入椎体已被描述为增加骨质疏松患者椎弓根螺钉强度的一种方法。对骨水泥的外溢和金属 - 水泥界面强度的关注降低了人们对该技术的热情。这些担忧只会在皮质破裂的情况下被放大，尤其是在中间方向，这进一步限制了该技术的应用。

我们对经椎弓根螺钉固定的生物力学的理解和器械的进步尽管没有消除这个问题，但降低了内固定失效的发生率。螺钉 - 棒接口锁定装置的改进减少了棒的偏移量。从技术上讲，外科医生必须记住最后用厉力扳手拧紧螺钉。大直径螺钉和前柱支撑是外科医生在进行多节段融合手术时需要考虑的另外两个因素，尤其是在跨越腰骶交界处时。在骨质疏松症患者中，后路内固定时紧贴骨皮质进行置钉也被提倡作为一种增加拔出强度的方法。

21.8 感染

后路腰椎手术内固定引起的感染对外科医生来说是一个挑战，可能会导致患者严重的并发症。此外，腰椎手术后感染所造成严重的社会经济负担。虽然器械融合可以改善脊柱手术治疗后的预后，但椎弓根螺钉及棒的存在显著增加了减压或畸形矫正术后的感染率。腰椎内固定手术后感染的报道发生率为 2.6%~12%。术后感染的准确诊断是一个挑战，通常以检验结果为依据。感染的多种危险因素已被确认。

Collins 等对 1 980 例行腰椎融合内固定术的患者进行了 10 年的回顾性研究，其中 74 例（3.7%）被诊断为术后感染。76% 的患者在腰椎融合内固定术后不到 2 年被诊断为感染；然而，只有 8% 的患者在手术后 30 天内确诊。16 例患者因疼痛或植入物突出而取出内固定后才诊断感染。丙酸杆菌和葡萄球菌是最常见的两种分离病原体，背痛是最常见的表现。在这个回顾性的系列研究中，在感染的患者中有 17% 的 C- 反应蛋白正常，45% 的患者红细胞沉降率正常，95% 的患者白细胞计数在正常范围内。Chaichana 等发表了一篇回顾性文章，对 817 例使用腰椎融合内固定术的患者进行了回顾性分析，发现其感染率为4.5%，平均诊断为 0.6 个月。

术后感染的处理具有挑战性，对于最佳的治疗方案没有明确的共识。一般情况下，如果怀疑有深部感染，需要用静脉抗生素和加强营养对伤口床进行早期冲洗和清创。一些学者主张摘除脊柱内固定，以充分根除感染；然而，由此导致的不稳定性和假关节是主要问题。在核心文献中，有研究表明，虽然在受到污染的内固定存在下进行清创和使用抗生素，但深层伤口感染可能持续存在。早期和积极的冲洗和疑似感染的清创可使内固定成功的保留。在腰椎器械手术中，认真止血至关重要，因为在这种情况下，异体输血已被确定为任何独立的感染危险因素。采用万古霉素粉治疗腰椎手术是一种能显著降低术后伤口感染发生率的措施。

21.9 总结

椎弓根螺钉的使用相对安全，可提高颈椎、胸椎和腰椎手术后的融合率。螺钉的放置在技术上是有挑战性的，有很高的错位率，导致皮质破裂。螺钉错位可导致神经损伤，危及结构稳定性。当椎弓根内侧壁裂隙＞2mm时，神经根将处于过度牵拉中，不能被接受。图像引导技术提高了螺钉植入的准确性，但没有降低神经损伤的发生率。使用最大直径的螺钉及最佳的路径置入椎体，优化了内固定的生物力学稳定性。腰椎手术后感染是一个主要问题。严密的止血和术中万古霉素的使用降低了术后感染率。术后感染很难诊断，为了保留内植物，应积极进行早期冲洗和清创。

第二十二章　椎弓根螺钉结构中的连接断裂

Ivan Cheng, Michael Stauff
译者：芦浩，刘琦

22.1 概述

脊柱外科医生在胸腰椎采用椎弓根螺钉固定治疗退行性病理、脊柱创伤、畸形、感染和肿瘤已有 30 多年的历史。椎弓根螺钉内固定是目前公认的对椎体进行多平面固定的最有效方法。因此，椎弓根螺钉固定在胸腰椎手术中得到了广泛的应用，大多数经验丰富的外科医生都注意到椎弓根螺钉融合前后相邻节段的退变或破坏。有很多理论可以解释相邻层面的破坏，包括脊柱退行性变的进展，畸形矫正的程度，患者因素，以及椎弓根螺钉固定。在这一章，我们将集中讨论邻近节段病理学（ASP）和椎弓根螺钉内固定的影响。

椎弓根螺钉结构附近水平的破坏或退变是公认的，其病因是一个在文献中被大量研究的课题。在一定程度上，由于用于描述相邻节段问题的术语不统一，研究工作受到了阻碍。在最近的一次系统综述中，Kraemer 等没有找到一致的术语或分类系统来描述相邻节段问题。为了解决文献中的这种模糊性，Riew 等提出了一组 3 个简单的描述性术语，我们将在本章中使用它们。ASP 是位于椎弓根螺钉结构近端或远端病理的通用描述术语。ASP 由 X 线片 ASP 和临床 ASP 组成，X 线片 ASP 用于描述相邻节段的病理变化，临床 ASP 用于描述由 X 线片 / 磁共振成像（MRI）引起的临床症状。这些术语尚未得到验证，但它们是一个"共同点"，研究人员可以在此明确定义、突出问题并设计相关研究。

ASP 的一种特殊类型是近端和远端交界性后凸（DJK）。交界性后凸是指与长结构相邻的节段的后凸。这一现象在青少年和成人脊柱畸形患者中得到了广泛的研究，这些患者经常接受长时间的器械融合治疗。近端交界性后凸（PJK）通常发生在长时间内固定融合以上的胸段。PJK 的精确定义一直是被争论的话题。在一项对 81 例成人畸形患者的回顾性研究中，Glattes 等使用脊柱后凸超过 10° 的长构造定义为 PJK 的阈值。使用这一定义，他们证明了平均随访 2 年的发生率为 26%，但在脊柱侧弯研究学会 24 例患者问卷（SR -24）的结果中，有无 PJK 并没有显著差异。在一系列青少年脊柱侧弯患者中，Helgeson 等将 PJK 定义为 > 15° 的局部脊柱后凸。在这一系列回顾性研究中，研究者比较了不同内固定技术之间的 PJK 发生率，发现所有椎弓根螺钉内固定均有较高的 PJK 发生率。尽管 PJK 的发病率存在差异，但研究者并未发现 SRS-22 的得分存在差异。最近，Bridwel 等在另一项对成人畸形患者的回顾性分析中将 PJK 的"临界角"定义为 20°。本组 3.5 年内 PJK 发生率为 27.8%。虽然在此分析中，有一位近端接合部骨折患者需要翻修手术，但总的来说，他们发现有或无 PJK 的患者在结果评分上没有显著差异。交界性脊柱后凸也可发生在长结构的远端。DJK 发生在长结构的远端。与 PJK 一样，DJK 的精确角度阈值有点儿难以捉摸。一些调查人员试图描述 DJK 的特定阈值。Lowe 等对 375 例青少年特发性脊柱侧凸选择性胸腔融合患者的多中心回顾性分析进行了 DJK 检查。比较所有前路或全部后路内固定的患者，研究者检查了术前和术后 DJK 的发生率。根据 10° 的定义，研究者报道术前 DJK 占前路组的 4.2%，后路组为 5%。他们还报道了术后 DJK 在前组和后固定组分别为 7.1% 和 14.6%。研究者得出结论，当术前 DJK 存在时，结构必须连接在同一水平。在对接受器械融合治疗的 Scheuermann 脊柱后凸患者的研究中，Denis 等报道了发生 DJK 的风险因素。使用 10° 的定义，他们报告 DJK 的发生率为 12%。他们得出结论，对于具有 Scheuermann 脊柱后凸的患者，该内固定物必须包括远端的第一个脊柱前凸节段以防止 DJK。前面讨论的两项研究提供了关于 DJK 发生率和在接受长时间内固定胸段融合治疗的患者中发生 DJK 的危险因素的重要信息。然而，应该指出的是，这些小型的回顾性研究代表了迄今为止文献中最大的一系列研究。DJK 的发病率低于 PJK，因此，对其发病率和风险因素提供指导的研究较少。此外，DJK 对临床结果的影响尚未明确。

22.2 流行病学

在脊柱外科医生开始定期使用椎弓根螺钉固定后不久，椎弓根螺钉结构邻近节段的退变是一种公认的现象。多名研究者试图确定椎弓根螺钉融合患者中 ASP 的发生率。在回顾文献时，重要的是仔细考虑 ASP 的定义。许多研究认为需要额外的手术作为 ASP 存在的指标。其他研究也将影像学改变和／或临床症状的患者视为邻近节段疾病或病理，并将这些患者纳入发病率和生存分析。这些定义必然会影响研究 ASP 的结果。

文献中的多项研究已经研究了椎弓根螺钉融合后的 ASP。绝大多数这些研究都是基于腰椎融合的患者。Ghiselli 等最早发表了关于腰椎术后发生 ASP 的研究。他们对 215 例后路腰椎融合术的患者进行回顾性研究，并报道在 5 年需要额外手术的临床 ASP 发生率为 16.5%，术后 10 年为 36.1%。Lee 等报道了 1 069 例接受腰椎融合术的患者，报道临床 ASP 发生率为 2.62%，临床 ASP 被定义为需要额外手术的病例。值得注意的是，低发病率可能与许多患者的短期随访有关，因为研究者选择包括所有至少 1 年随访的患者。在另一项大型回顾性研究中，Ahn 等对 3 188 例胸、腰椎和胸腰椎融合治疗多种脊柱疾病的患者进行了回顾性分析，结果显示，5 年的临床 ASP 发生率为 3%，10 年的临床 ASP 发生率为 6%。在这个回顾性的系列研究中，研究者使用 Kaplan–Meier 生存曲线对 1 000 名连续接受腰椎融合的患者进行分析，报道了腰椎融合术后 10 年 ASP 额外手术的 22.2% 的预测率。这些研究很重要，因为它们帮助确定了椎弓根螺钉融合后需要额外手术的患者数量。但是，由于没有包括有影像学改变和／或临床症状的患者，临床 ASP 的报告率很可能低于真实的 ASP 率。

其他研究对象包括影像学 ASP 患者和症状性 ASP 患者。Kaito 等研究了一系列 85 例接受 L4–L5 融合的患者，采用后路椎体间技术，平均随访 3 年。在本分析中，研究者定义了 85 例患者中 14 例的影像学 ASP 和 85 例患者中 13 例的临床 ASP（有症状但不一定需要第二次手术）。Cheh 等对 188 例接受腰椎和胸腰椎融合的患者进行了研究，报道 5 年的放射学 ASP 为 42.6%，临床 ASP 为 30.3%。这两项研究中 ASP 的发生率高于其他以附加手术作为临床 ASP 定义的研究。

为了巩固现有的 ASP 数据，Lawrence 等进行了系统评价。他们确定了 162 条引文，并根据其纳入标准将分析重点放在 5 项研究上。这些研究在前面详述。研究者恰当地将他们的分析重点放在临床 ASP 的发生率上。使用从纳入研究中提取的数据，他们报道临床 ASP 的平均年发病率为 0.6%~3.9%。现有文献的综合是有帮助的，因为它可以用于咨询正在考虑融合的患者。未来的前瞻性研究将有助于进一步验证报道的腰椎 ASP 的发生率。

交界问题的发生率与椎间盘退变的自然史密切相关。在许多方面，如果不讨论椎间盘退变的自然史，以及如何将 ASP 与椎弓根螺钉融合的比率进行比较，那么对 ASP 的任何讨论都是不完整的。腰椎间盘退变的自然病史已得到很好的研究。来自弗雷明汉心脏研究队列的经典数据已经被用来研究腰椎椎间盘退变。Kauppila 等对 25 年间的腰椎 X 线片进行了评估，并报告 617 例患者中有 2 例（平均年龄 54 岁）在基线影像学检查时出现至少 3 mm 的退行性腰椎滑脱，123 例患者在最终随访时有腰椎滑脱（平均年龄 79 岁）。在另一项研究中，Aono 等随访了 123 例没有退行性腰椎滑脱的女性患者。8 年后，12.3% 的患者出现退行性腰椎滑脱。另外，其他更微妙的腰椎间盘退变的发现，如突出症，环形撕裂和许莫氏结节，也进行了检查。Cheung 等最近的一篇文章研究了来自 1 043 名 18 至 55 岁志愿者的 MRI。他们发现 40% 的 30 岁以下患者和 90% 的 50 岁以上患者有腰椎间盘退变的 MRI 表现。文献综述表明，腰椎间盘退变在一些患者中开始得较早，但随着年龄的增长而加重，在 50 岁以上的患者中非常常见。

对于与椎弓根螺钉结构相邻节段的椎间盘退变，数据仅限于回顾性研究。最重要的研究在 Lawrence 等的系统综述中进行了总结，他们的临床 ASP 的平均发病率为 0.6%~3.9%。然而，将临床 ASP 平均率与腰椎间盘退变率进行比较具有挑战性，因为绝大多数自然史研究仅检查了与椎间盘退变相关的影像学改变。一些研究人员已经进行了系统的综述，以解决 ASP 是否继发于椎弓根螺钉融合导致的椎间盘退变的问题，但是在我们对这个问题做出明确的结论之前，还需要进一步的研究。

一种特定类型的 ASP、PJK，与接受长节段椎弓根螺钉结构的患者相关。PJK 的发病已在脊柱畸形患者中得到充分研究。Kim 等最近对所有脊柱畸形患者进行了系统评价。他们在审查中纳入了 8 项研究。对于患有青少年或成人脊柱侧凸的患者，他们发现发生 PJK 的风险为 17%~39%。此外，他们报道了与 PJK 发展相关的临床结果没有显著差异。最近，Kim 等对成人畸形患者进行了一项回顾性比较研究，并报道364例患者的发病率为39.5%。这是少数基于SRS术后疼痛分数的PJK患者术后功能结果评分较差的研究之一。Ha等对89例成年畸形患者进行了回顾性分析，这些患者均有长时间的胸椎近端和远端重建。在胸廓近端组，他们发现X线片PJK和手术治疗PJK的比率分别为27%和9.1%。研究者还发现远端胸段的X线片PJK和手术治疗PJK率分别为34%和11.9%。总体而言，研究者发现在胸椎上段椎体近端与远端位置的椎弓根螺钉结构中，影像学或外科治疗的PJK发生率没有差异。

很少有研究调查DJK的发病率。DJK研究较少的原因之一是成人退行性脊柱侧弯患者由于其固有的性质和病理生理特点，很少在椎弓根螺钉结构远端有活动节段。类似地，一些青少年特发性脊柱侧凸患者的曲线类型要求固定于骶骨和/或骨盆。由于这些原因，关于DJK的研究很少出现在原发性胸腔畸形患者中。在一项针对Scheuerman后凸症患者的研究中，Denis等报道DJK的发生率为12%。早期一项针对375名胸部青少年特发性脊柱侧弯患者的研究比较了前后内固定组中DJK的发生率。研究者报告术前组DJK发生率为7.1%，术后DJK发生率为14.6%。虽然有一些研究有助于确定与DJK有关的比率和危险因素，但缺乏设计良好的研究留下的问题多于答案。

长节段椎弓根螺钉固定的患者也可能发生交界性骨折。这些类型的失败有时会导致灾难性的神经损伤，尤其是发生在胸椎。Watanabe等报道了10例成人退行性脊柱侧弯术后发生近端交界性骨折的患者。这10例患者发生在428例长期使用器械融合治疗脊柱侧弯的患者中。10例骨折患者中，5例骨折伴脱位，2例神经损伤严重。研究者注意到骨折的危险因素有：老年、骨质疏松、合并症和严重的术前矢状面失平衡。在另一项关于PJK的回顾性研究中，Kim等注意到99例患者中有4例（4%）受压骨折位于融合区以上。Hostin等发表了一项大型回顾性研究，研究急性近端交界性破坏，他们将其定义为由于韧带破坏或脊柱侧弯上方骨折而导致的半脱位和后凸。他们报道了1 218例急性近端连接失败的5.6%。研究者注意到骨折在胸椎下部更常见，而软组织功能衰竭引起的半脱位在胸椎上部更常见。虽然近端结合部骨折很少见，但在术前的情况下认识这种并发症的危险因素是很重要的，以便于术前患者的咨询。

22.3 风险因素

为了最大限度地减少与ASP相关的问题，重要的是要认识到其发展的潜在风险因素。ASP的许多风险因素与外科手术的技术方面有关，但也有一些与患者有关。这些患者因素已在前面讨论过：老年、骨质疏松、并发症和严重的术前矢状面失平衡。在本节中，我们将重点讨论椎弓根螺钉结构附近连接问题的可避免的危险因素。

当进行椎弓根螺钉为主的融合时，特别是在畸形的情况下，重要的是要考虑结构的整体刚度以及它如何影响患者的脊柱的其余部分。结构的刚度与多种因素有关。椎弓根螺钉作为脊柱内固定的一种方式，其固定强度优于其他固定方式。最能证明这一点的文献来自畸形文献，这些文献比较了有椎弓根螺钉结构的患者与钩或混合结构患者矫正和维持矫正的情况。Hackenberg等证实了胸椎椎弓根螺钉固定与尸体模型中的钛板/椎弓根钩固定相比具有优势。青少年以及成人的多项临床研究表明，椎弓根螺钉固定与钩或混合器械相比，具有更大的曲线矫正和更好的曲线矫正维护效果。椎弓根螺钉在钩上提供的改进的固定强度明显有助于畸形矫正的数量，但大多数研究并没有证明在使用椎弓根螺钉与钩或混合结构的患者中有更好的临床效果。尽管椎弓根螺钉内固定的强度和刚度提供了更大的矫正，但患者可能有更高的风险出现连接问题。

棒是椎弓根螺钉结构的关键部件，因为椎弓根螺钉是通过棒连接在一起的。棒的大小和组成是椎弓根螺钉结构整体刚度的一个重要因素。历史上，脊柱外科医生使用不锈钢是因为它的强度。更现代的结构一般使用钴铬，钴铬具有优良的强度和刚度，在CT/MRI扫描中不会像不锈钢那样产生伪影。钛棒通常用于退行性疾病，因为显著的弹性和较低的强度使它们不太适合用于畸形矫正。大多数脊柱畸形外科医生喜欢不锈钢或钴铬等硬金属，因为需要实现矫正，并在一段时间内保持矫正。在文献中，刚性棒组合对连接问题的影响还没有很好的定义，但是整体结构刚度越高，相邻水平处的应力越大。结构刚度的另一个重要因素是棒的直径。一般来说，较粗的棒允许更大的结构刚度。患有青少年脊柱侧凸的患者通常使用由钴铬制成的5.5mm棒进行治疗，而成年人通常使用由钴铬或不锈钢制成的5.5~6.35mm棒进行治疗。较粗的棒用于促进和保持曲线校正。虽然较大直径的钴铬或不锈钢棒的强度和刚度更大，但外科医生必须考虑这种刚度将如何影响近端和/

或远端连接区。目前还需要进一步的研究，以阐明棒的组成和直径对结构刚度的影响，以及这如何影响连接失效的发生率。

与椎弓根螺钉结构相邻的连接问题的另一个潜在危险因素是破坏了椎弓根螺钉结构相邻的稳定结构，包括小关节突和棘间韧带（SSL/ISL）复合体。保存稳定椎弓根螺钉结构邻近节段的组织是为了减少 PJK 和 ASP 的发生率。在腰椎，重要的是保持关节突关节囊的完整性以及关节突关节的骨性结构，同时将椎弓根螺钉放置在结构的最上层。此外，一些研究人员还演示了维护 SSL/ISL 复合体完整性的重要性。在胸椎，许多外科医生认为小关节突关节和 SSL/ISL 复合物在预防 PJK 中的重要性。Anderson 等进行了一项尸体研究，测试了椎弓根螺钉结构旁的邻近节段的强度，并通过钩形器械和棘间韧带切片证实了刚度的连续丧失。通过有限元分析，Cahill 等也证明了棘间韧带作为一种缆索来防止过度后凸和 / 或前平移的重要性。基

于这些体外研究，小关节复合物和 SSL/ISL 复合物的保存是重要的，但是缺乏临床数据证明这些结构在预防 ASP 中的重要性。

成人脊柱畸形手术的核心之一是矫正矢状平衡。椎弓根螺钉内固定和现代技术的使用，可以明显地纠正患者的矢状面平衡。一些研究者报道矢状位重新排列的程度是成人畸形手术后 PJK 的独立危险因素。Kim 等发现术前矢状面不平衡 > 5 cm 是成人畸形手术后发生矢状失代偿的危险因素。Watanabe 等也报道，矢状面不平衡的明显矫正是近端邻近水平骨折的潜在危险因素。认为矢状面重新排列的程度可能是 PJK 的危险因素，对于脊柱畸形外科医生来说在讨论术后围手术期这种并发症的可能性时是很重要的（图 22.1）。

脊柱外科医生了解 ASP 的危险因素是很重要的，因为这可以直接影响术后的结果。目前的文献已经证明了结构强度、小关节面关节和 SSL/ISL 完整性以及矢状位重新

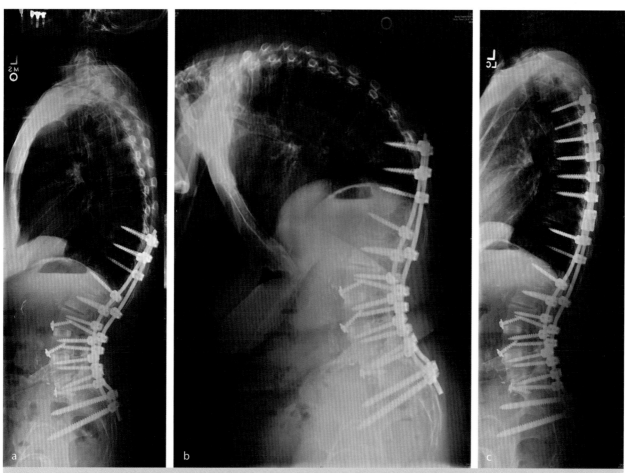

图 22.1　成人脊柱侧弯矫治后近端交界性后凸 (PJK)。(a)62 岁妇女行 L3~S1 腰椎前路椎间融合 (ALIF) 和 T10- 髂骨矫正融合治疗成人脊柱侧凸，术后侧位图像显示 PJK 在 T9 - T10 椎间盘间隙开始时的良好矫正效果。(b) 初次手术 3 个月后屈位 X 线片显示 T9-T10 椎间盘近端结合部后凸。(c) PJK 矫正并将其固定融合器延伸至 T4 后的站立术后侧位 X 线片

排列对 ASP 的影响。未来对椎弓根螺钉近端 ASP 结构的前瞻性研究将有助于更清晰地描述这些危险因素。

22.4 治疗方案和预防

由于 ASP 的发展增加，为了降低了临床 ASP 的风险。这些因素与椎弓根螺钉植入的具体技术以及外科手术的辅助手段有关。由于需要进行长期的临床随访，因此 ASP 具有挑战性。因此，研究旨在降低临床 ASP 风险的特定技术的效果更加困难。尽管如此，临床医生应该继续认识到干预措施，例如基于椎弓根螺钉的融合术，如何长期影响邻近节段。

椎弓根螺钉结构的刚度会影响脊柱的局部生物力学，但椎弓根螺钉植入技术也会影响相邻节段。这与近端邻近节段最为相关，因为小关节面关节与上节段椎弓根螺钉的起始点非常接近。在胸椎中，已经描述了各种技术来放置椎弓根螺钉。解剖学技术涉及将胸椎椎弓根螺钉与椎弓轴线对齐。相比之下，最直接的方法是将椎弓根螺钉平行于上终板放置。由于这一轨迹，植钉技术的入钉点低于放置胸椎椎弓根螺钉的解剖学技术的入钉点。较低的入钉点更有可能避免关节突关节囊、软骨或骨的破坏。在腰椎，由于近端相邻节段的小关节与最上面的椎弓根入钉点很接近，因此同样也存在侵犯小关节突关节的问题。当放置椎弓根螺钉时，外科医生对这种关系的认识对于避免关节突关节囊、软骨或骨的侵犯至关重要。避免这些结构损伤可以降低椎弓根螺钉为基础的融合患者发生近端 ASP 的可能性，但文献对这种理论的支持不充分。此外，在退行性腰椎中关节突关节是很难避免的，过度生长、肥大的关节突关节可能会阻碍椎弓根钉的入钉点。

虽然椎弓根螺钉置入技术对临床 ASP 的发生率有重要影响，但手术辅助也有助于降低临床 ASP 的发生率。对于接受手术治疗成人畸形、PJK 和骨折的患者，可能导致手术的意外、神经功能缺损和预后不良。为了防止这种并发症的发生，一些学者提出了椎体增强术。在一项尸体研究中，Kebaish 等使用了没有强化的椎体、最上端的椎体成形术或最上端和近邻节段的椎体成形术。结果显示，

与两级椎体成形术组相比，对照组和一级椎体成形术组近端关节失败率明显较高。Hart 等对接受长节段融合的老年女性进行了回顾性调查。结果显示，在未行椎体成形术的组中，近端连接失败的发生率较高。这些研究为骨水泥增强椎体可以降低成人畸形近端结合部骨折的风险提供了一些证据，但还需要进一步的研究来证实其疗效。

另一种防止相邻节段的连接问题的技术是动态稳定。动态稳定的支持者主张在融合器附近相邻的水平处实现动态稳定，以便在近端或远端连接水平处实现强度的逐级变化。从理论上讲，这种强度的梯度变化可以防止相邻节段椎间盘退变的早期发生，从而降低 ASP 的发生率。目前，还没有设计良好的临床研究数据支持这一观点。有一些尸体研究表明，在融合器相邻的动态稳定的情况下，椎间盘内压力和运动是有效的。这些体外研究提供了一些希望，动态稳定可以帮助防止相邻节段的问题，但它的有效性必须在临床研究中证明，然后才能使用。

考虑到许多患者接受椎弓根螺钉的融合治疗，预防 ASP 的治疗选择和策略是重要的。在进行椎弓根螺钉内固定时，外科医生至少应尽量保留相邻节段的解剖结构。目前，支持使用其他外科辅助的证据较少，但进一步的研究可能阐明减少 ASP 发生率的技术。

22.5 总结

手术治疗脊柱疾病时，外科医生应认识到手术对脊柱生物力学的影响。椎弓根螺钉内固定因其固有的强度已成为脊柱固定的标准。强度对于纠正畸形、提供稳定性和融合非常重要。外科医生需要认识到与椎弓根螺钉固定的生物力学强度相关的潜在缺点：加速邻近椎间盘退变和破坏。目前的研究已经明确了 ASP 在腰椎退行性疾病以及成人和青少年畸形中的发病率。需要进一步研究和明确椎弓根螺钉内固定在 ASP 中的作用，包括临床和影像学。关于椎弓根螺钉内固定对 ASP 的相对贡献的补充信息将使脊柱科医生能更有效地预防和治疗临床 ASP。

第二十三章　胸腰椎椎弓根螺钉钩板的并发症

Adam J. Bevevino
译者：芦浩，刘琦

23.1 概述

自 20 世纪上半叶以来，椎弓根钉钩板在脊柱外科手术中得到了应用。植入物提供了几个有利的特征。钩板可以放置在脊柱后部的多个位置，例如椎弓根、椎板和横突。其应用范围广泛，从畸形矫正到脊柱骨折的稳定再到退行性融合手术。

根据钩板的预期解剖位置，放置钩板的一般方案各不相同。在 Cotrel 等的研究中概述了放置椎弓根、椎板和横突钩板的技术，描述了它们的通用脊柱器械系统。胸椎椎弓根钩板的放置首先需要切除一部分下关节面以暴露上关节面的内侧面。一旦完成此操作，将椎弓根探钩放置在关节面之间和椎弓根头上，以便椎弓根钩板的中心与椎弓根的下壁相贴附。胸椎或腰椎钩板的放置应去除黄韧带以进入椎管。另外，在胸椎中，必须移除下关节面的中间部分和头部椎板，为钩板留出足够的空间。一旦形成足够的空间，可以将钩板放置在尾椎上方的管道中以施加向下的压力或者在头侧椎板下面施加向上的压力。在骨膜下剥离完成后，横突钩板向上或向下放置。应该注意的是，横突钩板明显弱于椎弓根钩板或椎板钩板，并且通常建议使用补充额外的固定。虽然使用椎板钩板装置有明显的好处，但像其他任何脊椎内植入物一样，使用椎板钩板也有并发症。钩板内固定常见的并发症包括钩板脱位、骨折、骨侵蚀、假关节 / 矫正缺失和神经损伤。下面的小节将主要围绕使用椎板钩板发生的并发症和讨论如何避免的方法和治疗（表 23.1）。

表 23.1　脊柱钩的并发症

并发症	时间（早 / 晚）
移位	两者
骨折	两者
骨侵蚀	晚
神经损伤	两者
假关节	晚
修正损失	两者

23.1.1 椎板钩板移位

椎板钩板的植入术最常见的并发症或最大的困难是钩脱位。在 Harrington1962 年的一篇经典文章中，他描述了脊柱侧弯矫正中使用的压缩和撑开棒，文中将固定在脊柱上的钩板脱位作为一个公认的术后问题。Cotrel 等另外指出，钩板脱位是与钩板器械相关的较常见并发症之一。在 250 例患者的系列中，有 6 例患者在随访中钩板脱位。脱位发生在结构上端的钩板上。最近关于椎板钩板矫正脊柱侧凸的系列报道进一步证实了钩板脱位的问题。通常脱位发生在结构的头端或尾端，钩 – 骨界面受到最大的力。脱位的原因通常为以下一种或几种组合：放置时钩板位置不足，在矫正操作中未发现钩板脱位，最终拧紧连接棒时钩板张力不足，患者在术后的过度弯曲，或钩板附着处的骨质较差。当脱位发生时，它通常是无症状的，但可导致疼痛、失去矫正 / 复位，或者，在最坏的情况下，神经损伤。此外，脱位可在术后急性期发生，也可能作为晚期并发症发生。了解到钩脱位是与其使用相关的固有并发症，有几个因素可降低发病率。首先也是最重要的，是确保最初的钩板放置是准确和安全的。这是通过仔细的解剖来完成的，可以直视钩板的放置位置，并仔细注意钩板的连接处。如果操作正确，钩板应该正好位于连接位置。在放置椎板和横突钩板的过程中，钩板的刀片应该紧贴在骨质边缘周围，而椎弓根钩板必须放置在中心处与椎弓根对齐以防止脱落。就像椎弓根螺钉一样。因此，钩板必须适当地通过拉杆或压杆来张紧，以形成稳定的结构。在畸形矫正操作中，由于钩板必须保持一定程度的松动，以便在最终拧紧之前进行矫正，因此任务变得困难。因此，适当地张紧钩子是防止随后脱落的关键。一般说来，钩子朝向其所附着的骨质表面所受的牵拉或压迫越大，它脱落的机会就越小。然而，如果对钩施加太多的力，则可能发生骨质破坏，这对于骨质疏松症患者尤其重要。为了达到适当的稳定度，必须达到骨骼表面的过多和过少张力之间的平衡。

通过改变钩板的结构，可以提高有较高脱臼风险的钩板的稳定性，例如在内固定头端或尾端的钩板。钩形结构，其中向上和向下的钩被放置在相同或相邻的椎板上，或者被称为"爪形结构"，可以在不依赖于对单个钩的分散或压缩的情况下建立独立的稳定性。此外，这种配置还允许施加较小的牵引力／压缩力，因为钩板的稳定性不仅仅取决于这种操作，因此可以减少骨界面骨折的机会。生物力学数据表明，这种爪形结构的强度优于单一的向上或向下的椎板钩。通过调整钩板结构，也可以增强横突和椎弓根钩板的稳定性。因为横突钩板本身比椎弓根钩板弱，它们经常与另一个钩板结合在一起，而不是单独放置。将向下的横突钩和向上的椎弓根钩板结合在横突和椎弓根之间形成爪形结构，显著提高了固定强度。

钩板脱位的治疗取决于脱位的时机和与之相关的症状。在发生融合前的急性术后时期发现钩脱位，可伴有急性疼痛发作、新发现的畸形或出现严重的神经损伤。上述任何症状或患者临床状态的其他急性变化均应复查影像学检查，重点放在椎板钩植入的位置。如果发现钩板脱位并造成了临床问题，应考虑对该结构进行翻修手术。脱位造成的神经损伤与单纯的疼痛都应该进行翻修，但是神经损伤更应紧急治疗。另一方面，对于发生在急性术后期以外的钩板脱位，治疗的决定变得不那么明确。如果在椎体未融合之前，应该按照急性脱位对待，但是如果椎体已经融合，观察到没有明显临床症状的单纯钩板脱位，则不予以处理，因为翻修手术的并发症超过了矫正脱位钩板的益处。在翻修期间，大多数情况下，只需要移除主要移位的钩子，结构的其余部分可以保持完整。需要注意的是，脱位的钩会在手术后数年造成神经损伤，由于出现新的神经症状，需要密切评估钩的位置，无论患者术后多少年。

23.1.2 骨折

钩板附着处的骨骨折是另一种与使用脊柱钩板相关的临床并发症。骨折通常发生在两种情况之一：术中钩板加压时骨折或术后椎体融合前骨折。如前一节所述，在钩板固定在预定位置后，必须通过压缩或牵引来锁紧钩板。这种加压操作对附着部位施加了相当大的力，如果超过了骨的承受强度，就会导致骨折。为了防止骨折，可以施加在钩板上的拉力大小取决于钩板的位置和骨的质量。椎弓根和椎板钩可以比横突钩承受更大的拉力，因为这些解剖位置的骨头的强度更大。此外，由于骨质疏松症患者的骨量受损，在拉紧钩时必须小心。在这些患者中，外科医生

应该尽量减少对单个钩的拉力，而是放置多个钩板来分散其他钩上的力。

如果在加压过程中发现钩点处有裂缝，则处理取决于裂缝的位置。由于不存在神经损伤或脊柱不稳定的风险，导致骨折的横突钩不需要任何额外的治疗。另一方面，如果在放置椎板钩时发生骨折移位或钩突入椎管，则可导致神经损伤。显然，椎板骨折后神经损伤的风险在脊髓水平的胸椎高于腰椎。确认后，应立即取下钩，仔细检查骨折部位。如果术中进行神经监测，可以评估感觉和运动电位，以检查脊髓损伤。否则，如果出现骨折移位或椎管受损，应考虑在骨折层面进行减压椎板切除术。如果骨折确实没有移位，则可以在相邻的上水平处取下钩并更换钩。椎弓根钩骨折可引起神经损伤或脊柱不稳定。与层状钩类似，如果钩在骨折后移位到椎管内，或者骨折本身移位到神经孔或椎管内，就会发生神经损伤。此外，与横突和椎板不同，椎弓根是脊柱节段结构稳定的主要因素。正因为如此，在钩板放置期间发生椎弓根骨折需要延长固定，以桥接椎弓根骨折的水平面。

骨折通常发生在融合发生之前，并且主要发生在支架的末端，在这里，最大的应力集中在挂钩上。骨折本身的治疗方法类似于术中骨折的描述；横突骨折神经损伤或医源性不稳定的风险较小，而椎板骨折可导致神经损伤，椎弓根骨折可导致脊柱不稳定。因此，椎弓根和椎板骨折在术后早期可能需要手术修复，而横突骨折本身并不需要。钩点骨折后的一个潜在风险是术后失去畸形矫正。正因为如此，对于骨结构稳定性至关重要的钩点骨折，如骨端或畸形端，需要更积极的治疗，以防止矫正缺失。

23.1.3 畸形矫正

畸形矫正手术的一个主要目的不仅是实现矫正，而且是在术后维持矫正。术后初始矫治丢失的百分比与每个脊柱内固定系统的使用有关，在这方面，脊柱挂钩装置没有区别。在 1988 年 Cotrel 等的文章中，作者报道了青少年特发性脊柱侧弯治疗过程中椎板钩结构矫正的缺失，在主曲线 60° 的初始平均矫正后约为 2°。然而，最近的一系列数据表明，矫正的丢失比最初报道得要大。Helenius 等报道了使用 Harrington 和 cotrell-doubousett CD 仪器矫正脊柱侧弯的长期效果。Harrington 组患者平均随访时间为 20 年，CD 组患者平均随访时间约为 14 年。Harrington 组对主曲线的初始矫正为 27%，CD 组为 55%，在最后一

次随访时，两组的初始矫正均失去了统计学意义上的显著性。Harrington 组的患者失去了大约 50% 的初始矫正，而 CD 组的患者失去了大约 25% 的初始矫正。本研究着重强调了椎板钩内固定矫正损失的两点：一是随着时间的推移矫治量并不显著，二是节段钩形结构使用与非节段性 Harrington 器械相比，CD 器械在更大程度上实现并维持了畸形矫正。

近年来，将椎板钩结构用于畸形矫正与节段性椎弓根螺钉内固定相比较，后者在脊柱侧弯矫正手术中的应用越来越广泛。2004 年，对全椎弓根螺钉组与全椎板钩组进行了比较分析。随访 2 年，椎弓根螺钉组畸形矫正量较大，矫正丢失率也较小，为 4%，椎板钩组为 8%（$P < 0.05$）。在此之前的研究中，同样的研究者在 2006 年进行了一项比较椎弓根螺钉和混合椎弓根螺钉和胸段钩的椎弓根螺钉结构的研究。结果与 2004 年的研究相似，混合组所有椎弓根螺钉的初始矫正效果更佳，2 年随访期间矫正损失更大。与椎弓根螺钉组仅 5° 相比，混合组缺失 10° 矫正。在最近的研究中也有类似的结果报道，强调椎弓根螺钉在脊柱侧弯矫正过程中，与挂钩相比，具有更好的完成和维持矫正的能力。一个临床问题仍然没有得到回答，那就是在椎板钩结构中观察到的统计上更高的校正损失是否会对患者的临床结果产生影响。

23.1.4 神经损伤

与椎板钩有关的神经并发症可能是使用椎板钩时最令人担心的并发症。幸运的是，使用脊柱钩固定的神经损伤发生率相对较低。在脊柱侧弯研究会的一项大型调查研究中，在脊柱侧凸矫正过程中使用椎板钩的神经损伤发生率估计为 0.72%。在 Cotrel 等最初的一系列研究中，250 例患者中记录了 2 例神经损伤，均在手术后数小时内被发现，并在取下钩后完全治愈。到目前为止，与使用椎板钩板有关的神经问题的最高发生率与横突钩有关。横突钩造成神经损伤的风险很小，而椎弓根钩如果移位或折断神经也会造成损伤，但这种可能性比横突钩低得多。与其他并发症类似，椎板钩造成的神经损伤可发生于术中或术后早期，也可发生于植入术后数年。

术中放置胸椎椎板钩是神经损伤的最大危险因素。钩板是占据空间的物体，将它们引入椎管会缩小脊髓的可用空间，而脊髓在生理上是中胸椎内最小的。其次，在钩插入过程中，术中神经信息监测是必不可少的，如果目的是在椎板两侧的同一水平放置钩，则应使用较小的钩

（4mm 宽），而不是较大的钩（5mm 宽）。放置钩板时，任何运动或感觉诱发电位的变化应立即移除。在腰椎中没有脊髓损伤的风险，但神经根损伤可能发生，特别是放在一个先前存在的椎管狭窄的节段。腰椎椎板钩放置过程中，肌电图对神经信号的监测活动提示腰椎神经根受到刺激，如果不改变钩位，可导致术后神经根炎或受影响神经分布缺损。在将腰椎椎板钩置于畸形的凹侧时应特别注意，因为病例报告表明，在此位置放置腰椎椎板钩会增加神经损伤的风险。如果术后发现，术前检查未见的神经功能缺损，应立即行 CT 或 MRI 影像学检查。植入物已经移位或仅仅是撞击神经结构应立即予以修正。尽管在术中或术后立即发现神经损伤时及时纠正，也不能保证神经完全恢复。如前所述，在围手术期外也可能发生钩位放置引起的神经并发症。1989 年，Hales 等发表了一系列文献，记录了使用 Harrington rod 内固定的患者在使用椎板钩后继发的晚期神经并发症。在这个系列中，患者在接受手术后 2~32 个月之间，最常见的症状是背痛加重或出现新发神经根症状。这些患者神经系统症状的病因是最尾端钩向腰椎管移位。钩的迁移是继发于椎板的侵蚀，当融合延伸到 L5 时最常见。所有患者在内植物调整和钩子移除后神经症状都得到了缓解。1989 年发表的后续系列文章描述了钩固定术后患者的神经根疼痛。在这个系列中，症状是继发于钩附着部位骨质增生导致钩板突入椎管内。所有患者的症状均在责任钩从椎管中取出后得到缓解。此外，在脊柱侧凸手术后 8 年，甚至有文献记载钩子撞击引起的晚期马尾综合征。除了这些报告外，其他一些文献记载了在围手术期外，钩子固定术患者在神经结构上受到撞击时从瘫痪到增加轴向疼痛的神经学缺陷。

23.2 总结

在上个世纪的大部分时间里，脊柱钩已经被成功地使用。植入物的多功能性允许多种适应证，包括创伤、退行性变和畸形矫正。使用椎板钩的安全记录是积极的，部分原因是椎板钩的并发症发生率相对较低。当并发症确实发生时（它可以发生在术中、术后即刻或接受手术后几年），并发症的成功处理取决于治疗外科医生的高度敏感性，以便及时诊断和治疗，然后取决于并发症的类型和发生的时间。通过快速识别，大多数并发症都可以得到治疗，并且不会留下长期的后遗症。

第二十四章　椎板下钢丝的并发症

Gurpreet S. Gandhoke, David O. Okonkwo, Adam S. Kanter
译者：芦浩，刘琦

24.1 简介

20 世纪初，椎板下钢丝技术首次被应用于节段性脊柱内固定术。它的优点包括坚固的内固定，避免了术后外固定，并且可以进行严重的畸形矫正。围手术期的问题包括增加神经损伤风险及手术时间的延长。多年来，这种技术已经被椎弓根螺钉所取代。在这一章中，我们概述了节段椎板下钢丝矫治术的发展，重点介绍其并发症。

24.2 历史

Lange（1902）是第一个在强直性脊柱炎病例中用金属棒连接脊柱的外科医生。1963 年，来自葡萄牙的 Resina 和 Ferreira Alves 用钢丝将柔性金属棒固定在棘突的基部，并在横突或椎板周围绕上加固线。他们报道了 100 名使用这种技术治疗脊柱侧弯的患者，没有描述任何神经损伤的病例，其中 14% 的假性关节在 2 年后出现，他们将其归因于不完善的金属丝固定技术。

Luque 使用不锈钢 "L" 形棒用钢丝固定于椎板下，用于治疗社会经济地位低下人群的脊髓灰质炎后脊髓畸形。该方法在神经肌肉型脊柱侧弯、骨髓增生异常型脊柱畸形、特发性脊柱侧弯、体位性弯曲、骨折等方面的应用得到拓展。对节段椎板下钢丝矫治术进行了试验研究，由于椎板下钢丝提供了多个固定点，因此在维持脊柱畸形矫正方面优于 Harrington 内固定。

与第三代植入物相比，通过节段椎板下钢丝和 Hartshill 环形矩形完成的节段性脊柱矫形器不再受欢迎。主要原因是：①害怕椎管内金属丝的长期影响，因金属丝引起的神经并发症发生率高；②矫正力不足，特别是弓形节段的控制也是一个缺陷；③矢状面的校正及维持存在争议。

24.3 并发症

据报道，在接受椎板下钢丝手术的患者中，有 5%~15% 的患者出现了围手术期神经损伤，其中 4% 的患者出现了严重的截瘫，其余的患者出现了不经治疗就得以缓解的感觉障碍。其机制可能是神经根和脊髓受到矫正力的牵拉和缺血，矫正力可能施加在脊柱上，这是由于脊柱每一节处的横向负荷造成的。另外还报道了在钢丝穿行和操作过程中发生的直接硬脊膜挫伤。研究者报告了钢丝疲劳的晚期并发症，没有假关节或神经症状。

众所周知，不锈钢植入物在体外会发生腐蚀。钴铬合金不常见，钛也不常见。腐蚀会使金属变弱，椎板间钢丝的晚期失效可能是由于重复循环载荷和杆状线接头微动腐蚀共同作用的结果。

当硬膜外纤维通过椎管内的椎板下钢丝时，可能发生硬膜外纤维变性。Lea Plaza 等在研究了 10 多年的硬脊膜下不锈钢丝后，描述了将金属与硬脑膜分离的纤维组织层的发展。他们认为，这就像一个保护罩，当偶尔需要拆除金属丝时，纤维组织就像一个屏障，防止感染从骨骼或软组织扩散到硬脊膜。

有一些有趣的研究报道了不同层次的人类椎管的尺寸，特别是在脊髓和神经根附近通过椎板下金属丝的安全性。

Pampliega 等的解剖研究结果表明，人体存在一个足够充足的 "安全区"，可以在不伤害神经结构的前提下插入金属丝。这种 "安全区" 在羔羊和猪中是不存在的，除非进行广泛的椎板切除术，以降低钢丝的穿过的深度。

在另一项对兔子进行的解剖研究中，Nixon 报告说，在两年的时间里，硬脊膜与金属丝连接诱导了层状细胞过度生长。大多数新骨是在椎管外形成的，虽然椎管半径减小，但在研究期间不足以导致椎管狭窄。他引用 larsen 来解释这一现象，在生长过程中，椎管的内容物可能在某种程度上抑制椎管内的新骨形成。

Lonstein 等报道了 93 例脑瘫及静止性脑病患者行椎板下钢丝固定治疗神经肌肉侧弯的结果及并发症。他们发现这项研究的并发症发生率为 58%。其晚期并发症发生率为 47%，其中 7.5% 为假关节。

Dove 报道了在英国脊柱侧弯协会成员中分发的一份

调查问卷的结果，目的是确定 1983 年和 1984 年在英国脊柱畸形手术的并发症的发生率。要求外科医生报道与各种脊柱畸形手术有关的并发症，以便确定各节段性连接固定的相对发病率。在 1 121 名被报道的患者中，469 名（41%）有分段固定。他们发现节段性连接特有的唯一神经并发症是感觉过敏。在一个神经根分布报道中，3.2% 的病例伴有感觉过敏。这些症状与任何虚弱症状无关，并在手术后 10 天内得到缓解。

24.4 当前趋势和未来

少数外科医生仍然倾向于使用椎板下钢丝 / 缆绳进行节段性脊柱固定，以矫正脊柱畸形，并采用枕颈、寰枢椎固定治疗颅颈交界处的病变。早期关于椎下钢丝连接的报道已经发展成为现代椎弓根螺钉 / 跨椎板结构，并取得了良好的效果。

第二十五章　经皮椎体骨水泥成形术的并发症

Dennis S. Meredith, Alexander R. Vaccaro
译者：杨辉，吴建临

25.1 概述

目前经皮骨水泥强化技术被用于治疗有症状的椎体压缩骨折（VCF——骨质疏松症性骨折和病理性骨折），骨质疏松性骨的椎弓根螺钉的强化，以及对靠近融合结构末端的骨折的预防。1984 年经皮椎体成形术（VP，Percutaneous Vertebroplasty）首先在法国使用，2001 年介绍的椎体后凸成形术（KP，Kyphoplasty）是对 VP 技术的改进。在 VP 手术时（图 25.1），聚甲基丙烯酸甲酯（PMMA，Poly-Methylmethacrylate）水泥直接注入椎体的松质骨内，而 VK（图 25.2）手术时，骨水泥被注入由球囊扩张后形成的空腔内。最近应用钙磷酸盐水泥产品（不是 PMMA）的研究取得了喜忧参半的结果。

压缩骨折的流行病学数据令人印象深刻。骨质疏松是 VCF 最常见的病因。研究估计绝经后妇女的生存期 VCF 风险范围为 20%~32%。目前，超过 1 000 万的 50 岁以上美国人患有骨质疏松症，预计到 2020 年，这一数字将超过 1400 万。脊柱也是骨转移瘤最常见的部位。尸检研究表明超过 30% 的癌症患者有脊柱转移，这将使他们易于患 VCF。VCF 与显著的发病率和死亡率相关。在 84% 的患者中，VCF 与慢性背痛有关，这些患者同时伴有其他椎体的高 VCF 发生率、身高下降、活动丧失，抑郁和肺功能障碍。伴随着 4~5 年患者死亡率超过髋部骨折的死亡率，胸腰椎 VCF 的死亡率也增多。根据这些统计数字，VCF 的治疗给美国医疗系统带来巨大的经济负担 [每年 138 亿美元 (1 美元 ≈ 7 人民币)] 就不足为奇了。

在这一章中，我们将简要介绍关于经皮椎体骨水泥增强的有效性的持续争论。然而，这是一个值得单独一章讨论的广泛话题。我们对疗效的讨论只会为我们对经皮椎体骨水泥增强术后并发症的讨论提供框架。经皮骨水泥强化术的并发症通常与骨水泥的发生率和效果有关，渗出椎体外，循环中栓塞的可能性，以及技术失误。最后，我们将探讨经皮椎体骨水泥成形手术部位邻近阶段进一步发生 VCF 风险的生物力学和临床风险。

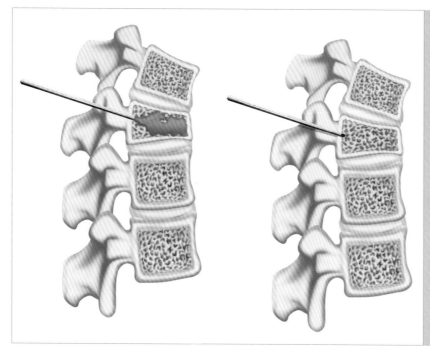

图 25.1　椎体成形术示意图

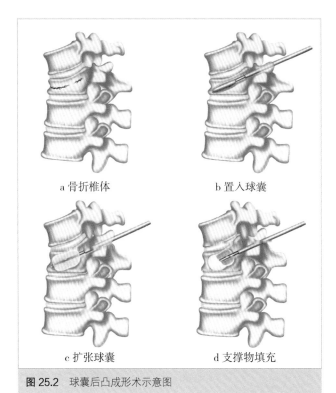

a 骨折椎体　　　　b 置入球囊

c 扩张球囊　　　　d 支撑物填充

图 25.2　球囊后凸成形术示意图

25.2 VP 和 KP 疗效概述

25.2.1 VP

疼痛缓解仍然是 KP 和 VP 的主要目标。VP 最初是作为一种介入放射治疗方法引入的，当时用于治疗疼痛的脊椎血管瘤。随后，它的应用更加广泛，并在低证据水平和持续良好的研究结果的基础上迅速被接受。最初的 VP 和最优医疗管理（保守治疗）的比较研究，受到低入组率（INVEST）和从医疗管理到 VP 高交叉率的限制（VERTOS I）。2006 年和 2010 年的非随机试验发现 VP 在减轻疼痛方面有短期益处，但在 1 年的随访中没有发现差异。2009 年发表在《New England Journal of Medicine》（新英格兰医学杂志）上的两项具有里程碑意义的随机对照试验（RCTs）引起了非专业媒体的关注，并在脊柱护理界引发了激烈的争论。Kallmes 等将 131 例骨质疏松性 VCF 患者随机分为 VP 或假手术（对照组）。类似地，Buchbinder 等也将 71 例骨质疏松性 VCF 患者随机分为 VP 组或假手术组。令人惊讶的是，在临床随访的任何时间点，两项研究中 VP 均没有发现明显益处。此外，来自这两项研究的综合 Meta 分析同样未能显示出任何益处。由于方法上的问题，这两项研究的结论都受到了质疑。使用利多卡因进行假手术可能是一种有缺陷的对照。Kallmes 等的研究在 3 个月时有

很高的交叉率（43% 的对照组患者在 3 个月时）。同样，在 Kallmes 等的研究中，很大一部分患者能够在 2 周内正确地猜出他们手术的性质，这可能会使他们的结果产生偏差。在这些研究中，干预组和对照组的改善程度都低于以往的研究。后续 I 级研究使用保守管理作为对照已经证明了 VP 在早期疼痛缓解方面的益处。当然，VP 治疗骨质疏松性压迫性骨折功效值得商榷，而且目前还没有得到美国骨科医生学会的认可。

25.2.2 KP

KP 在 I 级研究中显示出更一致的好结果。这项 FREE 研究纳入了来自 8 个国家的 300 名骨质疏松性 VCF 患者，并将他们随机分为 KP 和保守治疗。在 12 个月的随访中 KP 组的疼痛明显减轻，功能明显改善，生活质量得以改善，持续到 24 个月的随访时，残疾情况和身体功能得到持续改善。CAF 研究也是一项国际多中心随机对照试验（RCT），癌症患者的 VCF 分为 KP 与保守治疗组进行比较。在 12 个月的随访中，57 例 KP 治疗的患者在功能、生活质量和疼痛方面的改善有统计学意义。这些结果得到了超过 35 项质量较低的研究的支持。

相比之下，KP 比 VP 更有优势。Eck 等对 2006 年之前所有关于 VP 和 KP 的报道进行了 Meta 分析，他们发现 KP 在疼痛方面有显著的改善，但在整体功能上没有显著差异。研究还显示 KP 在改善后凸楔形角方面比 VP 更有效。尽管这两项研究都显示了，与保守治疗相比有益处，但这一发现的临床相关性尚不清楚。

25.3 经皮椎体骨水泥增加的并发症

25.3.1 并发症概述

VCF 患者经皮椎体成形术围手术期相关并发症通常是罕见的。然而，一旦发生，对患者来说，就有可能造成毁灭性的后果。围手术期并发症可分为医疗并发症和与手术本身有关的并发症。不幸的是，医疗并发症即使在老年人的微创手术中也很常见。手术相关的并发症包括神经周围出血，以及渗透到椎体外的骨水泥局部扩散或造成器官栓塞（如肺或脑）等。此外，骨水泥增强后的脊柱的生物力学的改变可能改变患者发生 VCF 的风险。

基于 VP 和 KP 的比较高水平的现有证据，最近的几项 Meta 分析对术后并发症的风险提供了一个很好的概述。Eck 等对比了 42 例 VP 和 10 例 KP 的并发症发生率，这 10 项研究涵盖了 1 万多名患者。水泥渗漏的总体发生率

VP 为 19.7%，KP 为 7.0%。然而，分别只有 1.6% 和 0.3% 的患者出现渗漏症状。在 VP 术后的患者中，有 17.9% 出现新的压缩性骨折，而 KP 术后为 14%。肺水泥栓塞，在 VP 术后为 0.9%，KP 术后为 0.4%。在 VP 患者中，心肌梗死并发症的发生率为 VP 为 0.05%，KP 为 0.5%。其他并发症包括血肿、肋骨骨折、感染、短暂性低血压和心动过速、缺氧和肺炎。

Lee 等对 121 项关于 VP 或 KP 来治疗骨质疏松症和病理性 VCF 的研究进行了大样本 Meta 分析。他们的结果普遍支持 Eck 等的发现。总体内科并发症率 VP 为 0.4%，KP 为 1.6%。VP 的无症状水泥渗漏率为 75%，KP 为 14%。有症状的水泥渗漏率在 VP 术后为 1.48%，KP 术后为 0.04%。新发骨折的总发生率在 VP 术后为 18%，KP 术后为 17%。KP 组骨折发生后发生在相邻椎体水平的骨折占 74.8%，VP 组骨折发生后发生在相邻椎体水平的骨折占 51.6%。综上所述，除了一般的医疗并发症和邻近节段骨折的风险外，KP 术后总体并发症发生率普遍低于 VP。

25.3.2 骨水泥局部渗漏及神经损伤

最近的 Meta 分析表明，术后的骨水泥渗漏率相当高（图 25.3）。然而，绝大多数骨水泥渗漏是无症状的。因此，一些学者认为无症状的骨水泥泄漏不应该被认为是并发症。由于椎体接近重要的血管和神经结构，所以当渗漏有症状时，潜在的影响是毁灭性的。其中包括症状性神经根病和导致疼痛但无缺损的椎管狭窄。神经损伤的机制包括 PMMA 直接压迫神经根，骨折碎片向后移位到椎管，栓塞供应脊髓的局部血管。Patel 等发表了关于这个主题的大样本文章。他们的 14 名患者在三级转诊中心接受脊髓损伤治疗，其中 6 名患者因 PMMA 外溢而出现即刻神经功能缺损，其中 5 名患者接受了手术减压。未接受手术治疗的患者是因为病情不稳定，无法进行手术干预，最终因 PMMA 的血行栓塞并发症而死亡。在 5 例患者中，手术后 3~112 天内发生骨性移位。所有患者均行手术减压融合治疗。3 例患者发生邻近椎体的骨折移位相关的损伤，也进行了手术。本系列文章的一个重要观点是，这种情况罕见，但行手术时应该有一个计划来处理潜在并发症，如术中改为开放手术。

骨水泥渗漏到椎基底静脉和前内静脉丛，从而到达硬膜外间隙。这种类型的渗漏发生率超过 20%。这可能导致灾难性的神经损伤，包括脊柱前动脉综合征和瘫痪。最近，我们还遇到了一例 KP 引起硬膜外血肿导致灾难性神经损伤的病例。

骨水泥渗漏到椎间盘与相邻椎体骨折的风险增加有关。骨折的严重程度 [术前核磁扫描可见到椎骨裂缝（图

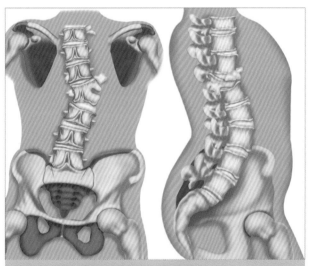

图 25.3 椎体成形术治疗胸腰椎爆裂骨折，大量的骨水泥渗出到椎周软组织

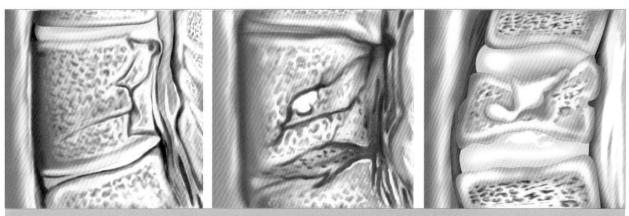

图 25.4 椎体骨折，椎间盘（左、中）出现椎间隙（左、中），随后出现椎间盘内水泥渗漏（右）

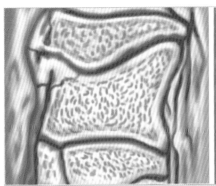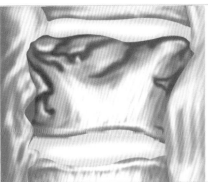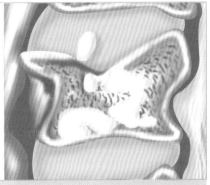

图 25.5 椎骨皮质破坏（左、中），随后通过破坏将水泥渗漏到椎间盘（右）

25.4）和术前 CT 的骨皮质破坏（图 25.5）] 可以预测泄漏的风险。高黏度 PMMA 的使用普遍降低了椎间盘内渗漏和血管内并发症的风险；但是，骨水泥进入松质骨的量较少。注射时 PMMA 的黏度应该呈糊状，并在"露天"条件下，仅靠自身重量时，不与注射器分离。

25.3.3 骨水泥的血行栓塞

与水泥局部扩散一样，大多数水泥栓塞事件都是无症状的。然而，发病率却惊人的高（在 VERTOS Ⅱ 研究中为 26%）。当栓塞发生时，会对患者造成毁灭性的后果。VP 术后骨水泥栓塞造成了肺部损害、肾脏损害、大血管损伤、心脏损伤和大脑的损伤。生物力学研究表明，与 VP 相比，KP 后水泥栓塞的发生率相对较低，这是由于球囊扩张使周围的松质骨压缩，形成了水泥的屏障，并允许在较低的压力下注入骨水泥。骨水泥栓塞可通过高黏度、低剂量（目前建议每节段使用 < 5mL）和低压而得到一定程度的避免。栓塞的风险也取决于骨折的严重程度，骨折越严重其风险越高，因为骨折破坏了静脉系统。与神经损伤一样，执行手术机构应制订相应的规程，以处理可能危及生命的血流动力学和呼吸不稳定问题。

25.3.4 相邻节段椎体骨折

骨水泥增强所引起的生物力学效应的临床意义仍然是一个科学争论的话题。生物力学研究表明，在中立和弯曲模态下，骨水泥增强会降低该节段内的依从性，从而导致更大的力传递到相邻椎体。骨水泥的选择和剂量对其都有显著影响。这种增加的机械压力超过了在完整的脊柱中压力，这对于那些因为骨水泥增强而疼痛减轻，日常体力活动增加的患者来说尤为重要。然而，这些潜在的影响在临床研究中并无证据。Taylor 等对 2006 年之前发表的研究进行了系统的回顾，发现在 VP 和 KP 术后，VCF 再发

病率较低。

其他研究发现，在接受 VP 或 KP 治疗的患者中，新 VCF 的发生率低于接受最佳治疗管理的患者。总的来说，观察到的生物力学和临床研究之间差异的原因尚不清楚，仍然是一个需要进一步研究的课题。

25.3.5 医疗并发症

在最近的 Meta 分析中观察到的与 KP 有关的医疗并发症发生率增加的原因尚不清楚。作者认为这可能是因为在 KP 的研究中增加了全身麻醉的使用。然而，这些研究并没有很好地解决这个问题，因此，目前的文献不能解决这是偶然的还是重要的发现。

25.3.6 感染

在很大程度上，因为手术的微创性，VP 或 KP 术后感染是非常罕见的。在罕见术后感染报道的情况下，感染是免疫缺陷所致。因此，在大多数术中不建议在注射时含有抗生素的 PMMA。

25.4 总结

综上所述，经皮水泥增强技术的应用在文献中得到了很好的支持，有多个 Ⅰ 级研究和 Meta 分析可供参考。鉴于 Kallmes 和 Buchbinder 等发表在《New England Journal of Medicine》上的研究，KP 的疗效可能比 VP 更好。然而，我们承认，没有试验将 KP 与假手术进行比较，上述研究的方法也受到了质疑。多项 Meta 分析表明，KP 在减少手术并发症方面具有较好的作用。关键的技术考虑包括使用高黏度水泥和最小化注射压力。虽然这些手术是微创的，通常由其他脊柱外科医生的专家进行，但可能发生的毁灭性副作用需要制订一个治疗计划，以便在需要时进行强化医疗管理和公开手术干预。

第二十六章　经后外侧植入椎体的并发症

David B. McConda, Jonathan M. Karnes, Scott D. Daffner
译者：杨辉，吴建临

26.1 概述

通过前路减压的椎体切除可用于各种病理情况，包括脊柱的原发性或转移性病变、感染和某些骨折。历史上，胸腰椎的椎体切除术是通过前方入路和另外的后方入路分开分次完成的，有时是分期进行的。利用后外侧入路其他技术已经出现：允许通过一个单纯后切口进入椎体的前后方结构。随着可膨胀笼的发展，外科医生可以通过这种方法提供前路稳定和融合。这种方法在技术上要求很高，由于神经根牵引增加和植入物位置不佳可能导致某些并发症，比如导致神经缺损和下沉。微创技术出现，可导致失血量减少，术后疼痛减少，缩短住院时间。

26.2 胸腰椎体切除术的适应证

创伤性损伤、椎体转移或原发肿瘤、感染和畸形可损害脊柱矢状位稳定性，并进一步压迫脊髓。这些病例可能需要切除一个或多个椎体，以减压椎管和稳定脊柱，这可以通过后外侧入路有效完成。出现前脊柱原发性和转移性病变的患者，如果他们的椎体高度下降了50%，与受影响的脊柱水平一致的神经功能进展性下降，或严重疼痛和大约3个月的预期寿命，则是外科手术的候选。前路脊柱感染的手术治疗指征包括败血症、神经系统快速衰退、失稳定、无法进行CT引导的活检/培养，以及保守治疗失败。不稳定爆裂骨折的椎管减少 > 50%，局部后凸 > 30°，椎体高度损失 > 50%，或神经损伤也可考虑手术治疗。由于这些肿瘤、感染和创伤大多涉及椎体，因此通常需要对其进行切除和重建以进行最终的治疗。在这种情况下，后外侧入路可用于进入前柱，特别是在胸椎。

26.3 胸腰椎后外侧入路及相关解剖

患者俯卧，中线切口从一点延伸至椎体近端和椎体远端或需切除的椎体。浅表解剖向下延伸到棘突的水平，行局部肌肉剥离，露出两侧的椎板。椎弓根螺钉内固定位于被切除椎体上下部，在进行椎板切除术和椎体切除术的

同时，在对侧接入点连接上一根棒，以防止畸形进展。然后后路减压椎板和黄韧带暴露硬脑膜（图26.1）。

为了进入前柱，病变椎体椎弓根，下关节突、横突被切除。将上关节突咬除至椎弓根，以提供种植体的植入空间。在胸椎，可能需要切除一两个神经根，以便更好地进入前柱；由于存在神经损伤和严重运动功能障碍的危险，禁止在T1或腰椎水平使用这种方法。

Metcalfe等证明后外侧入路与肋骨横突切除术或经腔内入路相比可以成功地减少并发症。解剖以骨膜下方式沿椎体外侧进行，向前移动，直到可触及椎体前部。根据手术的目的，对侧也可能暴露。放置小的任性牵引器，钩在椎体前周围，将有助于保护邻近的软组织结构和暴露充分的视野。

在后纵韧带和硬脑膜之间形成平面后，椎体以分段方式取出，直到获得足够的减压，并有足够的空间容纳可扩张笼。相邻的骨终板通过去除椎间盘和软骨终板暴露出来。一个可扩张笼或其他植入物插入，使用斜轨迹打压直到其移动到中线的最优位置（图26.1 b）。它安全地到达紧贴椎体的上下终板（图26.1c）。安置椎体同侧的椎弓根螺钉安置杆以达到适当紧张度的结果（图26.1 d）。

微创入路进入胸椎体已被提出，可以减少失血和减少术后疼痛和僵硬，以及经典的外侧椎体入路的住院时间。Kim等描述了一种利用管状牵开器通过较小的后外侧切口进入胸椎的技术。他们在6例尸体标本和4例临床病例中采用了这种技术，提示4例患者通过最小程度的椎管旁肌肉组织切除，就可以充分行椎管减压和椎体切除，结果均良好。同样，Smith等也报道了一个类似方法，可以提供72%的椎体切除和48%的椎管周减压（结果通过CT分析），并发症很少。

对于这种微创入路，在中线外侧切开一个4cm切口，在小关节突外侧引入一根克氏针，并在目标胸椎的椎弓根附近固定。插入一系列直径逐渐增大的扩张器，并在最大的扩张器上放置牵开器。暴露横突、关节突和椎板，钝性于骨膜下向下解剖显露椎体的外侧部分；切除椎弓根，保

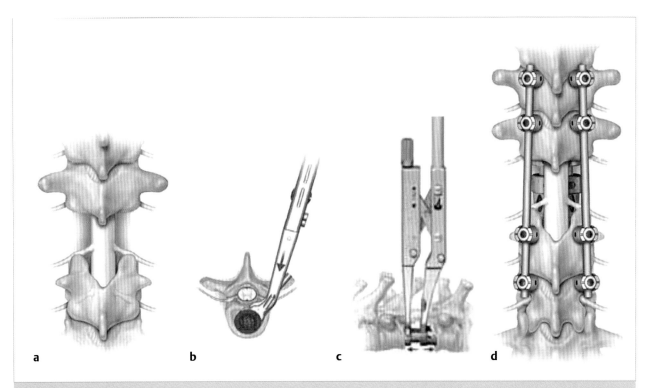

图26.1　手术技巧。(a)行宽椎板切除术，切除椎弓根、椎体。将椎弓根螺钉和一根棒放置在对侧，有助于防止塌陷和无意的脊髓压缩。(b)制备终板后，采用斜向轨迹将填充骨移植物的可膨胀笼插入。(c)双平面透视确认种植体位置后，将种植体展开，将种植体的末端打压到椎体终板。(d)如图所见，最后的结构是椎体切除术部位的扩张笼和双侧椎弓根螺钉棒固定

护硬膜囊，如有必要，轻轻向内侧牵拉。然后进行椎体切除，通过孔道插入一个压缩的可扩张的笼，将其植入椎体间隙，然后进行扩张。然后通过经皮椎弓根螺钉的插入，进行后方增强。

26.4 仪器使用目的

病理需要行椎体切除，移除脊柱前方骨性结构会使脊柱不稳定，需要增加结构支撑。这种增强可通过各种植入物来完成，包括结构自体骨或同种异体骨、甲基丙烯酸甲酯水泥、静态网孔或聚醚醚酮（PEEK）笼或可膨胀笼。每种选择都有优点和缺点。由于相邻的解剖结构，后外侧入路在进行椎体前方操作时提供的窗口较小。在放置静态笼或支撑移植物是有困难的，因为它可能需要椎体撑开或神经根牵引，通过有限的暴露很难将固定长度的笼或移植物放置到最佳位置。另一方面，可展开笼插入塌陷位置，随后原位展开，便于通过后外侧入路进入前柱。这种放置笼的方法在腰椎特别重要，因为它避免了牺牲神经根而植入植入物。Shen 等研究了后外侧入路中可扩张笼在椎体肿瘤手术治疗中的应用。

有报道发现胸椎和腰椎转移瘤行椎体后路切除并植

入可扩张笼可取得满意的结果，并发症少。Viswanathan 等对 95 例脊柱转移病灶行椎体切除术并植入可扩张钛笼的患者进行回顾性研究，结果满意，并发症少。总的来说，他们发现与笼（Cage）相关的构造失效的发生率很低，并且没有明显的下沉问题。他们展示了使用一个可扩展的笼行椎体肿瘤手术的低并发症率。同样，在一项对 24 例胸腰椎转移性病变患者的回顾性研究中，Jeyamohan 等报道说，整体神经状态有 54% 的改善，没有患者神经状态出现下降。Shen 等报道在一组多中心病例系列中，21 例前瞻性随访的椎体肿瘤患者经椎体后路切除后有 14.3% 的并发症发生率，这与前路和分期手术的发生率相似。可扩张的笼因其可扩张性质，提供了恢复矢状序列，椎体高度和机械稳定性的能力，同时需要较少的外科操作辅助。

26.5 并发症

传统的脊柱切除方法是前后联合切口。当应用于胸椎时，这种方法容易导致肺部并发症和失血量增加；在腰椎，也有增加血管损伤、腹部疝和逆行射精的风险。Hofstetter 等证明，椎体后外侧入路除了创伤性损伤外，在多种脊椎病理中均有良好的疗效，创伤性损伤的翻修率

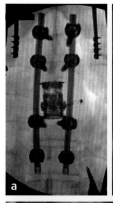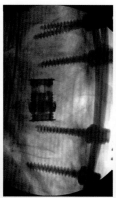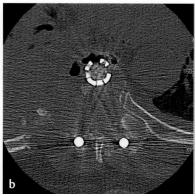

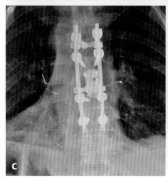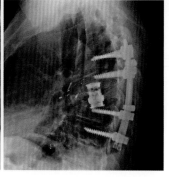

图 26.2 一位 65 岁转移性甲状腺乳头状癌男性患者，因转移病灶进展性旁发，行 T8 椎体切除术以及 T6~T10 椎体后融合术。(a) 术中透视图像显示可扩展的椎间笼，矢状位保持良好。(b) 术后轴位 CT 图像显示笼位于椎体切除缺损中心。注意切除右侧第八根肋骨近端，这是手术入路的一部分。(c) 术后 2 周的直立 X 线片显示笼沉降到 T7 和 T9 终板中，后突成角。同时，注意小的持续性胸腔积液

为 18%，可能是由于椎间隙内的骨损失所致。Lubelski 等报道，经胸开胸、外侧入路和肋横突切除入路对胸椎的并发症发生率分别为 39%、17% 和 15%，这表明与单切口后外侧入路相比，传统入路对接受椎体切除术的患者风险更大。

通过单一后路脊柱切除在技术上要求很高，因为进入前柱的狭窄工作入口限制了直接可视化，使得植入物定位比前路更难。这些困难可能导致因神经根或硬脑膜过度收缩造成神经根损伤，椎体切除部位准备不足，植入物定位不良，矢状位校正困难（图 26.2）。增加手术时间可能会增加失血。Shen 等报告，在一组多中心病例中，21 例患者通过后外侧入路行椎体肿瘤切除术后放置一个可扩张的笼，并发症发生率为 14.3%。并发症包括术后即刻需要翻修的椎间笼的移位，不需要翻修的 X 线片上的椎间笼的下沉，以及一名仍能行走的患者出现单下肢不完全运动缺失。

Metcalfe 等报道了 50 例通过后路椎弓根入路对胸椎和腰椎肿瘤进行椎体切除和三柱稳定的患者。本系列并发症包括 1 例因术后肺炎死亡，2 例因硬膜外血肿而迅速进展截瘫，1 例因脊髓缺血改变而短暂下肢无力。这 3 例神经并发症患者完全康复。该系列的其他次要并发症还包括 1 例非复杂性肺炎和 1 例下肢深静脉血栓形成。

Hofstetter 等对 67 例接受椎体切除术和可扩张笼重建的患者进行了回顾性研究（用于肿瘤、感染或胸腰椎创伤），他们报告了 8 例需要 5 次翻修的并发症。3 例患者术后出现明显的硬膜外血肿，5 例患者因植入物沉降需要进行翻修手术。有趣的是，在塌陷的植入物中，有 3 个植入物用于治疗创伤性爆裂骨折，1 个植入物用于治疗骨髓炎，1 个植入物用于治疗病理性骨折。研究者推测，创伤性骨折 14% 的下陷率是由累及椎体的终板缺陷、韧带松弛和后外侧固定装置的不合适长度造成的。

26.6 总结

总的来说，后外侧入路椎体切除和周围重建避免了与前路相关的发病率。这种单切口技术避免了前入路、前后入路阶段手术的发病率和并发症的增加。利用这种方法，可以通过一个相对较小通道插入可膨胀的笼（Cage），然后在原地将笼展开，因此，可膨胀的罐笼非常适合使用这种方法进行重建。手术入路最常见的并发症包括神经损伤和肺部并发症（肺炎、气胸、肺积液）。与器械相关的并发症包括椎间器械的沉降或移位（偶尔会导致神经撞击）、器械失效（例如，膨胀笼塌陷）、矢状位平衡矫正失败，或终板骨折以及随后的不稳定性。对于外科医生来说，与分阶段的前后入路相比，权衡这项技术的风险和好

处是很重要的。

26.7 要点

- 通过后外侧的椎体切除方法通常应用于感染、肿瘤、涉及脊柱前柱的脊柱创伤。

- 这种技术提供通过单个椎体后切口，避免前入路和前 / 后入路手术额外的发病率和并发症。

- 使用这种方法并发症通常涉及神经根牵引、植入物的沉降或畸形矫正的损失。

第二十七章　椎体置换并发症

Adam Wollowick, Allison Fillar, Jason Wong, Woojin Cho

译者：杨辉，吴建临

27.1 概述

理想的椎体置换系统应能够稳定承受轴向载荷，具有较大的植入物与椎体间骨界面，以有利于融合，防止移位，恢复椎体高度和矢状面立线。

椎体前柱承担脊柱 80% 的轴向负荷。Ani 等第一次讨论了椎体前柱的重要性，且得到了 Lowery 和 Harms 的支持。自 1911 年 Hibbs 和 Albee 提出脊柱融合治疗结核性脊柱炎以来，脊柱融合的应用范围不断扩大，已被用于治疗各种脊柱疾病。这些脊柱疾病包括脊柱肿瘤、感染、外伤、畸形等常累及椎体的疾病。这些疾病对椎体的破坏可能危及神经系统的稳定性。因此，椎体切除术对于涉及椎体的疾病已成为一种常见的手术，以便神经根得到完全减压。

传统上，自体结构性骨移植物（如髂骨或腓骨）经常用于重建前柱。有各种并发症，如供区并发症、假关节形成、移植物塌陷等，这些并发症会导致植入物下沉和随之出现的结构失效。自体骨移植物因其没有理想的形状，从而导致重建前柱缺乏内在稳定性。

钛笼的发展减少了自体结构骨移植的需要。多种不同直径和高度的笼（Cage）可供选择，其内可填充自体骨移植物，能提供骨诱导和骨传导能力。在不同类型的笼中，螺纹圆柱形碳笼和钛网是最受欢迎的选择。钛网尤其独特的吸引力，其有不同直径，可以随时调整以满足外科医生的需要，同时可提供定制的重建属性。尖端有尖刺的笼还可提供局部与骨锚定从而增高固定。

最初，将非扩张性植入物放置到最佳位置需要高的技术要求。然而可扩张笼的发展，能刚好植入，同时能够适应椎间隙高度。

我们将从不同的角度来研究与椎体替代物笼相关的并发症。首先，我们将举例说明市场上现有的用于椎体切除或全椎体切除的笼。其次，讨论椎体替代物笼相关的一般并发症，静态笼与可膨胀笼的并发症比较。最后，我们还将研究与特定疾病相关的特定并发症，包括肿瘤、感染、骨折和畸形。

27.2 笼的市场

结构性异体移植和传统的钛网仍然可用。除了这些传统的选择，市场上也有可伸缩钛笼，可原位伸缩，并允许骨移植与开放性结构体系［椎体植入物（VLIFT，Stryker，MI）］相结合。另一种多样的上述提及的钛网设计是，带有一个模块帽，可以使植入物应用多种方式植入脊柱（人工椎体 T2 Altitude；Medtronic，Memphis，TN）。

另一种用于笼的材料是聚醚醚酮（PEEK）材料，其是一种射线可透的物质，在放置笼后可提供更好的成像，用于监测肿瘤复发等病理进展。其可膨胀的部件也允许笼在原位膨胀，可用于更准确的脊柱重建（ECD，Synthes）。其他由聚醚醚酮（PEEK）制成的笼也带有一个模型的端帽，植入物由相同的植入杆插入和展开，从而简化了操作技术（Fortify，Globus）。Globus 还提供了椎体替代笼，同时应用钛螺钉固定以加强椎体前柱。

27.3 应用椎体替代笼最常见的并发症

27.3.1 笼移位

在使用椎间隙笼，当进行后固定时，笼移位通常很少见。然而，由于杠杆臂较长，如果在脊髓中发生椎笼移位，可能会导致灾难性的失败。Arts 等研究发现，不同疾病行椎体切除笼时，最常见的并发症是笼移位。他们认为不同的笼设计和外科医生的经验与笼移位有关。Shen 等也报道了 2 例笼移位，认为这与手术入路有关。Robertson 等也报道了椎体骨折患者的笼移位，他们认为笼移位发生在笼放置在倾斜位置时。Dai 等的患者在使用钛笼治疗爆裂性骨折后，出现了笼移位并出现进行性畸形。他们认为发生这种情况的原因是后柱不稳定，患者应该进行后柱固定。Dvorak 等的另一篇论文发现，2 名患者的笼塌陷分别发生在畸形和骨折的椎体切除治疗后。正如作者所指出的那样，塌陷可能是由于笼骨界面破裂造成的。这一现象在颈椎也有报道，表明 1 个节段椎体切除比 2 个节段颈椎前路椎间盘切除术和融合术相比，1 个节段手术与下陷的关系更大。

27.3.2 神经功能损伤

根据 Arts 等的研究，第二大并发症是神经损伤。Shen 等还报道了一例椎体肿瘤患者在椎体扩张过程中出现医源性神经损伤的并发症。他们将并发症归因于使用的笼是为前路设计的，在他们的病例中是为后路手术。

27.3.3 进展的成角

Arts 等报告进展性后凸畸形是与椎体替代笼相关的其他常见并发症之一。然而，它似乎更多地与退行性改变有关，而不是作为使用笼的直接并发症。

27.4 各疾病的并发症

27.4.1 肿瘤融合器相关并发症

脊柱是骨转移最常见的部位。脊柱也有各种各样的原发性肿瘤。对于脊柱肿瘤患者，手术治疗有助于减轻疼痛，局部控制肿瘤，使脊柱机械稳定。在 Thongtrangan 等进行的一项研究中，他们发现平均随访 12.6 个月中，15 例患者没有出现笼相关并发症。其中 2 例复发，但与钛网笼无关。另一项关于椎体肿瘤可扩张笼使用的研究揭示了 3 种与植入相关的并发症。并发症包括医源性神经损伤、术后早期笼复位及术后笼沉降。研究者认为这些并发症均与技术有关：医源性神经损伤继发于过度牵拉，前置的笼沉降可能是腰椎稳定性不足所致。在 Dvorak 等的一项研究中，2 名脊柱肿瘤患者，1 名为浆细胞瘤，另 1 名为成骨肉瘤，经钛网植入治疗后，发生了深部伤口感染，浆细胞瘤患者也出现假性脊髓突出。Arts 的研究发现，一半应用钛笼治疗脊柱转移瘤的患者出现各种并发症。建议外科医生了解患者的预期寿命，考虑到脊柱手术可能增加患者二次治疗的风险，如使用类固醇和放射治疗。

27.4.2 用于感染疾病的融合器并发症

虽然部分化脓性椎体骨髓炎患者可以通过静脉注射抗生素治疗，但通常大多数患者都需要进行脊柱重建，尤其是有明显骨破坏、进行性畸形、神经功能障碍或耐药脓毒症的患者。将金属材料植入感染区域一直令人关注；然而，一些研究表明，钛制圆柱形笼可能是安全的。在 Fayazi 等的一项研究中，接受钛网笼融合的 11 个患者中有 7 个发生了围手术期并发症。其中一名患者出现了与前路手术本身有关的并发症。2 例患者发生浅表创面裂开，经保守治疗好转。另 1 名患者出现笼故障，随后发生椎体

塌陷，需要进行翻修。同时，其中一名患者出现螺钉脱出。有趣的是，没有一个患者出现感染复发。Shen 等认为前后路入路手术比单纯入路手术存在较少的并发症。另一项研究观察了 24 名接受钛网笼治疗化脓性脊椎炎的患者，没有发现与笼相关的并发症。他们有一个患者出现了与手术入路相关的并发症腹部疝气。Korovessis 等也对 14 例患者进行了研究，采用钛网架治疗胸腰椎炎，未发现植入物相关并发症，1 例出现伤口感染，另 1 例出现手术入路相关的并发症腹腔疝。

27.4.3 外伤患者融合器相关并发症

胸腰椎骨折的治疗一直存在争议，单一入路治疗，即前、后入路或联合入路。然而，对于不稳定爆裂性骨折，联合入路比单一入路在生物力学上更有利，这一点已被普遍接受。Dai 等对 33 例胸腰椎爆裂性骨折行钛网笼治疗的患者进行了观察，发现无重大的与笼相关的围手术期并发症。特别是，没有一个患者失去了术后立线。Dvorak 等的一项研究表明，28 例接受钛网笼植入的爆裂性骨折患者中，有 2 例发生了笼移位。对 26 例爆裂性骨折钛网笼的影像分析发现，该系列中有 6 例患者出现矫正缺失，这种情况在腰椎区更为突出。Robertson 等研究了 31 例不同适应证应用钛网笼治疗的患者，大多数为爆裂性骨折，他们发现了 3 种与移植物相关的并发症。其并发症包括棒断裂 1 例，笼下陷合并椎管浸入 1 例，4 年随访发现"笼断裂"1 例。他们建议需密切地关注 Harms 笼的使用，因为它们的网眼更薄，在某些情况下可能导致不能融合。Payer 调查了 22 例钛笼治疗胸腰椎不稳定爆裂性骨折结果，发现仅有 1 例患者术后椎弓根螺钉位置不良。另一方面，前路手术与暂时性麻痹性肠梗阻有关，也与另一位患者髂腹股沟感觉减退有关，研究者认为由于腰肌收缩而压迫髂腹股沟神经可能是其原因。

27.4.4 畸形融合器相关并发症

脊柱畸形的椎体切除（VCR）最早由 MacLeannan 于 1922 年提出，包括椎体后入路和椎体顶端切除。1991 年，Bradford 报道了 16 例患者，他们通过前后联合入路进行 VCR。Suk 是第一个报道仅采用后路手术进行椎体 VCR，2 例患者出现了神经根完全损伤。Lenke 随后报道了 43 例，没有并发症的仅后入路 VCR 手术的患者。

建议在前柱内植入生物性笼，可通过椎间盘高度的恢复，矫正现有畸形，稳定节段，扩大神经孔。圆柱形金属笼不受欢迎，因为它们可能与椎体终板接触不够理想而

影响融合率，而且它们不具有放射透明性使其难以评估融合效果。碳盒笼具有放射透明性，因此可以更有效地评价融合率。然而，碳纤维植入物可能引起炎症反应，并可能引起异物反应。Eck 等未发现因脊柱畸形而行钛网笼融合的患者组有任何影像学并发症，但这项研究只有 2 年的随访。Dvorak 等进行的另一项研究发现，在放置钛网笼的 10 名患者中，有 3 名出现并发症，2 名出现棒断裂、笼和钩子下沉，这导致矢状面不稳定。研究者认为，骨与笼之间的接触面有助于保持笼的位置，因为笼的锋利边缘可能会破坏终板的表面而导致笼下沉。在前面提到的研究中，使用钛网架治疗创伤后畸形时，出现了两种笼故障，研究者建议需要更积极的手术，如根治性骨切除术或全椎体切除术，以确保相邻椎体的立线。由于目前脊柱切除术的趋势是仅通过后方入路手术，许多外科医生更倾向于使用可扩张的笼来最大限度地撑开前方。Cho 和 Lenke 提出了脊柱后入路椎体切除后应使用多大的笼的计算公式。

第二十八章　前路胸椎内固定系统的并发症

Michael Silverstein, Daniel Lubelski, Thomas E. Mroz
译者：杨辉，吴建临

28.1 概述

- 有各种器械系统用于胸椎前柱的重建和稳定。
- 胸椎解剖和周围的神经血管供应、适当器械系统的选择和熟练手术技术都有助于减少并发症。
- 并发症应在个体基础上评估和管理。

28.2 前路胸椎内固定的历史

大约 80% 的轴向负荷作用于腹侧脊柱（即：椎体和椎间盘）。在生理负荷期间，前路胸椎内固定必须承受相当大的力量，这就强调了通过充分考虑的重建和生物基质来优化愈合率的必要性。重建胸椎腹侧有很长的历史。自从 Vincent 和 Menard 在 19 世纪末首次尝试这种方法治疗结核性脊柱炎（Pott's 病）以来，胸椎前路重建有了很大的发展。早期的经胸入路有很高的失败率和根本性限制，一直持续到 20 世纪。1958 年，Humphries 和 Hawk 发表了关于胸椎前路椎板系统稳定性的报告。然而，他们的系统未能提供足够的生物力学支持，同样经历了不可接受的失败率。

在 20 世纪 70 年代，Dwyer、Zielke、Dunn 等开发了额外的胸椎前路系统，使得其得到进一步进展。Dwyer 等介绍了螺杆 – 电缆系统治疗脊柱畸形，Zielke 等开发了一种螺杆系统。然而，这两种系统都取得了有限的成功。在这些尝试之后，Dunn 和他的同事们开发了双螺杆系统，为胸椎前柱提供了足够的稳定性。然而，几年之内，这种系统就因为严重的血管侵蚀而被放弃了。

今天，脊柱外科医生有许多方法来成功地定位导航和稳定胸椎前柱。从历史失败中了解的并发症为更好的仪器设计和材料铺平了道路。这导致器械被用于各种病变。除了器械的发展，我们对脊柱生物力学，从健康脊柱向疾病脊柱的转变过程中发生的变化，以及选择合适的治疗方法的理解在最近几十年有了很大的进步。本章的目的是描述前路胸椎内固定的并发症，以及避免和处理其并发症。对胸前路脊柱植入物及其相关并发症的全面了解将有

助于降低发生率和改善预后。

28.3 指征

胸椎前内固定已经发展到可以用于多种疾病。植入物的主要适应证包括外伤、畸形和退行性疾病、感染和肿瘤。虽然脊柱腹侧重建的适应证多种多样，但任何植入物必须是安全的，并提供足够和持久的稳定性，直到骨愈合发生。

在过去的几十年里，胸椎腹侧入路有了很大的发展，肋骨横突切除术（CTE）和腔外入路的使用也有所增加。几乎同时，可经后路放置和植入的可伸缩笼等植入物也受到了欢迎。无论使用何种方法进入胸椎腹侧，仔细选择合适的重建植入物是至关重要的。现代植入物改进了其机械结构和设计，有助于防止螺钉脱出、笼塌陷、同时更容易植入，并通过最大限度地扩大表面积接触来减少移位。尽管最近取得了这些进展，但了解解剖结构和相关的缺陷以及各种重建选择的优点和局限性仍然是至关重要的。

28.4 食品药品监督管理局植入物审批情况

各种内固定系统可用于胸椎前柱稳定（表 28.1）。它们包括双螺杆系统（图 28.1）、单螺杆（图 28.2）、板螺钉（图 28.3）。刚性和半刚性的仪器系统都有其特殊的适应证。前路钢板设计了一个低剖面系统，以减少对周围组织和血管的损害。板 – 螺钉和棒 – 螺钉系统的例子包括 V2F™ 前路固定系统 [捷迈脊柱（Zimmer Spine），明尼阿波利斯；明尼苏达州（Minneapolis，MN）]，脊柱前突系统（Expedium Anterior Spine System）[强生子公司 MA（Depuy-Synthes，Raynham，MA）]，CD 水平遗留前路重建（CD Horizon Legacy Anterior Construct）[美敦力公司、明尼阿波利斯、MN（Medtronic，Minneapolis，MN）]，网关构建（Gateway Construct）（格洛布斯，奥杜邦 PA（Globus，Audubon，PA）），侧前路固定系统（Profile Anterior Fixation System）[强 生 子 公 司 MA（Depuy-Synthes，Raynham，

表 28.1　可用的胸椎前路脊柱内固定系统示例

单杆	双杆	板	可扩展的笼	可叠起笼
前路 ISOLA 脊柱系统（强生子公司雷纳姆 MA）	CD 水平遗留前路重建（CD Horizon Legacy Anterior Construct）[美敦力公司、明尼阿波利斯、MN（Medtronic，Minneapolis，MN）]，脊柱前突系统（Expedium Anterior Spine System）[强生子公司 MA（Depuy-Synthes，Raynham，MA）]，金田 SP 脊柱系统（Kaneda SP Spine System）[强生子公司 MA（Depuy-Synthes，Raynham，MA）]	网关构建（Gateway Construct）（格洛布斯，奥杜邦 PA [Globus，Audubon，PA]），V2F™ 前路固定系统（捷迈脊柱（Zimmer Spine），明尼阿波利斯；明尼苏达州（Minneapolis，MN），侧前路固定系统（Profile Anterior Fixation System）[强生子公司 MA（Depuy-Synthes，Raynham，MA）]	XPand [格洛布斯，奥杜邦 宾夕法尼亚州 PA（Globus，Audubon，PA）]，福蒂菲椎体切除（FortifyI Corpectomy）占位系统 [格洛布斯，奥杜邦，宾夕法尼亚州 PA（lobus，Audubon，PA）]，综合体（Synex）[强生子公司，西切斯特，宾夕法尼亚州 PA（Synthes，West Chester，PA）]	孟加拉（Bengal）和豹猫可堆叠笼系统（Ocelot stackackcage System）[强生子公司 雷纳姆 MA（Synthes，Raynham，MA）]

MA）]，和金田 SP 脊柱系统（Kaneda SP Spine System）[强生子公司 MA（Depuy-Synthes，Raynham，MA）]。板棒系统与椎体替代装置相结合，增强稳定性。

椎体置换设备被用来重建脊柱的前、中间柱，促进融合（图 28.4）。椎体重建的选择包括人工合成材料和金属支架，以及自体或异体结构骨移植。现代笼可以堆叠、切割或膨胀到适当的高度，大多数笼都有各种终板端，最大限度地扩大了接触表面积和达到所需的角度，并有助于防止脱位 [即：带钉的（spiked）]。例如 XPand [（格洛布斯，奥杜邦 宾夕法尼亚州 PA（Globus，Audubon，PA）]，福蒂菲椎体切除（FortifyI Corpectomy）占位系统 [格洛布斯，奥杜邦，宾夕法尼亚州 PA（lobus，Audubon，PA）]，综合体（Synex）[强生子公司，西切斯特，宾夕法尼亚州 PA（Synthes，West Chester，PA）]，孟加拉（Bengal）和豹猫可堆叠笼系统（Ocelot stackackcage System）[强生子公司 雷纳姆 MA（Synthes，Raynham，MA）]。笼内填充骨移植物基质用于体内融合。以上这些装置用于增强前路固定系统，包括螺钉钢板和螺钉棒系统，或由后椎弓根螺钉棒结构支持。

28.5 相关解剖

28.5.1 肋骨

肋骨及其相关的肋突关节和肋横关节限制了植入物的植入（图 28.5）。经常切除肋骨头，以进入椎间盘、椎弓根、椎间孔和椎管。

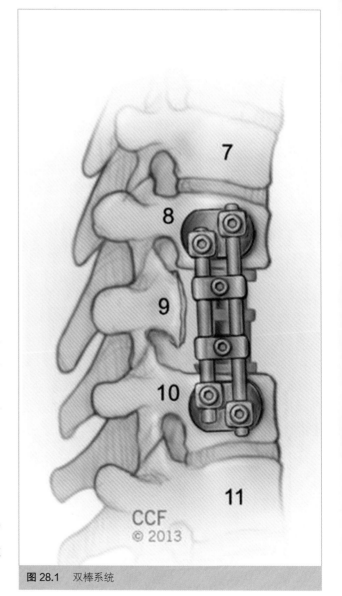

图 28.1　双棒系统

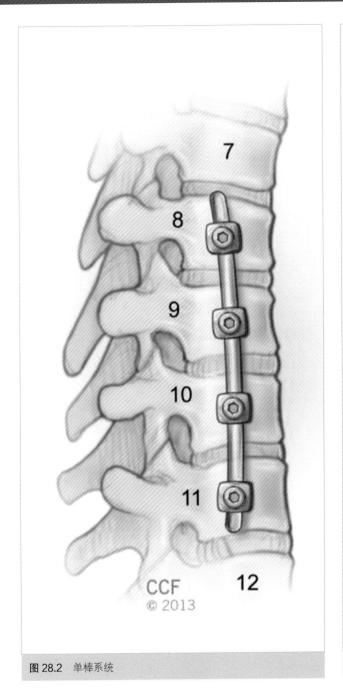

图 28.2　单棒系统

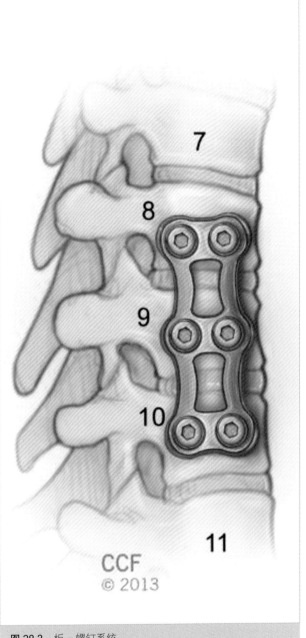

图 28.3　板－螺钉系统

28.5.2 血管

器械设备经常靠近血管。大血管靠近胸椎。左边的胸主动脉位于胸椎的前外侧（图 28.6），胸椎右侧存在相对薄壁的腔静脉和奇静脉。动脉损伤很少见。在对 1 223 例需要使用器械的脊柱前路手术（T1-S1）患者的回顾性研究中，Faciszewski 等只报道了 1 例主动脉损伤。胸导管位于主动脉与奇静脉之间 T6-T12 椎体前方。

28.5.3 脊髓和神经

右侧喉返神经起源于迷走神经，走行在右侧锁骨下动脉下并上升至颈部。左喉返神经的分支从迷走神经 T1

和 T3 之间，环绕主动脉，然后进入气管食管沟。损伤可引起轻度吞咽困难和发音困难。肋间神经位于肋骨头附近，并沿各自肋骨下边界在神经血管束内向远端传导。了解这一关系对于减少入路、牵拉和 / 或减压过程中的损伤非常重要。脊髓位置位于椎管内，位于椎体和椎间盘的后方。显然，了解其在各种病理状态下的位置和功能状态至关重要。

28.6 并发症

尽管在术前和手术中做了很好的努力，但仍有一些

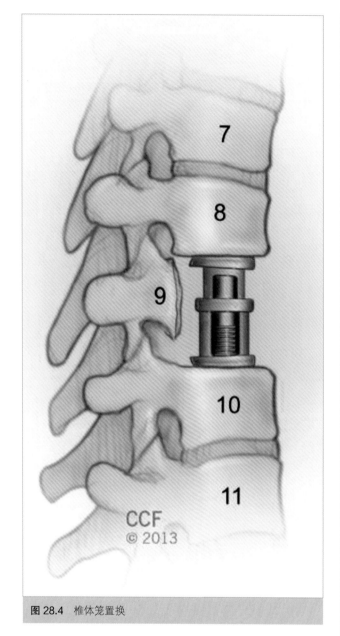

图 28.4　椎体笼置换

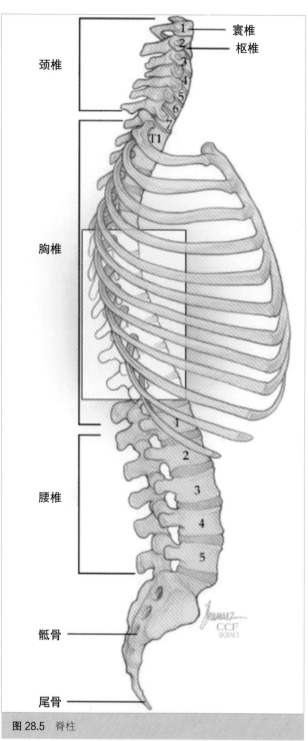

图 28.5　脊柱

并发症发生，但大多数与前路重建和内固定相关的并发症是由于：①规划错误和②手术技术错误导致的。各种手术入路也有其独特的困难和相关的并发症，可以单独考虑。

28.6.1　规划错误

避免胸椎前路并发症最简单的方法是正确地规划治疗特定疾病所需的手术。在避免并发症和取得成功结果方面，这种术前审议即使不比实际手术程序更重要，也同样重要。任何胸部重建的最终目的是提供稳定性和促进融合。如果没有足够的稳定性，不管使用何种生物基质，成功融合的机会都会减少。如果手术节段没有发生融合，内植入物一定会随着时间的推移而松脱、疲劳和失效。这可能导致失去脊柱立线和 / 或植入物脱位，考虑到附近的解

胸椎前路内固定并发症类型
● 脊髓和神经损伤
● 血管损伤
● 继发畸形
● 假关节形成
● 脊柱不稳定

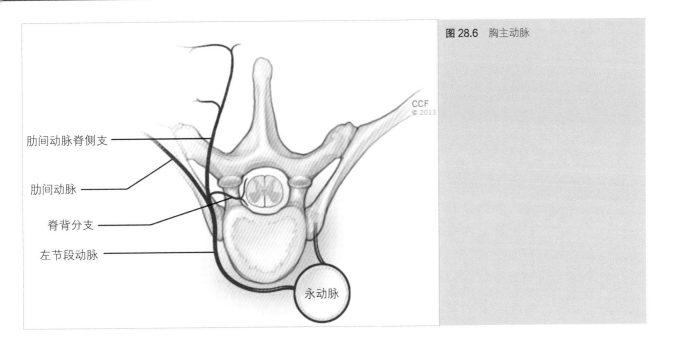

图 28.6　胸主动脉

肋间动脉脊侧支

肋间动脉

脊背分支

左节段动脉

永动脉

剖结构，这可能出现在大量患者中。

　　在手术规划中的几个可以避免的错误可能导致更高的并发症发生率。首先，对于每个外科医生来说，了解自己的局限性和能力是很重要的。许多前入路胸椎手术并发症可以追溯到缺乏经验或不熟悉外科方法或腹侧解剖，潜在的骨质量，仪器，脊柱生物力学和生物基质。这种情况下可能导致减压不足、内固定位置不正常、内脏或神经血管损伤的发生率较高以及术后重建失败。

　　其次，了解疾病过程及其对脊柱结构完整性的影响非常重要。例如，一种累及椎体大部分但局限于椎体的破坏性转移病灶，与一种除单侧椎弓根和小关节外，已破坏椎体 80% 的转移病灶有很大不同。虽然两者都是转移过程，但都需要不同的重建和稳定。它们需要明确的术前计划。理解的关键有以下几部分：局部解剖完整或不完整，疾病病理，手术的必要经过和切除病理后完整性保持不变，什么重建选择是促进稳定和融合的最佳方法。因此，单一的手术入路、单一的笼、单一的生物基质等并不适用于外科医生遇到的所有病理。因此，了解每一种疾病的过程及其对稳定性和治疗的影响，以及在实际治疗该疾病所需的手术，是至关重要的。

　　规划中的第三个错误是缺乏对各种重建选项的熟悉。后者在过去几十年里有了很大的发展，在材料、规格和尺寸、术后成像的适宜性、个体"友好性"以及促进融合能力方面都有很大的不同。选择合适的植入物并构建最适合特定疾病手术和患者的植入物是至关重要的。不这样做可

能导致急性、亚急性或迟发性并发症。要做到这一点，必须首先认识到疾病治疗的技术要求（例如，椎体骨折切除后重建、椎间盘炎或骨髓炎的腹侧清创、骨肉瘤的椎间盘切除后重建）。规划腹胸入路手术时，必须仔细考虑任何必要的术前术后治疗方案（例如，辅助辐射）、磁共振成像（MRI）监测肿瘤复发的手术水平，胸脊柱稳定性及其影响，脊柱矢状面和冠状立线，骨质量、骨折不愈合的主体因素（例如，使用类固醇、吸烟、辐射、抗代谢物药物）。这些都会影响植入物的选择和重建。以 T7 椎体骨折为例，因甲状腺癌转移并出现硬膜外压迫的单发病灶，经腹侧椎体切除治疗。如果需要术后 MRI 监测，使用自体或异体骨移植或非金属笼比钛或其他金属合金笼是更明智选择，因为金属会在 MRI 上产生大量伪影，使结果几乎无用。同样的，考虑到同样的患者术后可能会接受某种形式的放疗，考虑在前柱不愈合的风险非常高的情况下，增加钢板和 / 或后路内固定是至关重要的。随着时间的推移，规划失败很可能导致椎间构造的失败。

　　规划中的第四个错误是术前未能研究胸椎手术平面的大小。这可能对笼或移植物 / 椎体终板不匹配，以及板和螺钉放置有严重影响。椎体间的笼塌陷和 / 或脱位与严重并发症发生率有关。考虑到胸椎重要的周围解剖结构，放置合适大小的螺钉至关重要。

28.6.2 手术技术错误

有几个值得注意的技术缺陷，可能导致胸椎内植物并发症。虽然可以使用经胸或后入路（即：CTE，腔外

入路），这两种手术都有其独特的并发症，因此，将分别介绍。

经胸廓入路

当放置椎间笼和螺钉 – 板 / 棒结构时，任何血管或神经解剖是危险的。对于这些病例，术中良好暴露和视线是很重要的，这对于高位胸椎水平和年龄大的患者中具有一定挑战性。如果入路角度受到影响（如切口太低或太高），椎间装置、钢板和螺钉的植入就会变得极其困难，因为它们几乎总是需要使用与脊柱长轴垂直方向更大的显露。试图强行将这些内植物植入理想位置可能会导致灾难性的影响：重要解剖损伤或内植物放置不理想。同样重要的是理解患者的任何畸形（旋转畸形），如果做不到这一点，可能导致减压不完全或不适当，笼、移植物和 / 或螺钉定位不当，导致血管或神经损伤。

技术上的另一个错误是螺钉植入不够理想。这可能导致不稳定和植入物突出（图 28.7）。单皮质螺钉植入是一个主要的例子，这是由于不适当的规划或术中未能钻 / 锥达到双皮质。这更适用于依赖于良好初始刚性稳定性的腹侧结构。螺钉放置角度过远会损伤大血管，过长会导致对侧血管或肺损伤，极度靠后会导致灾难性的脊髓贯伤。最后，最好选择一个有锁定机制的植入物，以防止螺钉脱落导致肺或大血管损伤。

手术技术上的第三个错误与椎间笼或移植物的展开有关。可膨胀椎体间笼有几种类型，大部分具有独特的膨胀机制。重要的是在手术过程中避免终板骨折，优化沿腹侧脊柱长轴的笼植入，最大限度地增加植入物末端 / 终板表面积接触。这将提高膨胀装置的能力，纠正后凸畸形，并减少术后下沉。

肋骨横断切除和和腔外入路

经后路入路（CTE 和腔外入路）植入的胸椎前柱内固定主要局限于椎间笼和 / 或结构性植入物。入路角度限制了前板 / 棒和螺钉结构展开。为了从后入路放置椎体间笼或结构性移植物，硬膜囊外侧和内侧组织之间有足够的间隙（即：椎旁肌、胸膜壁层）。这需要仔细和完整的切除横突和肋骨部分，以进入椎体腹侧。例如，CTE 中一个常见的错误是让肋骨的一部分外侧皮质完好，这限制了笼从后入路植入到椎体前方经过硬膜囊时看清脊髓结构。以及限制了调整笼到脊柱中心的合适位置的可能。腔外侧入路（LECA）提供了一个更大的腹侧显露，但与 CTE 相比需要更多的肌肉和肋骨剥离。LECA 的更好暴露（即：更多的肋骨切除），沿着椎旁肌外侧的通道，可以在减压后植入笼或移植物。如果需要将笼 / 移植物经过 CTE 植入，那么切除整个近端肋骨是非常重要的，这种情况下胸膜壁层就会暴露出来，并且容易凹陷。这为 Cage/ 移植物提供了通道，并最大限度地减少了潜在的肺部并发症。神经根的选择性结扎也很重要，可以避免在将笼植入到椎体腹侧时撕裂或撕脱神经根。

最后，对传递设备的技术和工具的理解非常重要。这一点在从后入路工作时尤为重要，因为一旦笼植入，如果需要调整笼，可能很难将笼与扩展器重新接合。特殊椎间植入物的关键是术前应了解经过脊髓工具和笼的尺寸，一旦笼放置后，如果笼位置不佳，需要翻修时重新安装传递杆的流程，防止笼塌陷的锁定机制的可靠性，笼植入椎体腹侧后的打开锁定机制的难度，扩张机制（早期的非金

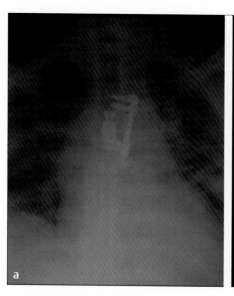
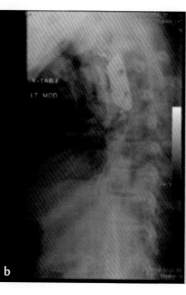

图 28.7 前路椎体切除术和植入物植入后 X 线片正位片（a）和侧位片（b）显示植入物突出

属旋转机构充满了与折断有关的问题）和扩展器的人体工程学设计。后一点很重要，而且在术前规划时并不完全凭直觉。一些扩展器在设计上使笼朝向其末端，这使得以必要的或理想的角度植入内植物变得更加困难。在 CTE 中尤其如此，因为暴露的末端通常是由骨头构成的。这种类型的笼 / 扩展器配置可能使其难以安全或适当地将设备放置到适当的位置。器械设计的所有细微差别都可能影响并发症的分布（例如：神经损伤、脑脊液漏、植入物移位或错位等）。然而，这些并发症通常是可通过适当术前规划和技术来避免的。

28.6.3 一般器械并发症

器械的稳定性是通过使用低剖面板螺钉植入物和最大限度地增加植入物 – 骨接触面来实现的。当靠近内植物时，采用低剖面钢板和螺钉可降低血管和软组织损伤的风险。虽然罕见，但仍有几个文献报道了胸椎前入路内固定系统手术的慢性主动脉侵蚀和螺钉穿透并发症（图 28.8）。危及生命的损伤需要紧急的外科探查、血管损伤和 / 或神经损伤的修复可能需要取出植入物。由于植入物与骨接触的不均匀增加了植入物的应力导致失败和并发症风险的增加。这些风险可通过彻底清除相关的肋椎关节和骨赘来防止，同时通过修正局部结构，将钢板与椎体契合，以确保表面接触达到最大限度。

大约 1.5% 的患者在螺钉植入过程中可能发生椎管损伤。椎体的后壁有凹面，需要将后方螺钉在外侧插入点向前成角，以避免穿入椎管。Ebraheim 等在尸体分析中发现，后螺钉的理想放置位置是后壁前 4~5mm，轻微的腹倾角（10°）。前方螺钉应垂直于后壁或有轻微的背侧倾斜。这种定位可以实现螺钉的三角定位，从而增加螺钉拔出的阻力。术中频繁的影像学检查有助于螺钉的安全放置。

椎体替代物并发症罕见（图 28.9）。然而，当它们发生时，它们可能是严重的，包括脊髓或动脉损伤。笼塌陷可导致椎体不稳定、器械脱位、继发性畸形和神经症状。目前的发病率或沉降率是不同的，一些研究报道少于 10% 和其他高达 80%。这一范围可能是由于宿主、病理和手术技术的广泛变化造成的（即植入物和生物制剂）。Lau 和他的同事们发现，与静态笼相比，可膨胀网箱有更高的沉降率和风险。在一项回顾性研究中，Heary 等报道了 40 例使用可叠笼进行胸腰椎重建的患者中，39 例成功融合。1 例患者笼内沉降导致后凸，需要后入路手术进行稳定。椎体切除术后进行内固定需要进行相关终板准备。

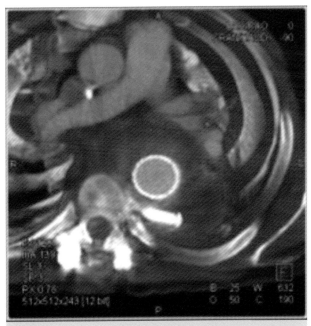

图 28.8 3D CT 扫描显示螺钉松脱在降主动脉旁边

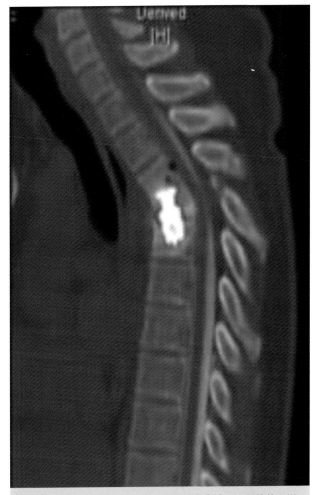

图 28.9 胸椎矢状位 CT 显示前路内固定失败，人工椎体下沉，后凸增加

除后缘小骨块外，其余软骨终板均切除，以防止移植物后移进入椎管。避免过多终板切除，因为这可能导致支撑系统伸缩，有内植物失败的风险。不可扩张的笼应略长于椎体切除部位的大小，因为周围韧带的收缩性将保持移植物位置。可扩张的笼过度牵引也应避免，因为它会导致脊髓和神经根、动脉损伤，同时增加相邻椎体应力。

28.7 避免并发症的提示及处理

- 术前规划时选择合适的手术方法有助于防止并发症发生。
- 使用双腔气管导管帮助选择性肺膨胀降低在手术过程中的肺损伤。
- 从神经与血管的角度来看，初始切口进入无血管的胸膜的椎间盘是安全的。
- 术后疼痛管理，积极进行肺部洁净（即咳嗽和支气管扩张）和病情平稳后进行活动，都有助于防止肺不张和肺炎。
- 相对于单棒系统，双棒系统应该使用在体重大于60kg的患者，体重大对单棒系统的负载较大。
- 使用带钉的（Spiked）板（与杆系统）帮助防止螺钉移位和抵抗轴向负荷。应向外侧笔直放置，以防止螺钉插入的方向错误。
- 钝头（Blunt-Tipped）螺钉应超过对在侧皮质层2mm，以确保安全的把持力。
- 椎体前螺钉应平行于椎体的后缘和椎体后螺钉应稍前。这可以防止螺钉穿透入椎管。
- 椎体置换系统不应该作为一个独立的系统被使用，因为他们应该有额外板或杆系统来稳定。模板应用于确定笼的合适大小。
- 每个仪器系统都有自己的缺陷，使用之前应该查看其产品技术指南。
- 主要血管损伤可能需要血管外科医生帮助修复。植入物脱位，尤其是神经损伤，需要紧急手术探查。植入物失效可能需要翻修手术，在这种情况下，器械的水平提高，以提供更大的支持和稳定性。

28.8 未来发展方向

近年来，新的微创手术被用来外科治疗胸椎疾病。包括微创（胸腰椎手术后外侧入路）LECA、微创经椎板入路、微创经胸膜入路、微创经椎弓根入路。小样本研究报道显示，这些方法可以减少失血，减少暴露和减少相关的肌肉显露，减少围手术期疼痛和发病率，以及具有较早的活动能力。在这些技术得到更广泛的应用之前，还需要随机对照试验来验证这些结果。胸椎内固定系统和手术入路的改善将进一步降低相关的发病率/死亡率并改善预后。

28.9 总结

前入路胸椎手术在器械和手术入路方面已经有了很大的进步，且设备和手术入路都可以使用。胸椎前路手术的适应证包括外伤、畸形和退行性改变、感染和肿瘤。有各种稳定和椎体重建系统可用。器械系统和手术方法的选择应基于对患者表现、医学体格检查、影像学检查结果以及外科医生对每一种手术熟练程度的全面评估。呼吸系统问题是50%以上患者最常见的并发症，较少发生的并发症包括心脏、血管、胃肠道和感染，占10%~30%。

内固定并发症可能发生在围手术期或首次植入术多年后。它们包括植入物断裂、拔出、脱位，并可导致血管和呼吸损伤。器械并发症发生在多达15%的患者。脊柱前显露的死亡率低于1%。每个并发症都应单独评估，可能需要手术探查和可能需要翻修手术。

28.10 要点

- 各种器械系统可用于重建和稳定胸椎前柱。
- 并发症发生在50%的患者中，有较高肺部疾病并发症和椎弓根螺钉放置不良，笼位置不良。
- 减少并发症风险可通过全面评估患者既往史和医学并存病，影像学发现，外科医生熟练的外科手术方法，和器械系统的选择。
- 可能的器械并发症包括植入物断裂、拔出和移动，并能引起心脏、血管、呼吸道损伤。
- 并发症应在个体基础上评估和管理。

28.11 主要参考文献

1. O'Leary PT, Ghanayem AJ. Instrumentation complications. In：Herkowitz HN, Garfin SR, Eismont FJ, eds. Rothman-Simeone：The Spine. Vol II. 6th ed. Philadelphia, PA：Saunders；2011：1777–1788.

    O'Leary 和 Ghanayem 将器械并发症分为不同的类别。它们包括生物失败（与感染、骨质疏松症和患者特异性问题有关）、生物力学失败、思维过程错误和应用错误。作者描述了如何避免每种失效机制的并发症。

2. Ikard RW. Methods and complications of anterior exposure of the thoracic and lumbar spine. Arch Surg. 2006；141（10）：1025–1034.

Ikard 描述了前胸椎显露相关手术解剖，以及避免显露并发症的技巧。胸椎前路显露的死亡率低于 1%。

3. Syed ON, McCormick PC, Kaiser MG. Anterior thoracic instrumentation. In：Winn HR，ed. Youmans Neurological Surgery. Vol II. 6th ed. Philadelphia，Pa：Saunders；2011：3051–3060.

Syed 等讨论了器械系统的使用和植入的一般原则。例如，两根杆之间固有的弯矩可能导致平移畸形，这可以通过对偶杆的交叉固定和体内螺钉的三角定位来避免。后椎体螺钉应放置于椎体后壁前方 4~5mm 处，轻度倾斜（~10°）。

4. Ebraheim NA, Xu R, Ahmad M, Yeasting RA. Anatomic considerations of anterior instrumentation of the thoracic spine. Am J Orthop. 1997；26（6）：419–424.

Ebraheim 等分析了 47 例胸椎标本的 T2~T12 椎体尺寸及螺钉植入情况。他们建议在椎体的前部或中部植入螺钉。从 T3~T12，随着脊柱下降，椎体相对于前平面的最大后角增加。因此，可以通过植入稍前的后螺钉来避免椎管损伤。

5. Kibuule LK, Herkowitz HN. Thoracic spine：surgical approaches. In：Herkowitz HN, Garfan SR, Eismont FJ, eds. Rothman-Simeone：The Spine. Vol I. 6th ed.Philadelphia, PA：Saunders；2011：318–338.

Kibuule 和 Herkowitz 介绍了每一种胸椎前入路内固定手术的数据和要点。这些要点和提示可以帮助外科医生了解全局，考虑到避免内固定失败的风险包括需要了解解剖学和入路情况。

第二十九章　棘间突融合内固定物并发症

Andrew H. Milby, Douglas J. Nestorovski, Harvey E. Smith

译者：杨辉，吴建临

29.1 概述

采用后入路去皮质植骨内固定术融合是一种潜在的实现椎间融合的方法。后方结构缺乏对旋转和侧弯的抵抗，促使椎弓根螺钉固定与杆结构节段稳定的广泛使用。材料和微创手术技术的进步重新引起了对棘间融合植入装置的兴趣。当作为前柱重建的补充时，棘间融合装置（IFD）与椎弓根螺钉棒结构在屈伸时可产生等效的生物力学稳定性，同时还可通过棘间牵张提供间接神经减压的可能性。然而，IFD需要完整的后部元素来实现稳定性，从而限制了它们的适应证，并产生一系列与使用相关的并发症。目前关于这些设备的长期安全性和有效性的临床数据有限，进一步的研究将有助于改进最适合使用的适应证。

29.2 IFD 和棘间融合

植入IFD可以稳定棘突，从而促进棘间融合。与传统的椎弓根螺钉棒固定相比，IFD提供了最大限度减少手术剥离的理论好处，同时允许通过棘间牵引而间接减压神经根。当与椎间重建或椎弓根螺钉棒固定联合使用时，IFD被美国食品药品监督管理局（FDA）批准作为补充固定，以实现椎间融合所需的稳定性。在病理解剖合适的患者中，IFD可以间接减压椎管和神经孔，而无直接减压的风险和暴露。虽然目前对IFD的临床经验有限，但其使用过程中也出现了一些特征性并发症，如棘突骨折，这可能

会使IFD植入相对于传统的后节段固定的优点和方便性大打折扣。长期比较临床疗效和并发症发生率尚不清楚，IFD植入的确切适应证仍在不断发展。

与IFD相关数据的相对缺乏形成鲜明对比的是，动态棘间稳定使用的并发症已经得到了很好的记录。由于生物力学上的相似性，这些设备通常被归为一类，尽管动态设备使用的长期并发症，如内植物移位，在理论上可以通过成功融合后节段稳定来避免。这两种器械通过棘间牵张实现间接减压的功能相似，因此在病理解剖学上也有类似的局限性。虽然早期研究显示了其在神经源性间歇性跛行的治疗前景，但动态棘间间隔已被证明与棘突骨折的较高发生率有关，尤其是在骨质疏松和/或脊柱滑脱患者中。然而，在适当选择的患者中，棘间植入物可能为神经源性间歇性疾病提供一种侵入性较小的治疗选择。

29.3 仪器的用途

在过去的60年里，棘间固定技术与其他节段固定方法一起不断发展。早期的描述棘突间的线和板螺钉（Plate-Screw）构造主要是在胸腰椎脊柱外伤的应用（图29.1）。这些技术的支持者认同早期应用的潜在好处，如：早期下地活动、允许护理，同时还可避免长期铸造固定并发症。Drummond等后来描述了在棘突基部钻穿金属丝以增加拉出强度的技术，从而拓宽了脊柱畸形矫正方面的应用时与Harrington和Luque-Galveston rod的联合使用。虽然理论上通过避免金属丝通过椎管来减少神经损伤的风

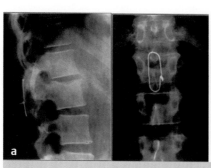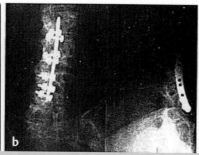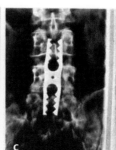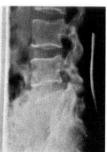

图 29.1　棘间融合的历史技术。（a）棘突线。（b）威尔逊（Wilson）板。（c）Daab 电镀

险，但在尸体生物力学测试中，与椎下金属丝相比，经棘金属丝最终显示出较低的拉出强度和较低的失效载荷。这些发现与节段椎弓根螺钉 – 棒系统的快速发展相结合，降低了棘间器械技术的利用率。

椎弓根螺钉棒技术是目前最常用的实现椎间融合的后路脊柱内固定方法。这种结构可以单独使用以促进后外侧融合，也可以与椎间技术联合使用以实现前后融合。椎弓根螺钉置入技术要求高，但经适当的训练证明其是一种安全、可重复使用的技术。Hicks 等系统回顾发现后路融合畸形矫正患者影像学椎弓根螺钉错位率为 4.2%，需要再次手术去除或矫正螺钉的患者不足 1%。然而，椎弓根螺钉错位可能导致严重的并发症，包括脑脊液漏、血管损伤或神经损伤。与此相反，IFD 植入的棘间植入物对于椎板和神经元件来说是浅表的，可以最大限度地减少偶发性硬脑膜破裂或神经损伤的风险。此外，中线椎旁腱膜是一种相对无血管的平面，可减少术中大量失血或血管损伤的可能性。因此，IFD 的一个吸引人的方面是在没有椎弓根螺钉置入的侵袭性和潜在并发症的情况下实现后路稳定和融合的可能性。

节段性运动的稳定对于创造一个适合于发生骨间融合的微环境至关重要。与椎弓根螺钉 – 棒系统不同，IFDs 需要存在完整和强健的后部组织来实现机械稳定性。棘突间 IFDs 的位置使其能够有效抵抗来自骨杠杆臂后端的节段屈伸力矩。尸体生物力学研究表明，与双侧椎弓根螺钉棒结构相比，IFD 结构在屈伸刚度上具有等效性。如果将 IFD 与腰椎前路椎间融合（ALIF）装置结合使用，可能会产生与 ALIF 和双侧椎弓根螺钉棒结构相同的屈伸限制。

IFD 的设计因其抵抗轴向或扭转力的方式不同而有所不同，尸体生物力学测试表明，总的来说，它们在减少扭转或横向弯曲的运动范围方面不如椎弓根螺旋杆结构有效。由于其在后方的位置，其无法有效承担通过椎体传递的轴向载荷，这种情况对于骨质疏松症或椎体终板功能不全的患者来说，在考虑植入物时是必须考虑的一个因素。

由于其依赖于完整的后方结构，因此在放置 IFD 时不能通过椎板切除术直接显示和减压椎管。然而，通过减少节段前凸和增加椎孔高度方式，与动态棘间间隔类似，IFD 可以间接减压管和神经孔。对于因黄韧带多余而导致节段性前凸或椎管狭窄的患者，这些间接复位技术单独就可能阻止或缓解症状性神经源性跛行。棘间牵引的含有许多其他潜在益处，包括增加椎间盘间隙高度和减少关节突

接触压力。这些生物力学发现可能对轴性背痛的治疗有广泛的意义，但目前几乎没有临床数据支持 IFD 在这一具有挑战性的人群的外科治疗中的具体作用。依赖棘间牵引和前凸复位来实现间接复位也与恢复或维持矢状面整体平衡的目标相悖，并限制了 IFD 在短节段融合的应用。

29.3.1 IFD 批准状态

- IFD 可能用作椎间固定重建或椎弓根螺钉 – 杆结构的补充来限制节段的运动范围，同时促进椎间融合。

29.3.2 相对适应证

- 对于椎弓根解剖异常而无法安全植入椎弓根螺钉的患者，IFD 是一种后路稳定的选择。
- IFD 可能通过脊柱棘突分开和降低节段性前凸而间接减压狭窄的椎管或神经孔。

29.3.3 禁忌证

- IFD 禁止应用于椎弓峡部缺陷或任何椎体前部和后部之间的骨不完整，包括进展退行性脊椎前移（二级以上）。
- IFD 相对禁忌于局部或全身性骨质疏松症的患者，因为缺乏后路器械提供的轴向负载，可能会增加脊柱棘突骨折和 / 或椎体移植物沉降的风险。
- IFD 不能独立使用。

29.4 相关解剖及手术技术

患者俯卧位。通过人工触诊和术中影像学检查，确定受影响水平的棘突。行中间线切口以暴露正确水平的棘突。棘突及关节突内侧缘显露并去皮质。棘间韧带可以被移除或扩张，但不能完全移除。选择适当大小的 IFD。IFD 尽可能向前放置，并通过侧位成像确定正确的位置。将 IFD 安全地植入棘突，并对植入物进行手触摸和目视检查，以确认固定安全。

29.5 并发症

迄今为止，IFD 的疗效和安全性相关的临床试验较少。因此，对于 IFD 的使用，真正观察到的并发症发生率尚未确定。

某些潜在并发症的危险因素可以从生物力学测试数据中推断出来，例如植入期间发生急性骨折的可能性。为了利用植入设备时棘间牵张的潜力，在设备插入和放置过程中会遇到不同数量的阻力。Shepherd 等建立了棘突加载

的尸体模型，在此模型中，通过棘突放置钩子，施加拉伸载荷使其失效。平均破坏载荷为 339 N，这些载荷与双能 X 线吸收仪测定的骨密度显著相关。在植入棘间间隔后，在低骨密度患者中也观察到类似的棘突骨折发生率增加的趋势。值得注意的是，棘突骨折与椎板交界处的骨折并未一致出现，存在其他破坏形式，包括椎弓根骨折和椎体骨折。因此，IFD 植入过程中，棘突加载时需要考虑可能导致的各种失效模式。

由于实现棘突间分开所需要的超生理学负荷，人们开始质疑 IFD 术后加速邻近节段退变的可能性。Lindsey 等发现，动态棘突间植入物能在植入水平上单独减少屈伸功能，而对颅侧或尾侧邻近水平的运动范围没有显著影响。相比之下，Hartmann 等发现，植入动态棘突间植入物和刚性 IFD 后显著增加颅侧和尾侧邻近节段的运动范围。基于这些有限且相互矛盾的发现，对于 IFD 对邻近运动节段的生物力学影响，以及这些影响是否会导致邻近节段加速退变，目前还无法得出结论。目前没有足够的数据支持柔性 IFD 在长节段融合结构附近动态稳定，可以防止畸形矫正后邻近节段快速变性方面的作用。

Kim 等于 2012 年发表了迄今为止报道最多的 IFD 作为椎体间融合的辅助系列。作者报道了两组非随机分组的比较结果，一组接受后腰椎椎间融合（PLIF）合并 CD 水平螺旋（CD Horizon Spire）[（美敦力，达摩克，田纳西州孟菲斯市（Medtronic Sofamor Danek, Memphis, TN）]IFD 植入（n = 40），另一组接受 PLIF 椎弓根螺钉固定（n = 36）。PLIF + IFD 组适应证包括椎管狭窄、退行性脊柱滑脱、椎间盘突出，平均随访 14 个月（12~22 个月）。在最后的随访中，两组患者在临床结果测量方面均有相当大的改善，且具有统计学意义。PLIF + IFD 组手术时间（136 min 比 171 min）和估计失血量（479 mL 比 1 131 mL）均显著降低。采用平展屈伸 X 线片测量转移和节段不稳定性，作者报道 PLIF + 椎弓根螺钉组（13/36，36%）邻近节段退变率明显高于 PLIF +IFD 组（5/40，13%）。作者还报道了 PLIF + 椎弓根螺钉组的深部感染（3/36）、硬膜撕裂伴脑脊液漏（2/36）、硬膜外血肿需要清除（1/36）。这些并发症均未发生在 PLIF + IFD 组。然而，本组患者出现了一系列明显的并发症，包括需要再次手术的椎间排斥反应（2/40）和关节下突骨折（1/40）。这些并发症的最终处理，特别是是否保留 IFD，没有详细讨论。

Wang 等于 2006 年发表了第二大临床系列，回顾性

比较 ALIF 和 CD 水平尖顶 IFD 组（n = 21）和 ALIF 与双侧椎弓根螺钉组（n = 11）。重要的是，ALIF 植入物增加了骨形态发生蛋白，椎弓根螺钉采用开放（n = 3）和微创（n = 8）方法混合植入。与前一系列研究一致，作者再次注意到 ALIF + IFD 组手术时间和失血量较低。两种技术均具有良好的安全性，在 1~12 个月的随访期内，两组患者均未发生重大手术并发症，如种植体失败或假关节形成。作者的结论是，IFD 是椎弓根螺钉的可行替代品，且与椎弓根螺钉与生物增强 ALIF 植入物联合使用时产生了等效的融合率，但也承认需要额外的长期前瞻性数据来证实这些发现。

关于将 IFD 作为标签外使用的单独设备用于棘间撑开或仅后壁融合的相关情况，已发表的数据有限。Kim 等报道了 8 例 Aspen[（兰克斯，布鲁姆菲尔德，科罗拉多州（Lanx, Broomfield, CO）]IFD 植入治疗腰椎管狭窄的病例，这是 38 例更大系列病例的一部分，其余患者正在进行动态棘间间隔植入。总之，11 例非创伤性、影像学隐匿性棘突骨折在随后的电脑断层扫描中被发现。其中 3 例骨折在 1 年后自行愈合，3 例需要摘除种植体和椎板切除术。作者注意到影像学上隐匿的棘突骨折可能只是轻微的症状，但可能是导致棘间间隔植入后疗效不佳的主要原因。

与 IFD 植入相关的并发症的处理选择因患者的主要症状、潜在指征和任何相关器械的存在而有很大差异。在随访成像中偶然发现孤立无症状的棘突骨折，没有植入物移位或即将发生失效的证据，不需要立即干预。需要密切的影像学随访，以确保骨折没有进一步的后遗症，并应鼓励活动限制，直到发生愈合，以防止损伤恶化或灾难性的植入物失效。最初的治疗，如镇痛和适当的支撑，对后部分的骨折相关疼痛有益，因为这类骨折的很大一部分将自发愈合。对于后部分骨不连的疼痛，外科手术的选择范围可以从骨折切除到内植物移除，并根据需要对内植物翻修，以获得足够的稳定性，从而实现融合。患者潜在的诊断椎管狭窄，在没有棘突间减压的情况下，需要应用椎板切除术和 / 或椎间孔切开术来实现减压神经间接减压，缺席的棘突间的干扰（图 29.2）。任何进展性神经功能缺损均需立即进行评估，并立即减压，同时用内固定和融合术恢复稳定性。节段性假关节无神经损伤的疼痛是治疗的难题，因为再次手术和潜在的大范围内植物翻修手术的风险，必须与患者愿意尝试额外的骨折愈合的非手术治疗（包括戒烟、营养补充和 / 或使用骨刺激器）相平衡。这

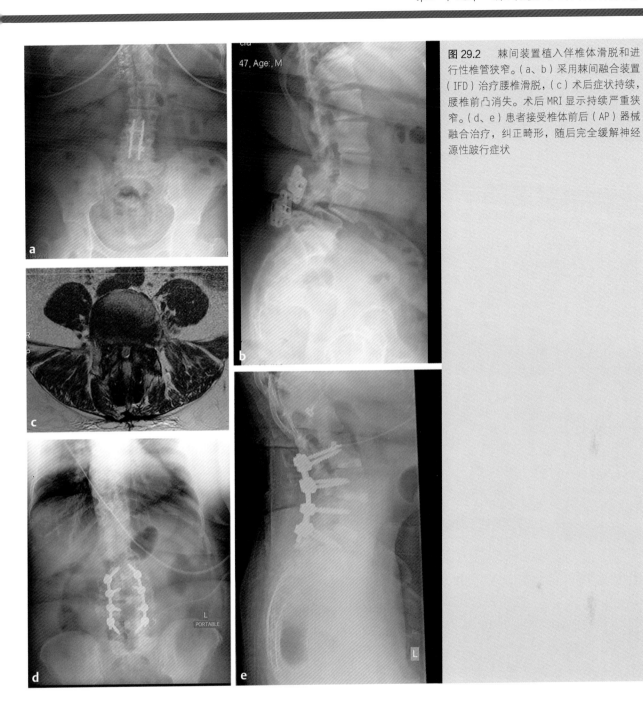

图 29.2　棘间装置植入伴椎体滑脱和进行性椎管狭窄。(a、b) 采用棘间融合装置 (IFD) 治疗腰椎滑脱,(c) 术后症状持续,腰椎前凸消失。术后 MRI 显示持续严重狭窄。(d、e) 患者接受椎体前后 (AP) 器械融合治疗,纠正畸形,随后完全缓解神经源性跛行症状

种情况要求医生和患者之间进行彻底的对话,以确保在进行大范围翻修手术之前获得知情同意。

29.6 总结

棘突间融合装置为椎弓根螺钉棒系统的补充固定提供了一种创伤较小的替代方案,以实现腰椎间融合。尽管其相对容易使用,围手术期安全性良好,但关于 IFD 使用后融合率和临床结果的长期数据仍然有限。

29.7 未来发展方向

设计良好的前瞻性随机试验,将 IFD 与其他形式的腰椎间融合脊柱固定进行比较,将继续完善 IFD 的使用适应证。

29.8 要点

- 棘突间有或没有内植物的去皮质和骨移植,是实现椎间运动节段的融合的很好技术。
- 既往,棘突间融合过程受欢迎程度超过了后椎弓根

螺钉杆系统。

- 材料和微创外科技术的进步，导致了棘突间的融合的新一代的植入设备发展。
- 使用时结合前柱重建，与椎弓根螺钉杆相比，弯曲

伸缩功能上，IFD 可能产生等效的生物力学稳定性。

- IFD 的作用仍存在争议，因为它们需要完整后方结构来实现稳定，目前为止，关于融合率和长期的结果的临床数据有限。

第三十章　皮质螺钉固定的并发症

Andrew Zhang, Peter G. Whang

译者：杨辉，吴建临

30.1 概述

仪器的用途

腰椎内固定常作为融合的辅助使用，以提高融合的发生率，促进固定，并最大限度地减少术后长时间固定的需要。经椎弓根螺钉在很大程度上仍被认为是实现这一目的的"金标准"技术，因为它们可以跨三柱固定，因此是维护节段稳定性的有力工具，非常适合于畸形矫正、创伤和肿瘤/感染等应用。

然而，椎弓根螺钉的使用并非没有困难，据报道并发症的发生率 > 50%。Su 等在他们的尸体研究中，将"中外侧部"定义为致密的皮质骨区域，即使在发生严重退行性疾病的情况下，在腰椎后路入路中也很容易识别。由于皮质螺钉的起始点位于这个区域内，因此皮质螺钉的这种解剖标志一般比椎弓根螺钉的解剖标志物更为一致，尤其是对于有明显小关节肥大的患者。经开放入路植入的椎弓根螺钉具有向外侧至内侧的角度，术中需要良好的显露，这对周围软组织造成了很大的医源性损伤，同时增加了失血，延长了手术时间，这种情况下患者可能经常会出现严重的术后疼痛和功能障碍。错误定向植入也有神经损伤的固有风险，特别是因为它们的轨迹使其与椎间孔内的神经根以及中央管内硬膜囊非常接近的时候。此外，由于椎弓根螺钉结构最靠上的植入物与未融合的关节突关节毗邻，这种策略可能使患者易于发生邻近节段退变。

骨质疏松症目前仅在美国就影响着 4 000 多万人，而且随着老年人口的持续增长，骨质疏松症在未来将变得更加普遍。由于这些螺钉主要存在于椎弓根和椎体的松质骨内，因此它们可能在这些患者中提供不理想的固定，而且随着时间的推移，它们可能容易松动。因此，对于骨质疏松性骨中椎弓根螺钉的使用，人们提出了多种改进措施，包括在融合中加入更多的椎弓根螺钉，用水泥或同种异体骨移植增强椎弓根螺钉，以及修改椎弓根螺钉的设计。

为了避免椎弓根内固定的许多缺点，还介绍了一种称为"皮质"螺钉的腰椎内固定替代方法。Santoni 等的人体尸体研究目的是比较皮质和经椎弓根内植物各自的生物力学特征。研究者证明，皮质螺钉表现出更大的拉出强度，这与植入物周围骨的密度高有关系。在一篇关于皮质螺钉的临床综述中，Mobbs 等利用了一种通过椎体的新型内 – 外侧轨迹，详细介绍了这种手术技术的微创性。本报道还包括深入讨论的各种益处，以及与这种节段植入方法相关的潜在缺陷。这种技术分别在矢状面和冠状面利用尾向头部地和内侧横向轨迹，这使得脊椎内的螺丝通过硬皮质骨的"力量核"获得更大的把持力，"力量核"这个词被用来描述后方运动复合体（图 30.1、图 30.2）。

Steffee 等的研究具有历史意义，因为研究者描述了椎体的"力量核"，它代表了后方元件的"楔石"，并且非常接近皮质螺钉的入口点。由于它受到巨大的生物力学力的作用，因此这个结构是由坚硬的皮质骨组成的，而皮质骨是由这些植入物把持的。尽管椎弓根螺钉短小，但这些植入物具有更多的更深的螺纹，这种独特的设计能使骨 – 金属界面的接触面积最大化，这样它们可能就不太容易松动（图 30.3）。皮质内固定的生物力学特性已通过多种体外尸体研究阐明，其相对于椎弓根螺钉具有更大的拔出强度，归因于植入物周围皮质骨的更高的矿物密度。Ince lu 等的研究发现，将人类腰椎标本内植入椎弓根和皮质螺钉，随后进行生物力学试验。皮质植入物的拔出强度明显要高，研究者认为这可能与其内侧起点和独特的螺纹设计有关，这些螺纹设计使皮质植入物获得了更大的把持力。

由于其独特的运动轨迹，皮质螺钉也可能带来许多其他好处。例如，与经椎弓根固定相比，这些螺钉的上外侧角远离硬膜囊和神经根，可能降低神经损伤的风险。更低的起点，大多数向头部地螺钉方向的定位，使它们的头段与未融合的关节突不邻近，可能减少邻近节段退变的发生率（图 30.4）；同样，该结构不位于后外侧沟，这有助于棒的放置，并允许更多的移植物材料放置在这一区域，以促进骨融合。最后，因为后方元素不需要暴露外侧关节

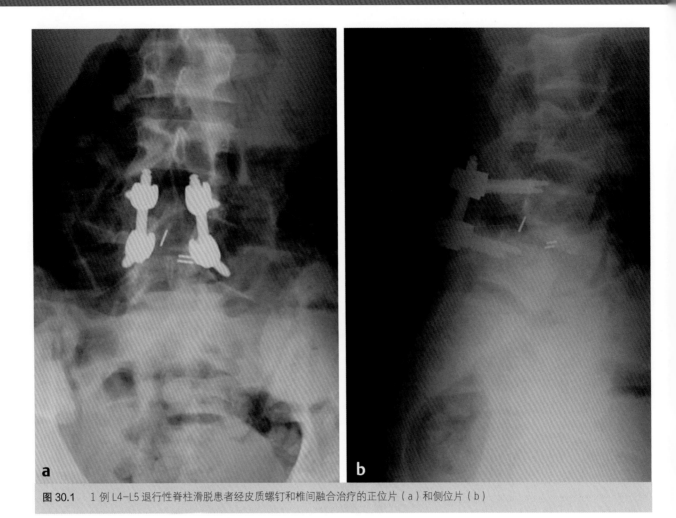

图 30.1 1 例 L4-L5 退行性脊柱滑脱患者经皮质螺钉和椎间融合治疗的正位片（a）和侧位片（b）

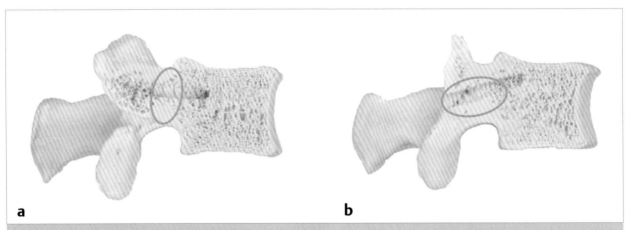

图 30.2 传统（a）和皮质椎弓根（b）固定轨迹示意图。传统的椎弓根螺钉轨迹（a）利用松质通道并终止于松质骨。皮质椎弓根固定（b）采用尾侧向上，以优化在致密的皮质骨、下椎弓根，和椎体终板的部分

突，皮质螺钉可行微创的方式通过一个较小的皮肤切口，用更少的损害椎旁肌肉组织，从而减少手术时间、失血量，术后疼痛（图 30.5）。

30.2 相关解剖及手术技巧

作为腰椎标准后入路的一部分，切开皮肤、皮下组织和筋膜，以便进行骨膜下剥离。使用专门的牵开器，可

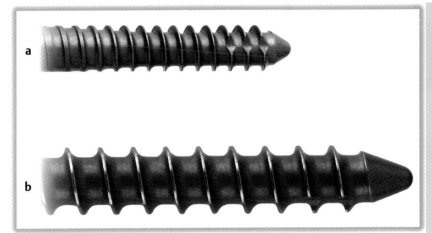

图 30.3　皮质（a）和传统（b）椎弓根螺钉螺纹形态放大图。皮质螺钉（a）具有独特的节距、螺纹设计和锥形根直径锥度，最大限度地增加螺钉后侧面皮质骨和松质骨的把持力。传统的椎弓根螺钉（b）具有标准根直径和标准节距

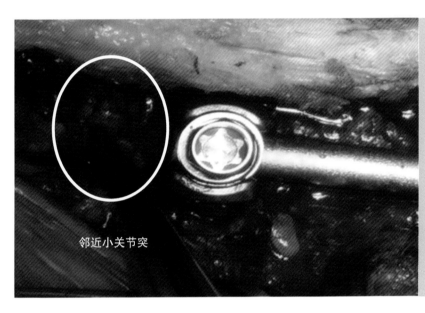

邻近小关节突

图 30.4　术中观察显示，皮质螺钉的帽与邻近（未融合）小关节突关节的距离是安全的。左边是头端，屏幕的顶部是内侧

以保留许多肌肉附件，保护关节突关节附近的神经血管束，同时仍然可以清晰地看到关键的解剖标志。皮质螺钉的典型的起点是横突的下缘的水平线与平分关节间部的垂直平的交点，不超过其外侧缘 3mm（图 30.6），高速磨钻创建一个初始定位孔，使用透视或其他类型的术中成像形态如外科手术导航来适当调整其进入角度，这样就直接约20° 横向角和 30°~45° 头倾角进入（图 30.7）。一旦在多个平面上验证了轨迹，钻头就沿着上外侧的方向向前穿过后部，直到在椎体松质骨内达到合适的深度，同时刚好低于终板的水平。由于这些螺钉必须穿过致密的皮质骨，因此建议将这些孔"线对线"间隙（例如，直径为 5mm 的螺钉应采用 5mm 的间隙）。探查通道，确保无骨缺损，于透视引导下植入内植物，完成全部要减压的操作。大多数情况下，皮质骨螺钉的直径为 5mm 或 5.5mm，长度在25~35 mm 之间。

30.3 并发症

任何类型的脊柱内固定都存在导致神经损伤的植入物位置错误风险。尽管这种技术可能比置钉固定相对安全，因为植入物直接远离硬膜囊和神经根，钻头、丝锥、或螺丝均超越边缘的脊椎，这样不会破坏中央管、椎间孔、椎间盘、或腰大肌。考虑到这些植入物的植入点沿关节突关节间隙的外侧部分，当螺钉被植入致密的皮质骨时，特别是在孔"未开钻"的情况下，也可能发生医源性骨折。

与所有外科手术一样，作为腰椎融合手术的一部分植入皮质螺钉的患者可能会出现术后感染或其他创伤并发症，但由于植入皮质螺钉所需的暴露程度较低，这些不良事件的发生率可能会有所降低。许多研究已经表明了皮质固定的良好生物力学特征，但是也可能出现植入物松动或

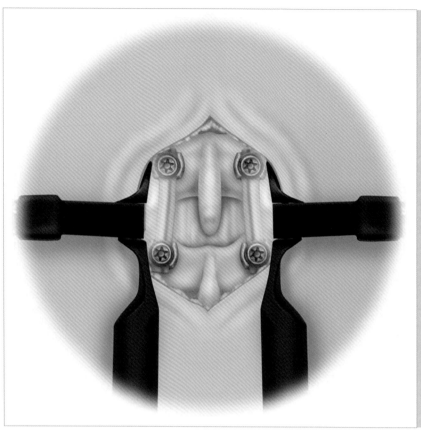

图 30.5 皮质螺钉手术暴露的典型例子。一般情况下，与传统椎弓根螺钉相比，皮质螺钉需要较少的外侧区间和横突间暴露

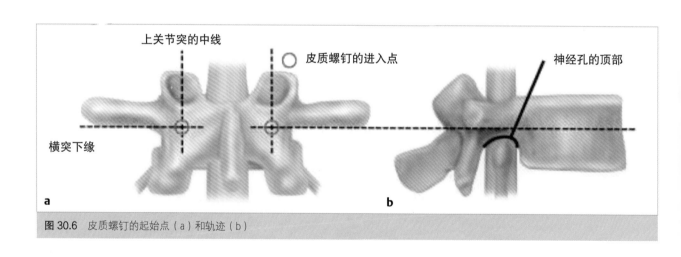

图 30.6 皮质螺钉的起始点（a）和轨迹（b）

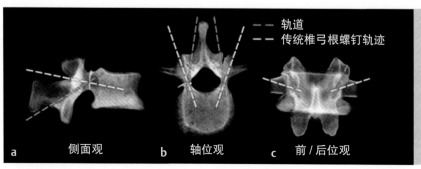

图 30.7 尸体解剖模型对比皮质椎弓根螺钉与传统椎弓根螺钉的轨迹

灾难性假关节形成的可能。

30.4 诊断

术中成像方式如 X 线片对该固定技术的安全性至关重要，应在多个平面评估器械和螺钉的"实时"位置，以最大限度地减少植入物方向错误或其他植入物并发症的风险。螺钉孔形成后，应进行人工探查，以确定是否存在椎弓根或椎体内骨折或皮质缺损。尤其重要的是，要明确到内侧壁和下侧壁完整性的丧失，以避免损伤硬膜囊或和神经根。神经信息监测是另一种诊断工具，外科手术中经常被用来评估任何由螺钉错位引起的医源性神经功能障碍。在触发式肌电图检测中，通常采用 8mA 的阈值，超过这个阈值，植入物就有可能安全地植入骨骼。但是，这个值仅从腰椎椎弓根螺钉获得的标准数据中获得的，所以不一定适用于皮质固定。然而，即使辅助神经信息监测对这种特殊方法的敏感性和特异性尚不清楚，对于皮质螺钉来说，外科医生仍认为这种检测对于任何隐匿性骨侵犯是有益的。

由于正侧位片可以显示螺钉的轨迹和位置，因此对于常规的术后成像来说通常是足够的，因此任何重要的问题，如螺钉移位或立线不良，都应该是很容易发现的。然而，如果临床需要（如轴性疼痛加重或新发神经根病），计算机断层扫描或磁共振成像研究可能有助于评估螺钉在多个平面的位置，评估骨形成，并确定关节突间部的任何骨折。与所有脊柱手术一样，大多数感染或其他创伤并发症的在切开手术时会暴露得很明显，但如果没有任何明显的体征或症状，也可以通过实验室检测或进一步的影像学检查来确诊。

30.5 管理

如果术中使用手触诊、透视或触发肌电图发现骨裂隙，通常可以选择一个新的进入点，适当调整钻头的角度，为皮质螺钉创建另一个通路。为了避免对神经元素损害，需要明确关注内侧和下方的缺损。然而，突破外侧椎体皮质椎体进入腰大肌肌肉几毫米不太可能产生重要的神经与血管损伤，因此在许多情况下可安全地保留（图 30.8）。如果皮质螺钉不能可靠地放置或遇到局部骨折时，可采用常规经椎弓根内固定作为该节段固定的替代方法。

其他术后并发症，如手术部位感染，应按常规处理（如抗生素治疗、冲洗和清创）。同样，临床或影像学表现

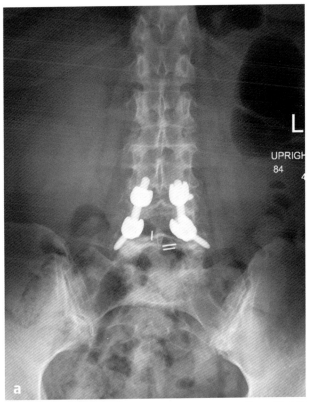
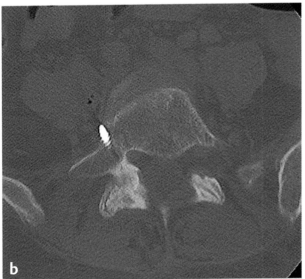

图 30.8　正位片（a）和轴位 CT（b）扫描显示右侧 L5 皮质螺钉尖端。螺钉的尖端位于髂腰肌

与症状表现一致的骨不连患者，翻修融合手术是其备选方案，移除松动的植入物，用椎弓根螺钉替换，如果有必要，甚至可以用前柱支撑或其他稳定技术补充骨结构的稳定性。

30.6 总结

皮质螺钉可能是一种创伤较小的稳定腰椎的方法，也可能避免许多与经椎弓根内固定相关的并发症。由于其

独特的内外侧轨迹，这些植入物可以通过较少的暴露来植入，同时获得与椎弓根螺钉相当甚至更好的骨固定，尤其是在骨质疏松的情况下。虽然皮质螺钉仍有各种危险，但坚持细致的手术技术和正确使用包括术中成像方式和神经监测在内的诊断工具，有望将严重不良事件的风险降到最低。必要时，可采取适当的翻修策略来处理并发症，如植入物位置不良、神经损伤或结构松动。

30.7 未来发展方向

鉴于皮质螺钉的使用目前主要基于体外生物力学数据和广泛的临床经验。最终将需要前瞻性、随机、对照调查的一级证据，以确定皮质固定的安全性和有效性以及其适当的适应证。特别是，应进行比较研究，以阐明皮质螺钉和椎弓根螺钉之间的显著差异。与此同时，随着手术中导航系统的广泛应用，这种手术技术的进一步改进有望使这些植入物以一种真正经皮的方式放置。

30.8 要点

- 腰椎椎弓根螺钉有许多并发症，包括医源性损伤周围的软组织和骨质疏松性骨固定不佳。
- 皮质螺钉使用一个独特的头尾倾，内外侧轨迹，允许它们经过更多脊椎皮质骨和获得更大把持力，且已经被生物力学测验证实。
- 由于仪器和植入物直接躲开了硬膜囊和神经根，皮质螺钉的安全性较经椎弓根螺钉可能明显提高。
- 识别皮质缺损的标准技术如：触诊、术中成像以及神经监测应该经常用来减少神经损伤的发生率。
- 当皮层穿过椎体的外侧边缘到腰肌几毫米时，没有必要重新调整皮质螺钉的位置，因为这种情况不太可能产生重要的神经与血管的损伤。

第三十一章　脊柱后路螺钉固定的并发症

Pouya Alijanipour, Gregory D. Schroeder, Christie E. Stawicki, Alexander R. Vaccaro
译者：赵二龙，冯卫东

31.1 概述

现代脊柱手术中，最常见的固定技术是后路螺钉内固定与其他器械（如棒、钢板、钢丝、钩）相结合。螺钉提供刚性结构，具有愈合快，融合率高、患者早期活动的优点，同时在术后恢复过程中避免了外部支撑的需要。椎弓根螺钉（PS）的使用提供了优越的生物力学性能，可用于脊柱畸形和创伤等病理改变。

根据脊柱的局部解剖，后路螺钉固定有不同的选择。根据植钉点和植钉技术的不同，可以选择不同的方法。所以，在生物力学强度、对骨或软组织的损伤风险以及长期并发症特征方面，有许多可供选择的方法。因此，每一种螺钉的使用都应基于考虑周全的风险效益分析，以及脊柱外科医生的专业知识和经验水平。

使用螺钉固定方法，就像任何其他外科器械技术一样，与并发症有关，脊柱外科医生应充分了解这些并发症的性质，如何预防，以及如何应对和处理发生的并发症。与螺钉有关的并发症可以是术中或术后发生。术中并发症可能发生在外科解剖或由于不准确的定位。它们包括螺钉错位、硬膜破裂、破坏螺钉所处的骨结构的完整性，以及对周围解剖结构（如动脉、神经根和脊髓）的破坏。晚期并发症包括松动、拔出、螺钉或棒/钢板断裂、复位丢失、假性关节炎和邻近节段疾病。

本章包括对现有文献的回顾，主要集中在通过脊柱后路进行的不同类型螺钉固定方法的潜在并发症。虽然大多数并发症的发生率较低，读者应该考虑到发表偏见的可能性，因为并发症的报道不像成功的结果那样频繁。此外，经验丰富的外科医生有更高的机会发表他们的结果，因此作为缺乏经验的外科医生，文献可能代表不了现实。

31.2 寰枢椎固定

寰枢椎内固定可以采用传统的金属线缝合和植骨方法，也可以采用最近的多轴螺钉，如经关节内固定和使用螺钉板或螺钉棒固定。现代的 C1-C2 关节固定和螺钉/钢板结构（C1 侧块和 C2 部分或 PS）大大改善了寰枢椎不稳的手术治疗，关节融合术的成功率为 95% 和 98%。这些技术提供了坚固的结构，具有很高的抗拔力、平移和旋转力。然而，它们在技术上要求很高，需要在术前成像上精确地理解个性化的三维解剖。

31.3 错位

错位是螺钉固定方法中最常见的技术问题。最近的一项 Meta 分析报告表明，C1-C2 关节螺钉的临床显著错位发生率为 7.1%，椎动脉损伤（VAI）发生率为 4.1%。然而，对螺钉棒内固定进行单独的 Meta 分析发现，错位和 VAI 的发生率分别为 2.4% 和 2%。这些技术没有直接的前瞻性比较研究。解剖限制，尤其是高位椎弓根（存在于 10%~20% 的患者）和狭窄的 C2 峡部，可影响经关节螺钉的理想定位。错位可能会影响螺钉的定位，例如对于肥胖患者，在优化寰枢椎对齐可能具有挑战性的情况下，这一点尤其重要。

31.4 椎动脉损伤

寰枢椎内固定术是一种极具挑战性的方法，因为它有可能损伤几个重要的神经血管，即脊髓、椎动脉以及枕叶和 C2 神经根周围的静脉丛。此外，可能存在相当大的解剖变异。最严重的并发症可能是椎动脉损伤，它可能是无症状的，也可能导致椎基底动脉供血不足，脑卒中（涉及脑干和后颅窝），甚至死亡。椎动脉损伤可能是急性的，导致出血或闭塞，或导致亚急性或慢性进程，如动静脉瘘。最近的一项 Meta 分析报道，在 C1-C2 螺钉的植入过程中，椎动脉损伤的发生率为 2%。虽然螺钉轨迹准备或插入（错位）可导致椎动脉损伤（图 31.1），但也可发生在软组织解剖过程中。虽然没有证据支持，寰枢椎螺钉/钢板技术和 C2 PS 在椎动脉损伤方面通常被认为比经关节螺钉更安全，因为螺钉的插入位置和方向可以分别向上和向内移动，以避免椎动脉解剖变异如高骑椎动脉和窄 C2 椎弓根，寰枢椎经关节和 C2 椎弓根钉。如 Yeom 等所指

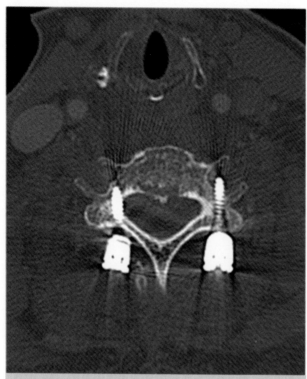

图 31.1 C6 节段左侧椎弓根螺钉错置，侵犯椎动脉

出的，这些变异可以共存，他发现狭窄的椎弓根通常与高位椎弓根有关（82%），因此，无论是经关节还是椎弓根钉，损伤椎动脉沟的风险都要高得多（分别为 71% 和 76%）。椎动脉沟侵犯的解剖模式取决于螺钉技术，要考虑到它们在插入和定位上的差异。椎弓根钉倾向于侵犯椎弓根侧壁，这是椎动脉槽的下内侧部分。然而，椎弓根往往会破坏凹槽的后上部分。

C1 和 C2 螺钉技术可能需要在某些特殊的情况下进行修正，例如椎动脉的解剖变异。如果有一个持续的第一节段间动脉，一个开孔的椎动脉，或者一个路径不正常的椎动脉（低于 C1），C1 侧块椎弓根应被忽略，或进钉点和方向应相应改变。C1 侧块螺钉（LMS）放置的另一个重要变化是弓状孔（POSITUS）的存在，它可能被误认为是椎板的一部分，从而误导螺钉的钻入，从而导致同样的椎动脉损伤。因发育不全的椎弓根和变异的椎动脉可减少 5%~9% 的患者使用椎弓根钉。有 Meta 分析显示，与椎弓根钉相比，C2 Pars 螺钉的椎动脉损伤和错位的风险较低；然而，与双侧椎弓根或椎弓根混杂螺钉相比，双侧椎弓根螺钉的融合率略高（99.8% 对 95.6%）。女性、狭窄椎弓根、存在 C1—C2 骨折和经验不足的外科医生是 C2 椎弓根钉错置的危险因素。如果解剖限制不允许安全地放置 C2 螺钉，可以使用短段螺钉或侧块螺钉，或者可以桥接 C2 并延伸

到 C3 的结构。

如果发生椎动脉损伤，应用凝胶海绵或骨蜡等可吸收止血材料填充，并在术后进行血管造影。如果术中出血不能得到控制，则应将动脉切开，修复或结扎。

31.5 神经系统损伤

无论是螺钉钢板还是螺钉棒寰枢椎固定，都可能发生 C2 的神经性疼痛或感觉异常。虽然 Goel 和 Laheri 原来的螺钉板结构技术需要切取 C2 神经根，但在改良技术（螺杆结构）中，16 例可选择切断 C2 神经。麻木症状在有意切断神经时更常见（6.3%），但由于残留的 CI 神经根回缩，神经病理性疼痛也可能发生（1.2%）。

31.6 下颈椎

31.6.1 经小关节螺钉

与侧块螺钉相比较，经小关节螺钉具有同等或有利的生物力学强度，因此其拔出阻力可能小于椎弓根螺钉。如果放置得当，出口神经根受损的风险就很小。

尸体研究发现，特别是当起始点位于外侧骨块中点以上 2mm 时，下小关节骨折的风险增加（26%）。多向头侧偏移可以避免下小关节骨折。枕骨突出可能会妨碍正确的钻孔方向，这就需要更积极地暴露手术伤口的头部部分。如果骨性阻挡不允许良好的钻孔定位，三角螺钉固定是避免神经根损伤的一种选择，但可能会牺牲一些稳定性。迄今尚未比较过三角螺钉和四角螺钉的机械强度。

下关节面腹侧皮质的穿透（最后一层皮质）可能与神经损伤有关。触觉和影像控制都可以帮助避免钻过头。如果钻具和螺钉指向横突和侧块的接合点，意外的过度穿透不会造成神经根损伤。然而，在侧位成像中，器械（钻头、规、丝锥或螺钉）不应通过椎体后缘。超过最腹侧皮质的一个螺距（2mm）为横突螺钉的安全极限。

31.6.2 颈椎侧块螺钉

近几年来，侧块螺钉技术被普遍用作颈椎后路固定的标准方法。侧块螺钉固定技术简单、安全、有效，不需要术中 X 线片进行螺钉内固定。它已成功地与钢板或棒相结合，可使退行性病变、炎症性疾病、创伤性病变、恶性疾病和畸形等各种颈椎病获得稳定。

有关研究报道侧块螺钉（LMS）技术具有相当高的融合率（达 97%），并且短中期内症状改善明显。据报道，与 LMS 器械直接相关并发症的频率一般较低。根据两项

表 31.1 颈椎侧块螺钉（LMS）和椎弓根螺钉（PS）融合的并发症发生率

并发症	占比（%）	
	侧块螺钉（LMS）	椎弓根钉（PS）
表浅感染	3	
局部血肿 / 浆液瘤	1	
吞咽困难	0.6	
深部感染	0.6	
神经根损伤（神经根病、麻痹和疼痛）	1（0.14 每螺钉）	1.24（0.31 每螺钉）
硬膜撕裂	1.9	
脑脊液漏	1.4	
脑血管事故	0	
椎动脉损伤	0	0.61（0.15 每螺钉）
侧块骨折	1.9	1.62
螺钉或杆拔出	0.2	0.24
螺钉或板断裂	0.2	1.76（0 板断裂）
松动	0.8	1.73（0.45 每螺钉）
侵犯小关节	0.6	0.62
侵犯椎动脉	1.5	
假关节形成	2.67	0.87
邻近节段退变需要手术	0.74	1.19
翻修手术（修改或调整种植体）	2.3	1.03
植入物摘除（错位、破裂或松动）	1.2	
需要补充固定	1.3	

比较研究，术中并发症发生率与线形排钉技术相当（分别为 7.1% 和 6.3%）。表 31.1 显示了侧块螺钉（LMS）器械的并发症情况（数据来自最近的系统综述），根据技术和放射学评估方法，在没有临床后果的情况下，螺钉放置位置不佳的发生率可能有所不同（高达 42%~73%）。需要翻修或取出的螺钉错位并不常见，Meta 分析中报道为，钉错位率为 0.38%，患者翻修率为 2.64%。侧块螺钉的安全放置是侧块的外上象限，最理想的位置在外侧骨块的上外侧腹侧部，因该区有安全和充足的骨量。精确定位螺钉是防止并发症的关键因素。事实上，许多研究表明螺钉轨迹是与临床并发症相关的最关键的因素。例如，损伤椎孔和关节突小关节与轴平面上没有适当的侧向角度和矢状

面的低轨迹角度有关，如 Ebraheim 等所示，颈椎侧块后部中点与椎动脉孔的空间关系不同。C6 的椎孔位于侧块后中点的正前方，而在 C3-C5 多位于内侧。这些解剖学上的考虑可能需要根据颈椎水平进行技术改进。研究表明侧块螺钉手术出现并发症的发生率与技术有关。Xu 等发现，与植骨融合术（Magerl）和 Anderson 技术相比，神经网络技术中发生神经根损伤的风险更低，Barrey 等建议 Roy-Camille 技术用于 C3 和 C4，Magerl 技术用于 C5 和 C6。对于 C7，由于侧块的狭窄和头尾方向，椎弓根螺钉固定可能更合适。如果要在 C7 使用 LMS，建议使用较短的螺钉，以避免刺激 C8 神经根。此外，Heller 等报道指出，Roy-Camille 技术的小范围损伤风险（22.5%）高于 Magerl 技术（2.4%）。

双皮质骨螺钉可使侧块螺钉结构的硬度比单根螺钉增加 20%。然而，这种刚度的改善在临床上可以忽略不计，一些研究建议采用单皮质螺钉，因为它们提供了可接受的抗拔出阻力，同时避免了双皮质螺钉钉引起椎动脉和神经根损伤的潜在风险。

31.7 颈椎椎弓根螺钉

在整个脊柱，椎弓根被认为是脊椎最结实的部分。与脊柱侧块螺钉和其他内固定方法相比，颈椎椎弓根螺钉（CPS）具有更好的生物力学性能，具有较高的抗负荷失效能力、较低的骨螺钉界面松动率和较高的抗疲劳测试能力。颈椎椎弓根螺钉（CPS）的适应证已扩展到各种创伤和非创伤性的不稳定状态，包括后凸畸形、转移性肿瘤，CPS 用于减压后不稳定和挽救手术，尤其是当其他类型的内固定，如椎板螺钉、侧块螺钉（LMS）或线形排钉技术不足以提供足够的稳定性时。

如表 17.1 所示，侧块螺钉和椎弓根螺钉在下颈椎的一般安全情况相似，大多数并发症并不常见。然而，椎弓根螺钉的两个主要并发症是椎弓根穿孔和椎动脉损伤（VAI）。据研究报道，椎弓根破裂的发生率高达 30%，尽管它通常没有任何临床副作用。此外，VAI 很少发生，总的发病率为每枚螺钉 0.15%，每名患者 0.61%。如导航可以提高定位的准确性和椎弓根钉的安全剖面，术前评估椎动脉（VA）解剖是必不可少的。如果存在畸形 VA，椎弓根螺钉可被其他固定技术所替代，如优势动脉侧的 LMS。然而，如果优先获得刚性固定，则可考虑 CPS 固定非优势侧。

颈椎弓根的形态计量学差异对颈椎椎弓根螺钉（CPS）有技术指导意义，一些研究表明手术水平是正确定位的最重要决定因素。较小椎弓根 CPS 错位和神经血管损伤的风险增加。考虑到 C3~C6 椎弓根较小，一些外科医生建议在 C2 和 C7 使用 CPS，在 C3~C6 中使用侧块螺钉（LMS）。CPS 方法在技术上要求很高，需要相当多的经验。在一项连续 52 例的病例随访研究中，术后计算机断层扫描（CT）显示，7 例椎弓根破裂，术者在连续三期培训后在操作过程中仍有 1% 的患者出现椎弓根破裂。大多数出版物反映了经验丰富的外科医生在他们的学习曲线中达到稳定水平的结果。

31.8 胸腰椎

31.8.1 椎弓根螺钉

椎弓根螺钉内固定是胸腰椎后路内固定中最常见的技术。椎弓根螺钉（PS）固定实现了多阶段椎体的锥固定并具有优良的生物力学特性，在近几十年中获得了广泛的应用，包括骨折、退行性疾病、畸形、感染、肿瘤和医源性不稳定等多种病理状态。

31.8.2 位置不正

正确定位椎弓根钉（PS）是必要的，以避免侵犯椎管（图 31.2）及其内容物或损伤肛门外神经血管结构。错置的 PS 不能达到预期的固定效果，因此可能对结构的稳定性没有足够的作用。

根据 Kosmopoulos 等的 Meta 分析，置钉位置错误是 PS 最常见的并发症，总发生率为 8.7%。然而，错位率可能随着手术技术的变化而变化。计算机辅助导航技术（CT 引导导航为 0~11%，透视引导导航为 8%~19%）中置钉错位发生率低于徒手技术（6%~31%）。不同的置钉操作技术导致其置钉错位率明显不同。横向错位更为常见。

在基于导航的技术中，错位更为常见。对比研究报告称，手术中的图像引导技术提高了准确率，常规透视、二维和三维透视的定位错位率分别为 31.9%、15.7% 和 4.5%。然而，尖端技术在技术上可能具有挑战性，经验丰富的外科医生用徒手技术取得了非常成功的结果。

尽管一些研究报道了相对较高的错置 PS 发生率，但引起临床后果的 PS 错位的发生率似乎没有那么高。一项单一的机构回顾性研究表明，胸段 PS 植入术患者中皮质穿孔（定义为椎弓根中央线，位于椎弓根外皮质外）发生率为 6.2%，并有 1.7% 的螺钉植入内侧壁。然而，在 10 年的随访期内，没有出现神经血管或内脏并发症。根据错位方向，位置欠佳 PS 定位可获得满意的结果。此外，臀部的影响取决于臀的方向，也取决于脊柱的方向。与内侧或下臀部相比，螺钉在侧方或上方向的位置欠佳定位在颈外引起临床后果的可能性较小，后者可分别侵犯脊髓和神经根。术中肌电图监测可作为一种敏感的筛查工具，以检测危及神经根或脊髓完整性的螺钉错位。

充分了解脊柱局部解剖和形态计量学参数、术前影像学评估、应用螺钉时对解剖标志的影响以及手术技术各步骤的有序执行是保证手术安全的关键因素。考虑椎弓根的厚度、长度、横断面形状、矢状面投影水平（相对于椎体高度）、冠状面、矢状面和轴面（相对于椎体／棘突轴）的投影角度等特征与脊柱区域有关。

一旦准备好初始轨迹，就应该使用触觉探针仔细检查钉道的边界。此步骤应在攻丝后和螺钉插入之前重复。然而，它可能仍不能检测所有椎弓根内侧壁，因此也应进行 X 线检查以确定其位置。在全椎板切除术中，探针可以直接探到椎弓根。在拧入螺钉过程中感觉螺钉的松紧度以及方向来感觉螺钉与椎弓根的关系。

近年来，术中神经监测技术有了很大的进步，尤其是在严重的脊柱疾病和畸形患者中，椎弓根螺钉的植入非

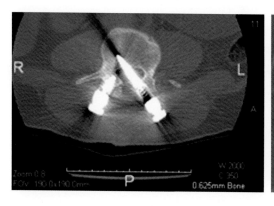
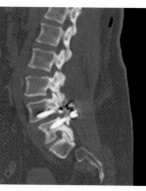

图 31.2　左腰椎弓根螺钉在 L4 节段位置错位，椎管受侵

常普遍。体感诱发电位（SEP）和运动诱发电位（MEP）分别监测感觉通路（后柱）和运动通路（前柱）的完整性，以便进行持续的神经监测。SEP 是一种敏感的方法，但在脊髓前动脉损伤后体感诱发电位，因为它对前脊髓损伤的敏感性相对较低。现代多模式术中神经监测方案包括 SEP、MEP、经颅（TcMEP）和肌电图监测。

脊髓水平内侧椎弓根破裂不一定导致脊髓损伤（SCI），这取决于脊髓区域。可以在一个安全的区域进行操作，即使椎弓根内侧壁破裂，硬脑膜和脊髓损伤的概率仍很小。这解释了为什么一个位置偏移的椎弓根螺钉并不总是导致临床相关的不良后果。虽然 Gertzbein 和 Robbins 认为胸椎弓根的边界周围有一个 ±2mm 的中等安全地带，但最近的文献已经将这一安全区分别扩展到胸椎弓根内侧和外侧边界的 2mm 和 4mm。

翻修手术应精心计划。外科医生可以考虑应用更复杂的图像引导技术，如导航或术中 CT 扫描。重置后的椎弓根螺钉可能需要一个新的螺钉起始点和新的轨迹，这应该是术前计划的。外科医生应该预见到骨量不足，这需要解决方案。补救措施包括使用更大尺寸的螺钉，跳过一个水平，延长融合长度，使用聚甲基丙烯酸甲酯（PMMA；预插入注射 PMMA 或使用穿孔螺钉）的增强技术，以及最近推出的自膨胀螺钉。

31.9 神经并发症

神经并发症可能是由于器械的直接损伤或操作手法（如骨折复位、畸形矫正或脊柱过度牵张等）间接造成的。

据报道，在一次 Meta 分析中，临床相关神经根撞击的发生率为每椎弓根钉 0.19%。只有 0.6% 的患者因为神经损伤的原因需要进行翻修手术。脊髓损伤（SCI）是罕见的，但对于脊髓损伤（SCI）的文献却鲜有报道。

神经根损伤可能导致自身局限性短暂性神经失用（更常见）或永久性神经功能障碍。新出现的术后疼痛或神经功能缺失需要对螺钉相关撞击进行彻底的临床和放射学评估。胸椎神经根损伤最常见，与腰段相比，因胸椎神经根撞击而导致胸椎椎弓根钉翻修的报道较少。

神经损伤可通过神经监测技术在手术中识别。如果术后发现，尤其是进行性神经功能缺损，应立即进行影像学检查（磁共振成像、CT 或 CT 脊髓造影），以确定是否存在放置不当的器械。

31.10 硬膜撕裂和脑脊液漏

在螺钉轨迹的准备或插入过程中可能会发生硬脑膜意外撕裂。根据 gauschi 等最近的 Meta 分析，尽管并非所有的硬膜撕裂都有临床症状，但硬膜病变的发病率为每椎弓根钉 0.18%（0~2%）。

硬膜撕裂通常发生在椎弓根钉放置不当、太低或中等的情况下。如果硬膜撕裂确实发生，首选一次修补撕裂，并需要细致紧密缝合筋膜。如果缝线缝合硬膜不可修复，可以使用纤维蛋白密封剂和补丁。

31.11 血管并发症

由于关键的血管结构接近胸腰段脊柱，手术中或手术后可能会发生无意的血管损伤。尽管文献有报道，椎弓根钉（PS）植入后血管并发症并不常见。这些病变包括穿孔、破裂、血栓形成和闭塞。它们可能是无症状，引起急性症状，或导致晚期表现，作为侵蚀过程的一部分，动脉瘤或假性动脉瘤的形成，特别是与动脉血管。奇静脉和下腔静脉位于右侧，主动脉（胸、上腰部）和半奇静脉在左侧，髂总血管（腰区）在距前椎体皮质 5mm 以内。

如果术中发生血管损伤，通常需要急诊手术探查并进行修复或栓塞。对于无症状的患者，与术后发现的血管结构有接触的螺钉，往往是不清楚的。少数出版物报道术后早期和晚期动脉血管被偏移螺钉侵蚀。然而，另一出版物报道说，4.9%（33/686）的胸腰椎椎弓根钉与大血管接触，其中 1/3 的螺钉没有临床效果（平均随访 44 个月）。作者指出，与主要血管接触但不穿透或变形的无症状螺钉的翻修并不重要，应根据其潜在的好处来验证修订程序的风险。

为了避免椎弓根钉过度渗透，应该注意一些技术细节。引导轨迹的准备（钻孔或探测）应限制在略长于椎弓根长度，以避免侵犯前椎体皮质。在生物力学上，如果螺钉到达椎弓根的内皮层，增加其长度不会增加其稳定性。最佳螺钉长度应停留在椎体前后径与椎体前皮质的 20% 的距离。

31.12 椎弓根骨折

椎弓根骨折在螺钉植入过程中的发生率较低（＜0.5h），且随手术技术、手术经验和手术病例数的不同而不同。在钻孔时过大的钻或丝锥，施加过大的扭矩，或改变螺钉的方向插入椎弓根钉可能会损伤椎弓根或椎体。骨量减少（代谢性骨病和骨质疏松症）会导致在螺钉插入时失去触觉反馈。特殊椎弓根钉的把持力可以增加 20%，即使螺钉断裂也可以起到很好的稳定作用。在复位动作或连杆连接过程中，应避免过度受力，因为它可能会导致螺钉拔出、结构失效或椎体骨折。

其他术中机械并发症，如松动、拔出、螺钉断裂，和结构故障（如棒 – 螺钉断开）是罕见的，但有可能发生。在对 6 972 根椎弓根螺钉的文献报道结果的回顾中，松动率为 0.54%，拔出率高达 0.7%。其他人报道的螺杆断裂率高达 2.8%，但根据最近的文献，其发生率似乎正在大幅下降。

过小的椎弓根钉或未能将螺钉插入准备好的轨道会导致术中螺钉松动。螺钉断裂可能是由于骨不连或前柱支撑不足导致植入物疲劳。如果螺钉断裂危及神经血管结构，则可能需要使用特定的器械和截骨术，如果发生移位甚至需采用前路手术。

31.13 感染

内植物的使用与术中细菌定植和生物膜形成的潜在风险有关，在缺乏足够防御力的局部或系统防御脆弱的宿主中，这种细菌定植和生物膜形成可能发展为真正的感染。包括患者相关、程序相关和围手术期护理相关因素在内的多种危险因素的复杂相互作用决定了感染的风险。与患者有关的危险因素包括但不限于年龄、基本的医疗条件（如糖尿病、肾病、免疫缺陷）、疾病指数（如美国麻醉学学会或查尔森疾病指数）、肥胖、吸烟、先前的手术、同一地区的感染史以及慢性皮肤病（如银屑病）。然而，在手术前应优化可改变的危险因素。坚持严格的术中和围手术期预防措施，如皮肤准备、隔离技术、严格的无菌、抗生素预防、伤口冲洗和适当的术后伤口护理，可显著降低感染风险。与手术相关的主要危险因素是后路入路、器械的存在、失血以及术中输血、手术时间较长以及同时进行自体骨移植手术。根据最近的一项回顾，根据中等强度的证据，在手术中使用聚烯吡酮是唯一能够降低脊柱外科感染风险的干预措施。然而，许多其他常见的术中预防策略都不是建立在有力的证据基础上的。

31.14 皮质骨道的椎弓根螺钉

这是最近引进的技术，包括使用小直径螺钉进入腰椎弓根，从关节间部内侧开始，由下至上外侧方向开始。尸体研究表明，皮质骨轨迹（CBT）具有很强的骨 – 螺钉界面和高的拔出阻力。然而关于皮质骨轨迹椎弓根螺钉（CBT-PS）的临床证据很少。对接受单节段腰椎后路椎间融合术的患者进行的随机试验发现，在 1 年随访时，基于动态 X 线片（分别为 11% 和 13%）和 CT（分别为 8% 和 13%），CBT-PS 和单纯椎弓根螺钉的骨不连率相似。在 6 个月随访的小型病例系列中，使用 CBT-PS 治疗单水平症状性邻近节段腰椎疾病，而不去除先前的硬件（简单椎弓根螺钉），并在 6 个月随访时报道没有并发症。另一个小型病例系列由 8 例原发性退行性腰椎融合术患者组成，发现其并发症发生率很高，包括松动（60%）和复位丢失（50%），特别是在没有椎间支持和翻修手术的患者（38%）。根据尸体研究，CBT-PS 对轴向载荷的刚度低于完整椎间盘的椎弓根钉（PS），松动的原因可能是螺钉较短（CBT-PS 通常比传统螺钉短），这增加了剪切弯曲应力。然而，为了更好地了解这一最新技术，需要进行大规模的长期随访研究，以便更好地了解这一最新技术（CBT-PS 通常比传统的 PS 短）。

31.15 椎弓根螺钉在儿童脊柱侧凸手术中的应用

椎弓根钉（PS）在小儿畸形矫治中的应用值得特别考虑。首先，椎弓根尺寸在未成熟脊柱较小，但其方向在整个生命中保持不变；其次，小儿畸形多累及胸椎，椎弓根宽度较小。然而，椎弓根在螺钉插入（塑性变形）时会膨胀，其生长主要发生在侧面。中到严重的脊柱侧弯和后凸畸形是由于椎体发育畸形造成的，其中凹侧的椎弓根较薄、硬化和发育不良；脊髓靠近曲线凹侧的椎弓根内壁。因此，胸弯顶椎凹侧的螺钉错位（如硬膜外血肿、硬膜外撕裂或脊髓侵犯）可能性高于非顶椎凸侧腰弯上的螺钉。尽管在儿科脊柱放置 PS 的技术上存在挑战，但最近的文献回顾表明，儿童群体中 PS 的累积报道准确性与成人群体相当（分别为 94.6% 和 91.3%）。

青少年脊柱侧凸螺钉相关并发症的发生率普遍较低，错位在 1%~20% 之间，取决于 CT 阈值参数的设定和术后患者体位不同所拍摄的影像图像。术后低阈值的 CT 扫描可以发现许多错位螺钉，没有临床上的后果。如果只有在术后 X 线片上发现异常时，CT 才被排序，术后 CT 扫描组成的方案显示 15.7% 的错位率对 1.8% 的错位率。然而，在同一项研究中因螺钉错位导致的翻修手术率仅为 0.6%。在脊柱侧弯研究学会发病率和死亡率数据库的一份多中心报告中，Reames 等发现胸椎和腰椎 PS 术后新的神经功能缺损的发生率相似（分别为 0.5% 和 0.6%），但与胸腰椎螺钉相关的新损伤发生在不同的水平（脊髓和神经根）。本研究中仅使用 PS 结构，使用特殊的手术器械和单纯的螺钉相比，其出现神经功能的损伤风险将减少一半。

神经肌肉性脊柱侧凸的手术并发症发生率一般高于青少年脊柱侧凸。这可能是由于手术的复杂性和患者并发症的严重程度所致。一项 Meta 分析报告了神经肌肉脊柱侧凸的下列与螺钉有关的并发症：因内固定物取除而进行的翻修手术 7.9%，错位 4.8%，内植物断裂 4.6%，松动 2.4%，切断 / 拔出 / 迁移 2.4%。合并神经并发症的风险为 3%，然而，与螺钉相关的神经功能缺陷并没有得到明确的说明。患者相关因素如年龄、类型和神经肌肉紊乱的严重程度（如痉挛性非活动性脑性瘫痪、严重的脊髓脊膜膨出并伴有瘫痪）和手术相关因素（如稳定性和脊柱骨盆固定的充分性）相互作用，以确定术后并发症的风险，如感染、骨折、假性关节症和内固定失效。

31.16 小关节螺钉

小关节螺钉可以通过两种方法放置。经椎板小关节螺钉（TLFS）由脊柱融合术（Magerl）描述，从头椎棘突的对侧插入，经椎弓根螺钉（TFP）通过椎板和小关节，结束于尾椎同侧横突的底部。经椎弓根螺钉（TFP）插入于椎间隙与下关节突之间的过渡区，指向尾椎弓根内侧根（Boucher 技术）。生物力学研究表明，TLFS 和 TFP 类型的小关节螺钉的稳定性相似。TLFS 和 TFP（单独或与

PS 联合使用）提供了与单纯 PS 固定相似或稍低的结构。然而，用 TLFS 技术，螺钉可能侵犯内板皮质（根据术后 CT 的 11%），大多数情况下都是无症状的，但对神经成分有潜在的损伤风险。已发表的研究报道显示，TLFS 的神经功能损伤发生率为 4%~11%。此外，尤其是骨质量低的患者，螺钉可能会出现破坏内板的晚期移位。各种椎间融合术的骨不连率在 2%~9% 之间。松动和感染等并发症与其他螺钉固定方法相似，很少发生（1%~2%）。一项比较 40 例 TLFS 和 37 例 PS 患者长期预后的前瞻性研究发现，TLFS 的不愈合风险（分别为 18% 对 3%）和再手术风险（分别为 32.5% 和 27%）高。此外，椎板螺钉的翻修手术通常比 PS 固定早（分别为 3.5 年和 6.3 年）。在一项对有限退行性腰椎疾病患者的前瞻性观察研究中，2 年随访的患者评定结果、并发症发生率和翻修手术的要求在两组之间是相似的。在 PS 组中，经椎板螺钉的假性关节发生率和邻近节段疾病的发生率在统计学上没有显著性差异。随访 5 年以上的回顾性研究发现，经椎板螺钉后固定不愈合 6 例，松动率 3%。本组病例中，5% 的患者进行了疼痛性假关节的翻修手术。疼痛性根刺激的发生率为 2%，而神经功能缺损和硬膜撕裂的发生率不到 1%。

31.17 总结

螺钉固定技术是现代脊柱后路手术最常用的器械。每个脊柱区域都有不同的选择，这取决于患者的解剖、病理、资源的可用性和外科医生的经验。脊柱外科医生应认识到螺钉相关技术在术中和术后的潜在并发症，并对预防和处理这些并发症的几种备选策略有较深的了解。

第三十二章　棘突间融合器的并发症

William Ryan Spiker, Alan S. Hilibrand

译者：赵二龙，冯卫东

32.1 概述

退行性腰椎管狭窄是老年人常见的致残性疾病。症状包括腿部或背部疼痛和功能障碍，站立或行走时疼痛和功能障碍更严重，弯腰时症状改善。在影像学研究中，诊断需要临床症状和腰椎管狭窄的证据。在没有进行性神经缺损或马尾神经综合征的情况下，治疗通常从非手术方式开始，如非甾体抗炎药物、物理治疗和/或硬膜外类固醇注射。手术适用于不适合保守治疗的患者。手术的目的是减少下肢的根性疼痛（神经源性跛行），但由于腰椎退行性改变，术后并不能改善腰痛症状。

治疗椎管狭窄引起的神经源性跛行的手术方法包括：椎板切开、显微内窥镜椎板切除术、棘突间融合器或所谓的"层间稳定"。尽管椎板切除术（融合治疗不稳定）仍然是治疗金标准，但减少组织破坏，减少失血，缩短恢复时间，减少相邻节段的病变，推动了微创外科治疗的进一步发展。棘突间融合器的植入是一种微创手术技术，可以治疗因椎管狭窄引起的间歇性跛行症状。在椎管狭窄节段放入棘突间稳定装置并撑开椎体间高度，增加了椎管的容积及腰椎的稳定性，并可以纠正腰椎的后凸畸形，在这篇综述中，我们将讨论棘突间融合器植入术的适应证、操作方法及术后疗效，以便更好地避免这一相对新的手术方案引起的并发症。

32.2 食品药品监督管理局批准状况

在美国，几种不同的棘突间融合器已被批准用于治疗由腰椎管狭窄引起的间歇性神经源性跛行。对于严重不稳定（骨折或不稳定的腰椎滑脱）、畸形（脊柱侧弯 >25°）、强直或先前受影响的水平融合、严重骨质疏松、两个以上椎管狭窄或马尾综合征的病例，一般不批准使用棘突间融合器。

目前在美国和欧洲临床使用的棘突间融合器包括沃利斯（Wallis）装置、椎间辅助运动装置（Diam）、固定器（Coflex）、扩展 H2、试模装置（图 32.1）。建议的适应证包括治疗 I 级退行性腰椎滑脱症、轻度脊柱侧凸、椎间盘源性下腰痛、复发性腰椎间盘突出症和小关节综合征。

32.3 解剖学考虑

腰椎管狭窄通常是椎间盘、小关节和黄韧带退化过程的结果（图 32.2、图 32.3）。这个过程可以导致神经压迫在一个或多个水平的中央椎管、侧隐窝和神经根管。神经源性跛行的症状通常是中心性狭窄，神经孔外侧隐窝狭窄或神经根受压可引起神经根性症状。

棘突间融合器是通过后切口与患者在俯卧或侧卧位放置。一些数据表明，插入时的侧向定位避免了俯卧定位的延伸力矩，并允许在器械水平上出现更多的局灶性后凸。皮肤切开后，暴露出棘上韧带和棘间韧带；对于某些装置，如 X 装置，保留了棘上韧带和棘间韧带。对于其他装置，如固定器，他们在相应的水平和适当的位置被切除。然后将这些装置固定到棘突（ES）上，通过抵抗棘突间稳定装置来扩张椎管容积及椎间孔的高度。棘突间融合器的抗压能力取决于棘突的骨质量。因此，在植入前必须考虑可能会导致棘突骨折的情况，如骨质疏松症。

32.4 机制

棘突间融合器通过几种不同的设计获得局部后凸。静态间隔是不可压缩的，根据不同的型号可进行延伸。Wallis 装置通过合成带固定在相邻的棘突上，而扩展 H2 只固定在棘突上。动态间隔允许通过植入物设计（U 形弹簧的分层钢机制）或材料特性（弹性 DIAM 装置）来保持运动。有些设备，如较大型号的融合器（Coflex），放置于棘突间下方用于支撑椎体，以增加椎间孔的高和椎管容积，对椎管进行减压。任何棘突间融合器的手术技术细节必须在植入前详细审查，以减少并发症。

需要重点注意的是，棘突间融合器并不能阻止水平方向的所有运动，允许旋转和脊柱侧弯。它们在狭窄的水平产生局部屈曲，从而使神经源性破行患者的症状得到缓解。研究表明，通过保持节段性屈曲，棘突间融合器使椎

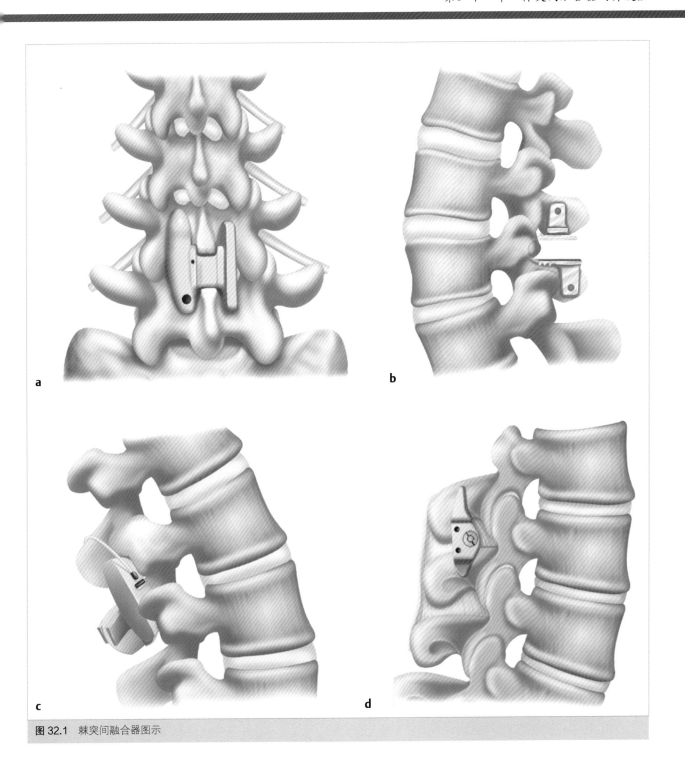

图 32.1　棘突间融合器图示

管面积增加 18%，孔面积增加 25%。这种间接减压已在临床研究中得到证实，并经 6 个月的随访证实。

　　生物力学研究还发现，至少还有另外两种可能的机制，棘突间融合器可降低椎间盘和小关节的压缩力来缓解疼痛。棘突间融合器的植入可使椎间盘内压力降低约 50%，中立位降低 40%，屈曲降低 30%。虽然棘突间融合器的植入对椎间盘高度没有明显影响，但动物模型表明椎间牵张可以逆转压缩引起的退行性改变。小关节是常见的

疼痛产生者，历来难以治疗。通过将小关节的负荷降低到 55%，棘间隔器可以处理小关节病变，而不需要脊柱融合术。

32.5 棘突间融合器的结果和并发症

　　由于脊柱间隔的生物力学功能，脊柱间隙在所有后腰椎手术中都有共同的危险和独特的并发症。所有腰椎后路手术常见的不良反应包括：伤口感染、医疗并发症（血

栓、心脏病、脑卒中）、输血、神经损伤、翻修手术以及腿部和背部症状恶化，因为间隔放置可以通过一个小切口进行，且软组织解剖较少，手术时间相对较短。因此，与传统的开放减压技术相比，棘突间融合器的一些并发症（如伤口感染和血肿形成）发生较少。此外，大多数棘突间融合器的手术并不需要椎管的直接减压，而且在这些病例中，脑脊髓液漏或神经根直接损伤造成神经损伤的风险很小。

棘突间融合器植入术特有的并发症包括棘突骨折和植入物脱落等。然而，要充分了解任何外科手术的风险状况，对结果数据的全面了解是至关重要的。

X 型棘突间融合器是第一个被食品和药品监督管理局（FDA）批准的棘间装置，并且已经被广泛的研究。在该装置的第一次前瞻性随机试验中，Zucherman 等将 100 例 X-Stop 治疗与 91 例非手术治疗进行了比较。研究采用严

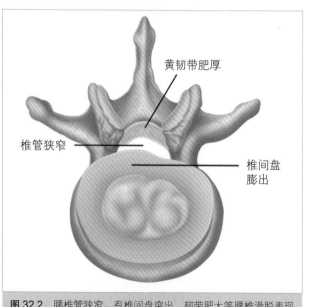

图 32.2　腰椎管狭窄，有椎间盘突出、韧带肥大等腰椎滑脱表现

格的纳入标准，包括年龄 >50 岁、坐位治疗间歇性神经源性跛行、X 线造影椎管狭窄和 6 个月非手术治疗失败。在 2 年的随访中，他们发现手术治疗的患者比非手术治疗的患者有更好的治疗效果，具有统计学意义。使用苏黎世条款问卷（ZCQ），它们报道说，60% 的接受 X-Stop 治疗的患者在症状严重程度和身体功能方面有改善。在另一项前瞻性随机试验中，Anderson 等对一级退行性腰椎滑脱和椎管狭窄患者的 X-Stop 进行了评估。使用 ZCQ 和 SF-36，他们发现 63% 的 X-Stop 患者和 13% 的非手术治疗患者的临床症状有改善。重要的是，在本研究中，该手术与腰椎滑脱的进展无关。

随着对神经源性跛行患者使用棘突间融合器植入术可能比非手术方式更有效的理解，最近的一项前瞻性随机对照试验将棘突间融合器植入术与"目前的护理标准"-后路减压和器械融合进行了比较。本研究集中于那些腰椎管狭窄和神经源性跛行非手术治疗失败的患者。共有 322 名患者参加了这项研究，96% 的参与者完成了 2 年随访。这项研究揭示了使用 Coflex 装置治疗的患者手术时间缩短、围手术期失血量减少和住院时间减少。临床结果显示，在功能改善评分方面与椎间融合相比无统计学差异。患者满意度评分和相邻生物力学水平的 X 线图像保存均在统计学上优于椎间融合组。一项类似的前瞻性随机研究将 Coflex 装置与腰椎管减压在腰椎管狭窄的情况下进行了比较。对 62 例患者进行了 2 年随访，结果显示，单纯应用 Coflex 减压治疗的患者的临床疗效也得到改善。综上所述，这些研究表明，Coflex 装置与传统的手术减压方法有相似的效果，对于同样需要手术治疗的腰椎管狭窄患者来说，棘突间融合术至少在短期随访中临床疗效是满意的。

关于其他棘突间融合器的效果的数据未能显示出

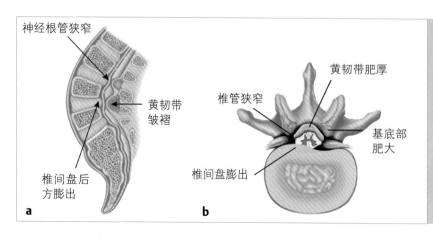

图 32.3　腰椎管狭窄。矢状（a）和横断面（b）的图示

优于传统的手术减压。多项研究报告椎间辅助运动装置（Diam 装置）植入后并不能达到预期的临床减压效果。同样，一项对 36 例患者的前瞻性研究，比较了采用 Aperius 装置治疗的腰椎管狭窄患者和传统减压治疗的患者。在 2 年的随访中，用 ZCQ 和 OSwestry 残疾指数（ODI）评估的结果显示，在需要进行翻修手术的大约 20% 的患者 Aperius 队列中，结果一直较差。

大多数有关传统手术治疗效果的临床研究显示，棘突间融合器的优点之一是它的微创插入。脊柱间隔物可使手术时间缩短，失血量减少，住院时间缩短。所有这些围手术期发现可能有助于降低术后主要医疗并发症的风险。最近对约 100 000 名腰椎管狭窄症患者接受手术治疗的回顾显示，尽管在老年人群中使用过棘突间融合器，但与椎板切除或融合术相比，棘突间融合器治疗的医疗并发症要少得多（分别为 1.2%、1.8%、3.3%）。然而，同一项研究指出，在 2 年的随访中，采用棘突间融合器治疗的再手术率达 16% 以上，传统减压加（或不）融合的再手术率约为 9%。

除了与任何脊柱手术相关的风险，如持续的症状、感染、血肿等，放置棘突间融合器也具有特有的风险，这取决于它们在脊柱中的设计和功能。虽然一些研究表明，插入棘突间融合器的并发症发生率高达 20%，但在最大的随机对照试验中，发现并发症发生率与传统的手术方法相似，总的并发症发生率约为 8%~10%，但重要的是要记住，这些结果是在严格限定的患者群体中获得的。研究发现，只有大约 17% 的神经源性跛行患者符合这些严格的纳入标准，并适合于棘突间融合器插入。与内植物相关的并发症包括棘突骨折、装置脱位和装置界面的骨改变。棘突骨折被认为是由于内植物在相对较差的骨质量的老年人中的重复压缩负荷而发生的（图 32.4）。X 装置的植入需要 11~150 N 的力，而棘突骨折的力在 95~786 N 之间，这取决于骨密度。因此，临床研究公布的棘突骨折率从 4%~23% 不等也就不足为奇了。这一大范围很可能部分是由于外科技术的差异，但这也取决于术后评估的方法，因为基于计算机断层扫描的研究将显示骨折的发生率高于 X 线片。由于这种潜在的并发症，大多数接受棘突间融合器植入的患者，术后要对其运动范围有所限制。

棘突间融合器脱位可能发生于个别患者，因为他们在内植物放置过程中存在差异。X-Stop 的位错率在 1%~6% 之间。但其他设备，如 Wallis 装置和 Aperius 装置，在长期随访（>10 年）时，内植物去除率分别为 18% 和 17%。当设备脱位确实发生时，手术治疗通常包括切除棘突间融合器，并进行翻修减压和手术融合所涉及的脊柱节段。

另一个特有的并发症是，棘突间融合器在装置附着部位骨质的渐进变化。棘突重复受压及保留旋转和侧弯运动，可导致骨侵蚀或异位骨化。据报道，有几个患者的棘突骨被侵蚀，导致症状复发，需要种植体摘除和减压。异位骨化（HO）可能发生在棘间隙，导致复发狭窄和神经源性跛行。虽然 HO 的机制尚不清楚，但很可能与手术时组织损伤、松质骨暴露，以及棘突间隙的剩余运动有关。

32.6 摘要

腰椎管狭窄伴神经源性跛行是一种常见的致残性疾病，在严格选择的患者人群中，手术干预反应良好。棘突间融合器提供了一种微创手术治疗方案，与传统的手术减压和融合技术具有相似的临床效果。尽管一些研究表明，

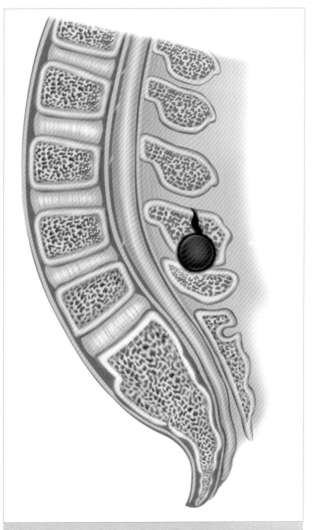

图 32.4 棘突骨折

在 2 年随访时，棘突间融合器植入的翻修率会增加，但它仍可能减少围手术期的医疗并发症。除了与所有后路腰椎手术相关的风险外，棘突间融合器还有棘突骨折和装置移位的额外风险。需要进一步的研究，以确定棘突间融合器的生物力学优势是否导致长期临床结果的显著差异。在此之前，它们仍然是治疗腰椎管狭窄症的可行选择，其预期结果与传统手术类似。

32.7 未来发展方向

未来的研究可能会继续比较不同的棘突间融合器与传统手术治疗的临床结果。长期随访将追踪研究任何影响相邻节段病变的形成和植入物本身的存活率。进一步的研究还将通过识别个体特征（年龄、性别、DEXA 评分等）来指导患者的选择，这可能会导致特别好或差的结果。随着全椎间盘置换术技术的不断进步，后路棘突间融合器也可能作为功能脊柱单元(椎间盘、小关节和棘间隙的置换）的一部分。

32.8 要点

- 对于严格选择的患者，棘突间融合器是安全有效的。
- 必须告知患者，让其了解这些装置的风险。
- 每一个棘突间融合器的设计都是独特的，有个别的风险 / 受益概况，必须得到外科医生的理解，并与患者讨论。
- 这些装置的减压机制各不相同，有些允许直接减压，并提供一定程度的层间稳定。虽然棘突间融合器通过较少的侵入性和较短的手术时间减少了传统手术风险，但它们有其特有的风险，包括棘突骨折和内植物移位。

第三十三章　骶前入路融合装置的并发症

Michael Vives, Saad Chaudhary, John Koerner

译者：赵二龙，冯卫东

33.1 骶前入路融合器的概述和基本原理

下腰椎椎间融合术常用于治疗涉及脊柱这一区域的症状性疾病。症状性椎间盘退变、腰椎滑脱和脊柱侧凸累及腰骶部的最常见的融合指征。椎间融合术通常是这项技术的一个组成部分，这可以通过前路椎间融合术（ALIF）、后路椎间融合术（PLIF）或经椎间孔椎间融合术（TLIF）来完成。ALIF 技术包括经腹膜或腹膜后入路进入下腰椎，腹部肌肉医源性损伤，腹部内脏、输尿管和大血管在术中有损伤的危险。术后后遗症可能包括腹壁疝和逆行射精（男性患者），原因是下腹部的副交感神经丛中断。PLIF 和 TLIF 技术需要破坏后椎管旁肌肉，一定程度上切除椎板和小关节复合体，并对神经成分进行操作。这可能与牵拉引起的神经损伤、硬膜撕裂、伤口感染和蛛网膜炎有关。所有上述入路都需要破坏脊柱环，通常需要切断前纵韧带或后纵韧带。

最近，开发了一种新的方法来克服传统方法的潜在缺点。该方法利用骶骨前松散结缔组织的间隙。这个间隙被称为直肠后间隙，但近年来更常被称为骶前间隙。利用此入路，利用前路轴向腰椎间融合术（AxiaLIF）可以实现 L4~S1 的前柱融合（TranS 1，Inc.，Wilmington，NC）。除了它的微创性质，其他的优点包括它能够做到不破坏小关节、前或后纵韧带或脊柱环。这种方法的拥护者认为，当结合后向稳定程序（可通过皮下进行）时，获得的初始稳定性优于传统的结构，因为运动段周围的稳定结构是不受干扰的。

33.2 食品和药物管理状况

前柱腰椎间融合（TransS 1 Axialif）手术得到美国食品和药品监督管理局的批准，用于 L5-S1 的前路辅助固定和后路稳定。

33.3 骶前间隙解剖

作者对骶前间隙及其与骨盆解剖的关系进行了解剖学研究。Yuan 等利用尸体解剖、计算机断层扫描（CT）和磁共振成像（MRI）资料建立骶前入路手术指导的"安全区"。根据筋膜将骨盆划分为不同的间隔。骶骨和直肠由直肠系膜分离，这是一层脂肪组织，包含血管、淋巴管和直肠淋巴结。肠系膜后侧面由内脏筋膜覆盖。邻近的骶骨和尾骨由壁层筋膜覆盖。这两个筋膜层之间的区域称为骶前间隙，主要由松散的结缔组织组成。

Oto 和他的同事利用 MRI 对 193 例患者的骶前间隙宽度进行了研究。他们发现，在 S1、S2 和 S3 水平上，男性的骶前宽度明显大于女性。男女平均宽度 S1 分别为 16.2mm 和 11.9mm，S2 分别为 14.9mm 和 11.2 mm，S3 分别为 13mm 和 10.6 mm。女性宽度较小是由于子宫所占的体积较大。Dixon 报道说，男人在腹腔内有更多的脂肪，可能是骶前间隙宽度更大的原因。

L5-S1 椎间盘间隙及骶骨前侧的血管解剖也应予以考虑。Attribus 和 Belanger 研究了 L5-S1 椎间盘间隙血管解剖的变异性。他们发现骶中动脉的变异范围在距椎间盘顶部和底部中线 2cm 以上。Parke 在解剖研究中发现，通过双侧节段分支，骶中动脉对重要的节段动脉的贡献很小，在某些病例中完全缺失。在腰骶部，左髂总静脉与右髂总动脉的总距离平均为 33.5mm，范围为 12~50 mm。

最近，为了研究经皮轴向骶前腰椎间融合术的具体技术，Yuan 和他的同事们利用尸体、CT 和 MRI 的测量手段对这种方法的安全通道进行了研究。确定入路中线至周围血管结构的距离。分别利用骶前间隙矢状长和最内侧髂内血管之间的距离确定"安全区"。在典型的导丝入口点（S1-S2），MRI 和 CT 的冠状安全区平均分别为 6.9cm 和 6cm。在 S3-S4 水平上，骶前缘至直肠的平均距离在 MRI 和 CT 上分别为 1.2cm 和 1.3cm。骶神经根的位置更横向，通常不会被正常的定向方法损伤。位于 S1-S2 的套管针的低入口点也应避免对下腹部交感神经丛的损伤。

33.4 骶前融合手术技术综述

术前肠道准备建议在手术前 24h，以清空结肠和直肠，减轻意外穿孔的影响。除了标准的革兰氏阳性覆盖率外，还应考虑覆盖革兰阴性菌，预防性使用抗生素。患者是俯卧位，一个放射线台面和高质量的透视是必不可少的。在骶尾部接合部的侧面做一个小的皮肤切口（≤2cm），位于环旁切口的下方。经皮下组织分割后，骶前间隙以腹膜后方式穿刺肛门直肠筋膜/韧带。在尾骨和下骶骨前面的骶前间隙用手指解剖，使腹膜后脂肪向前移动。在频繁的双平面透视控制下，沿骶骨前中线缓慢推进一个钝引器组件。在前皮质通常选择一个起点，并确定合适的轨迹，然后再将一个尖锐的导针穿过 S1，穿过 L5-S1 椎间盘，然后进入 L5。当将 L4-L5 和 L5-S1 都包括在内时，使用了对这条轨道的修改。

然后引入一系列扩张器，最后一层鞘留在骨内，并用作手术剩余部分的工作通道。螺纹铰刀用于在 S1 中创建通道，并进入 L5-S1，然后使用一系列径向圆盘切割器进行椎间盘切除术。所述终板被制备，所述盘/软骨碎片用线刷装置捕获。外环和相邻的纵韧带完好无损。然后用漏斗式套管将所需的植骨材料导入准备好的椎间盘间隙。接下来，用一个稍小的钻头来扩展 L5 椎体的通道。然后，将螺纹钉（TranS1 螺钉）轴向插入到椎间盘间隙，以提供前柱支撑，并维持或恢复椎间盘高度。两端有差异螺纹计数的植入物可以使用反向 Herbert 螺钉效应，分散椎间盘间隙。为了获得更大的初始稳定性，建议将椎弓根或小关节螺钉向后放置。

33.5 并发症

33.5.1 直肠损伤

直肠壁穿孔可能是因为它靠近经骶骨种植体的起始点。如果骶前间隙发育不足，这种损伤更有可能发生。如前所述，男性的骶前间隙明显大于女性，这提供了造成这种伤害的危险因素。女性骶前间隙宽度 S3 平均 10.6 mm，S1 平均 11.9mm，男性骶前间隙宽度 S3 平均 13mm，S1 平均 16.2mm。这一差异可能是因为子宫在女性骨盆中所占的体积比男性内脏脂肪的数量更多。考虑到这些因素，女性可能比男性更容易受到直肠损伤。

先前的手术或骶前间隙的炎症是另一个导致直肠损伤的危险因素。内脏与腹壁或骨盆壁之间的腹腔粘连可继发于感染、阑尾炎、憩室炎或盆腔炎。先前的手术史是造成腹内粘连问题的最常见原因，占病例的 43%~85%。因此，必须仔细检查研究术前的影像，有些人认为，先前靠近骶前间隙的手术是这一过程的一个具体禁忌。

在最近的一篇临床文章中，Lindley 和他的同事描述了在他们的 68 名接受 AxiaLIF 手术的患者中，有 2 例直肠损伤。其中一例是 44 岁的女性，她有过前、后脊柱手术史、盆腔炎和先前未公开的憩室炎史。术中未发现肠损伤，术后第 4 天出现低热、恶心、呕吐和轻度下腹部疼痛。CT 扫描与口服和静脉注射造影剂显示，骶前软组织密度与脂肪滞留和腔外直肠造影。这些发现被认为与直肠高位穿孔一致。给予其紧急的回肠造口术和 6 周的静脉抗生素治疗，随后逆转。患者恢复了正常的肠道功能，并进行了牢固的融合。第二个病例是一名 57 岁男性，在 L4-L5 和 L5-S1 接受了前路轴向椎间融合术（Axialif）治疗。术中发现直肠损伤，并咨询一名普通外科医生，后者在术中结肠镜检查中发现了两个直肠穿孔。这位患者还接受了临时转移和抗生素治疗。虽然没有留下直肠损伤，患者最终发展为疼痛的假关节，并进行了随后的后融合与髂内固定。

盆腔血肿

鉴于上述解剖方面的考虑，大量失血通常与骶前入路无关。在 Tobler 和 Ferrara 的 26 例患者中，单水平病例的平均失血量为 137 mL（50~275mL）和 363 mL（50~600mL）。他们将记录的失血量大部分都是在同一麻醉下进行的相关后路手术，而不是单独测量。他们认为在骶前手术中观察到的出血通常是骨内隧道的骨性出血。在对 27 例 L4-L5，L5-S1 行前路轴向椎间融合术（Axialif）的患者中，Marchi 等报道平均失血量为 82 mL（50~300mL），没有与围手术期出血有关的临床问题。他们还报道说，在 24 个月的随访中，假性关节病和种植体周围放射病的发生率很高。

在报道的最大系列患者中，Lindley 描述了 68 例行 AxiaLIF 的患者的并发症，他们描述了 2 例盆腔血肿，发生率为 2.9%。1 例患者术后出现心动过速，术后前 4 天共输注红细胞 5U。第二例术后第三天腹痛加重，腹部 CT 检查血肿 7.6cm×7.34cm×4.4cm。有人观察到这一点，后来又注意到这一现象已经发生。尽管确切的病因尚未确定，但这些学者推测血肿是骶前或骶中血管损伤的结果。他们提出，这些患者可能受益于在骶前间隙和骨内隧道开放通过骶骨应用止血剂。此外，他们强调术前评估出血危险因素，如抗凝血剂（和抗血小板）的使用。他们提出的最后一项建议是，当同时进行另一项长时间的手术（如相邻水平的 TLIF）时，在联合手术中执行轴向腰椎手术。从理论上讲，这将允许在患者恢复仰卧位后，骶前间隙能够更快地"再压缩"。据我们所知，这是唯一被报道的此类事件。考虑这些可能性是很重要的。但是，这样的程序是考虑门诊还是住院部。

神经根损伤

由于骶神经根的腹侧孔位于中线外侧，理论上一个适当的定向方法应能将这些结构的风险降到最低。本文报道了 1 例暂时性 S1 神经根刺激。外科医生回顾性地认识到种植体的起点在中线处，并根据术后 CT 检查推测种植体与神经根轻度接触。随着时间的推移，患者的症状得到缓解，因此尚不清楚种植体本身是否产生刺激，而不是邻近神经根的局部水肿。作者观察到，有些患者有相当大的腹侧 S1 孔，因此，应该尽最大努力获得一个离中线尽可能近的起点。

伤口感染

皮肤切口靠近肛门，提示骶前技术术后污染率高，易继发伤口感染。然而，在较大的两组患者中，有两组在其经历中没有报道任何伤口感染，分别涉及 26 例和 27 例。相反，Lindley 研究报告术后浅表性伤口感染的发生率为 5.9%。这些病例均于术后 1~2 周确诊。4 例中 2 例应用经验性抗生素（埃塔培南或莫西沙星）治疗成功。另 2 例采用创面冲洗引流术。本系列的所有病例均治疗效果良好，无感染后遗症。所有患者均获得了成功的愈合，长期随访均未显示出晚期种植体松动的迹象。仔细地注意术前准备，把肛门从准备好的区域隔离出来，同时进行细致的闭合，这似乎可以最大限度地减少此类事件发生的频率。

33.5.2 骶骨骨折与固定有关的并发症

然而，很少有报道，考虑到合力横穿腰骶交界，并将其转移到种植体的这一设计，骶骨骨折是一个理论风险。Lindley 报道了 68 例骶骨骨折，发生率约为 3%。两位患者均有骨质疏松症，其中一例发生在假性关节。一位患者选择不再做进一步的手术，并发展为进行性后凸。另一例患者采用髂长螺栓治疗，稳定骶骨骨折，并可解除相关的 L5 神经根痛。鉴于上述情况，骨质疏松患者应考虑这种发展。一些外科医生也支持 AxiaLIF 在成人退化畸形的底部的优点，用这种较小的侵袭性方法报告良好的结

果。尽管理论上增加了 AxiaLIF 结构的初始稳定性，但在传统应用的情况下，可能仍有理由将后路内固定扩展到髂骨。

假关节

轴向腰椎融合的成功率通常与传统方法相似或更佳。Gerszten 和他的同事研究了使用 AxiaLIF 和后路经皮内固定治疗腰骶峡部滑脱症的方法。在 26 例连续 2 年随访的患者中，根据 X 线片和 CT 检查，他们报告了 100% 的愈合率。Aryan 和他的同事报告了 35 例 AxiaLIF 患者的诊断结果，其中包括退行性椎间盘疾病、退变性脊柱侧凸和溶解性腰椎滑脱症。他们报告了 3 例继续发展为假关节的患者（9%）。其中 2 例接受了单独的 AxiaLIF 治疗，未进行后路辅助固定。Tobler 和 Ferrara 对 26 例接受单水平或两水平 AxiaLIF 的患者的研究报告，在 24 个月时不愈合率为 4%。Lindley 的研究报告了 68 例 AxiaLIF 患者的结果，平均随访 34 个月。他们报告了 8.8% 的假关节病。

两水平（L4-L5 和 L5-S1）轴向间手术的假关节发生率更令人沮丧。Marchi 和他的同事报告了在一个中心进行两层 AxiaLIF 的 27 例患者的结果。在 24 个月的 CT 和 X 线检查中，只有 8% 的患者在 L4-L5 和 L5-S1 都显示了实质性融合。L4-L5 椎体间融合成功率仅为 20%，而 L5-S1 融合成功率仅为 24%。作者还注意到，虽然在 1 周的 X 线随访中注意到椎间盘间隙牵张，但在 24 个月时在这两个水平上都丢失了。此外，24 个月的椎间盘高度与术前相比有所下降。这就质疑了手术能否为两级病例提供持久的椎间接孔减压。

33.6 内植物松动、移位和失效

在 Tobler 和 Ferrara 的 26 例患者中，有 8.6% 的病例报告了轴向种植体周围的放射学改变，其中一例作为多层结构的一部分失败了。另外 2 名患者在植入后 12 个月内均有桥接骨，表明尽管植入体周围有持续的放射性吸收和溶解，融合仍能实现。作者推测，这些病例中骨吸收和放射增强的原因可能是由于种植体与骨界面的载荷分担和微动，可能是由于骨形态发生蛋白引起的骨溶解所致。

相反，上述关于两水平轴向腰椎间手术的研究（由 marchi 等提出）报告了高的惊人的植入相关问题。他们报告了 3 例种植体的定位错误，因为很难建立一条合适的双水平植入路径。在其中 1 例中，轴向植入物在术后 14 个月逐渐向尾侧移动，并最终穿孔肠道。这导致败血症，需

要肠道修复和长期抗生素治疗。在与此并发症有关的讨论中，学者引用了一项为两层轴向间手术建立安全标准的研究。其中包括：从 L4 和 L5 的前壁和后壁插入 6mm 以上，距 S1 后缘 7mm 以上；此外，该路径应位于骶尾部交界和尾端之间。他们的结论是，线经常穿过 L4-L5 椎间盘的边缘，50% 的患者不适合两水平骶前入路的路径。

5 例患者（18.5%）在 Marchi 等的 27 例接受了额外的手术，因为轴位种植的问题。发生轴位错位种植体 2 例，后路螺钉断裂 1 例，后牙结构与前牙种植体同时失败，脊柱水平塌陷。其中 1 例需要轴位种植体摘除，4 例需要后路直接减压。他们还报道了 3 例（11.1%）在轴向种植体远端和近端连接处（L5-S1 椎间盘间隙）发生了一定程度的脱离。

在同一项研究中，24 个月的放射学评估显示，有 84% 的情况下观察到较高的放射线溶解率。这些种植体周围放射线通常出现在 L4 时比 L5 更早和更频繁。在 24 个月的评估中，在 L5 和 L4 分别有 32% 和 72% 的病例出现放射溶解。24% 的病例中，椎间盘间隙塌陷伴头状种植体迁移到邻近的 L3-L4 椎间盘间隙。其中 3 例（12%）种植体对 L3 下终板造成损伤。所有病例均经镓显像排除感染。在评估他们自己的"灾难性"结果时，作者的结论是，虽然有利的生物力学结果先前被证明了，但他们的结果表明，这种结构不足以常规地促进 L4-L5 和 L5-S1 之间的融合。

33.7 补救策略

翻修失败的 AxiaLIF 有几个选择，同时使用适当的血液和核素检查排除感染。如果种植体已经移位，或者看起来正在移位，会损伤邻近的结构，那么必须考虑恢复。如果没有发生明显的迁移，或者似乎不太可能发生，那么一种选择是进行一次开放的后外侧融合，并对松动或断裂的后放置种植体进行翻修。当指征明确时，这可能是一个合理的策略，手术涉及经皮放置后植入，并有利的后 / 后外侧解剖，以促进融合。曾接受过宽椎板切除术的患者，L5 横向处理过的非常小，或先前尝试的后外侧融合术失败的患者似乎不太适合。这种方法可以与来自后孔或经孔途径的椎体间融合结合。应该对轴向种植体的位置进行仔细的评估，以确定合适的放置体间装置的位置，这些装置可以帮助将轴向力分布在更大的空间上，并将载荷转移到更大的终板表面。患者有明显的症状，因为相关的神经因素的

压缩可能受益于直接减压与这种方法。腰骶部硬膜外间隙有明显瘢痕的患者可能会面临更大的挑战。在这样的患者中，可以考虑采用腹膜后前路。切除剩余的椎间盘，切除纤维组织和未结合的植骨或移植替代物后，可进行翻修椎间融合。同样，应该选择主体间装置并策略性地围绕保留的轴向植入物或有任何缺陷的骨终板。

如果切除轴向植入物被认为是正当的，那么应该有两种策略。一是通过相同的骶前通道取回种植体。鉴于报告的直肠损伤的患者，他们曾做过手术或炎症在直肠后区域，这一策略似乎不适合这些人。然而，Manjila 等描述了使用相同的骶前通道成功拆除的情况。本研究详细介绍了 2 例需要摘除轴向腰椎间种植体的病例。研究者详细介绍了通过前一通道拆除钛棒的技术。这些研究者报告了对前一通道的简单使用。他们注意到，筋膜致密的平面，沿着直肠系膜的后侧和后向的骶腹，可以通过仔细的钝性解剖重新形成。Manjila 和他的同事描述了他们的轴向棒去除技术。在重新展开骶前入路后，在透视引导下沿骶表面提出了一种钝性闭孔探针。该探针可与骶骨角下的 AxiaLIF 杆远端对接。可能会出现骨过度生长，这使得很难对接。Hofstetter 描述了将一根导丝推进到种植体的空心核心以保持对齐，直到交换套管能够被定位为止。在此之后，一个检索扩展的六角改锥（TranS1，Inc.）可以插入杆的后端。两组研究人员都发现，一旦恢复装置的安全使用，植入体就可以毫不费力地倒置。六角顶端的检索装置是 6mm 之间的单位，以配合单一水平的种植体。螺丝刀可以扩展到啮合，并提供必要的扭矩，以消除 AxiaLIF 两级植入物，其中有一个 0.25 英寸（1 英寸 =2.54cm）的六角形。一旦轴向种植体被移除，椎间隙可以通过上述的后腹膜后入路或前腹膜后入路来解决。其边缘延伸到轴向装置所造成的缺陷之外，前入路的使用方便了大的 ALIF 间隔器的使用。这促进了保持架和相应的终板之间更好的术后应力分布。

不熟悉骶前入路的外科医生，或不愿尝试修订骶前入路的外科医生，可以考虑其他选择。Aryan 等描述了通过与标准 ALIF 类似的腹膜后前路摘除 AxiaLif 种植体的情况。暴露骶骨角，切除种植体前的骨质，以便能够取出装置。Devine 等描述了通过以 L5-S1 椎间盘间隙为中心的标准副正中腹膜后入路切除 AxiaLIF 种植体的情况。解剖沿着骶角仔细延伸，以确定轴向种植体的初始插入位置。用毛刺和弧形刮除骨过度生长。行椎间盘切除术，分离出

横穿椎间盘间隙的节段。使用一个大的，沉重的针驱动器来操纵杆，并通过它原来的入口位置返回。一个标准的 ALIF，通过同样的曝光，然后被执行使用阻生聚醚酮间隔器。

33.8 未来发展方向和总结

骶前入路是一种治疗腰骶部病变的新方法。早期随访结果是比较满意的，并且总体上也注意到较少的并发症。与所有新兴技术一样，进一步评估并发症和不良结果将有助于改进这项技术的适应证和操作方法。特别值得注意的是，对于较高并发症的发生率，需要进一步研究，以明确其作为一个有效治疗方案的作用。

33.9 要点

- 骶前入路是一种微创技术，用于 L5–S1 和 L4–L5 水平的前柱稳定。
- 该入路利用直肠后间隙或骶前间隙，直肠内脏筋膜与壁层筋膜之间的平面覆盖尾骨和骶骨的前侧。
- 早前腹部做过手术或直肠周围或盆腔区的炎症可能会增加直肠损伤的风险。
- 假关节形成、骨溶解、内植物移位的并发症多发生于 L5–S1 和 L4–L5 水平。
- 如果需要取出内植入，则之前描述的骶前入路和标准的腹膜后前部入路均可行。

第三十四章　腰椎后路和经椎间孔椎间融合术的并发症

Jonathan Duncan, Ahmad Nassr

译者：赵二龙　冯卫东

34.1 概述

后路腰椎椎间融合术（PLIF）和经椎间孔椎间融合术（TLIF）是现代脊柱手术的重要技术。它们通常用于治疗大多数主要类型的成人脊柱病变，包括退行性椎间盘疾病、复发性腰椎间盘突出症、腰椎管狭窄症、成人和青少年脊柱畸形，包括低度和高级别脊椎滑脱、创伤、感染、肿瘤、脊柱翻修手术（包括假关节）以及微创腰椎融合。

PLIF 最简单的形式是椎板切除、内侧面切除、鞘囊和神经根的后路减压、完全的椎间盘切除和随后植骨材料的椎体间植入融合术，这是 Cloward 推广的一种最简单的方法。这样在神经元减压后，先前的椎间盘切除或减压，以及前方支撑和表面融合，可以维持或恢复椎间隙。最初并不受欢迎，另外还担心额外增加神经损伤的风险，PLIF 主要在椎弓根螺钉和棒内固定，以及椎间结构能够使用骨移植等出现后。这些增加了结构的稳定性和融合率。与后外侧融合（PLF）结合，PLIF 允许从全后入路进行环向脊柱融合，消除了传统的前腰椎椎体间融合术（ALIF）的风险和不足。

出于对 PLIF 手术时马尾和神经根牵拉过程中神经损伤风险的关注，Harms 推广了 TLIF 技术，采用单侧椎板切除和下位椎板切开术的侧面、跨椎间孔入路，然后将硬膜囊牵拉、全椎间盘切除和椎体间植骨或椎间融合器放在 PLIF 中。随着时间的推移，PLIF 和 TLIF 的外科技术都有了许多不同的变化和增加，包括各种形式的器械、双边应用、不同的身体间保持架，以及与其他融合手术结合使用的方法，尽管核心原则仍然是一样的。

34.2 PLIF/TLIF 的目的

PLIF/TLIF 内固定的目的是通过修复和维持椎间隙，间接减压硬膜囊和神经根，恢复矢状位排列，并通过前柱支撑和后路、前路椎间融合术提高脊柱稳定性。

34.3 食品药品监督管理局批准 PLIF/TLIF 的状况

美国食品药品监督管理局（FDA）将椎体间融合装置定义为"由各种材料（包括钛和聚合物）制成的植入的单组分或多组分脊柱装置。"该装置插入腰骶椎的椎间隙，用于椎间融合术。它的目的是使用植骨稳定脊柱节段，以促进融合，限制运动，减少疼痛。

大多数 PLIF/TLIF 设备属于 FDA 第二类管辖范围，适用于含有植骨材料的椎间融合器，而不是含有任何治疗生物（骨形态发生蛋白 BMP）并需要更严格的市场前批准（PMA）程序的Ⅲ类器械。没有先例的原始设备也必须经过 PMA 的批准才能形成基础。一旦设备获得 PMA，类似的设备可以向 FDA 申请 510（K）批准，证明该设备至少与合法销售的设备一样安全和有效（实质上等效）。大多数 PLIF/TLIF 保持架依赖 510（K）认证，具有实质的等价性，而且根据这些规定，数百个腰椎间融合器已获 FDA 批准，并可根据产品代码 MAX 访问。

最初的腰椎间融合器经过了更广泛的市场前批准（PMA）处理，其中包括 BAK 腰椎椎体间融合术系统（齐默尔脊柱系统，Zimmer Spine）用于前路，以及用于后入路的射线螺纹融合器（TFC；Stryker Spine），它是钛制空心螺纹圆柱体。这两种方法均于 1996 年获得 FDA 批准。布瑞特根（Brantigan）I/F 融合器（德普伊脊柱系统）椎间融合器与后路椎弓根螺钉固定于 1999 年获得批准。由各种金属、碳纤维和聚醚醚酮（PEEK）组成的椎间融合器均已被批准。有多种椎弓根螺钉系统已获 FDA 批准，并常与 PLIF/TLIF 器械结合使用。

FDA 批准的 PLIF/TLIF 保持架的适应证为，在开放的后路使用自体骨移植治疗退行性椎间盘疾病患者，从 L2-S1 的一个或两个脊柱水平，其情况需要使用椎间融合结合 PLF（360° 融合）和后路椎弓根螺钉内固定。其他批准的适应证包括脊椎滑脱症。

2002 年美国食品和药物管理局批准了联合骨移植 /

LT- 融合器（美敦力的 Sofamor Danek 脊柱系统）腰椎锥状融合装置作为其自己的 PMA（产品代码 NEK）下的Ⅲ类设备，因为它与重组人骨形态发生蛋白 -2（rhBMP-2）结合在可吸收的胶原海绵载体上。最初的指征是对于那些至少 6 个月的非手术治疗失败的患者，L4-S1 单水平的前融合。后来批准的 L2-S1 水平和包括腰椎滑脱。2008 年，美国食品和药物管理局发布了一份公众健康报告，说明在颈椎中使用骨形态发生蛋白（BMP）时会出现危及生命的肿胀并发症。一个更大剂量的 BMP 产品的后外侧融合（PLF）单一 L2-S1 水平的退行性椎间盘疾病，被拒绝批准。

另外 FDA 批准 BMP 用于脊柱，是执行部分第一步（OP-1 重组人骨形成蛋白 -7，斯特赖克生物技术）下的人道主义装置豁免（HDE），用于替代需要修改后外侧腰椎融合的受损患者自体移植，他们的自体骨和骨髓收获是不可行的，或有很高的风险融合失败（骨质疏松、吸烟、糖尿病）。随后，对后外侧腰椎融合治疗腰椎滑脱的批准被拒绝。OP-1 在美国不再有商业用途。重要的是，BMP 的使用不是 FDA 批准用于任何 PLIF 或 TLIF 仪器设备。

34.4 并发症

34.4.1 骨性并发症

虽然神经并发症确实严重且有潜在破坏性，与 PLIF/TLIF 相关的骨性并发症会对手术的最终结果产生巨大的影响。从手术的名义上可以看出，目标相邻椎体间的融合是获得最佳结果的必要条件。神经并发症通常出现在近期或短期的围手术期，但骨性并发症通常会出现在更长的病程。这进一步复杂了他们的报道，因为它需要更长期的跟踪与较高的患者随访率，看似简单，但在临床脊柱研究中却比较困难。常见的骨性并发症包括骨性愈合不足，融合失败，假性关节紊乱，骨形态发生蛋白相关的骨过度产生异位骨化（HO），骨吸收过多并伴有骨溶解和椎体间隔器 / 网间沉降（表 34.1）。

34.4.2 骨性并发症：假关节形成

后路腰椎椎间融合术（PLIF）/ 经椎间孔椎间融合术（TLIF）发展的最初动机之一是提高腰椎后路融合率，避免假性关节并发症的发生。然而，PLIF/TLIF 也不能幸免于融合失败，实现坚固的骨间融合仍然是治疗的主要目标之一。椎体间融合术的好处包括减少不稳定性和退行性、病理性或疼痛性运动节段的运动。融合可以阻止运动段的进一步塌陷，并伴随神经孔高度的丧失以及随后的神经损害。理论上，任何与椎间盘相关的病理或疼痛成分都会被移除，因为 PLIF/TLIF 手术涉及的是接近完全的椎间盘切除术。

在腰椎内实现融合有很多因素，其中大多数不是 PLIF/TLIF 所独有的，也不是直接解决的。一般来说，这些因素可以分为机械因素和生物学因素，包括内在因素和外部因素。PLIF/TLIF 手术实现脊柱融合术的优点包括：通过前路椎间支撑增加机械稳定性，以及恢复椎体高度，间接恢复韧带张力。理论上，考虑到椎体间融合区域的附加面积，对融合至关重要的内在生物学因素得到了增加。通过后入路进入前路脊柱，避免了腰椎前路融合的相关风险和并发症，同时获得了前路和后路融合术的好处。

避免人工假关节形成是骨不连治疗的最佳形式。在腰椎退行性滑脱不稳定的情况下，尽管没有具体的椎间融合术在临床或影像学上显示出更好的效果，但最近的指导方针指出，椎间融合术的融合率高于后外侧融合（PLF）。当在初次椎间融合术中加入 PLF 作为辅助，以防止假性关节形成时，由于成本和并发症的增加，没有显示出临床效果，事实上也没有推荐使用。在比较器械融合时，尽管全球结果和并发症相似，但最近的一项 Meta 分析表明，在实性关节融合术中，器械 PLIF 比器械式 PLF 更成功。退化性腰椎滑脱融合方法的亚组分析，脊柱患者结果研究试验（SPORT）在旧金山 -36（SF-36）和奥斯沃斯特里（OSwestry）残疾指数（ODI）的 2 年随访中，倾向于后外

表 34.1　最近两次系统审查中汇总数据计算的并发症发生率

	计算平均率（%）		分析研究数		文学范围
	Chrastil（2013）24	Singh（2014）73	Chrastil（2013）24	Singh（2014）73	
假关节形成	6.8%	6.3%	17	2	0~23%
骨质溶解	46.7%	15.7%	5	4	0~100%
异位骨化	17.6%	6.5%	3	3	0~45%

侧加椎体间（周向 360°）的器械融合。虽然在 3 年或 4 年时 360° 融合组与未手术或 PLF 融合组之间的改善效果并不持续。一项研究表明，双侧椎弓根螺钉内固定结合 TLIF 治疗的效果优于单侧椎弓根融合术，差异为 7 倍。

髂嵴自体骨移植历来是植骨的标准，许多人主张用髂骨嵴来防止腰椎融合不愈合。Ito 等报道说，在超过 2 年的随访中，采用椎板切除骨局部自体移植，加载单层碳 PLIF 融合器的融合率几乎相同（94.5% 对 95.8%）。他们得出结论，局部自体骨移植与自体髂骨嵴移植同样有效，并列举了并发症和髂嵴取骨部位的疼痛。尽管 PLIF/TLIF 中没有相关证据，但有很好的证据表明，冷冻干燥的同种异体关节片假性关节和随后的人工关节翻修手术修复假性关节的发生率高于冰冻异体骨移植中的人工关节修复率。

生物因素已经被提出有利于融合，骨形态发生蛋白（BMP）是最常用的，将单独讨论。另一些人建议在手术时用骨髓抽吸和骨灰收集来获取间充质干细胞来补充融合。在 TLIF 中加入血小板浓缩生长因子凝胶显示融合率降低，而不是希望它能增加融合巩固。避免非甾体抗炎药物（NSAIDs）在术后即刻使用也被证明有助于脊柱融合。特别是在局部自体移植的 PLIF 中，双氯芬酸钠对融合率和愈合时间有剂量依赖性的负效应。

PLIF/TLIF 定位下的假性关节在常规随访中常表现为持续疼痛或缺乏 X 线实性关节融合术，类似于其他腰椎假性关节。诊断假关节仍然是随访的目的之一，尽管一些人质疑其重要性，因为假关节症与较差的临床结果之间的直接相关性很难在腰椎融合中得到证实。最近的指导方针显示，有越来越多的证据表明放射学融合的临床结果有所改善，尽管它们并不是专门用于融合技术的。专门针对 TLIF/PLIF 骨不连的 Makino 等报道说，放射学不愈合组在术后 6 个月报道的结果明显差。大多数关于腰椎融合假性关节诊断的文献都不是针对 PLIF/TLIF，因此，指导决策的主要证据往往是从汇集的腰椎融合数据中推断出来的。Choudhri 等很好地总结了最好的证据，这表明普通静态 X 线片仅有大约 2/3 的概率能准确诊断假关节。只有在没有仪器的情况下，增加横向屈伸视图可以增加敏感性和特异性。因为大多数 PLIF/TLIF 病例都有后路固定，所以出现困难。因此，精细切割计算机断层成像（CT）通常用于轴向和多平面视图。后外侧融合（PLF）时，不愈合的特异性 CT 预测指标是双侧无小面融合，而双侧和单侧 PL 融合块是较好的融合预测指标。多项研究显示，与 PLIF/

TLIF 的平扫相比，CT 成像更有优势，但这些证据质量较低，因为它们与术中证实的假性关节不一致。由于可靠性差，所以不推荐进行骨扫描。其他潜在但未被证实的诊断方法包括侵入性 X 线立体摄影分析（RSA）、超声、与 CT（SPECT/CT）融合的单光子发射计算机断层扫描（SPECT）和磁共振成像（MRI）。其他 X 线检查结果用于评估假关节是围绕椎弓根螺钉和终板的放射状透明区形成。如果椎弓根螺钉周围的通透性在术后 2 年或更长时间仍然存在，则高度提示骨不连，而术后早期存在终板囊肿是骨不连的早期预测因素。

PLIF/TLIF 相关假关节的治疗是一个困难的挑战，很少文献直接解决这个问题。一种选择是继续仔细观察。Tokuhashi 等描述了一组从手术开始超过 2 年的患者，尽管这部分患者包括但不限于 PLIF/TLIF。类似于之前的指数程序，保守治疗仍然是一种选择。同样，这包括药理学，治疗为基础，支撑，电刺激，替代的非传统措施，以及诊断和治疗注射。应仔细注意手术患者的选择，准确诊断疼痛产生节段，邻近水平的病理，整体脊柱平衡和（或）畸形，以及整体患者的目标和期望。应处理可改变的宿主危险因素，包括尼古丁使用、糖尿病、骨质疏松症和骨密度、内分泌或骨代谢紊乱、体重指数、营养、包括糖皮质激素在内的药物、免疫修饰药物、非甾体抗炎药和麻醉品。在脊柱翻修手术中，对感染性病因的考虑始终是非常重要的。植骨的选择可能会根据先前的手术改变，局部和髂嵴植骨的可用性可能受到限制。股骨扩髓术是一种安全的自体骨移植的替代来源，可与 TLIF 联合使用。外科计划应考虑通过可能使用生物制剂和 / 或植骨器来扩大生物环境。术前讨论要包括风险和利益的任何标签外使用的产品，包括使用 BMP 是必不可少的。仪器、方法以及融合级别的选择应术前加以规划。

早期修订策略通常涉及对设备的解释，有时是为了椎体间装置的移位。虽然这仍然是一种选择，一个连续的 38 个 TLIF 不愈合修订比较直接的前融合与前融合加后路不愈合修复，并显示在临床或 X 线结果没有差异。采用 PL 融合结合髂骨嵴自体植骨和椎弓根螺钉内固定的方法成功地修复了非特异性钛 PLIF 笼假性关节，融合率达 94%，尽管融合并不总是与改善的临床结果相一致。考虑到影响非特异性腰椎假性关节病变的变量众多，再加上直接针对 PLIF/TLIF 不愈合处理的证据有限，关于 PLIF/TLIF 相关性假关节的最佳翻修策略，目前尚无共识。避免和预防骨不连仍然是最佳策略。复习脊柱手术的一般原则应该记住：如果你想改变结果，你必须做一些与你第一次做的不同的事情。

34.4.3 骨性并发症：BMP 相关并发症

与 PLIF/TLIF 技术日益流行的同时，2002 年 FDA 批准了重组人骨形态发生蛋白 -2（rhBMP-2；Medtronic Sofamor Danek，孟菲斯，TN），与 Lumbar 锥形融合装置（LT-Cage，Medtronic Sofamor Danek，孟菲斯，TN）一起使用的 L4-S1 单水平前融合器（LT-Cage，Medtronic Sofamor Danek，孟菲斯，TN）。这是 FDA 批准的第一次在脊柱使用 BMP-7（OP-1 种植体，Stryker Biotech，Hopkinton，MA）治疗长骨骨折骨不连，尽管 ALIF 获得批准，Ong 等在 2003—2007 年间对多种非标记脊柱的实践进行了详细的记录，BMP 的年使用量增加了 4 倍以上，超过 85% 的适应证是标签外的。脊柱融合是标签外 BMP 使用的主要驱动力，占所有 BMP 相关程序的 93%。BMP 的使用与 PLIF 或 TLIF 一起构成了脊柱手术的最大分组，占 30%。随着 BMP 的广泛使用和 PLIF/TLIF 的广泛使用，人们越来越多地认识到与之相关的并发症。BMP 具有提高融合率和减少假关节的好处，常见的并发症包括 HO 的骨性表现和骨溶解，以及随后的椎体间植骨下沉。与 BMP 和 PLIF/TLIF 相关的神经后遗症主要为神经根炎或异位骨压迫。其他 BMP 相关的并发症，包括逆行射精、可能的致癌潜能、肿胀和与 PLIF/TLIF 无关的伤口并发症不在本文的讨论范围之内。BMP 的使用已被证明是合理的，鉴于发病率、手术时间和相关并发症的额外手术，试图证明它的优越性或等价于其他融合方法，最显著的是自体髂骨移植。BMP 使用的风险与效益比应评估具体患者。

34.4.4 骨性并发症：BMP 相关异位骨化

与 PLIF/TLIF 有关，HO（异位骨化）是指椎间盘间隙内预定融合区外的骨过度生长及其对进入椎管和神经孔的神经成分的侵犯。虽然 HO 以前就脊柱损伤和手术方面的报道已有几十年的历史，但它与 PLIF/TLIF 的关系与 BMP 的使用无关，Wagner 等在最近发表的病例报告中说明了这一点。因此，当 PLIF/TLIF 作为融合技术时，避免 BMP 的使用是避免 HO 并发症的最直接的方法。尽管几乎一致的融合率和不同剂量的 BMP（表 34.2），但 PLIF/TLIF 中 HO 的报道率随相关症状性神经根病的发生率而异（表 34.2）。

Haid 等于 1999 年启动了一项精心设计、前瞻性、可控的多中心试验，使用 PLIF 和 BMP 或髂骨嵴植骨（Icbg），目的是招募数百名患者，但由于他们在 6 个月间隔的 CT 扫描基础上发现 BMP 患者的比例不成比例（75% 比 13%），因此就提前终止了招募。尽管如此，他们并没有发现与腿部疼痛、神经根病或临床后遗症有任何关联。他们得出结论："椎管内的骨形成似乎对患者的预后没有明显的影响。因此，PLIF 手术后椎管内的骨形成与单独的柱状体间融合器似乎主要是一种放射学上的发现，与任何临床结果无关。"他们假设，在后椎体终板和后部椎间装置之间留出 < 3mm 的距离，再加上残留的矢状突滑脱，在后纵韧带前方形成一个三角形区域，并与充满 HO 的未凹陷的椎体间装置的后部形成一个三角形区域。

与此形成鲜明对比的是，Mummaneni 等在一项类似设计的研究中报道没有异位骨化（HO），尽管对于不同的发现，包括使用 X 线片而不是 CT 扫描来评价 HO，列举了几个关键的差异。此外，他们的手术技术还将 BMP 置于前韧带邻近的椎间盘间隙，并将多层髂骨和自体局部移植植入后，作为 BMP 与神经成分之间的屏障。Villavicencio 等同样使用了一种屏障技术，尽管利用 CT 扫描进行后续成像，但报道没有增加 HO，尽管他们被批评对 HO 定义的量化不够彻底。Joseph 和 Rampersaudd 在 CT 扫描上使用了更多的 HO 分级模式定量评估，并且可以预见 BMP 与对照组之间 HO 的发生率更高（21% 对 8%），尽管没有使用屏障技术。他们同样否认发现任何临床后遗症。

这再次与骨形态发生蛋白（BMP）术后 TLIF 病例的报道形成鲜明对比，在影像学上有明显的 HO 证据，并与随着异位骨化（HO）的减压而解决的神经根症状的增加有关，进一步假定 HO 的机制是在 BMP 植入后冲洗伤口、引流和在体间装置间隙形成血肿 / 浆液瘤。所有这些理论上都增加了 BMP 在不同位置形成骨的潜力，而不是最初故意的体间手术，特别是进入椎管或神经孔。其他预防 HO 的建议包括降低每个椎间骨形态发生蛋白（BMP）的剂量，以及在关闭前使用纤维蛋白胶来封堵骨瓣切开术。

尽管早期有并发症的报道，但由于融合率一直很高，报道了更大的系列，其中包括一种聚乙二醇水凝胶密封胶（Duraseal，合流外科公司，Waltham，MA）作为屏障技术的辅助，随后所报道的神经根炎从大约 20% 减少到 5%。也有更长期的随访，Crandall 等报道他们的 509 名患者使用不同剂量的 BMP 近 5 年的随访。他们的结论是，每一

179

表34.2 基于 BMP 相关异位骨形成的后路腰椎间融合术 / 经孔腰椎间融合术

参考文献	年份	手术	Pts 的数目	rhBMP-2（毫克每水平）	融合率（%）	异位骨（%）	神经根病（%）	隔离技术
病例报道								
Wong 等	2008	PLIF/TLIF+BMP	5	4.2~10.5	NA	100	100	2/5 是
Chen 等	2010	TLIF+BMP	4	12	100	100	100	否
随机回顾性研究								
Villacicencio 等	2005	TLIF+BMP	74	4.2~12.0	100	0	0	是
Crandall 等	2013	TLIF+BMP	509	2~12 平均 7.3	98.4	0.6，有症状	1	是
随机前瞻性研究								
Meisel 等	2008	PLIF+BMP	17	12	100	6	0	否
Mannion 等	2011	PLIF/TIIF+BMP	30	1.4	97	6.7	3.3	是
可控的回顾性研究								
Rihn 等	2009	TLIF+BMP	86	8.4	97	2.3	14	是
		TLIF+ICBG	33	0	97	0	3	
可控的前瞻性研究								
Haid 等	2004	PLIF+BMP	34	4~8	92.3	75（CT 扫描）	0	否
		PLIF+ICBG	33	0	77.8	13（CT 扫描）	0	
Mummaneni 等	2004	TLIF+BMP	21	8.4	95.2	0（X 线片）	0	是
		TLIF+ICBG	19	0	94.7	0（X 线片）	0	
Joseph 和 Rampersaud	2007	PLIF/TLIF+BMP	23	4.2	100	21（CT 扫描）	0	否
		PLIF / TLIF	10	0	90	8（CT 扫描）	0	

缩写：BMP，骨形态发生蛋白；rhBMP-2，重组人骨形态发生蛋白 -2；PLIF，腰椎后路融合；TLIF，椎间融合；ICBG，髂嵴植骨；CT，计算机断层扫描
29%（BMP）和 36%（ICBG）患者术后某些时期腿痛增加至少 1 分（最大 20 分），但与异位骨形成无关

水平的 BMP 的最低剂量，可靠地产生融合和最小的并发症是 4mg，尽管他们报道的总体低并发症，包括仅 0.6% 的症状性 HO，他们的研究可能还没有足够的动力来检测剂量反应的差异。

虽然相对于 X 线片，CT 扫描能更好地检测和描述任何 HO 的位置，但目前还没有专门的研究来解决 PLIF/TLIF 后异位骨化（HO）的诊断问题。虽然没有一个方案

被广泛接受或证明与临床有关，但已经提出了几个分级方案来量化和更好地定义 HO。在诊断 HO 时最重要的因素可能是临床对术后持续或新的根性疼痛产生怀疑，因为出现的时间过程有很大差异。相反，并不是所有的放射学上明显的 HO 已经证明是临床相关的。真正具有临床意义的 HO 的管理提供了一个独特的挑战，因为翻修手术并不总是显示出临床上的改善，而 HO 通常被描述为非常依附于

表 34.3　后腰椎间融合术和经孔腰椎间融合术中 BMP 相关的骨溶解：文献综述

综述		Chrastil、Singh 等	Chrastil、Patel	Chrastil 等	研究细节
骨溶解率（%）		15.7	46.7	NA	
参考文献	发表年份				
Lewandrowski 等	2007			100%	背痛 5 例
McClellan 等	2006		X	69% 水平	198 例患者中只有 26 例在 3 个月时进行了 CT 扫描
Balseiro 和 Nottmeier	2010			100%	术前软骨下终板囊肿 2 例
Meisel 等	2008		X	100%	17 例患者。所有患者均在 3 个月进行了 CT 扫描和大剂量（12mg）BMP
Vaidya 等	2007		X	53%BMP 12%DBM	同种移植物间隔
Vaidya 等	2008			82%	PEEK 融合器，35% 迁移，9 例患者中有 8 例需要翻修，结果较差
Rihn 等	2009	X	X	5.8%	5 例骨溶解症中有 2 例最终诊断为感染
Owens 等	2011			0.5%	1 例病例有症状
Knox 等	2011	X		30%	移行 25%，所有患者均行 CT 扫描，术后平均 4 个月，无翻修
Helgeson 等	2011	X	X	54% 早期 41% 晚期	3~6 个月和 1~2 年对所有患者的 CT 扫描
Mannion 等	2011	X		3.3%	所有患者术后 6~12 个月的 CT 扫描
Crandall 等	2013			有症状者为 0	无常规 CT 扫描

缩写：CT，计算机断层扫描；BMP，骨形态发生蛋白；DBM，脱钙骨基质；PEEK，聚醚醚酮；X，分析文章

避免 BMP 相关异位骨化

- 通过前路放置 BMP 和前路垫片。
- 使用一种"屏障技术"，将骨或骨移植填充物包装在前面放置的 BMP 后方，在 BMP 和神经元件之间形成屏障／封口。
- 纤维蛋白胶或水凝胶密封胶位于椎体间装置的后部，形成屏障，以封堵环切开术。
- 避免用暴露的 BMP 进行灌溉，以免分散到异位位置。
- 一旦 BMP 被封口，冲洗任何覆盖神经元件的残余血肿，以稀释任何无意中残留的 BMP。
- 如果垫片放置过后，后椎体终板距隐窝应 >3~5mm。
- 一些学者建议放置 BMP 避免放置引流管，因为这样从理论上会引申到整个手术区。

- 另一些学者则提倡引流，以防止从理论上讲由 BMP 引起的浆液瘤／血肿，当浆液瘤／血肿形成时，它们会将 BMP 分散在神经成分上。
- 降低 BMP 的剂量，每节段使用最低剂量；有些学者提倡每节段 4mg。

神经结构。

34.4.5 骨性并发症：BMP 相关的骨溶解

与 HO 中过多的骨形成相比，基础科学的研究表明，与剂量依赖性 BMP 相关的激活破骨细胞导致骨吸收和骨溶解，在动物骨折模型中，导致固定失败。据报道，PLIF/TLIF 相关的骨溶解率差异很大，尽管几乎普遍都涉及 BMP 的使用。如前所述，避免使用 BMP 是预防骨溶解

的最简单形式，但整个患者的情况必须保持在上下文中，因为没有充分了解骨溶解的临床意义。

Crandall 等在 2012 年的一般性评论文章中使用了先前的 5 项研究，计算出平均骨溶解率为 46.7%。最近，Singh 等在一次系统审查中报道了 4 项符合纳入标准的研究的（15.7%，31/197 合并患者）。他们排除了没有根据 BMP 使用情况报道的结果，尽管他们没有报告个别的具体排除常见的报告骨溶解的出版物。比率的强烈对比显然与分析中包括的研究有关（表 34.3）。

最早报道的与 PLIF/TLIF 有关的 BMP 相关的骨溶解来自 Mcclellan 等，他们在 2006 年对 198 例伴有 BMP 的 TLIF 患者中的 26 例进行了回顾性分析。包括对患者进行 3 个月的 CT 扫描；虽然影像学指征没有直接描述，但推测这组患者在临床上没有好转，也没有得到 CT 扫描，因为他们在术后 3 个月没有进行常规 CT 扫描。他们注意到，69% 的患者出现了骨溶解。此外，"椎体内骨吸收导致植骨塌陷，缺乏多例融合进展的放射学证据。"研究者承认自己的选择偏见，以及缺乏标准化的植入技术、植入类型和许多外科医生之间不同的 BMP 剂量，因此无法对临床意义做出评论。提出的问题是，对于新的或持续疼痛的患者，骨溶解在术后早期是否重要。他们改变了他们的做法，减少使用 BMP 的剂量，并重新专注于在椎间隙周围放置椎间融合器。

此后不久，发表了 5 例病例，他们在 TLIF 后 4 周至 3 个月出现严重的下腰痛，L5-S1 水平为 4.2mg/ 水平。其余 63 例患者临床或 X 线对照均未作评论。1 例经症状性后路固定的患者组织病理学显示，小梁骨旁有肉芽组织，骨溶解部位有炎症反应。他们假设，使用扩张器和刮勺破坏软骨下终板，可能会使更多出血的松质骨接触到椎体间 BMP，特别是将较少限制的 BMP 与其他骨移植物放置在狭窄的窥视笼外。与其他水平相比，L5-S1 间隙倾斜度的增加可能导致了这些水平的过度脱皮。他们还增加了剂量依赖性的骨溶解的可能性，其剂量为 4.2mg。尽管患者术后疼痛增加，但他们在症状出现后 3 个月报道了非手术治疗症状的缓解情况。此外，Balseiro 和 Nottheimer 报道了 2 例术后疼痛，表明骨溶解似乎起源于其先前存在的软骨下终板囊肿，并指出其术前存在可能是随后发生骨溶解的一个危险因素。在这个临床场景中避免 PLIF/TLIF 可能是合理的。

这些早期的报道似乎表明，骨溶解与早期不良结果

有关，并具有可变的长期影响。相反，Meisel 等对 17 例伴有 BMP 的 TLIF 患者进行了 CT 扫描，并报道 3 个月内 100% 有骨溶解，均进展到融合，6 个月后取得良好的临床效果。他们报道说，虽然没有量化，但与融合器内移动或下沉相关的数量很少，并暗示后路器械已经稳定，并消除了任何潜在的不稳定性。鉴于他们只使用高剂量（12mg/水平）BMP，他们建议更好地研究剂量变异性的影响。问题仍然是 BMP 相关的骨溶解是否是与 BMP 融合的重构过程所固有的，以及它的长期临床相关性。

Vaidya 等发表的 2 项前瞻性研究促进了我们对这一主题的理解。他们的第一项研究使用 BMP 或脱矿骨基质的机械异体移植物间隔物，发现 BMP 组早期骨溶解和间隔塌陷率分别为 53%（9/17）和 12%（3/25）。他们计算出两组的平均下沉率分别为 24%（13%~40%）和 12%（11%~14%）。他们假定沉降是 BMP 组异体骨间隔区骨周转增加和相邻终板骨溶解的结果。移植物下陷和椎间高度下降，移植物和终板的固有强度随之丧失。尽管 BMP 组的骨溶解和塌陷增加，但临床结果并无差异，尤其是使用后路稳定器械后出现了明显的前塌陷和可测量的 X 线塌陷。他们警告不要使用同种移植物间隔物作为 BMP 的结构支撑物。

这一组转变为 PEEK 融合器，试图在 BMP 存在的情况下维持内植物的稳定性。他们使用相同的剂量与他们以前的技术（2mg/ 水平），现在把 BMP 放在 PEEK 融合器，而不是前面的异体移植间隔。他们报道 82%（31/38）的水平有骨溶解和终板吸收的证据，但更重要的是，35%（9/26）的 PLIF/TLIF 患者在术后 6 周或更早的 X 线片上显示有融合器移位的迹象，尽管使用了后路稳定器械。9 例融合器移位患者中有 8 例（88%）出现神经症状，需要二次手术。早期翻修发现广泛的骨吸收和松散的融合器需要更大的融合器来填充椎间隙。后来的翻修发现，融合器在其后迁移的位置融合，同时融合器和异位骨撞击神经结构。他们指出，在 PLIF/TLIF 中缺乏钢板放置以防止融合器移位，而不是 ALIF 或前路颈椎间盘切除和融合。具有重要意义的是，他们的翻修患者的融合器移位是第一个有文件证明的 BMP 相关的骨溶解导致的相对较差的临床结果。

Rihn 等发表了 5.8%（5/86 例）的单水平 TLIF 有症状性骨溶解，在术后 1~5 个月表现为背痛，并经 CT 诊断。5 例中，2 例 1 年后融合，1 例进展为骨不连，2 例诊断为骨髓炎，需进行翻修。2011 年，2 个系列报道的骨溶

解水平非常低，分别为 0.5% 和 3.3%，尽管不同的 BMP 标准剂量分别为每级 4mg 和 1.4mg。这两个系列的不同结果是由于一名患者表现为根性疼痛，融合器和骨不连的轻微退行性反应是保守治疗的结果。

一个比较骨溶解结果的困难是不同的术后成像方案。正如 Knox 等所指出的，大多数研究都采用选择性的术后

在 PLIF 和 TLIF 中的骨形态发生蛋白相关的骨溶解

规避策略

- 如果不使用 BMP，PLIF 和 TLIF 相关的骨溶解是非常罕见的。
- 将 BMP 的用量降到最低限度，可以减少骨溶解。
- 如果发生骨溶解，将网垫片 / 间隔器放置在椎体间隙的周边位置可能不太容易下沉。
- 在椎间盘切除和间隙准备过程中避免软骨下终板过度剥离或破坏。
- 骨形态发生蛋白（BMP）的同种异体骨间隔会增加骨溶解和塌陷。
- 软骨下终板囊肿的存在可能是发生邻近骨溶解的危险因素。

诊断

- PLIF/TLIF 术后早期腰痛的鉴别诊断应包括 BMP 相关的骨溶解和感染。
- 术后 6 周或 6 周前 X 线片可见骨溶解伴垫片移位。
- 尽管常规成像并没有显示出临床上的益处，但常规的和术后早期的 CT 扫描似乎显示出更高的骨溶解率。
- 垫片下沉或移位通常发生在骨溶解的环境中。当骨溶解存在时，保持对这些潜在并发症的认识是必要的。

管理办法

- 在没有感染、下沉或垫片移位的情况下，BMP 相关的骨溶解不需要干预就能解决。分辨率的变化是存在的。从长期来看，溶骨性缺损会逐渐减少，但通常不能完全解决。症状性骨溶解通常在接近融合时间解决，通常为 6 个月，但可能是 1 年或更长时间。
- 垫片移位往往引起神经根疼痛，但不总是，当有更差的临床结果时需要翻修手术。无症状移位通常可以通过观察来管理。
- 后路内固定有助于整体结构的稳定性，但不能保证在骨溶解的情况下防止 PLIF/TLIF 移植物的下沉或移位。

成像，而不是常规的 CT 扫描，最近 Crandall 等报道 509 例患者没有出现症状性骨溶解，所有这些患者都有使用大剂量 BMP 和术后 CT 扫描。2011 年，两组的出版物都对所有患者进行了常规的术后 CT 扫描，报告了他们的结果。曼尼恩等在 6 个月和 12 个月时对患者进行了 CT 扫描，得出了 3.3% 的结果。相反，诺克斯等在术后立即获得 CT 扫描，平均随访 4 个月，有趣的是发现近 1/3（16/58，27.6%）和 1/4（19/77，24.7%）出现骨溶解，两种水平的 PLIF/TLIF 之间没有差异。近 1/3（31.6%）的骨溶解患者表现为移植物塌陷，所有患者均有严重的溶骨性缺损。8.8%（5/57）患者出现垫片移位，其中 4 例发生中度骨溶解，另 4 例出现严重骨溶解。尽管没有描述任何临床结果，但没有患者需要对骨溶解，沉降或移位进行翻修。赫尔格森等还使用了 CT 显像，报告术后 3~6 个月和 1~2 年的手术率分别为 54% 和 41%，骨溶解量也相应减少，但近 3/4 的病例从未完全解决。

34.4.6 PLIF/TLIF 的神经并发症

在所有与 PLIF 和 TLIF 相关的并发症中，神经并发症可以说是最具潜在破坏力的。从历史上看，最早采用 PLIF 技术的发展速度缓慢，部分原因是神经并发症的报道率高。随着时间的推移，TLIF 的趋势降低了这些风险，而 PLIF 则相反，尽管任何时候都会进行腰椎椎体间融合术，但神经损伤的风险仍然存在。因此，必须根据这些固有的风险来考虑与 PLIF/TLIF 融合的另一个区域的潜在获益。在他们的回顾性研究中，Chrastil 等报道了术中神经损伤发生率为 0~7%，平均为 4.9%。神经并发症的常见症状包括神经根性麻木或无力，尽管大多数症状都是短暂的，不需要翻修手术，但每种症状的临床严重性范围都很广。

34.4.7 神经并发症：硬脊膜破裂

虽然在文献中经常报道为 PLIF 和 TLIF 的并发症，但偶发性硬脊膜破裂（ID）的发生率通常较低，因此在 PLIF/TLIF 中没有专门针对这种并发症的大系列报道。最近的一篇评论文章报道了从包括 PLIF、TLIF 和微创手术 TLIF（MIS-TLIF）在内的较小的研究中得出的发生率为 2%~14%，并从他们选定的研究中计算出平均为 7.3%。他们还在 MIS-TLIF 中发现了 0~14% 的破裂发生率。几个大型系列和数据库研究报道，脊柱手术的 ID 发生率要小得多，从 2.7%~4.0%，尽管这些不是专门针对 PLIF/TLIF 的。

其中一项研究不是专门针对 PLIF/TLIF 的，它评估了

腰椎手术中意外硬膜破裂的危险因素，包括女性的性别、年龄、术前诊断为退行性腰椎滑脱和椎旁囊肿。研究者鉴定了 4 个硬膜撕裂的高风险解剖区，包括邻近内侧小关节，邻近椎间盘或椎间盘间隙，椎体小关节，以及靠近减压的头侧和尾部边界。

另一项一般脊柱研究显示，ID 发生后住院费用、住院时间、总体并发症和出院率均有所增加。一项分析强调 ID 的识别和立即初级修复，并在术后 3 年以上硬膜撕裂的识别和治疗中没有发现长期后遗症。对一个大型前瞻性注册表的多因素分析发现，翻修手术、退行性腰椎诊断和增加手术侵袭性是导致 ID 的重要危险因素。虽然不是特定于 PLIF/TLIF，但我们可以推断，在处理 PLIF/TLIF 时，这些一般趋势和危险因素仍然存在。

PLIF 与 TLIF 的直接比较显示 TLIF 的 ID 率较低。虽然没有统计学意义，但在一项研究中报告了分别为 17%（PLIF）和 9%（TLIF）的 ID 发生率。最近的一项 Meta 分析发现，与 TLIF 相比，PLIF 增加了 ID 的比率，且比值 > 3。

当处理 ID 时，Mis-TLIF 造成了一个独特的挑战，因为标准的修复工具通常是不可行的。包括密封胶、硬膜移植和纤维蛋白胶在内的多种辅助材料已被用于初级修复，以及一些支持者认为，由于术后无效腔比开放手术减少，修复是不必要的。最初为血管外科设计的非穿透钛夹是在 MIS-PLIF/TLIF 设置下用于治疗 ID 的。

关于 PLIF/TLIF 中 ID 的治疗，没有具体的研究显示任何单一推荐的优越性，因此从一般脊柱外科文献中可以得出结论。选择包括有限度的卧床休息和在动员前一段时间的平位、低吸力或重力引流，或在更困难或不可挽回的裂口中放置一个转向性腰椎脑脊液（CSF）引流，以降低硬膜损伤愈合部位的压力。在放置脑脊液排水沟时应极为谨慎，因为如果使用不当和缺乏经验的医务人员，就会造成灾难性后果，包括死亡。偶发性硬膜囊破裂是一种不良的并发症，与 PLIF 相比，TLIF 的风险降低，而开放 TLIF 的风险比 MIS-TLIF 降低。

34.4.8 神经并发症：神经根损伤综合征

麦吉尔大学（McGill University）的神经外科医生 Gills Bertrand 在 1975 首次将这个问题称为"严重的根部问题"，他定义了"困扰神经外科、骨科和补偿诊所的不快乐残废的核心"，这对所有相关人士构成了无尽的挫折感。他接着将他们描述为先前手术失败的患者，典型的椎

间盘切除术，表现为持续的、恶化的或新发作的神经病和感觉异常。典型的临床顺序是坐骨神经痛，其次是手术缓解疼痛，但同时伴有严重麻木。随后，再出现疼痛和麻木的不完全改善。"慢性创伤性神经根病"经常是持续的、灼热的、疼痛的或冰凉的。他强烈认为这是由于手术暴露不足导致神经根过度收缩造成的创伤性结果，并主张在神经根减压时扩大神经根部分切除术的范围。通常在再次探查时，仅发现瘢痕、粘连和"硬脊膜背外侧周围的螯合样肿块"。他报道了一系列小范围的感觉神经根切开术，作为"残破的神经根"的唯一挽救手术，并估计如果存在局部和先前存在的神经功能缺陷，其改善率为 40%，恶化的风险很小。

Pheasant 和 Dyck 在他们 1982 年关于腰椎间盘手术失败的文章中，将"神经根损伤"和由此产生的蛛网膜炎作为失败的原因之一。他们同样认为原因是椎板间暴露不足，神经成分过度收缩，通常是在孤立的椎间盘切除同时伴有或未识别的椎管狭窄的情况下。

之后不久在 1985 年，一个德国小组报道说，用脊髓刺激器成功地治疗了"神经根损伤综合征"。他们的定义包括在先前的脊柱手术后出现严重的顽固性根性疼痛的患者，他们在检查时在脊髓图上显示了完全的神经根阻滞，CT 上显示了周围的瘢痕组织，以及肌电图和体感诱发电位研究的病理变化。

最近报道了一种特殊治疗"神经根损伤综合征"的方法，采用神经电生理监测技术，避免神经根收缩的过度力量和持续时间，使更安全的动态神经根收缩，这当然适用于 PLIF/TLIF。

最近，在对腰椎显微椎间盘切除术后即刻失败的背部手术综合征（IFBSS）的分析中，1 546 例患者中有 13 例（0.8%）在翻修减压未发现异常后被诊断为"神经根损伤综合征"。他们将其归因于"过度手术操作导致的神经根肿胀"。尽管没有外科医生报道的并发症，但 IFBSS 的诊断是在经历恶化或复发性根性疼痛并伴有感觉运动或括约肌紊乱，而在第一次手术后仍然住院的患者。

当然，如前所述，腰椎手术失败综合征的诊断可用于选择 PLIF/TLIF 失败或不算成功的病例。"神经根损伤综合征"似乎是一个缺乏了解和报道不足的临床实体，但对患者和外科医生都是一个挑战，不仅适用于先前报道的腰椎间盘切除术，而且与 PLIF 和 TLIF 的手术技术难度相关。神经根损伤综合征的发病率、发病机制、预防和治疗

值得进一步研究。

34.4.9 神经并发症：神经根病和神经根炎

在所有的神经并发症中，最常见的是神经根病。这种看似直截了当的复杂现象说明了文献比较的困难。神经根病作为一种可报道的并发症的定义，在研究之间并不一致，而且通常没有报告术前症状的基线率。许多接受PLIF/TLIF手术的患者都存在神经根病，但大多数研究没有充分报告或鉴别术前、术后或新的神经根病变。

此外，在许多研究中，"神经根病"常常与"神经根炎"相结合，尽管这两个术语经常被称为不同的临床实体。Chrastil等在2013年对PLIF/TLIF的BMP相关并发症的回顾中很好地说明了这一挑战，他们分析了22项研究，其设计范围从病例报告到前瞻性随机多中心试验。22项研究中有10项没有关于术后神经根病的数据。在5例病例报告中，3例报道了100%的患者有神经根病，2例涉及HO，另一例引用BMP相关的神经根炎。另外两个病例报告描述了100%的骨溶解率，没有导致神经根病变，在另一个小系列中也有类似的发现。相反，一个前瞻性系列同样报道了很高的骨溶解率，但在融合器移位中也有差异，由此产生的神经根病也有很高的发生率。4项缺乏BMP对照组的观察性研究包括3个大的回顾性系列，报道术后神经根病变的发生率分别为1%、6.4%和18.8%（新的8%）和一个小的前瞻性系列报道3.3%。两个回顾性队列研究增加了对照组，直接比较BMP组和非BMP组，两组均报告了BMP组神经根病变的发生率（14%和11.4%），分别高于对照组（3%和0）。除病例报告和先前存在的根性疼痛外，在其分析引用的研究中，PLIF/TLIF合并BMP术后新的或恶化的神经根病的范围为1%~14%。

在TLIF术20个月后严重的小腿疼痛，显示了一个钙化的周围神经性囊肿，在影像学和翻修切除中，组织病理学上显示有结缔组织和骨组织，提示BMP诱导的囊肿形成。另一组报道说，尽管使用小剂量BMP（1.4mg/节段）和局部自体移植液，但在MIS-TLIF后仍需翻修神经周围囊肿。双侧PEEK TLIF伴中间放置（8.4mg）BMP后4周开始引起压迫性神经根病变，手术后近4个月（右侧）和8个月（左侧）需要进行翻修。两次翻修均发现减压时有一个离散的炎性肿块，其病理组织学表现为"纤维血管间质中弥漫的类骨组织和网状原始骨，充满淋巴细胞和嗜酸性粒细胞"。另一例报告涉及TLIF与BMP术后2天进展迅速的马尾综合征。MRI和术后病理提示水肿性硬膜外脂肪与严重的炎症反应一致，提示可能与BMP有关。

另一项比较各种使用BMP腰椎融合方法的研究显示，翻修手术后患神经根炎的风险增加，手术时吸烟的患者也增加了患神经根炎的风险。应用BMP时，PLIF/TLIF组与PLF或ALIF组对神经根炎无明显差异。此外，他们在PLIF/TLIF联合BMP治疗新发性神经根炎后的发生率接近9%，与不含BMP的历史对照组相似。另一大系列TLIF/PLIF比较2~12 mg BMP的不同剂量时，术后神经根炎的发生率要低得多（1%）。骨形态发生蛋白（BMP）的特定剂量与神经根炎或其他潜在的神经根病因（包括HO和浆细胞瘤）之间没有相关性。

一个小的回顾性系列报道，当骨形态发生蛋白（BMP）与PLIF/TLIF融合器结合使用时，术后（手术后72h内）小腿疼痛的发生率翻了一番，从10%增加到21%。各组间的差异归因于BMP相关性神经根炎，不是神经根压迫，因为MRI排除了其他压迫性腿部疼痛的病因。BMP与对照组的体积小，差异大，包括以前手术的发生率高得多，限制了这项研究。

有骨形态发生蛋白（BMP）的更多的TLIF报道，与TLIF窗口的同侧和皮肤病相对应的新的或恶化的术后神经根病的总发生率为6.4%。他们的文献回顾发现术后合并TLIF的发生率为2%~7%，BMP为7%~14%。对6.4%的神经根病患者进行亚分析，其特征为2.5%有压迫性孔状浆膜瘤或血肿，平均于术后2个月出现，所有病例均需翻修，并在翻修减压后平均4个月症状消失。他们的诊断是"人骨形态发生蛋白-2诱导的压迫"。其余4%的神经根病患者经口服类固醇、加巴喷丁和普雷巴林治疗后，平均4个月无明显改变。他们得出的结论是，这4%的比率与另一组有自体移植物的TLIF（无BMP）的根性病变的基线率相似。这与Rowan等的报道形成鲜明对比，61岁的他将这4%归类为"BMP相关的神经根炎"，并排除了与BMP相关的压迫性病因，如浆液。另一小组行微创小切口TLIF（MIS-TLIFs）的患者，比较术后非结构原因神经根病变发生率，BMP组为11%，对照组为0。

显然，在PLIF/TLIF中，BMP的利用与神经根病/神经根炎之间存在联系，因此必须权衡提高融合率的附加利益与相关并发症之间的平衡。因此，多项研究已经从理论上证明了将BMP限制在神经结构之外的重要性，这间接证明了ALIF手术后缺乏类似的神经根病变模式。完整的后环和后纵韧带在理论上阻止了骨形态发生蛋白（BMP）

的后移。

多位作者描述了在 PLIF/TLIF 期间将 BMP 置于椎间盘前间隙的技术，将不同的融合器和骨移植物组合在一起，并为 BMP 的流出建立一个后方骨性移植屏障。Rhn 等报道了 14%BMP 相关的神经根炎发生率，明显高于 3% 的对照自体移植组。他们描述了在 TLIF 放置后使用一种水凝胶密封剂来封闭切开术窗，并覆盖邻近的神经根。他们指出，使用密封胶后，神经根炎的发生率从 20% 降至 5%。

许多外科医生采用或修改了这项技术，尽管同一组随后发表了一份与此技术相关的马尾神经综合征的警示病例报告。在 TLIF 术后第 3 天，他们将杜拉纳尔铝镁合金（Duraseal）的扩张归因于患者临床症状的下降和对马尾神经综合征的应急反应。根据他们之前发表的技术，他们用水凝胶密封剂密封了 TLIF 切开术区，并通过一个单独的 ID。密封剂的涂敷面积约为马尾长度的一半，由于它的亲水性，杜拉纳尔铝镁合金因其具有膨胀性而闻名，但在脊柱中使用这种"标签外"的方式是相对安全的，只有个别病例报告了这种戏剧性的并发症。作者的建议告诫不要填补残余的后体间隙，因为这一区域可以容纳大量的水凝胶密封胶，并扩大。他们还建议每个节段使用不超过 2mL，使用微雾喷雾器只涂一层非常细的一层，如果用于加强除 TLIF 窗口外的二分法修复，则不适用于膜囊周围的多个相邻区域。

34.4.10 神经并发症：一般考虑

在 PLIF/TLIF 中避免神经损伤的一个重要因素是对异常解剖变异的识别。Neidre 和 Macnab 开发了腰骶神经根畸形分类系统。最常见的三大类变异依次为连在一起的、吻合的和多余的神经根。Burke 等提出，术中神经根异常的症状包括：神经根位置异常、硬膜管出角异常、减压后神经根松开困难、黄韧带异常。认识异常是处理这些解剖变异的最重要的因素，通常需要放弃或修改原来的手术计划，因为在术前的影像学检查中往往没有认识到这一点。

PLIF 术后根性病变发生率，次全切开组（9.7%）高于全切开组（4.9%）。虽然没有达到统计学意义，但这表明扩大全面神经根切开术可以使神经根减压更好，减少神经根反射的必要性。对侧神经根病变，在 TLIF 后无症状侧，如果术前 MRI 显示狭窄，可能需要对侧无症状孔减压。无论所用的具体技术如何，适当地显示和减压神经根都是必要的。维持止血是解剖可视化的一个重要组成部

分，避免靠近神经结构的电烧灼，明智地使用止血剂，双极烧灼是实现止血的首选方法。

一项对一种新型脊柱剃须刀装置的尸体研究表明，使用传统的手动器械，准备椎间盘间隙所需的插入次数要高出 6 倍，而且该装置有可能减少因重复进入身体间隙而造成无意中神经损伤的风险。此外，他们还报告说，脊柱剃须刀装置能提高椎间盘切除量，增加软骨摘除面积，减少终板损伤。

避免神经根损伤

- 认识到翻修手术和更多的侵入性手术增加了损伤风险。

- 考虑围手术期避免尼古丁。

- 识别与认识手术前后解剖神经根变异体。

- 考虑完全的关节面切开术，以促进更广泛的暴露和减少退缩。

- 减少神经根和鞘囊收缩的时间、力量和频率。

- 避免神经结构附近的热电灼。

- 用双极和止血剂止血。

- 尽量减少不必要的仪器通道进入身体间隙的频率。

- 在避免神经损伤中考虑 TLIF 对 PLIF 的影响。

- 如果使用 BMP，考虑一下 BMP 与神经结构之间的屏障或密封胶。

- 如果使用水凝胶密封胶，请使用薄层，避免填充椎体后间隙。

认识神经并发症是 PLIF/TLIF 成功的关键。通常可以在术中诊断直接损伤或偶发性硬脊膜破裂（ID），即使不方便，关键是确诊和治疗。如果术中未发现并发症，症状的发生时间往往是诊断神经并发症的关键因素。先进的影像学检查，包括 CT 或 MRI，是诊断术后神经并发症最常见的手段。评估包括椎弓根螺钉、融合器骨、植骨或血肿/浆液瘤在内的压缩病理对认识和处理是很重要的，排除这些不同的压迫原因是至关重要的，然后才能得到其他排除诊断。神经压迫导致手术的失败往往需要直接处理和翻修减压，无论何时开始的症状。相反，当诊断为非压迫性病因时，通常需要非手术性治疗。多位作者提到的药物包括口服皮质类固醇或神经性药物，如加巴喷丁或普雷巴林。有证据表明，NSAIDs 对 PLIF 的融合率是有害的。尽管目前还没有被广泛接受的方案或技术，但术中常规放置

局部皮质类固醇是一种选择。如果确信术后症状是短暂的，通常最后的方法涉及术后神经根阻滞或皮质类固醇注射，因为这些注射的失败通常是手术的最初指征之一。定期随访的管理仍然是治疗长期康复和排除并发症的主要手段（表 34.4）。

34.4.11 感染

与所有脊柱手术一样，感染是一种可怕的并发症。很少有研究直接关注与 PLIF/TLIF 直接相关的感染，而且报道的感染率差别很大。Chrastil 等对 PLIF 和 TLIF 的 7 项研究报道了 0~9% 的感染率，并计算出总的平均感染率为 3.7%。根据脊柱侧弯研究学会（SRS）的发病率和死亡率（M&M）数据库，对 108 000 多例脊柱手术病例进行了分析，从 12 000 多例病例中发现总的 TLIF/PLIF 感染率为 2.3%（浅层 0.8%，深 1.5%）。另一项大型数据库分析计算出与 PLIF-/TLIF 相关的手术部位感染（SSI）的总体比例为 5.6%，平均直接费用为每例感染 71 15 817 美元（1 美元 ≈ 7 元人民币）。

一项大型的、回顾性的、单一机构的研究发现，后路的 PLF（0.3%，3/974）和 PLIF（1.37%，29/2110）之间的 SSI 发生率不同，尽管对照组没有控制或均一。有趣的是，当进一步分类脊柱手术感染（SSI）时，PLIF 组大约有 1/3 的伤口感染和 2/3 的骨髓炎，，对照组的趋势正好相反，近 2/3 的伤口感染和 1/3 的骨髓炎。尽管缺乏支持性的证据，但作者将 PLIF 感染的增加归因于多种因素。PLIF 最能识别的问题包括：增加了带融合器的外国材料的负担，以及磁盘空间灌溉方面的困难。

Singh 等在对 BMP 相关的 PLIF/TLIF 并发症进行系统评价时，从 3 项研究中收集到的数据中，BMP 相关的 PLIF/TLIF 感染的发生率为 2.4%（290 例患者中有 7 例），对照组为 9.1%（33 例患者中有 3 例），尽管在统计上没有意义，而且可以说，需要更多的患者来支持这样的分析。Crandall 等发表了 2.6% 的深度感染率，在严格退行性组中，当畸形组或腰椎滑脱组分离出来时，感染率略低于严格退行性组的 1.7%。PLIF/TLIF 相关感染分析的总体范围为 0.8%~5.6%。

34.4.12 感染：避免感染

在 PLIF/TLIF 中避免感染的许多原则并不是这些程序所独有的。预防脊柱 SSI 的标准措施包括优化患者和手术因素。可改变的患者因素可以包括患者的选择，术前鼻孔（Nares）非殖化，医疗和营养优化，免疫调节，血糖和抗

凝药物的管理，以及血栓性静脉曲张的危险因素。与预防脊柱感染有关的外科因素很多，辩论激烈，往往缺乏高质量的证据，而且大多数超出了本章的范围。只有那些有一些关于避免 PLIF-/TLIF 相关感染的特定证据才会被讨论。

在手术中，伤口闭合前预防性应用万古霉素是预防或减少术后脊柱感染的一种方法。使用这种剂量为 1g 的技术，一位外科医生的一个系列记录了开放 PLIF 亚组的 SSI 率为 1.37%（1/73），他是从 1 500 多个连续的不同脊髓融合病例中提取的，没有一个对照组。第二次回顾，连续胸腰段脊柱融合的单外科医生组使用的是连续的历史对照组，在手术时间、估计失血量或患者人数方面没有差异。在这两组中，最常见的手术方法是单节段（48% 对 42%）或两节段（31% 对 34%）的 TLIF/PLIF。术后脊柱深层 SSI 下降 2.6%（21/821）和 0.2%（2/911）。此外，从漏出液中提取的万古霉素水平表明，对耐甲氧西林金黄色葡萄球菌（MRSA）和甲氧西林金黄色葡萄球菌（MSSA）的抑制浓度均大于最低限度，只有 20% 的患者同时有最低的血清浓度，避免了系统已知的低血压、肾毒性和抗生素耐药性等并发症。与大多数感染研究类似，这些缺乏前瞻性随机化，而且缺乏足够的能量来揭示其他可能的并发症，例如假关节病。

与 PLIF/TLIF 相关的最容易发表和争论的感染预防方法是 MIS（微创），而不是传统的开放手术。应用 SRS M&M 数据库对 TLIF 子集进行了特异性评价，发现 MIS-TLIF（n=848）感染率（1.3%）明显低于开放 TLIF（6, 241 例），差异有显著性（$P<0.01$）。更重要的是，这种差异最明显的是深部感染率（0.4% 对 1.9%）。

对 PLIF/TLIF 的一项大型多医院数据库研究发现，MIS 与开放的两级融合在围手术期脊柱手术感染（SSI）上有显著性差异（4.6% 比 7.0%）。单水平 PLIF/TLIF 无显著性差异（4.5% 比 4.8%）。此外，对于两节段 PLIF/TLIF 手术，他们计算出平均 SSI 相关成本（756 美元对 1 140 美元），在 MIS 中明显低于开放组。这与在两节段融合中每 100 个 PLIF/TLIF 手术直接节省近 40 000 美元的费用相关。

Parker 等的一项系统评估显示，30 名 TLIF 患者的 SSI 率在 0~15% 之间，其中最多的是 130 名患者。他们比较了 10 个 MIS-TLIF（0~2.7%）和 20 个开放 TLIF（0~15%）队列的 SSI 率，分别为 362 例和 1 133 例。随后，他们计算出累积的 TLIF SSI 发病率为 0.6%（MIS），而 4.0%（开

表 34.4 后腰椎间融合术 / 经孔腰椎间融合术引起的神经根病 / 神经根炎的病因和发病

术后症状发作时间	有压力的	无压力的
即刻	螺钉 / 植入物 / 融合器错位 血肿 / 浆液肿 椎间盘突出 / 再疝 植骨迁移 椎弓板 / 部分骨折 水凝胶密封胶膨胀 手术减压不足 融合器偏小	神经性损伤 / 直接损伤 退行性损伤 / 断根综合征 牵引损伤 融合器过高 / 过度牵张 过度电灼
早期	感染 血肿 / 浆膜瘤 椎间盘突出 / 再突出 植骨迁移 融合器移位 硬膜外脂肪水肿 水凝胶封闭剂扩张 手术减压不足 融合器偏小	感染 BMP 相关性神经根炎 神经根损伤综合征
中期	BMP 相关并发症 异位骨形成 骨溶解伴融合器迁移 骨溶解伴融合器塌陷 神经周囊肿 / 炎性肿块形成 非 BMP 相关 瘢痕形成 手术减压不足	蛛网膜炎 邻近节段病
晚期	假性关节：不稳定，动态神经根撞击 假关节：骨赘形成 异位骨形成	蛛网膜炎 邻近节段病

缩写：BMP，骨形态发生蛋白

放的），或接近 7 倍的差异，尽管每个单独的研究都是小的，可以说是不足的。管理信息系统与开放 TLIF 的 SSI 发病率总体下降 3.4%，估计每 100 个 MIS/TLIF 可节省近 100 000 美元 –TLIF 的直接成本，平均医院治疗费用约为 29 000.77 美元，另有一节将继续进一步讨论 MIS 与开放式 PLIF/TLIF 之间的关系。

34.4.13 感染的诊断

除了脊柱感染的标准诊断技术外，很少有证据能明确诊断 PLIF–/TLIF 相关疾病。BMP 相关的骨溶解可能会混淆术后影像，如最初认为与 BMP 有关的 5 例中的 2 例，最终被诊断为感染，需要进行翻修手术。

Kraft 等报道了术前和术后 C– 反应蛋白（CRP）和白细胞（WBC）在 PLIF 组和内镜下椎间盘切除术患者中的变化。两组术后第 2~3 天 CRP 峰值，4~6 天迅速下降，术后第 14 天基本正常。PLIF 后 CRP 峰值明显升高（平均 127 比 75），手术时间长、BMI>25 也有较高的 CRP 峰值。WBC 不可预测，因此其动力学状况不可靠。他们建议术前进行 CRP，并在术后第 2~3 天和第 4~6 天重复，以帮助术后早期感染诊断，尽管没有临床数据显示该方案确实有助于早期诊断和改善预后。此外，没有讨论与这样一项议定书的总价值有关的费用分析。

同样，对一组 PLIF 患者的术后血清 CRP 和血清淀粉样蛋白 A（SAA）进行前瞻性评估。在非感染患者中，两种实验室值在术后第 3 天达到峰值，并在第 7 和第 13 天显著降低。SAA 的水平下降到比 CRP 更快的正常水平，因此更有可能显示术后感染的增加。在感染亚组中，SAA 在早期诊断中比 CRP 更敏感。此外，与 CRP 相比，SAA 对类固醇的使用没有明显的波动，他们的结论是 SAA 是脊柱手术术后炎症反应的一个较好的指标。

34.4.14 感染：管理早期

病例报告和小系列报道，手术清创，保留和（前路和/或后路），更换椎间融合器，甚至静脉使用（IV）抗生素保守治疗，成功地治疗了 PLIF 相关感染。缺乏大型的控制良好的系列，也没有一致的意见。

10 例患者中有 1 例在 PLIF 术后进行了前路根治术，所有种植体摘除、自体髂骨移植（ICBG）椎间融合术后感染的翻修，结果显示融合率为 90%。50% 的病例均培养出 MRSA。尽管采用自体植骨，椎体间支架进行了翻修，但椎间盘间隙完全塌陷，平均高度（12.7mm）和前

要点：PLIF 及 TLIF 相关感染

- 缺乏高质量的、随机的、对照的研究来检查 PLIF/TLIF 相关感染的避免、诊断和治疗。
- 需要更好的预防方案、早期诊断能力和少量的治疗策略。
- PLIF/TLIF 相关感染会导致不理想的临床结果，而且费用昂贵。
- 大多数报道的 PLIF/TLIF 相关感染的发生率不到 5%。
- 有证据表明，MIS-TLIF 的感染率可能比开放的 TLIF 低。
- PLIF/TLIF 相关感染可能涉及比其他脊柱融合技术更高的骨髓炎。
- 术中局部使用万古霉素粉末在伤口和/或植骨中可降低感染率。
- 围手术期 CRP 在术后 2~3 天达到高峰，4~6 天下降，14 天恢复正常。
- 围手术期血清淀粉样蛋白 A（SAA）可能比 CRP 更好地反映术后早期感染。
- 围手术期 CRP 和/或 SAA 趋势有助于亚临床感染的早期诊断。
- BMP 相关的骨溶解和感染应用于鉴别 PLIF/TLIF 术后新的或持续的背痛，并可在诊断影像学上混淆。
- PLIF/TLIF 感染的处理往往需要手术清创。
- 在外科清创术时，移植物的移植和保留都有可能成功治疗。
- 长期的静脉抗生素需要联合持续口服抗生素。
- 在困难的伤口关闭与器械暴露时，VAC 是一种可能的辅助手术。

凸（5.6°）均消失，80 人质疑切除椎间盘的必要性或益处。另有 8 例患者在未摘除椎间融合器的情况下成功地治疗了 PLIF 相关的深层 SSI。该方案是手术清创，4~6 周的易感性静脉抗生素，随后 6~9 周口服抗生素。在两年内，没有发现再发感染，但只有 50% 的人报告临床情况比手术前有所改善，6 年的电话随访报道显示 ODI 有轻度至中度残疾。间接支持成功治疗 PLIF 相关感染并维持体内支持是 Lee 等的两个小系列，他报道了在已知感染背景下稳定自体髂骨嵴 PLIF 治疗已知原发化脓性脊柱炎和结核性脊柱炎的疗效。各种类型的脊柱融合术，包括 TLIF（20 例中的 3 例），在感染的脊柱深度伤口暴露器械彻底愈合之前，使用真空辅助伤口闭合术（VAC）作为冲洗和清创之间的辅助手段，成功地治疗了未植入或器械切除的脊髓损伤。

34.4.15 罕见的灾难性并发症

其他罕见的 PLIF/TLIF 并发症在俯卧后脊柱手术中可能会发生，这些并发症是器械从横间隙跌落，造成输尿管损伤，股外侧皮神经病变/脊髓肌痛，以及错误的牵开放置引起的腰椎丛病。

一些罕见但灾难性并发症与 PLIF/TLIF 相关的病例报告值得一提。TLIF 融合器前移治疗感染性 L3-L4 脊柱炎发生大出血，移行至左肺动脉。尽管发生了这一灾难性并发症，但患者在术后 6 个月存活并取得了良好的疗效。L5-S1 PLIF 术后第二天，大面积单侧下肢肿胀是由于植骨的前移导致左髂总静脉被大面积深静脉血栓阻塞所致，再次警告过多的植骨/融合器内嵌塞。L4-5 MIS-TLIF 中的 K 线错位是 T12 骶骨引起截瘫的大血肿的来源。随着更多的 MIS-TLIF 病例在流动环境下进行，一名妇女是一名积极吸烟者，在 TLIF 手术时仍在口服避孕药，并因巨大的肺栓塞而在麻醉后发生心脏骤停，这说明了彻底术前评估的重要性。

34.5 概要

后路椎间融合术，包括 PLIF 和 TLIF，是现代脊柱外科医生目前在治疗脊柱病理学方面所拥有的许多工具之一。这些技术使环向腰椎融合术无须进入脊柱的前路，并随着时间的推移而进化，减少了最初限制他们接受的许多并发症。较新的技术大大提高了 PLIF/TLIF 的利用率，而 PLIF/TLIF 是目前最常见的脊柱融合术。尽管是一个有用的和普遍安全的程序，但可能存在许多的并发症，这样无论是外科医生和患者，提出了真正的挑战。使用这些技术

的好处必须始终在考虑患者最佳利益的背景下进行评估。了解和认识 PLIF/TLIF 的多重相关并发症，将有助于外科医生为患者取得最佳的临床效果，并推动未来的研究不断提高现代脊柱外科的艺术和科学水平。

要点：后路椎间融合术与椎间孔入路椎间融合术的并发症

- 基于后路的腰椎融合，包括 PLIF 和 TLIF，在消除与前路手术相关的风险的同时，也消除了通常需要与外科医生协调的环向（360°）腰椎融合术。
- 与早期的 PLIF 技术相比，TLIF 技术的发展减少了相关的神经并发症，同时保持了较高的融合率。
- rhBMP-2 的出现，加上改进的器械和椎体间装置，大提高了 PLIF/TLIF 的利用率，但也带来了一系列独特的并发症，必须加以平衡。
- rhBMP-2 结合 PLIF/TLIF 的优点包括：融合率高、避免自体髂骨嵴摘除的发病率和危险性，以及在微创解剖植骨的 MIS 手术中融合率高。这些好处必须与骨溶解增加的风险进行权衡，有无植骨塌陷、HO、神经根炎及其他。
- 今后需要进行高质量的调查，以澄清 PLIF/TLIF 手术的许多方面，以最大限度地提高和减少并发症，包括理想类型的椎间植骨装置、最佳植骨技术和成分、BMP 的使用指征和最佳剂量、最小必要的辅助器械以及 MIS 技术的适应证和最佳做法。

第三十五章　开放经椎间孔入路椎间融合术的并发症

Louis F. Amorosa，　Jeffrey A. Rihn，Todd J. Albert
译者：赵二龙，冯卫东

35.1 概述

在腰椎滑脱、脊柱侧凸等情况下，椎间融合器是促进脊柱融合术的辅助手段。360°融合与椎间融合器和后路器械提供了非常高的融合率。椎间融合器也有助于恢复脊柱矢状位和冠状位的稳定性。椎间融合术与后外侧融合术的适应证仍然是经验丰富的脊柱外科医生激烈争论的话题。摘除椎间盘不仅可以降低对硬膜的压力，而且还可以消除引起腰痛的潜在疼痛因素之一。随着人们对医疗费用的日益关注，我们通常会为椎间盘突出严重的患者行单纯椎间盘摘除术，这可能会导致椎间孔狭窄。此外，如果椎间盘空间不对称地塌陷，则可以不对称地放置所述椎间融合器，以支撑所述塌陷的椎间盘空间，并恢复脊柱的正常冠状面。将椎间融合器放置在椎间隙的前 1/3 处，可以使塌陷或后凸段恢复到一个更有规律的角度。

35.2 开放经椎间孔入路椎间融合术与其他方法的比较

与标准的前路腰椎间融合（ALIF）相比，开放经椎间孔入路椎间融合术（TLIF）具有许多优点。比较研究显示了更少的出血量、更短的手术时间、较少的重症监护病房（ICU）水平的护理和更短的住院时间等优点。研究表明，考虑到两种手术的额外费用，即较长的 ICU 住院时间，实施开放经椎间孔入路椎间融合术（TLIF）的成本显著降低，ALIF 需要更长的手术时间。开放 TLIF 使外科医生能够用一个手术切口进行 360°融合，同时可以直接探查椎弓根并放置椎弓根螺钉进行固定。此外，研究表明，它比 ALIF 手术有更低的并发症。

对 TLIF 和 ALIF 在畸形手术中进行了比较。在前瞻性研究中，回顾性配对队列分析，将 42 例接受长节段 TLIF 的患者与 42 例接受 ALIF 的对照组进行比较。研究发现，术后 2 年 ALIF 1 例假性关节炎形成，但总体神经并发症发生率与 TLIF 患者的无差异。接受 TLIF 手术的患者手术时间较短，冠状面畸形的矫治效果较好，而 ALIF 对患者前凸矫形效果较好。

什么时候使用 TLIF，而不是其他的体间融合技术，也是有争议的。当外科医生打算在多个层面放置椎间融合器时，ALIF 是一个更好的选择，因为经验丰富的外科医生使用前腹膜后入路，进入多个下腰椎间盘间隙相对容易。然而，当仅涉及一个水平时，TLIF 提供了将椎体间移植物与后路器械同时放置的能力，从而避免了单独进行前腹部手术的需要。

很少有研究将 TLIF 与后路腰椎间融合术（PLIF）进行比较。PLIF 是一种比 TLIF 古老得多的手术方法，详见本书的另一章。虽然 TLIF 采用经椎间截骨的孔入路，但 PLIF 是一种更直接的后方入路，其中硬脑膜和神经根需要更多的牵拉才能进入椎间盘间隙进行手术。一项Ⅲ级回顾性比较检查 40 例 TLIF 患者与 34 例 PLIF 患者的结果。本研究发现融合率、出血量、手术时间和住院时间相似，而 TLIF 手术未见并发症，而 PLIF 的几种并发症被报道，其中包括 4 例神经根炎。另一项比较 PLIF 和 TLIF 的回顾性研究也发现 PLIF 手术的神经根损伤发生率高于 TLIF。这些研究表明 PLIF 和 TLIF 的主要特点是：TLIF 不需要神经牵拉，而 PLIF 需要硬脑膜和神经根明显牵拉。

生物力学研究表明，为促进融合而需融合的终板面积至少为终板面积的 30%。单侧 TLIF 有能力去除 69% 的椎间体积和 56% 的椎间面积。因此，单侧 TLIF 提供与 PLIF 一样的融合能力，而不需要硬膜囊和神经根的收缩。与 PLIF 相比，TLIF 的其他显著优点包括：它不需要切除大部分后纵韧带，因此后方张力带保持完整；单侧病例切除的骨较少，因此对侧椎板和小关节提供了更多的融合表面积；如果需要翻修，则很容易从未触及的一侧进行翻修。

另一种近几年流行的椎体间融合技术是极外侧椎体融合，有时被称为 XLIF。XLIF 是一种替代 TLIF 在较高的腰椎水平，如 L1–L2，L2–L3 和 L3–L4，特别是在腰椎脊髓圆锥的位置。XLIF 的优点是它不需要操作硬膜囊或神经根。然而，它也有其自身的缺点，特殊的手术入路可能损伤马神经和股神经，这将在另一章中更详细地讨论。它也不允许进入 L5-S1，因为髂嵴不允许从外侧入路进入椎间盘间隙。

TLIF 的另一种选择是微创 TLIF（MIS-TLIF），这在本书的其他部分另有详述。MIS-TLIF 是用一个较小的切口，需要更多的透视。我们通常喜欢开放式 TLIF，因为切口相对较小，对患者和外科医生的辐射照射较少，结果在功能结果、融合率和并发症方面相似。此外，开放的手术允许直接显示横穿神经根，我们认为这是安全的。一项回顾性比较研究发现，63 例 TLIF 患者与 76 例 MIS-TLIF 患者术后神经功能缺损率分别为 1.6% 和 10.5%（*P*=0.02）。

35.3 单侧和双侧 TLIF

我们通常使用双侧椎弓根螺钉进行单侧 TLIF 手术。我们认为这是一个比单侧 TLIF 和单侧椎弓根螺钉内固定更稳定的结构。一项 II 级前瞻性随机研究将单侧 TLIF 与单侧椎弓根螺钉内固定术与双侧 TLIF 和双侧椎弓根螺钉内固定进行比较，发现双侧 TLIF 融合率较高，腰痛和腿部疼痛缓解较好。我们通常在腿部疼痛症状较多的一侧或更塌陷的一侧进行单侧 TLIF，同时采用双侧椎弓根螺钉内固定和后外侧植骨。

35.4 内固定物的用途

TLIF 是一种在腰椎椎间盘间隙放置椎间融合器 / 植骨以促进稳定性和融合的技术，在某些情况下还可以矫正畸形。这项技术通常与椎弓根螺钉内固定的后外侧融合术同时使用，并在同一手术过程中使用。单独的 TLIF 通常不被推荐，因为它不能促进融合，应同时使用椎弓根螺钉内固定，从而促进融合的生物力学稳定性。

TLIF 可以是双边的，从双侧进行，目的是使其对称，也可以是不对称的，目的是纠正不对称塌陷的椎间盘间隙或侧裂。

何时单独使用椎体间融合和后外侧融合的问题经常会出现，这当然是基于文献中现有的证据而引起的争论。椎间融合术适用于局部畸形矫正，以及有利于扩大椎间盘间隙，如症状性腰椎滑脱，椎间盘间隙塌陷导致神经根受压（图 35.1）。除腰椎滑脱和畸形矫正外，椎间融合术是治疗复发性椎间盘突出症的有效方法。

35.5 食品药品监督管理局批准状况

TLIF 是美国食品药品监督管理局（FDA）批准的椎间植入手术。

35.5.1 相关解剖

与施行开放 TLIF 手术相关的解剖是从手术入路开始的。采用标准中线切口。筋膜从中线分离，椎板旁肌从骨膜下用 Cobb 剥离。如果只融合一个椎间隙，那么非常重要的是不要侵犯未涉及的小关节，包括融合间隙相邻的小关节。这可以在手术前行侧位摄片进行定位。一旦确定了正确的椎间隙，就不应破坏要手术水平的上小关节，尽管它需要充分暴露在适当位置上。因此，筋膜应在此水平以上的一个水平纵向开放，以便正确识别小关节和横突。然而，融合水平的尾侧小关节可以安全地暴露和切除。例如，如果在 L4-L5 进行 TLIF，则 L3-L4 的小关节囊应暴露并保存做椎弓根螺钉内固定，但不能破坏或切除。L4-L5 小关节可暴露，关节囊可自由取出。这两个横突结构及横突间软组织需暴露出来。除了 TLIF 提供的椎间盘间隙融合外，这还将提供一个后外侧融合床。上水平的关节间隙（本例中为 L4）应完全暴露。上述的暴露应以双边方式进行。

一旦水平暴露，了解局部解剖是很重要的。我们从椎弓根上一级开始。上椎弓根的内侧和下方是其对应的神经根，通过上椎弓根和下椎弓根之间的神经孔向外侧伸出。外侧隐窝常被下水平上关节面的表面所压迫。在外侧，在神经孔中，下水平上关节面肥大的外侧面除了远外侧椎间盘突出外，还可能刺激到神经根。

应确定为 TLIF 计划的椎间盘间隙。上位神经根已经发出，通常不涉及椎间盘病理，除非远外侧椎间盘突出在神经孔处刺激它。被刺激的神经根是下神经根，它仍在椎管内，并被椎间盘突出或退行性腰椎滑脱或脊柱病凸中常见的椎间盘骨赘复合体所撞击。椎间盘间隙的尾端是下椎的椎弓根。神经根只是内侧通过，然后在椎弓根下方侧面出现。

35.5.2 手术技术

手术技术暴露开始进入椎管（图 35.2）。一旦棘上和棘间韧带在这个水平上被移除，一个椎板扩张器就可以放置在所涉及的棘突之间。或者，如果外科医生选择在施行 TLIF 之前进行中线减压性全椎板切除术，则可以在小关节之间放置层板撑开器，以便有效地切除椎板并分离神

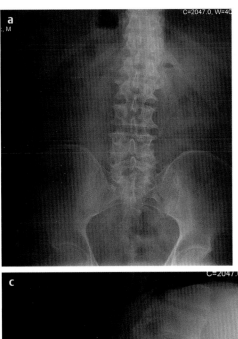
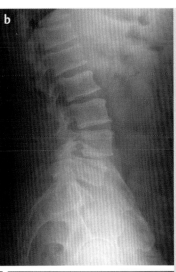
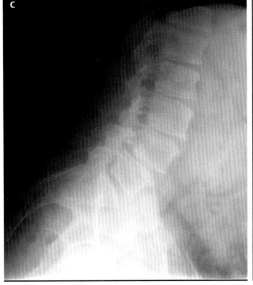
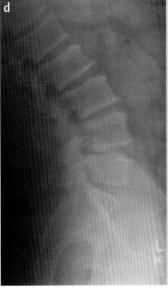

图 35.1　表明 TLIF 有助于减少腰椎滑脱，恢复椎间盘高度，从而增加椎间孔的高度。这位 55 岁的男性表现出背部和腿部疼痛。X 线片（a、b），包括屈伸片（c、d），显示退变性腰椎滑脱（L4-L5）。术后 X 线片（e、f）显示腰椎滑脱和椎间盘高度恢复良好

经根。截骨部分是去除下关节面和大部分关节间部的上水平。截骨的位置是在下关节突的下方。这是最安全的方向，因为它是指导远离椎管和一个明显的螺距变化，一旦骨刀进入小关节将感觉和听到。切除部分下关节突后暴露出尾端水平的上关节面。重要的是，这一截骨术，不要切入椎弓根较低的水平，以便融合。这可以避免使用 Woodson 从椎管内触碰椎弓根，并估计截骨手术可以安全地进行多少。在这一点上，黄韧带可以用 Kerrison 咬骨钳和硬膜囊暴露。横穿上神经根应在椎弓根下方显示，椎管内的下神经根应可见。硬膜外出血可以在直接显影的情况下用双极电凝和各种抗凝药物来控制。一旦达到止血，椎间盘间隙就可以通过向硬膜囊中间轻轻地牵拉下神经根而显露出来。下椎弓根应用 Kerrison 骨钉进行暴露，以增加对椎间盘空间的可视化。椎间盘空间也可以通过在棘突或小关节之间的扩张器而显露。我们不建议使用椎弓根螺钉

内固定来撑开椎间盘间隙，特别是在老年人中，这可能会给螺钉增加不适当的压力，增加螺钉脱落的风险。

通常，椎间盘间隙会被硬膜外血管的束缚所覆盖，这些血管应该被双极电凝止血。一旦椎间盘间隙暴露，硬膜囊和神经根得到保护，则用 15 号手术刀（与神经根方向一致）进行切除，因为这不太可能引起硬脑膜撕裂或神经根损伤。一个盒子的切割或横切是可以的。然后用垂体咬骨器移除切割的环。Kerrison 咬骨钳可用于去除任何椎间盘骨赘复合体。一旦纤维环切开，髓核就会显露出来。但是进入髓柱的位置不能太深。如果椎间盘前间隙显示不佳，则所有其他器械的安全深度在中线处约为 30mm。比这更严重的危险是严重的血管损伤。另一种替代方法是检查术前磁共振成像（MRI）或 CT 扫描，以测量椎间盘间隙前后径，以免侵犯前纵韧带（ALL）和大血管损伤。

应从上终板和下终板用刮勺各种角度刮除软骨。尽

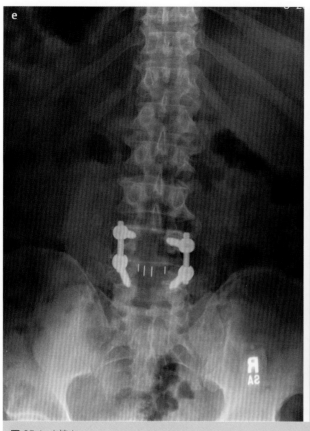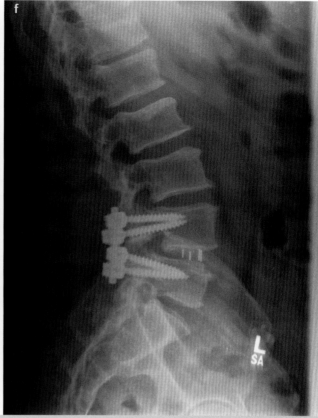

图 35.1 （续）

可能多地摘除软骨以促进融合是很重要的，同时要注意不要破坏椎体终板，暴露椎体的松质骨，这可能会导致椎体间融合器的下沉。最后，进行试模测量。在所涉及的水平的板层之间放置一个板片撑开器可以允许间隙的暴露，并且便于椎间盘间隙的准备和融合器的放置。大多数器械系统也有附着在椎弓根螺钉上的牵引器，可以用来扩张间隙。在操作过程中注意保护硬膜囊和神经根，以防止损伤。

试模要和椎间隙较好地帖服。这是很重要的，因为一个不太紧密的配合可能会导致椎间融合器向后迁移到椎管。同样重要的是，不要用太大的植入物过度填充或分散椎间盘间隙，因为这样做有下沉的危险。

一旦移除试模，就可以放置 TLIF。植骨材料可直接放置在间隙，并可在插入前将其装入融合器内。如果试图纠正不对称塌陷的椎间盘空间，则可以不对称地放置 TLIF 以支撑椎间盘空间的重叠部分（图 35.3）。在这种情况下，子弹状的椎间融合器效果很好，因为它更容易插入到倒塌的空间中。或者，如果椎间盘空间被均匀地重叠，TLIF 可以从一边放置到另一边。如果这样做，它需要是

中等的椎间融合器，同时从一边敲击它。香蕉形状的融合器在这种情况下很适合，因为它可以放置在间隙的前 1/3。另一种替代方法是使用双侧 TLIF，这将增加融合的表面积，但需要与手术时间更长、出血量更大和并发症可能性更高的风险，应进行权衡。

做完 TLIF，就可以用椎弓根螺钉进行内固定。

35.6 并发症

35.6.1 邻近节段退变

邻近节段退变被定义为在融合手术后发生的相邻节段的退变（图 35.4）。相邻节段退变会有术后影像学的改变，或者会导致临床症状。医学文献分析和检索系统（Medline）回顾文献发现，腰椎融合术后 8%~100% 有邻近节段退变的 X 线表现，腰椎融合术后邻近节段退变的临床证据为 5.2%~18.5%。研究还提示 PLIF 可能是邻近节段退变的危险因素。另一些人认为，仅在后外侧融合结构中进行 PLIF，可能会加速相邻节段的退化，因为它增加了运动段的刚性，在相邻水平造成更大的应力负荷。最近对文献的系统审查发现，只有 5 篇关于融合后邻

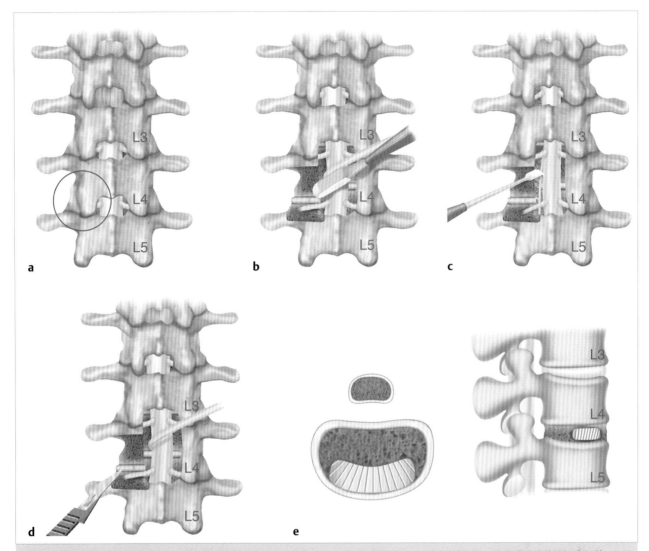

图 35.2　L4-L5 处的 TLIF 技术。(a)小关节外露。(b)行截骨术，确保不折断椎弓根。(c)识别神经根，清除硬膜外的椎间盘间隙。(d)行纤维环切除术和椎间盘切除术。(e) 放置的椎间融合器

近节段退化专题的 I 级或 II 级文章。基于这一较高水平的证据，作者发现，临床相关邻近节段变性的年发病率为 0.6%~3.9%，但未发现腰椎间融合术是一个独立的危险因素。在一项高水平的研究中，当进行椎间融合术时，椎间盘高度过度牵张是其发展的一个危险因素。虽然这些研究专门针对与 PLIF 有关的危险因素，但很少有专门针对 TLIF 的证据，尽管可以推断 TLIF 的风险与 PLIF 相似。

在现代脊柱融合手术中，椎弓根螺钉和刚性棒结构的内固定融合几乎总是被认为疗效是确切的，因为与器械融合手术相比，非器械融合手术中出现假关节的发生率高得令人无法接受。椎间融合器本身并不能提供椎间融合的生物力学稳定性，因此需要椎弓根螺钉固定来增加稳定性促进椎间融合。根据生物力学数据，后外侧融合手术本身

被认为增加了相邻节段退变的风险。生物力学数据显示，在相邻水平融合的情况下，椎间盘压力和小关节运动增加。然而，其他与椎弓根螺钉植入有关的技术因素也可能在邻近节段变性的发展中起作用。

邻近节段变性在下位更常见，这至少部分是因为椎弓根螺钉器械造成的。据报道，与开放的 TLIF 手术结合使用时，椎弓根螺钉错位的发生率为 2.1%。椎弓根螺钉可能以多种方式错位，这一点将在另一章更详细地介绍，只有这些错位与邻近节段退化有关。椎弓根螺钉植入可影响邻近节段退变的两种方式是：破坏小关节上关节，侵犯相邻终板和椎间盘间隙。

侵犯上小关节而不涉及融合增加了相邻节段退化的风险。这可以避免，首先在暴露时保留上水平的小关节，

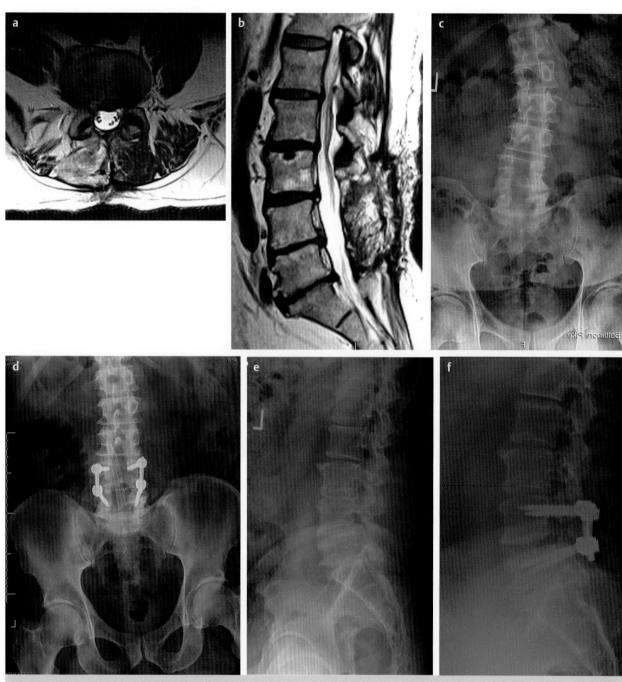

图 35.3 （a、b）一位 69 岁的男性，有反复出现的左腿症状和 L4-L5 椎间盘突出症。（c、d）X 线片显示左侧不对称塌陷的 L4-L5 椎间盘间隙。采用不对称 TLIF 和后外侧融合术（术后 X 线片）行翻修减压术。（e、f）获得冠状线恢复，他的症状得到缓解

在上融合水平截骨和下关节面截骨时也可以避免这一点。虽然后外侧椎弓根螺钉内固定和融合应暴露整个横突和小关节囊，但椎弓根螺钉插入或放置时不应侵犯小关节囊或小关节。椎弓根螺钉不应侵犯邻近的终板或椎间盘间隙，因为这将增加相邻椎间盘退变的风险。外科医生应密切注意椎弓根螺钉插入矢状面的轨迹，以避免出现这种情况。侧透视可以用来帮助这一点。此外，应用 TLIF 手术应该切除部分增生的骨赘，但骨赘如果不影响植钉可不切除，

以免截骨时损伤小关节面。

35.6.2 感染

在 Tormenti 等的研究中，感染是手术后第二常见的并发症，在接受手术的患者中占 3.8%。20 例感染患者中有 9 例之前曾行手术（即翻修病例），10 例进行了多水平融合。所有 20 例患者均接受静脉抗生素治疗，20 例患者中 19 例行冲洗清创，2 例行椎弓根螺钉和棒结构摘除，但无 1 例行椎间清除术。

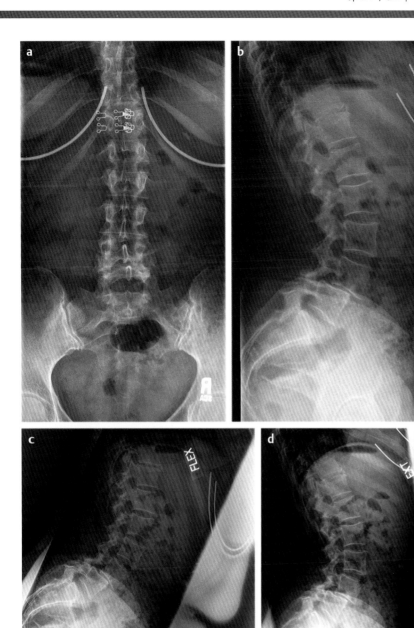

图 35.4 （a~d）TLIF 手术后邻近节段变性。一名 60 岁女性出现背部和腿部症状，发现在 L4-L5 处有退行性腰椎滑脱。（e、f）她接受了 TLIF 手术，症状很快得到缓解。（g~I）但是，4 年后，患者开始背痛加重，发现在 L3-L4 相邻节段变性

另一项回顾性研究检查了作者所在机构的 10 例脊椎炎患者。PLIF 是一种与 TLIF 非常相似的椎体间技术。其中一些患者在转诊前已经有过冲洗和退行性疾病。作者首先尝试从后入路取出植入物，但硬膜外瘢痕和难以抓取椎间融合器，迫使他们在所有情况下进行单独的前腹膜后入路，取出椎体间融合器，彻底冲洗和清创椎间盘间隙和受感染的骨，然后植入髂骨崤。后椎弓根螺钉也被取除。

关于治疗深部感染的 TLIF 存在争论，一种治疗方式和另一种治疗方式没有高水平的证据。我们通常首先进行彻底的冲洗和清创。在术后早期（术后 <20 周），我们倾向于将植入物保留在患者体内。脊柱伤口感染在融合手术

的背景下，不仅需要稳定的愈合，而且还需要感染的愈合。融合前取出植入物可能会继续存在感染和假性关节形成。随着晚期感染（术后 >20 周）或如果已经融合，我们通常会移除器械。然而，如果移植物已经愈合，我们就把它留在原处。

无论是否存在骨髓炎，都应进行冲洗和清创，以及根据术后培养选取的敏感抗生素治疗 36 周。

通常情况下，如果同时发生骨髓炎，所有植入物都应该被取出，一次或多次冲洗，直到感染的临床解决，然后联合前后重建。前路重建可采用自体髂骨崤结构移植。

与 TLIF 相关的感染发生率是否与后路椎弓根及椎

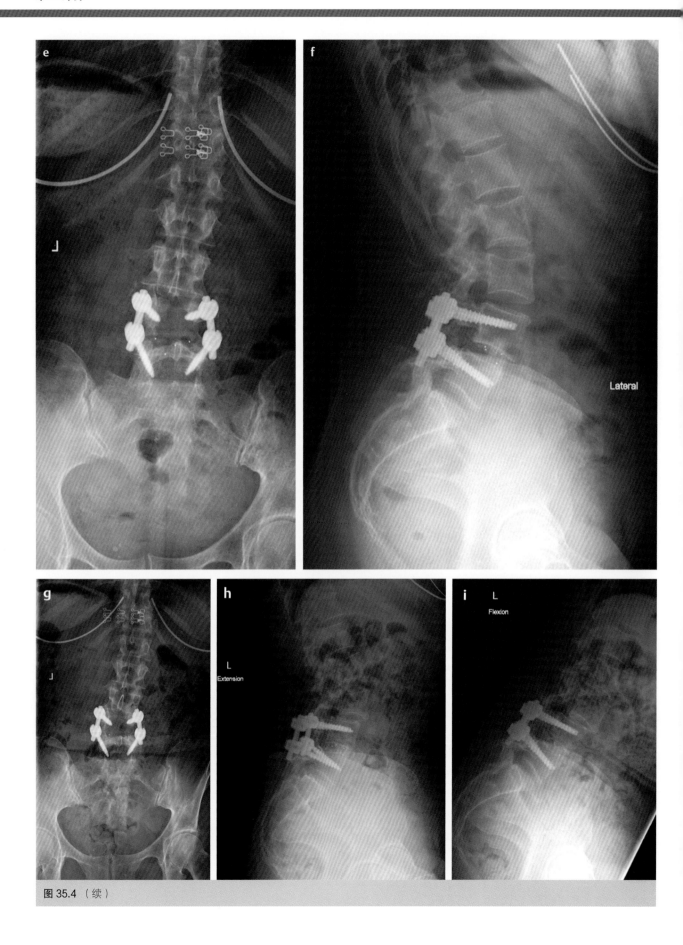

图 35.4（续）

间融合器有联系仍有待商榷。也就是说，目前尚不清楚 TLIF 是否会增加术后感染的风险。另一个问题是开放性 TLIF 是否比 MIS-TLIF 有更高的感染率。这些都是有待商榷的问题，而且缺乏证据。

36.6.3 大血管损伤／腹膜后损伤

大血管损伤是一种灾难性的并发症，发生在过多的椎间盘切除术。椎间盘切除部分的目的应该是尽可能多地去除椎间盘材料，并尽可能多地从终板上取出软骨。然而，过度的椎间盘切除可能会对前方的大血管造成损伤。据一项研究报道，腹膜后损伤的发生率为 0.4%。根据正常人的 MRI 研究，主动脉分叉最常见的位置和髂血管汇合处最常见的位置都在 L4。

术前应仔细检查 MRI，以测量从后环到前环的深度，以及前部大静脉和动脉与前环的关系和邻近程度。前纵韧带（ALL）是一个厚的韧带结构，不应被破坏。一般情况下，不应使用 > 30mm 的间盘刮除器。许多开放的 TLIF 仪器系统都有标记，以便外科医生能够很容易地确定器械的深度。

如果患者在椎间盘切除术期间或之后很快出现血流动力学不稳定，或如果从椎间盘间隙的深部开始大量出血，则应考虑大血管损伤。应该立刻通知麻醉。应进行紧急血管外科会诊。伤口应迅速缝合。根据患者的稳定性，在与麻醉和血管外科小组协商后，下一步可能是以急诊 CT 血管造影和静脉通路的形式进行成像，或者患者可以转向仰卧位，并进行紧急剖腹手术以修复出血血管。

35.6.4 术后硬膜外血肿

术后硬膜外血肿是一种罕见但严重的并发症，如果在症状出现后 6~12h 内不处理，就会导致永久性的神经功能障碍。在 86 例接受开放 TLIF 的患者中，有一项研究发现有 1 例术后硬膜外血肿，发生率为 1.2%，其中紧急清除血肿可缓解患者发展中的运动无力。为了充分暴露椎间盘间隙，硬膜外静脉丛需要凝固，在 TLIF 手术中出血的控制可能是非常重要的。除双极烧灼法外，其他止血方法还包括凝胶泡沫法、骨蜡和其他促凝剂，这些方法可放置在出血血管上一分钟或多分钟，然后重新评估。重要的是，在手术结束时，必须确保已经实现了充分的止血。如果从硬膜外间隙流出大量的活动性出血，如果没有发现特定的出血点，立即使用促凝剂。术后硬膜外血肿是一个潜在的外科急症，如果患者出现神经、肠管或膀胱损伤，或其他症状或迹象的马尾综合征，如果出现这种情况，应

立即进行 MRI 检查并进行手术减压。如果不能急诊获得 MRI，则患者应立即进入手术室进行手术减压和止血。

引流管使用的证据是模棱两可的，引流管可能会增加输血率和住院时间。然而，对于开放的 TLIF 手术来说，由于出血可能很大，硬膜外空间已经被破坏，我们觉得引流管在预防这种破坏性并发症方面的潜在好处超过了它的风险，因此我们确实使用了引流管。如果术后 24h 内引流量小于 100 mL，则通常在术后第 1 天拔除，因为长期使用术后引流管会增加手术部位感染的风险。

术后患者面临的一个临床挑战是区分术后硬膜外血肿与假性脊膜膨出或脑脊液漏与术后感染。术后 MRI 表现可能难以解释。最近的研究发现，术后硬膜外血肿对硬膜囊压迫有一定的影响。假性脊膜膨出与硬膜囊内的脑脊液直接沟通，信号强度与硬膜囊内的脑脊液相同，但无肿块效应。感染有时会累及骨组织，严重时会造成骨组织的破坏。

35.6.5 椎体间移位／融合器移位

融合器移位是 TLIF 手术中一种罕见但潜在的严重并发症。如果手术后立即发生这种情况，就意味着技术上的错误。如果它发生在晚些时候，它意味着融合失败。在接受 TLIF 的 531 例患者中，有 1.9% 发生了融合器移位，在所有病例中，融合器都是通过插入的同一路径向后移位的。在另一组 125 例，144 个椎间盘水平患者，其中 4 例发生了融合器移位，所有病例中有 3 例单侧椎弓根螺钉内固定发生了后移，双侧椎弓根螺钉固定 1 例，单侧固定融合器移位率 8.3%（3/36），双侧椎弓根螺钉固定 2.1%（1/48），差异无统计学意义（$P>0.05$）。在所有病例中，融合器移位发生在术后前 3 个月内，在所有病例中都有弹丸状融合器移位。研究还发现，较高的间盘高度（$\geq 6mm$）显著增加了融合器移位的发生率。其中 1 例在翻修手术中发现，内固定 TLIF 的尾侧椎弓根断裂，椎弓根螺钉没有固定牢固。另有 86 名患者在术后早期跌倒后，发现一位骨质疏松患者出现融合器移位。她拒绝接受翻修手术，因为她没有症状，没有神经功能损伤，并顺利地融合。

为避免这一并发症，应将椎间融合器置于椎间盘间隙的前半部。这不仅能更好地恢复节段性前凸，而且使间盘高度下降，使融合器更难向后移动。融合器应紧密地安装在间盘空间中，在检查时不应松动。只要完好无损，椎间融合器就不会有前移的危险。

当融合器移位发生时,应考虑多种选择。如果患者有症状,因为融合器刺激硬膜囊或神经根,那么它必须被移除和更换位置。然而,如果融合器移位不会导致任何症状或体征,而且仅仅是放射学上的发现,那么外科医生可以在与患者讨论这一风险之后考虑观察。在无症状的患者中,移位的融合器硬膜囊或神经根,这些患者随后成功地融合,没有任何残留的副作用。和患者沟通交代病情,如融合器刺激硬膜囊或神经根,手术越早越好,如果拖得时间较长,以后翻修可能会变得更复杂,并发症的风险也更高。这是因为硬膜外瘢痕对纤维化的影响可能会使翻修工作变得困难,并有损伤神经因素的风险。因此,我们建议在术后早期翻修,即使移位仅仅是一种放射学发现,因为它意味着结构不稳定和更高的融合失败概率。

融合器移位发生的时间晚于术后时期,这是罕见的,表明存在假关节。融合应获得先进的 CT 影像评价。如果融合在晚期失败,作者建议通过前入路进行翻修,主要是为了避免对神经成分的损伤。14 例患者进行了前路翻修术治疗假关节及融合器迁移,其中 5 例行 TLIF,4 例行 PLIF,5 例行 ALIF。

35.6.6 术后神经根炎

术后神经根炎或神经根损伤的发生率以开放 TLIF 术较低。术后神经根炎被认为是术后腿部疼痛加重的一种皮肤病,多发生在术后早期,术后 2 周内。在 119 例 TLIF 患者中,一项研究发现术后神经根炎的发生率为 10.9%;然而,当将骨形态发生蛋白 -2(BMP-2)分解为骨形态发生蛋白 -2(BMP-2)者和未接受者时,神经根炎的发生率分别为 14% 和 3%($P=0.08$)。因为开放 TLIF 技术能完全显示来自头侧和尾椎的神经根,任何一种神经根的损伤都应该通过适当的保护来避免。应避免过度的神经根或硬膜囊牵拉,以防止这种并发症的发生。

当术后发生神经根炎时,应进行先进的影像学检查,以排除神经根受压的来源,如硬膜外血肿、椎弓根螺钉错位、椎间移位或异位骨形成等。如果能确定神经根炎的病因,就应该通过手术来解决。如果没有发现神经根炎的来源,就像 Rihn 等的研究中的 13 名患者中的 9 名那样,应密切跟踪该患者,并对其进行症状治疗。

35.6.7 神经损伤

开放性 TLIF 术后神经功能缺损发生率少见,报道为 2%,低至 0.4%。术后神经损伤可能以无力或麻木的形式出现,这是一种新的临床表现。如果没有压迫源,这很可

能与 TLIF 手术中的过度收缩有关。它也可能是由于在神经节或神经根附近过度电烧灼。几乎没有证据证明神经根损伤的自然历史可能是由于短暂的收缩引起的,而且随着时间的推移,它可能改善了,也可能没有改善。神经损伤虽然在开放式 TLIF 中很少见,但却是一个毁灭性的并发症。最好是尽量短时间地的收缩神经根,以避免这种并发症。

35.6.8 硬脊膜破裂

据报道,硬脊膜破裂的发生率高达 14.3%~19.6%,而将 TLIF 作为翻修术的一部分则会增加。一篇对 668 例开放性 TLIF 手术的 Meta 分析显示,硬脊膜破裂的发生率为 4.8%。

在开放 TLIF 手术前的减压部分,硬脊膜破裂可以用硬膜修补术来处理,TLIF 也可以按计划进行。至于患者是否要在卧床上躺上 24h 或更长时间的问题,取决于撕裂的大小和修复的完整性。硬膜修补技术多种多样,超出了本章的范围。然而,大多数情况下,适当修复的硬膜破裂有较低的长期并发症的可能性。未识别或未充分修复的手术并发症包括脊柱头痛、假性脊膜膨出、脑膜炎和脑疝。因此,虽然硬脊膜破裂有时是很难预防的,特别是在有瘢痕和纤维化的情况下,但当它们确实发生并进行适当的修复时,识别它们并进行适当的修复可能是预防长期后果的最佳方法。

35.7 rhBMP-2 在 TLIF 中的应用

不建议将重组人骨形态发生蛋白 -2(rhBMP-2)植入 TLIF 椎体内,因为 rhBMP-2 的应用与术后神经根炎、异位骨形成和骨溶解的发生率有关。

术后将 rhBMP-2 用于 TLIF 的神经根炎的发生率高达 14%。在 rhBMP-2 的使用背景下,引起神经根炎的原因尚不清楚,但据推断可能是由于神经根附近的炎症改变,包括异位骨形成所致。除神经根炎外,同一研究还发现椎体骨溶解率为 5.8%,异位骨形成率为 2.3%,伤口感染发生率为 3.5%。早期的一项研究发现,在 PLIF 中使用 rhBMP-2 的发生率为 75%,而非 rhBMP-2 组为 12.9%($P<0.0001$)。

此外,尽管 rhBMP-2 被认为能促进脊柱融合,但根据对已发表的 I 级和 II 级证据的重新分析,其他人认为 rhBMP-2 的并发症率是早期研究报告的 10~50 倍。考虑到神经根炎、异位骨形成和椎体终板溶解等在后路脊柱融

合术并发症发生率高，我们通常不使用 rhBMP-2 进行开放性 TLIF 手术。相反，我们用局部自体骨移植来填充椎间融合器。大剂量 rhBMP-2（40 mg rhBMP-2/ 水平）用于后外侧融合也增加了患者的致癌风险。在 TLIF 中使用时，回顾性研究显示，术后 3~6 个月邻近椎体骨溶解率为 54%。对 rhBMP-2 与 TLIF 的应用进行了回顾性研究，发现骨溶解率为 27.6%，骨溶解率为 31.6%；移植物明显沉降，与溶骨性缺损的严重程度有关。因此，在开放 TLIF 手术中应避免 rhBMP-2。

35.8 要点

- 所有的手术入路中，开放 TLIF 能为外科医生提供直接减压神经根的能力，同时提供前柱支持，以促进融合与后外侧融合术。

- 成功的融合得益于环向技术，包括 TLIF。

- 开放性 TLIF 适用于腰椎退变性滑脱、脊柱侧凸和远侧椎间盘突出症。

- 恰当的适应证和良好的手术技巧，开放性 TLIF 的并发症发生率低得可以接受。

- rhBMP-2 与 TLIF 结合使用通常不被看好，因为它增加了骨溶解率、神经根炎和异位骨形成率。

35.9 主要参考文献

1. This was a prospectively enrolled, retrospectively matched cohort analysis comparing 42 patients who underwent TLIF to 42 matched patients who underwent ALIF in the setting of deformity surgery. The study found no difference in overall or neurologic complication rates between the two and one pseudoarthrosis in an ALIF patient versus none in the TLIF patients. The TLIF group had shorter operative time and better correction of coronal plane deformity, whereas ALIF group had better lordotic correction.

这是一项前瞻性的、回顾性匹配的队列分析，比较了 42 例在畸形手术中接受 TLIF 的患者和 42 例匹配的 ALIF 患者。研究发现，ALIF 患者的两种和一种假性关节并发症的总体或神经并发症发生率与 TLIF 患者的无差异。TLIF 组手术时间短，冠状面畸形矫治效果好，ALIF 组矫治效果好。

2. This was a prospective randomized study comparing unilateral TLIF with unilateral pedicle screw instrumentation to bilateral TLIF and bilateral pedicle screw instrumentation. It showed trends toward higher rates of fusion with bilateral TLIF (not significantly different) with significantly less blood loss and shorter operative time in the unilateral group but significantly better relief of back pain and leg pain based on VAS scores as well as better relief of leg numbness with the bilateral TLIF/bilateral pedicle screw group.

这是一项前瞻性随机研究，比较单侧 TLIF 和单侧椎弓根螺钉内固定与双侧 TLIF 和双侧椎弓根螺钉内固定。结果显示双侧 TLIF 融合率较高（无显著性差异），单侧组术中出血量明显减少，手术时间短，但根据疼痛 VAS 评分，腰痛和腿部疼痛明显减轻，双侧 TLIF/ 双侧椎弓根螺钉组的下肢麻木缓解效果明显优于 TLIF/ 双侧椎弓根螺钉组。

3. Retrospective comparative study of 130 patients who underwent single level TLIF procedure comparing 33 patients who received iliac crest autograft versus 86 patients who received rhBMP-2. Whereas the autograft group had a higher complication rate, it was not statistically significant. The rhBMP-2 group had a higher incidence of postoperative radiculitis (14 vs. 3%) though this was not significant (p = 0.08). Fusion rates were also not significantly different.

回顾性对比研究 130 例接受单水平 TLIF 手术的患者，比较了 33 例自体髂骨嵴移植与 86 例 rhBMP-2 患者。自体移植组并发症发生率较高，无统计学意义。rhBMP-2 组术后神经根炎发生率较高（14% 对 3%），但无显著性差异（P=0.08）。融合率也无显著性差异。

4. Cadaveric biomechanical study comparing four different L4–L5 reconstruction techniques following TLIF procedure of the spinal motion segment in terms of segmental flexibility using five cadavers. The study found that TLIF with bilateral pedicle screws most closely approximated the L4–L5 segmental flexibility of the intact spine. It confirms the original Harms and Jeszenszky recommendations that the TLIF be performed with bilateral pedicle screw instrumentation.

尸体生物力学研究比较四种不同的 L4–L5 重建技术在脊柱运动段 TLIF 手术后的节段灵活性方面，使用 5 具尸体。研究发现，双侧椎弓根螺钉的 TLIF 最接近完整脊柱的 L4–L5 节段灵活性。它证实了最初的 Hare 和 Jeszenszky 的建议，TLIF 应该用双侧椎弓根螺钉内固定进行。

5. This is a large retrospective study that examined the incidence of the most common complications with the TLIF procedure, as well as risk factors for complications in a group of 531 consecutive TLIF procedures at a single institution. Durotomy and infection were the most common complications of the TLIF procedure. Complications were more common in revision procedures and multilevel interbody fusions.

这是一项大型回顾性研究，调查了 TLIF 手术最常见的并发症的发生率，以及单个机构 531 个连续 TLIF 手术中出现并发症的危险因素。手术中最常见的并发症是硬脊膜破裂和感染。并发症在翻修手术和多层体间融合术中更为常见。

第三十六章 微创椎间融合术的并发症

Steven J. Fineberg, Matthew Oglesby, Kern Singh
译者：赵二龙，冯卫东

36.1 概述

自从 Cloward 在 50 多年前首次提出后路腰椎间融合术（PLIF）以来，腰椎融合技术取得了显著的进展。1982 年，Harms 和 Rolinger 发明了经椎间孔腰椎间融合术（TLIF），这是对 PLIF 的一种改进。虽然 PLIF 仍是常见的手术方法，但许多外科医生现在更喜欢 TLIF 手术来治疗需要腰椎融合的脊柱疾患。与 PLIF 相比，TLIF 的显著优点包括单侧暴露、减少神经牵拉以及更多的侧方入路，以方便翻修手术。

随着外科技术的进步，脊柱器械的革新也在进行。椎弓根螺钉内固定在 20 世纪 50 年代被 Boucher 首次使用，后来由 Roy-Camille 等在 1980 年推广。如今，椎弓根螺钉和连接杆经常用于各种手术，以提高稳定性，包括 TLIF。此外，在 TLIF 手术中还使用了椎体间植入物，以恢复椎间盘高度，提供稳定性，并潜在地消除椎间盘源性疼痛。

近年来，微创脊柱手术获得了相当大的发展势头和被越来越多的脊柱外科医生接受。微创手术（MIS）进入脊柱，利用专门的微创系统，以尽量减少暴露的脊柱。在 MIS-TLIF 中，减压融合术具有切口小、肌肉创伤小、术中出血量减少、术后疼痛减轻和早期康复等优点。MIS-TLIF 内固定的并发症与开放入路相似，包括椎弓根螺钉错置、终板准备不当、植入物下沉或移位、假性关节炎等。如果外科医生不采取适当的预防措施，这些并发症的风险在 MIS 方法中可能会增加。本章讨论了在 MIS-TLIF 中与脊柱内固定有关的潜在并发症及避免这些并发症的技术。

36.2 器械的用途

脊柱为身体提供结构支撑。脊柱的生物力学可以简单地用 Denis 的前柱、中柱和后柱的三柱分类来描述。脊柱的生物力学分析表明，大约 80% 的轴向载荷是通过前柱和中柱传递的，其余的 20% 是通过后柱传递的。这 3 根柱子中的 2 根必须完好无损，才能使脊柱稳定。因此，当不止一个柱被破坏时，往往需要脊柱内固定，例如 TLIF 椎间盘切除术引起的医源性不稳定。TLIF 内固定的目的是稳定脊柱直到融合。TLIF 内固定通常包括使用椎间融合器来稳定前柱，以及椎弓根螺钉和棒，在所有 3 根柱子上提供稳定。

在 TLIF 中使用椎间融合器为前柱提供结构支持，维持椎间盘高度，恢复生理前凸。植入物由自体髂骨、同种异体骨、金属、碳纤维或聚醚酮（PEEK）制成。融合器也可以填充局部自体骨移植，异体骨芯片和 / 或生物剂，如骨形态发生蛋白（rhBMP-2），以提高融合率。椎体间植入物有不同的形状和大小；然而，在 TLIF 中，矩形、弯曲或子弹状的椎间融合器通常是首选。

椎弓根螺钉固定通常用于腰椎融合手术，以提供更坚固的固定，从而提高融合率。目前，椎弓根螺钉被食品和药物管理局批准用于治疗伴有神经功能障碍、骨折、脱位、脊柱侧凸、后凸、脊柱肿瘤的退行性腰椎滑脱症，或前一次融合失败后出现假关节。椎弓根螺钉可在减压和椎间盘间隙准备之前或之后放置。椎弓根螺钉的放置在椎间盘间隙准备前可能有助于牵张，以便更容易进入。将互连棒放置在椎弓根钉的末端，并施加压缩以恢复矢状面对齐。

36.3 相关解剖

考虑到有限的暴露，在使用 MIS 方法时，深入了解三维外科解剖是至关重要的。由于 MIS 手术的学习曲线陡峭，在尝试 MIS-TLIF 之前，外科医生应该熟悉开放的方法。在 MIS 技术中，外科医生必须熟练地通过管式牵引器操纵较长的手术器械。

牵引器的放置是保证相关解剖能在外科领域被识别的重要步骤。离中线约 4cm 的切口放置牵引器。导针、串联管状扩张器和最终的管状拉钩被放置在向小关节复合体内侧部分的内侧轨道上（图 36.1）。拉钩方向也必须与椎间盘的方向保持一致。牵开器就位后，工作通道内可见的解剖应包括外侧小关节复合体、上位骨板下部和黄韧带内侧。

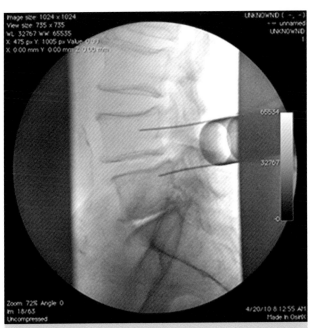

图 36.1 横向荧光图像显示管状牵引器放置在与椎间盘空间直接一致的位置

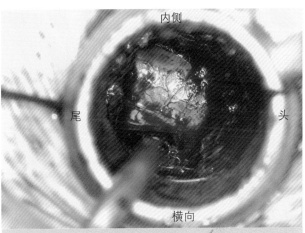

图 36.2 微创手术椎间融合术的照片。小关节复合体已被移除。吸头位于椎间盘内。硬膜囊和神经根于手术野的中心可见。出口神经根是横向的,神经根部在椎间盘间隙

牵开器植入后,下一步是神经切开术。如果有狭窄,椎板切除术也可以进行。如果存在双侧狭窄,则拉钩可向内侧方向倾斜,以削弱棘突,并进行对侧椎板切除和内侧面板切开术。摘除小关节后,应在手术野中心可见椎间盘间隙。在这一点上,门脉内侧可见鞘囊和横贯神经根。当神经根进入神经孔时,存在的神经根紧贴椎弓根的内侧和下缘,并可在上外侧看到(图 36.2)。与 PLIF 入路相比,TLIF 椎间盘间隙的处理需要牵拉硬膜囊和神经根。

在使用微创技术放置椎弓根螺钉时,熟悉椎弓根解剖也很重要。虽然术中透视有助于定位椎弓根,但外科医生必须熟悉椎弓根的三维定位,以减少与椎弓根螺钉错位相关的并发症。腰椎弓根螺钉的进入部位在横突与外侧小关节的交界处,位于前后位透视椎弓根上 10 点或 2 点的位置(图 36.3)。腰椎的弯曲需要腰椎上节段螺钉的头侧倾斜和较低水平的尾端倾斜。一般情况下,矢状角度在 L4 椎体接近 0°。椎弓根螺钉也必须放置在冠状面的内侧轨迹。从 L1 到骶骨的冠状角每层增加 5°,而 L4~S1 水平通常需要 20°~30° 的横向角。术前对 CT 或磁共振成像的计划可以帮助外科医生评估椎弓根的方向和直径。

36.4 器械并发症

36.4.1 椎弓根螺钉错置

错位是椎弓根螺钉最常见的并发症之一。Lonstein 等

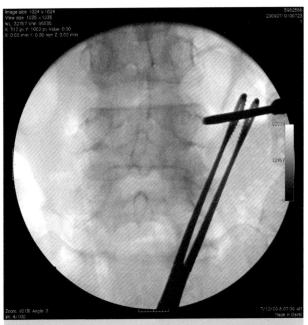

图 36.3 前后透视图像显示位于起点(2 点)的 Jamshidi 针,该针与横突和小关节复合体之间的连接相关

对 4 790 枚椎弓根螺钉进行了回顾性分析,发现 242 枚(5.1%)椎弓根螺钉并不完全位于椎弓根和椎体内。最常见的错位类型是穿透椎体前皮质(2.8%),其次是椎弓根外侧皮质(1%)、下皮质(0.6%)、内侧皮质(0.4%)和下皮质(0.2%)。因此,椎弓根螺钉错置的风险在 MIS TLIF 中可能被夸大。

内侧和下椎弓根壁破裂有潜在的灾难性后果,因为它靠近神经根,因为神经孔正好低于椎弓根。当进钉点靠内侧时,椎弓根螺钉可能进入椎管(图 36.4)。违反内侧或下壁可能导致新的神经根疼痛或运动无力。神经刺激症

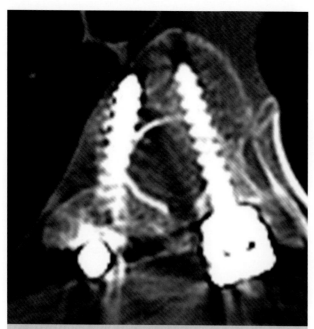

图36.4 椎弓根螺钉穿出椎弓根，侵犯椎管

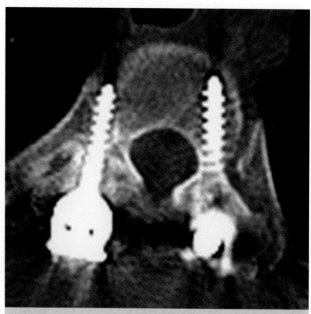

图36.6 不进入椎体的侧移椎弓根螺钉

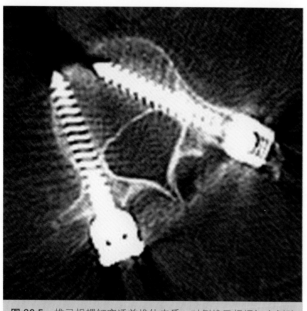

图36.5 椎弓根螺钉穿透前椎体皮质。对侧椎弓根螺钉内侧壁受到侵犯

状通常出现在术后早期，需要 CT 扫描以评估椎弓根螺钉的位置。建议在 MIS-TLIF 椎弓根螺钉置入后进行术中肌电图（EMG）检查，以确保神经不受螺钉的影响。如果术中肌电图（<11mA）有阳性反应，则有可能发生椎弓根断裂，应将螺钉重定向到更多的外侧轨迹。

几位学者已经证明，椎体皮质的前穿是最常见的穿孔类型，大多数发生在骶部。椎弓根螺钉过于前部放置，可能会根据水平不同而损伤神经血管结构（图36.5）。椎

弓根穿透椎体侧壁也是椎弓根螺钉常见的并发症。当螺钉横向放置太远时，可能位于椎体外，并撞击神经孔（图36.6）。除神经刺激外，椎弓根螺钉螺钉可能会降低稳定性，导致假性关节不稳定。

在 MIS-TLIF 中，有限的手术暴露和难以显示解剖结构可能增加螺钉错置的风险。因此，对椎弓根螺钉的三维解剖和影像学应用的工作知识在 MIS 病例中变得更为关键。术中经常使用透视法协助椎弓根螺钉植入。在透视技术中，具有完善的 AP 和侧位图像的双平面透视是安全椎弓根螺钉植入的必要条件。在 AP 透视上清晰显示终板和椎弓根的 Jamshidi 针被推进到椎弓根上 10 点或 2 点的位置，该位置对应于横突和小关节复合体的交界处。将 Jamshidi 缓慢推进到椎弓根 15~20mm，使用 AP 透视，以确保内壁没有被打破。然后将一个 K 线穿过 Jamshidi，直到在侧位透视它通过后椎皮质，而在 AP 透视不横穿内侧椎弓根壁。椎弓根在 K 线内放置螺钉。可以通过刺激肌电监测，以确定是否已发生椎弓根断裂。在切开和放置椎弓根螺钉时，重要的是要获得侧透视图像，以确认导丝不会无意中穿透椎体前皮质。透视引导下椎弓根螺钉植入安全有效（图36.7）；然而，它导致了手术时间的延长以及手术人员和患者的辐射暴露。

计算机辅助导航是另一种成像方式，用于安全放置椎弓根螺钉，同时减少手术人员的辐射暴露。导航允许外科医生在放置时看到椎弓根的三维方向。Smith 等在 151

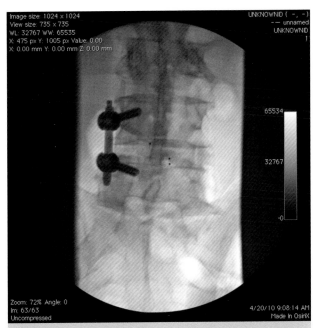

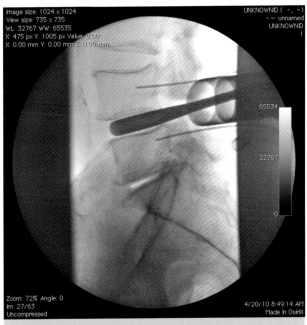

图 36.7 正位透视图像显示椎弓根螺钉安全放置在 L4 和 L5 椎弓根内。椎间融合器的标记线可透视，以确定中心位置的融合器在椎间盘空间

图 36.8 侧位透视图可见锋刀处理

例经皮放置椎弓根螺钉的 CT 扫描中发现椎弓根断裂的发生率为 6.2%，37 例中只有 2 例有症状。另外的研究发现，当比较计算机导航技术和透视技术的准确性时，结果好坏参半。Schizas 等进行了一项前瞻性研究，将椎弓根螺钉植入的准确性与三维计算机导航技术和二维透视技术进行了比较。研究者用计算机导航技术证明了螺钉错位率为4.7%，用透视技术显示螺钉错位率为 7.8%，但两者之间没有统计学差异（P=0.71）。

36.4.2 椎间盘准备不当

椎间盘空间的准备是 MIS-TLIF 过程中的一个关键步骤。外科医生必须尽可能多地摘除椎间盘，精心准备终板，以创造一个健康的骨性出血床，以便融合发生。不完全的椎间盘切除术可能会导致假性关节，因为融合床的表面积减少。同样，不能取出软骨终板也会阻碍关节融合术。另一方面，过度侵略性的终板去除可能导致破坏终板，从而降低其结构完整性（图 36.8）。椎体间移植物的生物力学分担能力要求终板是完整的。终板的破坏可能导致植骨塌陷到椎体内。因此，如果发生重大违规行为，外科医生应考虑中止放置椎间融合器。

对椎间盘间隙的可视化是进行充分的椎间盘切除术所必不可少的；因此，必须非常小心地确保管状牵引器的准确放置。牵引器的正确位置位于小关节的中心位置，其

轨迹与椎间盘间隙平行，向中线倾斜。一旦侧面被移除，间盘空间应该是清晰可见的。不完全切除关节间部导致一个小的垂直窗口和潜在的中位的工作通道。在椎间盘空间极度塌陷的情况下，后纵韧带可能会被工作通道挤到对侧。

有各种外科医生可能用来准备椎间盘空间的工具，包括刮勺、咬骨钳、桨式分散器和刨削器。重要的是，外科医生在使用这些工具方面要有经验。Pumberger 等证明，外科医生的经验对椎间盘间隙准备的充分性起着重要作用，与研究人员所做的椎间盘切除相比，主治医生的椎间盘切除总面积显著增加。作者还证明，与研究员相比，主治医生做的椎间盘切除更彻底。无论经验如何，主治医生和研究员都使用动力椎间盘切除器械做了比手动器械更彻底的椎间盘切除手术。作者还证明，与常规器械相比，使用电动工具进行椎间盘切除术的面积要比传统工具大。这些发现突出了在执行 MIS-TLIF 之前在开放式方法中有经验的重要性。

36.4.3 椎间融合器移动和沉降

在 MIS-TLIF 中，椎间融合器的目的是维持椎间盘高度和神经孔减压，并为椎体提供机械支持，直到获得牢固的融合。融合器可能被填充或被促进融合的植骨所包围。理想情况下，载荷分布在种植体和骨移植之间。虽然通常被紧紧地楔入椎间盘空间，但椎体间的融合器并没有固定

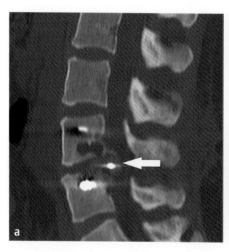
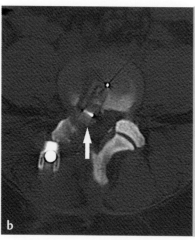

图 36.9 微创椎间融合术后的冠状位和矢状位 CT 图像。椎间融合器（箭头）已向后迁移到神经孔

好，因此有可能迁移。TLIF 后，过小或放置在椎间隙后的融合器可能会迁移到椎管或神经孔，导致神经受压（图 36.9）。此外，如果相邻的终板不具有支撑椎间笼的结构完整性，则该融合器可能会下沉到椎体中。适当的椎间盘间隙准备和仔细选择椎体间种植体可以帮助减少融合器移位和下沉的概率。

文献中融合器迁移率在 1.1%~23.0% 之间。Zhao 等对 512 例 TLIF 患者进行了评估，以评估椎间融合器迁移的危险因素。根据融合器的形状、大小、终板形态和融合水平的数目不同，融合器迁移率有显著性差异。当迁移确实发生时，通常在手术后的头几个月内。Aoki 等报道了 3 例因神经孔过小而导致融合器迁移的病例。在 3 例患者中有 2 例无症状，继续融合，无并发症。第 3 例患者出现神经根刺激，并更换为更大的融合器。作者认为 TLIF 术后的融合器迁移并不总是造成神经受压，考虑到融合器的后外侧位置，融合器迁移的翻修手术是相对安全的。在 Zhao 等对 512 例 TLIF 患者的回顾性分析中，我们认为融合器迁移是相对安全的。矩形融合器与肾形融合器（3.1% 对 0.3%，$P<0.05$），小融合器与大融合器（5.1% 对 0.5%，$P<0.05$）。两水平 TLIF 与单水平 TLIF 比较（5.7% 对 0.2%，$P<0.05$），扁平终板与凹终板（3.5% 对 0.3%，$P<0.05$）。导致融合器迁移的额外危险因素，包括生物可吸收融合器，BMP 的继发骨溶解，单侧椎弓根螺钉固定。

椎体间融合后少量下沉并不少见；然而，椎间盘高度的过度丢失可能导致神经孔的塌陷和神经根的压迫。大多数融合器下沉发生在手术后的第一年内（图 36.10）。Fukuta 等认为，老年人和在椎间盘间隙中心放置融合器是由于结构完整性下降而导致下沉的危险因素。

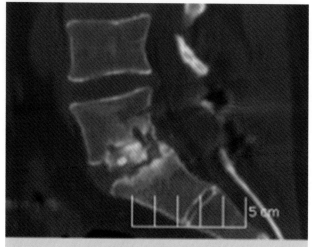

图 36.10 术后 CT 扫描显示椎间融合器下沉和假关节

Matsumura 等证明，圆柱融合器的使用也增加了盒形融合器的下沉率。沉降率的增加也归因于 rhBMP-2 的使用引起的骨溶解。

36.5 摘要

MIS-TLIF 允许通过单侧入路进行双侧减压和融合，减少了神经退行性变的数量。与开放的 TLIF 相比，MIS 方法与减少失血、减轻术后疼痛和缩短住院时间有关。尽管有这些优点，但在 MIS-TLIF 中仍然会出现与脊柱内固定有关的并发症。如果在 MIS 方法中不强调谨慎的话，椎弓根螺钉的错位、椎间融合器的移位、塌陷和假关节形成仅仅是许多并发症中的一部分。为了防止这些并发症，脊柱外科医生在实施这些手术之前，必须了解执行 MIS 脊柱手术所需的技术细节。

36.6 要点

- 与开放入路相比，MIS-TLIF 技术可安全地应用于腰椎管减压融合术，减少失血量，减少术后疼痛，早期康复。
- 螺钉错置是椎弓根螺钉常见的并发症，可引起神经血管损伤。

- 椎弓根螺钉错位可以通过仔细的技术，使用透视或计算机导航，以及对椎弓根解剖的知识来避免。
- 精密的椎间盘间隙准备是最大限度地发挥椎间融合术潜能的关键。
- 融合器形状、尺寸和材料的选择对防止融合器迁移起着重要作用。

第三十七章　经皮椎弓根螺钉固定的并发症

Brandon P. Hirsch, Seth K. Williams

译者：张华伟，秦国强

37.1 概述

随着近 10 年来内固定系统的发展及手术技术的成熟，微创脊柱内固定器械已在临床普及。微创脊柱手术旨在实现与开放手术相同程度的神经减压和脊柱固定，从而阻止疾病发展。经皮椎弓根螺钉内固定用于治疗退变、肿瘤、感染、创伤等引起的胸腰椎和骶椎不稳定。

椎弓根螺钉用于传统开放或有限切开手术，需要行脊柱正中切口或肌间隙入路，直接显露螺钉进钉点的解剖位置。经皮椎弓根螺钉固定使用图像引导，依靠导针拧入椎弓根，无须直接暴露螺钉进钉点。经皮技术可避免损伤椎旁肌肉，保留了肌肉附着点。几项临床研究证实经皮入路可减少术中出血、缩短住院时间、减轻术后疼痛。虽然微创技术可减少术后并发症，但掌握与该手术相关的技术程度可增加并发症的风险。外科医生习惯于传统的后路开放手术，经皮手术技术可能会经历较长的学习曲线。彻底掌握螺钉置入相关的透视及解剖结构对于避免并发症的发生至关重要。

37.2 相关解剖结构

脊柱受两大主要肌群的支配，包括背部筋膜、竖脊肌及深部肌肉组织。多裂肌是脊柱旁肌肉中最大、最内侧的肌肉群，为脊柱后方提供基本的动态稳定性。它包含多条肌带，在棘突和椎板处形成腱附着点，多裂肌神经支配起于脊神经后支的内侧支。离开脊神经孔后，内侧支向后下方蜿蜒行走至关节突，然后进入上方覆盖的多裂肌。传统的胸腰椎后路手术涉及软组织解剖结构较为广泛。后外侧融合时通常需暴露横突的侧方区域，会破坏肌肉附着点和椎旁肌的神经血管供应。而且解剖剥离范围需要向头尾两侧延伸，使进钉点充分暴露来置入螺钉。已经证实上述解剖方式会造成椎旁肌萎缩、影响生理功能。为了避免这些后果，经皮椎弓根螺钉固定术仅需暴露足够大的空间来容纳螺钉，最大限度地减少了副损伤。经皮入路无须暴露小关节突和横突，理论上也降低了损伤多裂肌内侧支神经

的风险，多裂肌的去神经支配会导致肌肉萎缩和脊柱生物力学改变，学者认为这会对临床疗效造成不利影响。

开展经皮椎弓根螺钉内固定术的外科医生必须透彻掌握与透视图像相关的骨骼解剖学知识。就椎体而言，椎弓根的大小和方向在胸椎、腰椎和骶椎各不相同，小关节也有相似的变化。胸椎椎弓根的直径通常小于腰椎椎弓根。胸椎椎弓根的上下径通常大于内外径。在所有节段，内侧壁的骨皮质比其他外壁厚 2~3 倍。当从 T1（25°~30°）进展至 T12（5°~10°）时，轴向（横向）平面上的胸椎椎弓根角度逐渐减小（即变得更靠近中线）。上下关节突起于椎弓根与横突的交界处。胸椎关节突的关节面成冠状位，当向远端进展时，小关节朝向变得偏向矢状位。在退变性脊柱疾病患者中，小关节可能出现肥厚和硬化。上腰椎（L1–L3）椎弓根的形态与下胸椎椎弓根类似，都呈椭圆形，但在横向平面上与中线的角度增加了大约 15°~20°。椎弓根在 L1 和 L2 的大小较为接近，L3 的横截面积大约 1mm。椎弓根与中线的夹角在下腰椎中增加约 15°~25°。L5 椎弓根的大小也随着增加，其横截面积几乎是 L1、L2 椎弓根的 2 倍。腰椎关节突比胸椎关节突要粗大，关节面近乎呈矢状位。由退变性关节炎引起的骨赘在腰椎小关节中更为常见，而且可能导致椎弓根入钉点的模糊不清。

37.3 经皮椎弓根螺钉固定术的陷阱

不熟悉经皮椎弓根螺钉固定术的外科医生需了解其潜在的陷阱。缺乏良好的透视图像是螺钉放置错误的最常见原因。高质量、"真实"的前后位（AP）和侧位透视图像对于正确的植入螺钉至关重要。在前后位图像上，椎体应保持平行，椎弓根应位于上关节面的下外侧。棘突通常位于椎体的中线，与两侧的椎弓根等距。有时棘突并不完全处在椎体中线上，存在误导性。两侧椎弓根对称是最可靠的透视标志。在侧位投影中，上终板应与透视光束平行，椎弓根应相互重叠，看起来就像一个椎弓根一样。随着经皮椎弓根固定术器械长度的增加，透视方向上的微小

误差可能会导致螺钉轨迹发生较大的偏差。如果使用 CT 导航，必须利用棘突或髂后上棘等已知的标志确认位置的准确性。若对导航仪器的准确性存在质疑，应使用透视图像进行验证。

与任何手术一样，正确选择患者至关重要。肥胖患者使经皮后路器械面临独特的挑战。由于脂肪组织通常会降低图像质量，肥胖患者更难获得高质量的透视图像。大的软组织包膜也可能干扰骨性标志的定位，从而无法准确定位穿刺针进针点。肥胖患者所需的更大工作长度也会放大因手部微小位置变化对螺钉轨迹的影响。对于体型较大的患者，外科医生必须确保所使用的器械的长度能够适应切口深度。一位学者建议术前通过磁共振成像（MRI）来测量矢状位上软组织深度，以此作为对器械所需长度的估计。文献关于肥胖对螺钉位置的影响有不同的结论。在一项针对 89 名患者的研究中，Park 等并未发现患者体重指数（BMI）影响椎弓根壁破坏率的统计学证据。然而随后的两项研究发现，体重指数较大的患者在接受经皮椎弓根内固定术后，小关节破坏的风险增加了。总之，肥胖并不是使用经皮技术的禁忌证，但是由于手术操作空间减小以及潜在无效腔的形成，经验来看可能会被认为是一种相对适应证。

在经皮椎弓根螺钉固定术中，外科医生的辐射暴露高于传统开放手术。在佩戴铅围裙的情况下，实体器官的暴露通常是微不足道的，但如果不加以防护，手、甲状腺和眼睛等会面临辐射风险。在一项尸体研究中，Mroz 等经计算得出结论，在不超过国家辐射防护委员会建议的每年手部和眼部暴露限值的情况下，外科医生最多可以置入 4854 和 6396 枚经皮螺钉。尽管如此，仍强烈建议使用铅围裙、甲状腺护罩以及铅制护目镜。在图像采集时，让手远离辐射源或使用含铅手套，可显著降低手的辐射暴露量。

经皮椎弓根螺钉固定术所需的技巧与开放固定术存在差异。由于解剖学标志不可见，必须进行透视成像或 CT 引导。不熟悉该技术的术者在尝试掌握这些技能时可能会经历一条陡峭的学习曲线。尸体训练是一个很好的引导性过程。然后在开放手术中运用经皮技术的所有技巧，这样外科医生对解剖学标志与透视成像之间的相关性变得更加得心应手。对于不熟悉经皮椎弓根内固定术的外科医生，在尝试固定多个节段之前，尤其是在需要严重畸形矫正的情况下，建议从单节段手术开始入手。术后 CT 扫描

将有助于自我评估螺钉植入技巧，并能在发现缺陷时促进技术改进。

37.4 相关并发症及避免方法

由经验丰富的外科医生施行经皮椎弓根固定术通常是安全的。与所有其他手术一样，尽管切口并发症和深部感染值得关注，但其发生率较低。经皮椎弓根螺钉置入最常见的并发症是由于螺钉错位导致的。螺钉错位可能引起椎弓根壁破裂、小关节损伤或椎体皮质损伤。另一种潜在的严重并发症是由于导针深度突破了椎体前壁，导致胸腔或腹腔内的重要组织损伤。

由于离神经根很近，椎弓根壁的破坏可能会引起椎弓根骨折、神经根损伤，从而导致术后疼痛。在大多数长节段经皮椎弓根螺钉置入中，椎弓根壁破坏率为 5%~15%。尽管没有相关的随机对照研究，但一些回顾性队列研究发现，椎弓根壁破坏的风险与经皮技术相关。在一项研究中，比较了 162 例患者在前路腰椎椎间融合术后接受了开放或经皮椎弓根螺钉固定术，Kepler 等发现每组螺钉错位的发生率为 4.9%。学者回顾性研究了在前路或经椎间孔椎间融合术后接受开放或经皮固定术的 237 例患者的螺钉错位率。根据术后 CT 扫描显示螺钉在椎弓根外侧的突出程度，将椎弓根破坏的严重程度分为轻度（<3 mm）、中度（3~6 mm）和重度（>6 mm）。开放手术组中有 75 枚螺钉（13.4%）错位，其中 54 枚（9.7%）轻度错位、13 枚（2.3%）中度错位、8 枚（1.4%）严重错位。经皮手术组有 71 枚（14.3%）螺钉错位，其中 53 枚（10.6%）轻度错位、13 枚（2.6%）中度错位、5 枚（1.1%）严重错位。椎弓根破坏可能会引起一系列神经系统症状，包括根性疼痛、感觉障碍和下肢运动无力，但并非所有椎弓根螺钉错位都会使患者出现症状。椎弓根破坏的严重程度往往与症状出现呈相关性。2mm 以内的椎弓根破坏通常耐受良好，现有文献中尚未出现相关神经系统后遗症的报告。据报道，在由于椎弓根螺钉错位导致运动功能障碍的患者中，皮质壁破坏通常大于 3mm。椎弓根壁破坏可能发生在各个方向（内侧、外侧、上方、下方），具体取决于入钉点准确性和螺钉轨迹。螺钉错位的方向也会影响神经损伤的发生概率，内侧壁破坏更容易引起神经根症状。这可以通过神经根位于下内侧的解剖关系来解释。就最常见的错位方向和进行内固定的椎体节段是否会影响螺钉错位的概率而言，现有数据并没有统一的定论。通过术前影像图片研

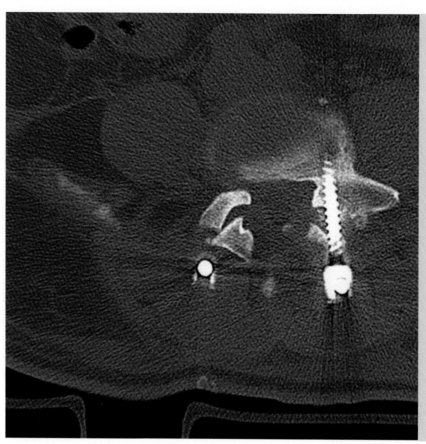

图 37.1　L5 左侧椎弓根螺钉阻碍了创伤性 L4/L5 节段关节突半脱位的复位

究和术中准确的透视成像来进行螺钉植入是避免椎弓根破坏最重要的手段。通常可以通过磁共振成像辨别椎弓根大小和方向，如果有任何疑惑，CT 扫描也可以清晰地显示解剖结构。应特别关注 L5 和 S1 节段正确的螺钉轨迹，螺钉从外侧至内侧的方向往往更倾斜，并且发生内侧椎弓根螺钉破坏的风险更高。应留意胸椎和腰椎的小椎弓根或异常增生的椎弓根，术中可直接跳过或使用小直径螺钉固定。

螺钉错位会导致小关节断裂。在创伤病例中，可能会在没有融合的情况下行内固定术，相应节段中的所有小关节都会面临风险。当小关节被破坏后，创伤病例将会特别棘手。螺钉轴、螺钉头或螺杆可能会破坏小关节（图 37.1、图 37.2）。在开放手术中，可以直视下操作并且更容易保留小关节。然而，经皮技术依赖于导针和透视图像结合，以此置入椎弓根并避免破坏邻近结构。多位学者研究了这种并发症，他们得出在经皮椎弓根螺钉内固定术中小关节破坏率为 2%~14%。现有文献表明，经皮技术造成小关节破坏的风险确实高于开放内固定术。Jones-Quaidoo 等回顾性分析了 132 例接受开放或微创单节段腰椎间融合术（TLIF）的患者。结果显示，经皮手术组的小

关节损伤率为 13.6%，而开放手术组损伤率为 6.1%，两组存在显著的统计学差异。Babu 等对 179 例患者进行了回顾性分析，结果显示，经皮螺钉置入患者的小关节破坏率与开放固定术患者接近。肥胖似乎影响了经皮椎弓根螺钉内固定术中小关节的破坏率。Babu 等的同一回顾性研究显示，体重指数 >30kg/m 是逻辑回归分析中小关节破坏的一个危险因素。Liu 等还发现，在接受单节段、双节段或三节段微创椎间融合术的 282 例患者中，小关节破坏的风险随着体重指数的增加而上升。目前认为，内固定螺钉处的小关节破坏在相邻节段退变中起到了一定的作用。鉴于没有长期随访研究，这种理论的长期结论尚未得到验证。在对于该手术积累更多经验之前，延迟对肥胖患者施行经皮内固定术也是明智之选。

当导针或螺钉损伤椎体皮质时，胸腔或腹腔内的结构，尤其是大血管会面临风险（图 37.3）。精确的术中成像是正确置入导针、选择螺钉尺寸和螺钉定位的关键。而谨慎的操作是避免导针无意中进入胸腔或腹腔的关键。导针在椎体内的进针深度不应超过 5~10mm，这样可以在椎体前方保留足够的空间，以便导针穿过套管并将其固定在骨骼中。若导针在椎体内进针太靠前，则更容易穿过椎体

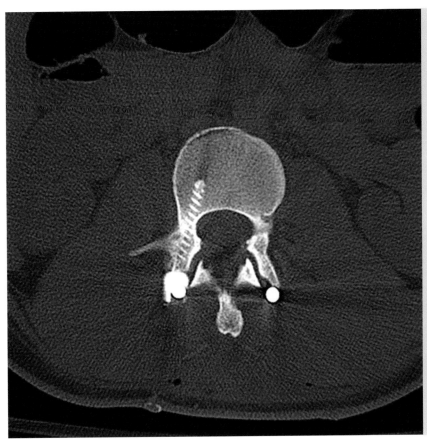

图 37.2　椎弓根螺钉头引起的 L1/L2 节段右侧关节突关节损伤

前缘皮质。骨量较差的患者会面临更大的风险。外科医生必须始终控制导针，并时刻留意进针深度以免发生错误。带有分离尖端的新型导针目前正在研制中，它能最大限度地降低椎体前缘皮质损伤的风险。虽然存在潜在的风险，但椎体前缘穿孔似乎很罕见，只有一项研究报道了这种特殊的并发症。在最近对 525 例经皮椎弓根螺钉固定术的综述中，Mobbs 和 Raley 记录了 7 例（1.4%）椎体前缘破损的病例。其中 2 例出现了术后肠梗阻的症状。两名患者均出现了腹膜后出血，但无须施行介入手术或输血。

小关节、椎弓根和椎体硬化可能会导致导针难以通过，甚至可造成内固定失效。在退变性脊柱侧弯中，生理弯曲凹侧且通常局限于一两个椎弓根的患者中，这种程度的硬化最为常见。CT 扫描在评估硬化方面尤为适用，可在术前或术中决定是否跳过相关椎体。骨质硬化可能会带来几个问题。最常见的是导针难以穿过椎弓根。硬化部位可能会完全阻止导针穿过，或者可能将导针错误地引导到硬化程度较轻的部位。当导针穿过硬化椎弓根但未移除时，会发生最为困难的情况。在这种情况下，套管可能会在椎弓根内破裂。破裂器械的取出是相当困难的。可以利用丝锥与套管接合，然后强行将其取出。如果失败，可选

择直接取出。安装于手术台上的管状牵开器系统可用于实现椎弓根进入部位的可视化，然后利用高速电钻移除套管周围的碎骨，注意避免损伤椎弓根壁。配备足以适配套管周围的碎裂螺钉取出器的通用螺钉取出系统可用于去除足够的椎弓根骨，直至套管被取出。

37.5 总结

近十年来，脊柱微创手术越来越受欢迎，因为它与传统开放手术相比具有降低并发症的潜力。经皮椎弓根内固定是大多数胸椎和腰椎微创手术的重要组成部分，可作为治疗脊柱不稳定和畸形的有力工具。经皮手术需要掌握一系列不同于开放手术的技能，方可确保椎弓根螺钉植入的安全。经皮椎弓根螺钉植入的潜在并发症包括椎弓根破裂、小关节破坏和椎体前方穿孔。通过仔细的术前计划 /患者选择，利用精确的脊柱透视成像以及螺钉植入前导针定位和 / 或导针精确的穿刺，可以避免这些可能出现的问题。对于骨质硬化、骨质疏松或肥胖的患者，经皮手术应慎用。与经皮椎弓根螺钉内固定术相关的学习曲线非常陡峭，对于刚开始学习该技术的外科医生，需要从不太复杂的单节段手术入手，直至对经皮技术越来越得心应手后方

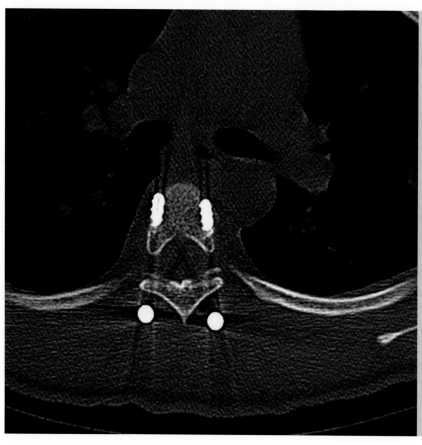

图 37.3 T6 节段植入的经皮椎弓根螺钉引起的椎体前缘破裂

可施行更复杂的手术。

37.6 未来发展方向

关于降低与经皮椎弓根螺钉固定相关的并发症发生率的方法，还有待进一步的研究。作为一种检测螺钉错位的可靠方法，椎弓根螺钉的电生理刺激在开放手术中已经得到了广泛的认可。椎弓根螺钉电生理刺激在经皮手术中并不常用，因为周围的软组织包膜会阻碍螺钉头进入。Wang 等评估了由绝缘套管包裹的椎弓根丝锥刺激的可行性，以此作为一种预测经皮椎弓根螺钉固定术中螺钉错位的方法。他们发现，在开放手术中置入的椎弓根螺钉中检测椎弓根破裂的标准阈值不足以检测经皮手术中的螺钉错位，假阳性和假阴性结果率较高。倘若套管设计能得到进一步的改进，将来可能在经皮椎弓根螺钉内固定术中更可靠地使用椎弓根刺激，但目前不建议使用。

目前有待开发新的器械和导针系统，从而使椎弓根螺钉固定变得更为容易和精确。采用"Y"形尖端的新型导针设计可增加导针在椎弓根和椎体中前进的阻力。这种设计有可能降低椎体前缘发生意外穿孔的风险。此类导针的效果尚未获得同行评审研究的验证。

37.7 要点

- 经皮椎弓根螺钉固定术在微创脊柱外科中非常常见。

- 经皮技术采用的一系列技能不同于传统的开放式椎弓根螺钉固定术，学习者会经历一条陡峭的学习曲线。

- 该技术相关的风险主要来自于螺钉和/或导针错位，包括椎弓根壁破裂、小关节损伤和椎体前缘穿孔。

- 借助内固定节段的高质量透视影像并选择合适的入钉点/螺钉轨迹，可避免经皮椎弓根螺钉固定的并发症。

- 不熟悉该技术的外科医生应该从不太复杂的手术入手，直至对经皮技术越来越得心应手后方可施行更复杂的手术。

第三十八章 外侧腰椎椎间融合术的并发症

Mohammed A. Khaleel, Andrew P. White
译者：张华伟，秦国强

38.1 概述

外侧腰椎椎间融合器可穿过环状隆起的侧面和椎体边缘皮质，从而实现良好的椎体间重建。这种有利的重建为间接神经减压以及强有力的畸形矫正提供了巨大潜力。手术入路和融合器的放置可能与并发症有关。但是，必须避免这些并发症才能实现有效的融合，为患者带来满意的临床效果。

38.2 内固定的目的

与任何椎间融合器一样，外侧腰椎椎间融合器的主要目的是维持稳定性并为获得椎间融合提供有利环境。据报道，外侧椎间融合手术的融合率高达97%。所有椎间器械均可通过增加椎间孔高度带来间接神经减压的额外益处。即使是中央性椎管狭窄也可能得到改善，因为椎间隙的撑开可缓解椎间盘后突并减少黄韧带冗余。大而坚固的融合器在畸形矫正方面具有一定的优势。在保留坚固的后纵韧带甚至更坚韧的前纵韧带（ALL）的情况下，通过韧带修复可缓解椎间融合器导致的低度腰椎滑脱。这通常用于退变性腰椎滑脱病例。即使存在峡部滑脱，椎间隙撑开可间接实现中央管和椎间孔减压，因而无须进行广泛的后方减压。允许微创经皮后路固定术，而无须行开放减压。

38.3 美国食品药品监督管理局的审批情况

几种不同的外侧椎体间器械系统已经获得了美国食品药品监督管理局（FDA）审批。这些器械与腰椎前路椎体间器械类似。其预期用途是用于1个或2个相邻节段的椎体融合术，以治疗达1级腰椎滑脱的退行性椎间盘疾病。同时也会采用经美国食品药品监督管理局批准的补充性脊柱内固定系统。美国食品药品监督管理局允许多个外侧椎间融合器结合集成侧板或外侧固定装置一起使用。尽管美国食品药品管理局批准函提供了适应证，但在不应用补充器械的情况下，可以灵活使用适应证外的椎间融合器。这种实践常见于邻近节段退变的情况，外科医生可能放弃后路辅助固定，以免暴露现有的固定。

38.4 相关解剖结构

直接外侧入路避免了其他椎间隙入路固有的特定风险，而且无须移动腹部脏器和脉管系统以显露脊柱前方。这可能会降低术后肠梗阻和血管并发症的发生率。外侧入路可避免后路腰椎椎间融合术和经椎间孔腰椎椎间融合术带来的潜在神经系统并发症，因为此手术操作中置入器械需靠近神经。

在侧方切开一个3~4cm的手术切口，穿过皮下脂肪后，依次切开外斜肌、内斜肌和横肌及其各自的纤维。钝性解剖分离横筋膜，以显露腹膜后脂肪，指分法将腹膜后脂肪拨向前方。可向后触及腰方肌和横突。在椎间隙上方可触及腰大肌。一种外侧入路技术仅利用透视法即可将初始扩张器置入腰大肌中。我们不建议用这种方法。我们提倡腰肌的直接可视化（图38.1），这样能够降低腹膜、血管、泌尿系统和神经损伤的发生率。Wylie静脉牵开器能够非常有效地用于直接观察腰肌的侧面以及任何有潜在风险的邻近或覆盖的结构。

水平和侧向（图38.2）可能会影响神经血管结构受损的风险。右侧入路导致血管风险的患者比例高于左侧入路，这主要是由于右侧血管系统较靠后。越靠近尾侧节段，腰丛神经损伤的风险就会显著增加，绝大多数神经系统损伤发生在L4-L5节段手术中。从L1~L5节段，腰丛从背侧行走至腹侧，使得L4-L5节段面临较高的神经损伤风险。基于自发肌电图（EMG）和动态激发性肌电图的术中神经监测可实时评估神经邻近结构，这样外科医生可以更换牵开器，并将神经损伤降至最低限度。我们还发现运动诱发电位（MEP）比EMG更有助于检测由于长时间收缩和长时间神经压迫导致的神经损伤（图38.3）。

L5-S1节段由于位置太低通常无法行外侧入路。若髂嵴在侧位X线片上位置较高，L4-L5节段也可能难以通过外侧入路进入。在更头侧，肋骨可能阻碍进入胸腰椎节

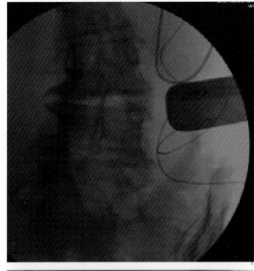
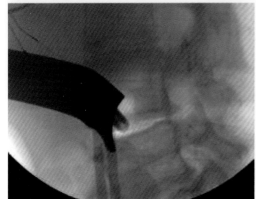
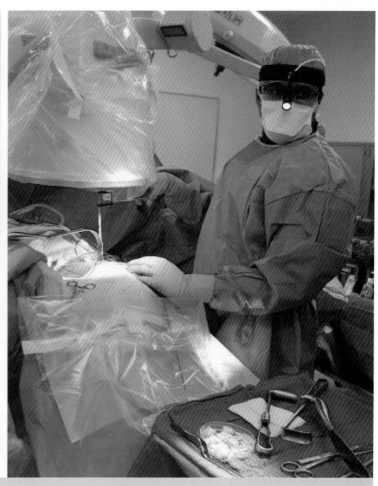

图 38.1 支持直接可视化手术入路的观点的图片，我们特别推荐采用 Wylie 静脉牵开器实现直接可视化

段。但可以成功进入胸腔治疗胸腰椎病变。如果髂嵴或肋骨条件不允许牵开器扩张，患者在侧卧位保持屈曲可能会有所帮助。可通过肋骨或髂嵴截骨以获得入路。进入 L2-L3 椎间隙时，可能需要牵开第 12 肋骨，进入 L1-L2 时，可能需要在第 11 肋骨和第 12 肋骨之间建立肋间入路。

鉴于可能存在阻碍进入的异常解剖结构或异常脉管系统，超过 30° 的严重旋转畸形是外侧入路的相对禁忌证。有必要仔细查看术前影像。磁共振成像还可以评估腰肌的形状与大小。如果腰肌呈非典型前位，则会增加腰丛神经损伤的风险。后方牵开也可能对神经丛造成损伤，因为神经可能卡在后部牵开器刀片与横突之间。

当出现冠状面上的畸形时，外科医生必须选择从生理曲线的凹侧或凸侧处进入脊柱。凸侧入路更便于进入椎间盘，而且在单节段融合中尤为适用。但在多节段融合中，凹侧入路只需一个切口即可处理多个节段。必须注意 L4-L5 椎间隙的倾斜度，因为这可能会影响入路的侧面，具体取决于髂嵴引起的阻挡。对于可能影响任何一侧入路

的桥接骨赘，可利用 X 线片和 CT 进行评估。

38.5 并发症

38.5.1 定位

直接外侧椎间融合术的每个阶段都存在潜在并发症。术前必须仔细查看影像学图片以了解相关解剖学因素。术中应采取相关措施来避免放置椎间融合器潜在的并发症（图 38.4）。患者体位是手术成功的最重要的因素之一。透视时患者需保持真正的侧位，髋膝关节必须保持屈曲，以缓解腰大肌、腰丛、坐骨神经和股神经的张力。必须给予适当的衬垫，以防出现与体位相关的并发症。为了防止腓神经麻痹，必须在最靠近手术台的腿下方给予垫衬。

使用无弹性胶带将患者固定在手术台上（图 38.5）并防止任何移动，因为术中位置任何不经意的改变都可能造成灾难性的后果。髂嵴置于手术台"接合部"附近，用胶带将骨盆固定在手术台上。然后从股骨外侧髁上方的大粗隆到手术台边缘缠上胶带；另一条胶带从股骨外侧髁到

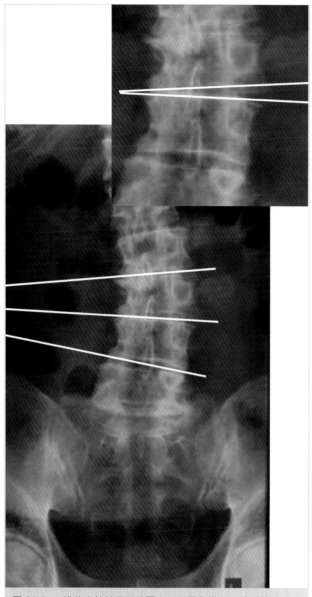

图38.2 X线片支持关于冠状面上"水平和横向"畸形的论述

外踝上方再缠到手术台的另一边。腓骨近端仔细缠上胶带避免受压，以保护腓神经。轻轻地弯曲手术台，以扩大髂嵴与肋骨之间的空间。应避免猛烈弯曲手术台，这会增加大腿感觉障碍的发生率，还有可能造成腰大肌和腰丛神经紧张。

必须移动手术台而非C形臂以获得手术椎间盘节段的前后位和侧位影像，X线束方向应与手术室墙壁和地板垂直。这样外科医生可以保持外侧椎间盘间隙的直接垂直入路，并降低无意中从后方穿过椎管或从前方穿过腹膜后血管系统及其他结构的风险。

38.5.2 暴露

方便和有效的手术至关重要。长时间的侧卧位可能

会增加大腿感觉迟钝的风险。随着牵开器置入时间的延长，腰丛神经可能在牵开器和横突之间经历长时间的压迫并损伤。高效的手术需要详细的术前计划和经验丰富的团队支持。

暴露相关并发症的严重程度不尽相同。腹外侧肌通常需要沿肌纤维分离。这可以预防肌疝并发症，并减少出血和组织损伤。钝性指分法进入腹膜后间隙对于确保不进入腹膜非常重要。指分法解剖也有助于触及诸如肾脏异常等任何可能妨碍进入的异常解剖结构。腹膜后结构损伤或进入腹膜需要立即请血管或普外科会诊。

初始扩张器应置于椎间盘中心的正前方。前偏斜有利于脊柱前凸，而后偏斜可能有利于椎间孔高度的恢复（图38.6）。前偏斜可减少对腰丛神经的直接损伤，还可通过减少后置融合器的发生率来降低神经并发症的风险。扩张器和牵开器的放置会直接影响融合器的最终位置，因为入口部位刚好足够宽来进行椎间盘切除和融合器置入。牵开器的广泛扩张以及长时间的牵开会增加神经系统并发症的风险。

虽然术后无力、麻木和感觉障碍大多数是一过性的，但已有永久性神经损伤的报道。即便是短暂性股四头肌无力也会明显限制患者术后的活动能力。腰丛穿过腰大肌时可造成直接损伤。然而大多数医源性损伤可能并非直接损伤。大多数损伤可能与牵开器移位或将神经压迫至横突引起的长时间神经压迫或牵张有关，这一点将在后面讨论。自发或激发性肌电图对直接损伤非常敏感，因为未受损的神经能在扩张器或手持式探针的刺激下去极化，从而引起肌电位。可将激发性肌电图导联夹在连续扩张器上，通过360°旋转对邻近神经进行定向监测。

神经损伤的第二种机制更常见，涉及牵开器后缘与横突之间的神经间接、长时间的压迫或牵拉。这种压迫随着手术时间的延长，损伤发生率会增高。自发肌电图对这种损伤机制的敏感性较低，这可能是大多数临床上显著的神经损伤病例而无法通过传统肌电监测发现的原因。运动诱发电位能够检测到不会引起肌电图去极化的长期压迫性损伤，这对我们的实践大有帮助。一旦运动诱发电位发出警报，将有机会放松或重新定位牵开器，从而降低神经损伤的严重程度甚至实现逆转。

38.5.3 终板准备与器械植入

充分暴露后进行盒式环切术，并可使用一系列器械进行椎间盘切除术，包括刮匙、髓核钳和Kerrison咬骨钳

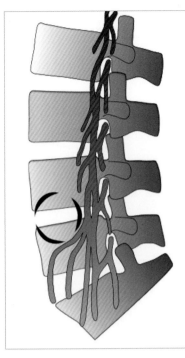

图 38.3　这张图片支持了描述长期神经压迫引发神经损伤的机制

L4/L5 手术的解剖结构和经腰大肌牵开器侧视图。腰大肌和穿行的神经根被卡压至牵开器后侧和横突前侧之间。长时间的神经压迫可能会导致神经损伤。

　　肌电图监测对于压迫损伤机制的敏感性低于运动诱发电位监测。这也解释了肌电图监测中常见的假阴性结果。其神经生理机制在于，渐进的神经根压迫不太可能引发神经紧张性放电 / 肌电活动。

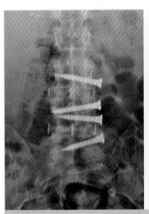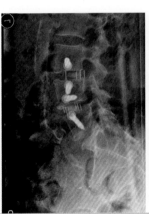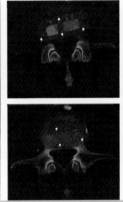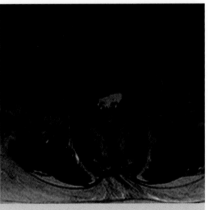

图 38.4　佛罗里达州一位患者的图像，融合器撞击了手术入路对侧的神经根，导致神经根炎

以及锉刀。透视下骨膜剥离器沿终板进入，将 Sharpey 纤维与头尾终板分离，并施行对侧环切术。这种双侧松解对于建立稳定和平衡的椎间隙非常重要，还可降低术后融合器移位的风险。

　　鉴于已报道对侧神经血管损伤会带来灾难性的后果，因此透视监测势在必行。与放置任何椎间器械一样，终板的破坏可能是下沉和复位或高度丢失等潜在的并发症。这可能在术中发现，或者在术后表现明显。医源性冠状面畸形是一种风险。骨质疏松症可能是此类并发症的重要危险因素。在存在畸形的情况下，一些外科医生建议在手术前给予改善骨密度、治疗骨质疏松症的内科治疗。依次置入试模，以此估计植入物的尺寸并对称撑开椎间隙。在手术的这一阶段，终板骨折也会造成重大风险。放入太短的

植入物无法完全穿过坚固的外侧骨突环，从而增加下沉风险。

　　前路椎间盘切除术或较大融合器过度撑开椎间隙可能会破坏前纵韧带的完整性。前纵韧带破坏会损害结构的完整性，并导致融合器的前部挤压。在这种情况下，通常需要使用一块侧板或配备集成固定系统的植入物给予补充固定。已报道过度撑开会导致灾难性的椎弓根骨折，尤其是在后部关节强直的情况下。建议通过术前影像学检查确保手术治疗节段尚未融合。

　　与任何椎间融合器一样，外侧融合器的目的是实现融合。骨不连是外侧融合器的一种潜在（但相对少见）并发症。较少情况下会出现骨不连（而且通常无症状），即便融合失败外侧融合器也不会下沉，因为它们通常位于相

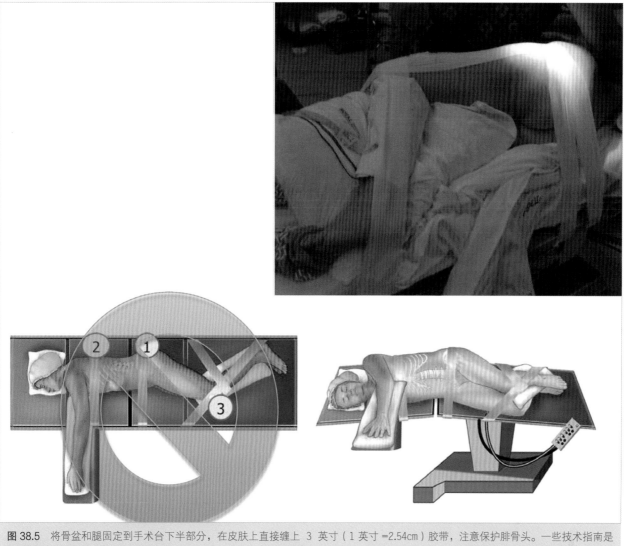

图 38.5 将骨盆和腿固定到手术台下半部分，在皮肤上直接缠上 3 英寸（1 英寸 =2.54cm）胶带，注意保护腓骨头。一些技术指南是错误的（左下角）

当坚固的边缘皮质和骨突环上。吸烟和糖尿病等患者因素起着重要的作用。终板制备不充分也可能导致这种延迟并发症。植骨包括自体骨移植、同种异体骨或骨替代物组成。骨形态发生蛋白已开始使用，必须考虑骨溶解和异位骨形成的已知风险（图 38.7）。

与任何置入器械一样，它们都会面临感染风险。幸运的是，预计微创方法能够显著降低感染风险。

38.6 总结

外侧腰椎椎间融合术有一组独特的并发症，与定位、入路和椎间融合器位置有关。尽管如此，该手术能缩短手术时间和住院时间，并降低并发症的发生率。尽管微创技术的畸形矫正程度可能无法与开放手术相比，但它的严重并发症发生率仅有 12%，这与传统开放手术在老年人中

高达 37% 的总体并发症发生率和 20% 的严重并发症发生率相比是有利的。外侧椎间融合器会穿过椎体坚固的骨突环，从而实现强有力的畸形矫正和间接神经减压。尽管并发症很罕见，但可能会带来灾难性的后果，并伴随着高发病率和死亡率。必须非常小心地避开存在风险的解剖结构，同时迅速操作以免出现与横穿腰丛神经相邻的腰大肌相关神经系统并发症。

38.7 未来发展方向

随着外侧椎间技术的日益普及，这一技术已经取得了长足的发展。人们还研制出了腰肌直接可视化系统，这种技术能够减少神经系统并发症。随着越来越多的外科医生采用运动诱发电位监测，间接神经损伤的发生率也会下降。

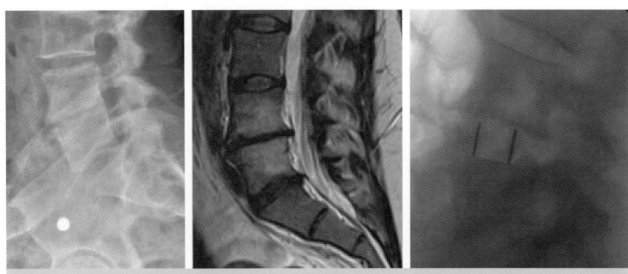

图 38.6 过度填充会引起牵拉性脊神经根炎——植入较大的椎间融合器，通过该手术我们得到的经验是，不要超过恢复椎间高度的目标

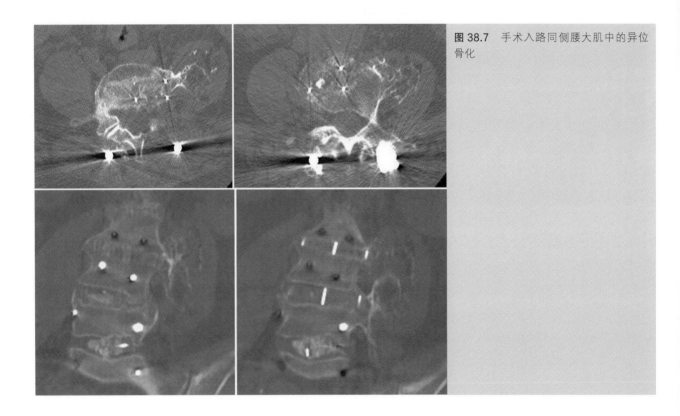

图 38.7 手术入路同侧腰大肌中的异位骨化

为了应对潜在的前纵韧带破坏，人们研制出了配备集成固定系统的植入物。目前这种固定术可与前凸过度椎间融合器一起使用，可针对性地松解前纵韧带以实现矢状面矫正。我们认识到这种获得脊柱前凸的方法存在着巨大的风险，预计将在后期病例报道中证实这一点。风险在于通过系于椎体腹膜后的（经常钙化）血管结构。延长前柱前缘时，这些血管可能会受损，因为它们可能无法与脊柱一起充分延长。这些血管也可能变狭窄或内膜损伤导致血栓形成。脊柱延长可能会导致难以从外侧入路控制的显著出血。

具有扭矩限制机制的可扩张椎间融合器被引入，其预期目标是降低终板断裂和下沉的风险。椎间盘关节成形术内植物的设计也引入了直接外侧入路用途。

第三十九章　外侧腰椎融合钛板的并发症

Justin K. Scheer, Alejandro J. Lopez, Alpesh A. Patel, Zachary A. Smith
译者：张华伟，秦国强

39.1 概述

内固定的目的

外侧腰椎椎间融合术是一种微创的前柱融合手术。与传统的切开融合术相比，它能够降低手术入路并发症、缩短住院时间、减少出血量、降低创伤和术后疼痛。外侧经腰肌入路最早出现于 2001 年，它允许置入外侧椎体板等更大的固定器械，这样外科医生能够避免患者重新定位以及后路二次暴露。经腰肌入路的专有名称包括直接外侧腰椎椎间融合术（DLIF）和极外侧腰椎椎间融合术（XLIF）。外侧入路目前适用于治疗退变性椎间盘疾病、椎管狭窄、退行性脊柱侧凸、骨不连、创伤、感染和 Ⅰ－Ⅱ 级腰椎滑脱。

外侧板可用于补充在外侧椎间手术中放置的椎间融合器。外侧板通常是跨越椎间隙的金属合金，而且还有上下螺钉孔。螺钉平行于邻近的终板并横穿椎体来完成固定，需要双皮质固定。体外研究发现，椎弓根螺钉固定系统联合钛板固定比仅使用外侧钛板具有更大的刚度。但是仅考虑腰椎（L1–S1）时，单一外侧板固定可使屈伸度减少 49.5%，侧弯减少 67.3%，轴向旋转减少 48.2%。其他体外分析发现，侧弯降低了高达 84.1%。然而，单独使用外侧板的刚度已被证实低于双侧椎弓根螺钉。

据报道，该入路的并发症发生率从 2%～22.4% 不等，具体取决于手术适应证和融合程度，而外侧板相关并发症的发病率为 5.9%～15%。本章特别关注了与使用外侧板相关的并发症。

39.2 美国食品药品监督管理局对内固定系统的审批状态

相关的解剖结构

通过钝性连续扩张器穿过腰大肌进入椎体外侧。腰大肌位于腰丛神经分支处，前方有股神经、泌尿生殖神经和髂动静脉。解剖学研究发现，外侧融合中有 20% 的左侧和 44% 的右侧在标准 20mm 手术入路内含有重要的神经血管结构。但一般来说，腰丛神经是最为重要的"风险"结构。解剖学研究显示，腰丛和大血管之间存在一条安全的手术入路。外科医生顺着腰椎下行时该入路会变窄，在 L4/L5 节段最为狭窄。传统上，考虑到骨盆的解剖结构，不会在 L4/L5 节段以下施行该手术，因为髂嵴通常会阻碍 L5/S1 节段的手术入路。

39.3 并发症

39.3.1 椎体骨折

已经证明，椎体骨折与外侧板有关。Dua 及其同事对 13 名接受极外侧腰椎椎间融合术并给予外侧板和单侧椎弓根螺钉辅助的患者进行了评估。他们发现 2 名患者发生冠状面椎体骨折。这些患者有骨量减少或骨质疏松症病史。另一项研究特别关注了微创外侧入路时外侧板引发的并发症。作者研究了 101 名没有创伤史的患者，发现 3 名冠状面椎体骨折患者。据 Kepler 及其同事报告，双能 X 线骨密度仪诊断出 2 名骨质疏松症患者术后由于前外侧板螺钉孔发生了无创性椎体骨折。2 例骨折均在术后 6 周内发生在冠状面上，其中 1 例患者由于疼痛需要进行二次手术（椎体后凸成形术）。

我们提出了此并发症发生的两种可能机制。第一种包括在外侧板固定部位处的椎间融合器上方和下方会形成应力集中。椎间融合器与终板接触部位的应力也会增加，尤其是在完成较大的高度恢复时。这种组合可能导致螺钉/板与终板之间的骨骼失效并导致骨折。第二种是通过终板的椎间融合器移位。这可能是由于终板准备、椎间隙过度填充或围手术期终板吸收所致。终板完整性损失会给骨－螺钉交界面带来额外的应变，从而导致内固定失效和骨折。

39.3.2 内固定失效

学者还报道了钛板失效的病例。有一项研究中，3 名患者还出现了锁紧螺母和钛板移位导致的外侧板失效。这种并发症可能发生的原因在于，腰椎椎体的骨骼解剖结构无法提供与多皮质椎弓根螺钉相同的固定。此外，在所有外侧板置入中，只能进行单侧解剖固定。

39.3.3 入路相关的并发症

脊柱相关文献中详细记录了外侧椎间融合与入路有关的并发症。这些并发症包括腰丛神经损伤以及贯穿和行走于腰肌的更多浅表神经的损伤。这可能会导致腿部近端无力和大腿内侧麻木。此外，还报道了血管损伤（动脉或静脉）及输尿管损伤等罕见并发症。值得注意的是，外侧板的置入增加了暴露面积和手术时间。放置包括螺钉在内的额外器械可能会扩大暴露入路以及仅借助于部分可视化引导来放置螺钉，这样会增加与入路相关的损伤。此外，人们普遍认为，在外侧入路时，腰丛牵拉时间可能是腰丛神经损伤的一个因素。外侧板的放置可能会延长牵拉时间，并且可能会提高这类损伤的发生率。

39.4 总结

外侧板固定是外侧经腰肌入路（直接外侧腰椎椎间融合术和极外侧腰椎椎间融合术）椎间融合的一种替代固定方法。与外侧板固定相关的并发症包括椎体骨折和内固定失效。在椎间融合器上增加外侧板的确提高了结构刚度，但仍然不如后路椎弓根螺钉。此外，这种方法中外侧板的使用需要更多的暴露和解剖，这会增加患者神经和血管损伤风险。

39.5 未来发展方向

对于外侧板在椎间融合术中的临床安全性和有效性，目前尚无高质量和强有力证据的临床研究。对大量患者和适当的匹配对照组（后路椎弓根螺钉固定）进行前瞻性研究，将有助于了解这些器械的价值。

第四十章 腰椎外侧关节成形术的并发症

Nicholas Schroeder, Rakesh D. Patel
译者：张华伟，秦国强

40.1 腰椎外侧关节成形术的并发症

作为融合手术的替代方案，全椎间盘置换术（TDR）在临床上已用于腰痛治疗。与脊柱融合相比，运动功能得以保留的益处包括更好的功能效果和减少邻近节段的退变。融合手术可以通过前入路、极外侧入路或后入路进行，而椎间盘置换术传统上只能通过前入路施行。由于前路存在技术上的缺陷，最近已经开发出一种可以从极外侧入路进行的 TDR。

腰椎前路传统上是用于腰椎椎间融合。虽然通常被认为是安全的，但脊柱前路开放融合术的并发症发生率高达 38.3%。与入路相关的并发症包括血管损伤、肠道损伤、性功能障碍、肠梗阻、交感神经功能障碍和躯体神经损伤。美国食品药品监督管理局（FDA）通过前路放置 Charite 人工椎间盘的调查装置豁免试验中也有类似的并发症报道。

除了与入路相关的并发症外，有证据表明切除前纵韧带（ALL）会导致伸展和轴向旋转的过度活动，而这是经前路施行全椎间盘置换术所必面做的。一项生物力学研究表明，前路全椎间盘置换术后伸展运动增加了 35%。人们认为这会导致小关节过早形成关节炎、疼痛，并可导致内植物过早失效。

全椎间盘置换时正确放置是获得成功的必要条件。它必须放置在冠状面中线和矢状面后部，以便具有理想的负荷分担和适当的运动范围。研究表明，经前路全椎间盘置换的错位率高达 40%。冠状面错位部分归因于经前路置入人工椎间盘时难以获得高质量的前后位（AP）图像。

极外侧椎间盘置换通过减少前路相关并发症，在不损伤前纵韧带的情况下置入人工椎间盘，并能方便获得脊柱前后位图像来改善冠状面定位，从而改进传统的前路全椎间盘置换术。极外侧入路最初是用于前路全椎间盘置换的翻修技术。通过前路翻修会由于先前手术造成的瘢痕引发较高的血管损伤率。这是通过腹膜后极外侧入路可以避免的。

极外侧腰椎全椎间盘置换术并不常见。通过大量文献搜索，只有一个最低随访 2 年的 36 名患者组成的病例报道。经极外侧入路全椎间盘置换的固有局限性在于，L5–S1 节段由于存在髂嵴而无法实施全椎间盘置换。它还存在着入路相关并发症。

极外侧入路通常需要在患者处于侧卧位才能进行。皮肤切口与椎间隙方向一致，在透视引导下从椎体前缘到达后缘处。解剖通过外斜肌和内斜肌，钝性进入腹膜后平面。进入腹膜后间隙后，指分法将腹部内容物拨向前方。触及腰大肌，其内有腰丛神经（图 40.1）。腰丛神经是由 L1–L4 神经根的前支形成的，它位于腰肌腹的后半部。但生殖股神经除外，它会向前穿过肌腹并在 L3 节段向前发出。

腹主动脉和下腔静脉位于椎体前缘，再分成髂总分支。血液供应流经位于上下终板之间的节段性动、静脉。交感神经与主动脉伴行，可能会因为主动脉的剥离、牵拉或损伤而受损。

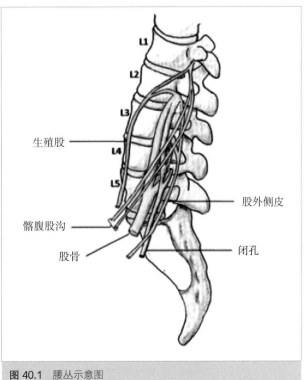

图 40.1 腰丛示意图

初始扩张器可与肌电图（EMG）监测系统相连，该系统会警告外科医生已接近位于腰肌后方内的邻近腰丛和神经。已经描述了每个椎间盘节段的"安全区域"，通常位于腰肌的前 1/3 和后 2/3 之间。在肌电图的引导下，扩张器在腰肌中穿行。或者外科医生可以将手指放在腰肌前部附近并拨向后部。这样可以在不穿刺腰肌的情况下找准椎间隙，但可能会增加大血管损伤的风险。一旦建立初始通道并通过透视确认，可连续插入逐级扩张器，最终为管状牵开器腾出空间。极外侧入路并发症的发生率存在很大差异，从 6.2% ~52% 不等。其中很大一部分原因在于并发症的定义并不一致。如上所述，极外侧入路存在几种特定的并发症。然而，肠道损伤是一种罕见并且可能致命的并发症。这可能是由于初始扩张器在腰肌上的盲目对接而造成的，此时肠道可能被挤压并受损。该入路的这种并发症可能呈急性或迟发性。在迟发性表现中，患者会出现剧烈的腹痛。胸部和腹部 X 线片会显示游离气体。CT 扫描会显示腹腔内游离气体。治疗手段包括急诊探查、肠切除术和结肠造口术。

该入路另一个特有并发症是经腰肌对神经的损伤。神经损伤可分为腰肌浅表损伤和腰肌内损伤。浅表神经包括髂腹股沟、髂腹下和股外侧皮神经。生殖股神经也有损伤的风险，它通常位于髂腰肌的前缘。这些神经损伤通常会导致各自分布区域的麻木，但不会出现明显的运动障碍。由于腰丛前面的安全区域很窄，经腰肌扩张可能会导致腰丛神经受损，尤其是 L4–L5 段。这些缺陷可能是暂时性或永久性的。一些研究报道了暂时性无力，另一些研究报道了最后一次随访时出现了持续性无力。术后髋屈肌无力可能是由于神经损伤或腰肌损伤 / 血肿导致的。

2009 年，Knight 等报道了接受微创极外侧腰椎椎间融合术治疗退行性疾病的 58 例患者的并发症。13 例（22.4%）出现轻度或严重并发症，9 例（15.5%）出现入路相关的并发症。其中包括同侧 L4 神经根损伤（2 例）、感觉疼痛（6 例）和导致住院时间延长的腰肌痉挛（1 例）。2010 年，Dakwar 等回顾性分析了 25 例接受椎间融合术治疗退行性畸形的患者。与入路相关的并发症仅限于短暂的大腿外侧麻木（3 例）。同样，Tormenti 等回顾了 8 例接受类似手术的患者，6 例出现术后神经根病，1 例出现肠穿孔。

上述研究都涉及通过外侧微创手术入路施行椎间融合的患者。只有一项前瞻性非随机研究分析了经极外侧入路全椎间盘置换术的临床结果。理论上，由于内植物在椎体内的位置更靠后，因此外侧全椎间盘置换对腰椎神经丛损伤的风险高于融合术。2011 年，Pimenta 等报道了对 36 例患者进行了 2 年的随访。术后 5 例患者（13.8%）出现腰肌无力，3 例（8.3%）出现大腿前区麻木，所有患者症状均在 2 周内消退。据推测，这些短暂的并发症继发于腰大肌损伤和股外侧皮神经损伤。令人惊讶的是，仅有 1 例患者（2.8%）入路同侧出现无力，可能是由于在经腰肌入路时造成腰丛损伤引起的。这种无力很短暂并在 6 个月随访时消失。1 例患者（2.8%）出现同侧股四头肌肥大，被认为这与腰肌无力有关，后来在 2 年随访时症状消失。研究者认为其较低的腰丛神经损伤率归因于实时刺激诱发的离散阈值肌电图的使用。

研究者报道了 2 例从全椎间盘置换转为融合的翻修术患者（5.6%）。这 2 例患者内植物位置并不理想，这可能是需要施行翻修术的一个因素。没有单独的放射学分析报道详细说明所有内植物的置入位置，只有一份"术后 X 线片显示器械置入良好"的声明。前路手术进行全椎间盘置换术报道显示，有 17% ~40% 的内植物的位置不够理想。

40.2 总论

经极外侧入路行全椎间盘置换术的数据非常有限。经该入路行全椎间盘置换的并发症可能与入路、放置位置或器械有关。该入路相关的并发症可以从极外侧椎间融合相关文献中预测。因为相关文献只报道了一个有 36 例外侧全椎间盘置换内植物的病例，因此很难确定与植入有关的并发症。尽管在研究中没有明确涉及放置位置问题，但 2 例接受翻修术的患者的内植物位置似乎不太理想。同样，由于文献记载中外侧全椎间盘置换病例数量较少，因此无法对植入物本身得出结论，仅注意到没有任何灾难性失败的报道。总之，外侧全椎间盘置换是传统前路全椎间盘置换颇具前景的替代方案。需要进一步开展更高水平的研究来评估外侧全椎间盘置换的疗效和安全性。

第四十一章　股骨环同种异体骨行椎间融合术的并发症

Adam J. Bevevino, Tristan Fried
译者：张华伟，秦国强

41.1 概述

椎体间结构内植物是腰椎重建和融合手术的支柱。椎体间内植物有多种选择，包括合成材料聚醚醚酮（PEEK）、金属合金（钛）、结构性自体移植骨和同种异体骨，每种内植物各有其优缺点。在可供选择的同种异体骨中，股骨环同种异体骨是腰椎间融合最常见的结构内植物。这种内植物由来已久，而且比其他内植物方案更为有利。与其他内植物相比，股骨环同种异体骨的优势包括：与相对有限的自体骨相比供应充足，与费用高昂的合成和金属合金相比价格更低廉。对比股骨环同种异体骨和钛融合器的前瞻性随机数据表明，股骨环的临床效果和成本效率优于钛融合器。Mckenna 等进行了一项前瞻性随机对照试验（RCT），对比了股骨环同种异体骨与钛融合器。结果表明，使用股骨环同种异体骨进行腰椎椎间融合患者的临床效果优于使用钛融合器施行同一种融合术的患者。Freeman 等进行了一项前瞻性随机对照试验，比较了利用股骨环同种异体骨和钛融合器施行腰椎椎间融合术的成本。他们得出结论，股骨环同种异体骨的成本效益更高，同时也提高了生活质量。此外，已发现股骨环同种异体骨的抗压强度优于髂骨等其他同种异体骨方案。

用于椎间融合时，股骨环同种异体骨旨在恢复椎体间隙丢失的椎间盘高度，提供即时结构支撑，并形成促进宿主/内植物交界面愈合的环境。通过机械采集人类尸体股骨生成股骨环同种异体骨，再通过消毒处理以清除致病菌，通过加工处理减少排异反应。内植物主要作为骨传导的椎间装置，因此缺乏自体骨或骨形态发生蛋白（BMP）和脱钙骨基质的骨诱导或成骨特性。带有中心孔的股骨环同种异体骨的设计允许外科医生利用自体骨或其他生物材料填充内植物的中心，以改善内植物的整体效果。尽管与任何内植物一样，这种内植物具备椎间融合的诸多优点，但也有其使用相关的缺点和并发症。关于使用股骨环同种异体骨相关的并发症，下面将对相关文献进行概述和回顾。

41.2 并发症/局限性

41.2.1 假关节

假关节的定义是没有固定融合，无论采用何种融合方法或器械，假关节仍然是所有脊柱融合手术最重要的考虑因素。在采用股骨环同种异体移植的腰椎椎间融合中，假关节的定义是，尽管有足够的愈合时间，但内植物与腰椎终板之间缺乏骨融合。作为一种皮质骨内植物，股骨环同种异体移植通过高度可重复的过程整合到终板中。融合是由宿主炎症反应启动的，它增加了流向内植物界面的血流量，随后是股骨环的再血管化，当宿主毛细血管芽萌生到股骨环中时就开始血运重建。接着，破骨细胞活性会介导同种异体骨的部分吸收。在植入后 6~8 个月时，内植物结构强度可能会损失高达 50%。在吸收阶段之后会发生成骨细胞介导的骨沉积，包括外部和内部骨沉积，将宿主骨附着到内植物上，随着时间的推移进行重塑。即便内植物融合如期进行，一旦重塑，大量坏死的同种异体移植骨仍然存在于内植物内，从而完成最终愈合。

直观来说，任何一个融合步骤遭到破坏，都会增加假关节的风险。几种可调整的患者和手术相关因素可能会中断融合过程中的一个或多个步骤，从而影响假关节的发生率。能降低融合率的患者因素一般包括：吸烟、长期使用类固醇（或其他免疫抑制剂）药物、非甾体类消炎药和双磷酸盐。会增加股骨环同种异体移植术后假关节形成率的手术因素有骨质终板准备不充分，内植物大小不合适导致与终板接触减少，缺乏后路固定。

幸运的是，同种异体股骨环的假关节发生率相对较低。在一项由 Chotivichit 等进行的回顾性研究中，59 例患者接受了股骨环同种异体移植手术。他们发现，内植物在 6 个月时的完全融合率为 24.3%，18 个月时为 94.9%，24 个月时为 97%。剩余 3% 的患者内植物仍然完整但没有完全融合，而且内植物没有任何吸收。1997 年，Buttermann 等的一项研究报道了 26 例接受 64 个同种异体皮质移植的患者的假关节，其发生率为 6%。然而，并不是所有结果都像前述两项研究一样令人鼓舞。Thalgott 等进行了一项前瞻性随机临床试验，比较了新鲜冷冻股骨环同种异体骨与冻干股骨环同种异体骨的结果。该研究发现，冻干股骨环同种异体移植术有较高的术中骨折率和较高的假关节（需要施行翻修术）发生率。他们的记录还显示，在一系列置入股骨环同种异体骨的腰椎融合术后，由于假关节而再手术率为 17%。

骨形态发生蛋白在脊柱手术中的应用越来越多，其主要目标是提高融合率。事实上，美国食品药物管理局（FDA）批准的对于骨形态发生蛋白在脊柱中仅有的用途是用于前路腰椎间融合术，而且骨形态发生蛋白联合股骨环同种异体骨也报道了积极的结果。Slosar 等 2007 年发表的一项研究表明，在股骨环同种异体移植中使用骨形态发生蛋白能使融合率达到 100%。然而这项结果并未得到普遍认可，因为 Pradhan 等的研究结果表明，使用骨形态发生蛋白后假关节炎的发生率从 37% 增加到了 56%，研究者发现 40% 的内植物有吸收的迹象，并且认为当骨形态发生蛋白与股骨环同种异体骨相结合时，吸收应视为融合期间的一个正常过程。在 Pradhan 的研究中假关节率高的另一个潜在原因是，该研究中仅单独使用了股骨环同种异体骨。最后一项研究强调了股骨环同种异体移植时同时进行后路固定的重要性。

41.2.2 诊断

对于股骨环同种异体移植，可借助临床和 / 或放射学手段识别假关节的存在。在采用股骨环同种异体骨的椎间融合术后，提示存在假关节的临床症状有持续疼痛，或症状初步缓解后疼痛再复发。因此，尽管术后有足够恢复时间，但应考虑任何持续疼痛的患者出现假关节的可能性。在 X 线片中，倘若股骨环同种异体骨和椎体终板之间的交界面存在持续性的射线可透性，则可确认假关节的存在。另外，屈 / 伸侧位片可能显示预期融合的椎体节段的持续运动。根据临床症状或 X 线成像怀疑存在假关节时，计算机断层扫描（CT）的高级成像有助于确认终板和股同环同种异体骨之间是否存在桥接。

41.2.3 治疗

假关节在临床上可能有症状，也可能没有症状，这种差异在很大程度上决定了治疗方法。如果在常规随访期间发现无症状的假关节，并且 X 线显示股骨环同种异体骨保持在椎间隙内，只需持续观察即可。如果股骨环同种异体骨无法愈合并且在采取保守措施后仍然出现了临床症

状，则需进行治疗。进行翻修术前，应确定形成假关节的原因。假关节的检查超出了本章的讨论范围，但最常见的情况是，倘若排除了感染因素，缺乏愈合是由于生物学不足或机械稳定性不足所致。假若如此，可使用自体骨或其他骨诱导 / 成骨物质来提高股骨环同种异体骨翻修术的生物效力。如果因为机械稳定性导致了假关节，则需要调整植骨的大小并重新准备终板。另外，后路固定联合融合翻修术可提高机械稳定性，从而实现彻底的骨性愈合。

41.3 疾病传播

使用人体尸体组织的手术的固有风险是传染性疾病通过移植物传染给宿主。股骨环同种异体骨没有什么不同，同样存在着疾病传播的风险。HIV、丙型肝炎和乙型肝炎等是最常见的疾病传播病原体。然而细菌性疾病可能会传播并且具有潜在致命性。幸运的是这种风险极低，尤其是同种异体股骨环，这是现代医学理论普遍认同的观点。所有股骨环同种异体骨从采集组织开始均要经过严格的筛选过程。通过彻底了解病史来确定是否存在任何传染病（HIV、乙型肝炎或丙型肝炎、性传播疾病、全身性疾病），或可能增加捐赠者携带疾病概率的高危行为。在组织采集期间，彻底检查标本以确定是否有任何疾病，并执行联邦食品药物管理局和美国组织库协会规定的血清学筛查试验，以排除更常见的传染病。根据移植物的用途，进一步采用灭菌技术，包括抗生素清洗、低剂量辐射和 / 或化学处理。同种异体骨可用作新鲜同种异体骨、新鲜冷冻骨或冻干骨。美国疾病控制与预防中心的数据显示，在过去的 30 年中，使用冻干同种异体骨后没有报道关于疾病传播的病例，而使用新鲜同种异体骨报道了 4 例 HIV 传播病例。幸运的是，在腰椎椎间融合术中，股骨环同种异体骨不会使用新鲜同种异体骨，最常见的是通过新鲜冷冻或冷冻技术制备干燥再进行放射处理和 / 或化学清洗。

诊断与治疗

经组织捐赠传播的传染病的诊断一开始就应高度怀疑。假设通过股骨环同种异体骨导致了疾病的传播，受影响的患者很可能出现与感染的特定疾病相关的症状。如果疑似感染，可通过血液筛查进行诊断——最常见的是 HIV、乙型肝炎和丙型肝炎，因为这些是有传播风险的常见疾病。倘若出现细菌污染，可能以发烧、伤口问题和 / 或菌血症等急性症状为主，则需检查是否出现深度手术感染。一旦做出诊断或需要进一步检查，传染病专家的早期

参与对于获得性疾病的控制至关重要。此外，应该联系捐赠移植物所在的组织库，以便进一步检测来自同一宿主的任何样本。最后，应该充分考虑移除感染的股骨环同种异体骨，因为这正是感染的来源，移除可能会提高成功治疗的概率。

41.4 移植物骨折

人们对于股骨环同种异体骨骨折的真实发生率知之甚少，因为大多数可能未在文献中记载。一项记录骨折发生率的研究是 Mckenna 等 2005 年进行的一项随机对照试验，他们对股骨环同种异体骨与钛融合器进行了比较。在这项研究中，他们报道了股骨环同种异体骨骨折后的翻修率为 2.7%。很可能股骨环同种异体骨骨折的实际发生率更高，但在确诊后进行了处理而未做深入研究。股骨环同种异体骨具有与皮质骨类似的生物力学特性，在类似载荷下可能会失效。有一点值得注意的是，加工后的股骨环同种异体骨，尤其是经冻干或辐射的股骨环，比天然皮质骨更脆弱。因此，在接近皮质骨的机械破坏点的载荷下操作或置入内植物可能会导致股骨环同种异体骨骨折。股骨环同种异体骨骨折会在以下两种情境下发生：置入时或手术后融合期间。股骨环同种异体骨通常通过插入器装置与骨球囊和骨锤一起植入。直观地说，如果股骨环同种异体骨过大或椎间隙塌陷使得需要过度侵袭性的插入，则可能发生骨折。或者在插入后如果内植物受到来自椎体间隙的严重不稳定性或压迫的过度应力，也可导致骨折。

与内植物骨折可能相关的其他变量因素包括供体骨质量以及如上所述的内植物处理技术。这两个因素将在后续章节中讨论，但简而言之，两者都会影响股骨环同种异体骨的机械强度并增加内植物骨折的可能性。

诊断与治疗

如果在插入时未注意到骨折或融合过程中发生骨折，则在插入内植物时或随访拍摄 X 线片时诊断股骨环同种异体骨是否骨折。插入期间发生的骨折可在直视下观察到，或者如果骨折很轻微和 / 或未移位，则在获得术后 X 线片之前可能不会注意到。如果在术中或术后即刻做出诊断的，通常需要翻修。股骨环同种异体骨的主要目标之一是提供即时结构支撑。如果内植物发生骨折而破坏了其完整性，则无法实现这一目标。若在术中发现骨折，可通过重新准备椎体间隙、移除骨折的股骨环同种异体骨并更换新的内植物，即可完成翻修。如果在术后融合过程中发生

骨折，那么内植物翻修则会困难许多。但是如果已经发生充分的愈合，内植物仍然位于椎间隙内并保持结构的整体稳定性，也可选择继续观察。在这种情况下，重新暴露和探查同种异体股骨环导致的并发症可能会超过其益处。

41.5 内植物下沉 / 吸收

如前所述，股骨环同种异体骨融合到椎体终板中的初始阶段与炎症过程有关。炎症过程增加了骨 – 内植物交界面的血管分布，并且负责携带最终将桥接内植物和宿主之间骨质的骨母细胞。炎症反应的副产物是当经历吸收过程时，内植物会失去一定比例的机械强度。这个过程是愈合过程中预期的正常环节。然而，过度的吸收会削弱内植物和 / 或导致下沉。尤其是更多地使用骨形态发生蛋白以增强股骨环同种异体骨的骨诱导活性时，能够观察到相当显著的内植物吸收。这种现象的病因尚不完全明确，但可能的原因包括终板破坏、骨形态发生蛋白 –2 过量使用以及骨形态发生蛋白的过度破骨细胞反应。

Pradhan 等 2006 年开展的一项研究分析了骨形态发生蛋白与股骨环同种异体骨联合对于腰椎椎间融合术的效果。在该报道中，比较了股骨环同种异体骨 + 髂嵴自体移植患者组与股骨环同种异体骨 +BMP 患者组。研究者报道，股骨环同种异体骨 +BMP 患者的假关节发生率增加了 59%。研究者认为骨形态发生蛋白介导了侵袭性吸收反应，导致股骨环同种异体骨的假关节率高得难以接受，因此终止了此项研究。Kayanja 等 2014 年进行的一项最新研究特别关注了使用重组人骨形态发生蛋白 –2（rhBMP–2）的股骨环同种异体骨的下沉。该研究纳入了 60 名患者，40% 出现了早期内植物吸收。此外，不同的脊柱节段出现了不同程度的下沉。较低腰椎节段（L5-S1）的吸收率为 67%，较高节段（L3-L4、L4-L5）仅为 33%。他们认为重组人骨形态发生蛋白 –2 的剂量与股骨环同种异体骨吸收的存在与否没有关联。此外，与先前引用的研究不同，Kayanja 等得出结论，骨形态发生蛋白介导的股骨环同种异体骨吸收是股骨环内植物融合的预期过程，在腰椎间融合中不应排除骨形态发生蛋白的使用。

在使用骨形态发生蛋白的情况下，股骨环同种异体骨的过度吸收也被认为是其他内植物相关并发症的原因。2006 年发表的一份病例报告将骨形态发生蛋白介导的股骨环同种异体骨的吸收描述为类似于术后急性感染。在该病例中，患者最初症状缓解但随后背部和臀部疼痛复发。

高级影像学检查（CT 和磁共振成像）提示股骨环同种异体骨附近的椎体患有骨髓炎伴有内植物吸收，但感染性血液标记物在正常范围内。在骶髂关节注射的帮助下，这些症状最终在术后超过 15 个月后消退。在另一个病例中，骨形态发生蛋白诱导的股骨环同种异体骨吸收被认为是内植物早期移位的原因。该病例描述了一名患者在术后 3 个月摔倒后股骨环同种异体骨开始下沉，6 个月随访时内植物完全移位。实施翻修术时，内植物未在椎间隙并具有松质骨特性。组织学分析并没有显示股骨环同种异体骨本身的过度吸收，但是没有检查内植物 – 宿主交界面。

诊断与治疗

股骨环同种异体骨吸收最常见的诊断方法是术后常规 X 线片。在一些不太常见的情况下，内植物吸收可能会导致背痛等临床症状，这可能需要放射影像检查并显示存在骨吸收。若股骨环同种异体骨在椎间隙内保持其原有位置并且脊柱节段没有明显不稳性，可以进行观察。持续性疼痛和出现终板骨溶解迹象的患者应接受骨髓炎检查，股骨环同种异体骨下沉迹象明显的患者应考虑翻修术。在充足的放射学愈合时间后，如果宿主 – 内植物界面缺乏骨连接并出现吸收迹象，则应进行假关节治疗。

41.6 内植物差异性

同种异体股骨环来源于人体组织，因此内植物的成分存在差异，正如人与人之间的活骨构成存在差异一样。尤其值得注意的是，股骨环同种异体移植供体以及内植物灭菌和加工技术上的差异会降低内植物的生物力学强度。这与由钛或聚醚醚酮等材质制成的内植物形成了鲜明的对比，它们均以统一的方式生产，因此不同的内植物之间不会存在生物力学性质上的差异。

41.7 供体变量

活体股骨皮质骨的骨密度（BMD）会随着年龄、性别和整体健康状况而变化。可以推测，来自骨质疏松症的老年女性的移植物抗压强度低于来自年轻男性的骨移植物。考虑到这种假设，在制造股骨环同种异体骨之前，一些组织库对捐献者的年龄和骨密度进行了限制。但并非所有文献都完全支持这种逻辑。Hart 等 2011 年发表的一项生物力学研究试图确定影响股骨环同种异体骨抗压强度的供体变量。该研究发现，皮质厚度是内植物抗压强度的最强有力的预测因子。相比之下，供体年龄、骨密度和内植

物直径与股骨环同种异体骨强度的相关性则弱得多。2014 年里 Krishnamoorthy 等进行一项后续研究发现，年龄和骨密度在决定股骨环同种异体骨强度方面并没有什么作用。作者建议，通过双能 X 线吸收仪扫描了解骨密度可能没有必要而且费用高昂。此外，年轻和老年捐赠者的同种异体骨强度并没有显著的统计学差异，这表明同种异体内植物的年龄限制可能过于严格。尽管这些生物力学研究认为供体年龄和骨密度可能不会影响移植材料的特性，但他们没有在重复负荷下评估内植物或评估其融合的能力。供体股骨内植物尺寸的明显变化会导致股骨环同种异体骨机械强度发生变化。但是，通过适当的移植物选择，能够最大限度地减少这些影响。

41.8 处理变量

目前尚无处理同种异体股骨环的标准化方案。一般而言，用作新鲜同种异体骨或新鲜冷冻骨的移植物会以相当均匀的方式包装，具有相似的生物力学性质。另一方面，冷冻干燥处理的股骨环同种异体骨的生物力学性能始终弱于新鲜和新鲜冷冻骨。利用抗生素溶液洗涤后，将冷冻干燥骨冷冻至 –70℃，采用冻干法将水分降至约 5%。降低冻干同种异体骨含水量的不利影响已得到了充分证明。然而，允许移植物在室温下储存在一定程度上是有必要的。此外，新鲜冷冻和冻干的移植物通常用会进行辐射或在环氧乙烷中清洗灭菌，这两种方法均会削弱内植物。低剂量的辐射（< 3MRAD）被认为是安全的，因为这不会影响内植物的机械强度。然而，在冷冻干燥之前用辐射对移植物进行末端灭菌会制备出最弱的同种异体股骨环。

在一项前瞻性临床试验中，Thalgott 等将 50 例接受前路腰椎椎间融合术的患者随机分为两组：新鲜冷冻组和冻干组。在最后的随访中，两组的临床结果没有显著的差异。然而，冻干组内植物骨折的发生率较高，假关节发生后接受翻修术的病例中约 85% 是使用冻干股骨环的患者。

41.9 总结

同种异体股骨环移植作为椎间装置是脊柱重建手术的基石。它供应充足、成本低廉，通常会带来成功的临床结局。但与任何其他医疗器械一样，股骨环的使用会带来相关的并发症。假关节、内植物断裂和下沉并非是股骨环

同种异体移植所特有的并发症，几乎在所有椎间融合装置中均可观察到。另一方面，疾病传播、骨形态发生蛋白相关的吸收和内植物生物力学变异性是股骨环同种异体骨更独特的并发症。为了提高股骨环同种异体移植的临床成功率及有效性，掌握复杂的知识以及对这些潜在并发症的认识至关重要。

41.10 要点

- 股骨环同种异体骨是一种可靠、经济实惠的腰椎椎间融合内植物。

- 采用股骨环同种异体骨的腰椎椎间融合术的假关节率变化不定但一般较低。当补充后路固定时，文献报道的假关节率为 0~15%。

- 同种异体股骨环移植传播疾病的风险极低。新鲜的同种异体骨的疾病传播风险最高，但是腰椎椎间融合术很少使用新鲜的同种异体骨。未发现任何与使用冻干骨有关的疾病传播病例。

- 当内植物融合到椎体终板中时，股骨环同种异体骨会部分吸收，这种现象似乎在联合使用骨形态发生蛋白时更为频繁。若结构和内植物保持稳定位置，则需进行观察。

- 由于供体骨变异性的存在，股骨环同种异体骨的机械强度可能会发生变化。但是不能通过供体年龄和骨密度预测内植物的强度。

- 与新鲜和新鲜冷冻内植物相比，冻干股骨环同种异体骨的生物力学特性较差。此外，文献表明冻干股骨环会造成更高的假关节率。

第四十二章 应用聚醚醚酮融合器的腰椎前路椎间融合术的并发症

Peter G. Passias, Carrie Poorman, Sun Yang, Matthew Nalbandian
译者：张华伟，秦国强

42.1 概述

前路腰椎椎间融合术（ALIF）是 20 世纪初出现的治疗腰椎滑脱的一种方法。最早记载的通过腹膜前入路脊柱手术由 Burns 于 1933 年施行，腹膜后入路由 Iwahara 于 1944 年首次报道。随着人们对前柱重要的生物力学特性及其对椎间盘和椎体的直接暴露，前路腰椎椎间融合术已成为治疗腰椎畸形和退行性疾病的常用方法。

在前路腰椎椎间融合术中，人们已经引入了各类融合器以及内植物，以此最大化实现椎间融合的目标，同时最大限度减少与手术本身和置入的生物力学器械相关的不良事件的发生。聚醚醚酮（PEEK）作为钛（Ti）和同种异体骨的替代物，因为其弹性模量与椎体软骨下骨非常接近，并具有射线可透性特征。这些优点被认为能促进更高的融合率、减少内植物下沉，还能更好地通过 X 线片了解愈合过程，并避免与同种异体内植物相关的并发症。

42.2 ALIF 手术入路——脊柱外科医生的视角

患者取仰卧位，切口位置取决于所治疗的腰椎节段。对于前路腰椎椎间融合术，最佳位置通常需要反向屈曲手术台使腰椎处于前凸位，必要时在前凸顶点处垫下方放置支撑物。这种体位有助于打开腹侧间隙以便于施行椎间盘切除术。尽管将患者置于腰椎过度前凸位置有利于椎间盘切除，但它可能对外科医生的理想工作角度带来影响。出于这一原因，将手术台置于略微反向的垂头仰卧位可能是有益的，尤其是下腰椎节段，有助于在较低的头侧方向上操作。我们通常使用带衬垫的支撑来弯曲髋部和大腿，来放松髂腰肌肌肉组织以方便入路进入，并且可能允许更宽的侧向牵开和腰椎前部暴露。最后，外科医生必须了解手术台是否可用，因为较旧的手术台型号和非放射性床可能会给术中透视带来麻烦。我们通常会反转旧型号手术台的位置，以避免床底干扰成像。新型号提供了允许床相对于底座滑动的设置。

手术切口通常基于术前影像，以评估脊柱相对于骨盆的位置以及解剖标志的触诊。对于单独的 L5–S1 节段可采用横切口，除了体型较大或肌肉发达的患者以外，或在进行某些翻修术时。对于较近端或多节段手术时，更倾向于中线垂直切口。L4 及以下节段的切口通常止于肚脐下方，但翻修术和患者特征会对此产生影响。

前路腰椎椎间融合术涉及两种特殊的入路——经腹膜和腹膜后入路。尽管两者都是前路手术，但在几个方面存在差异。腹膜后入路需要钝性解剖并将腹膜向外移动，而经腹膜入路需要切开前壁腹膜，然后通过后壁腹膜以暴露椎体前方。除经腹膜和腹膜后入路外，前路腰椎椎间融合术还有腹腔镜入路，但由于手术时间较长，学习曲线陡峭，缺乏支持其运用的长期随访数据，近年来运用较少。

最常见的是左侧腹膜后入路，因为与右侧下腔静脉相比，肾下主动脉的牵开更为安全，有助于避免血管并发症。一个例外是较年轻患者的初次 L5–S1 手术可采用右侧腹膜后入路，以期将来若出现近端邻近节段病变，可经左侧腹膜后入路进行手术。

42.3 ALIF 手术入路——血管外科医生的视角

耻骨联合上方做横行皮肤切口，然后在上方和下方制作皮下皮瓣，以暴露更多的直肌筋膜。这样切口就会更小、更美观，同时最大限度扩大暴露范围。根据需要的是右侧还是左侧腹膜后入路，在显露的筋膜上做右侧或左侧旁正中切口。右侧入路适用于单独的 L5–S1 节段的显露。本章将对左侧入路进行探讨：沿腹白线钝性分离左侧腹直肌内缘，这种肌肉保留技术可减轻疼痛并加快术后康复。然后在腹直肌下方位于后直肌筋膜上方形成一个平面。这样可以将腹膜内容物和左侧输尿管拨向前内侧方向。再使用牵开器系统牵开这些结构，以便进行髂血管周围解剖。我们倾向于使用肾静脉牵开器，因为它们很窄，对于小切口很有用。除提供轻柔的牵开以外，这些钢制的肾静脉牵开器还可以保护各个结构。腹膜和输尿管通常用两个肾静脉牵开器向患者中线牵开，完成髂血管的解剖。对于L5-S1前路腰椎椎间融合术，通常在左髂动、静脉内侧进行分离。骶骨中动、静脉需要结扎并分离，以便将左右髂动脉和静脉回缩至两侧。骶骨中间血管分离后，通常需要轻轻钝性解剖以游离椎间盘血管周围的软组织。一旦游离，可以重新置入两个肾静脉牵开器，将左髂动脉和静脉牵开到左侧。使用两个单独的肾静脉牵开器将腹膜、左输尿管、右髂动脉和右髂静脉牵开至患者右侧。此外，在椎间盘切除和融合术时，牵开器将起到保护这些结构和交感神经的作用。开始椎间盘切除和融合术之前需再次透视，以确定暴露的椎间隙节段是正确的。

　　为了暴露L4-L5椎间隙，可采用与上述类似的显露技术。由于L4-L5椎间盘通常位于脐下，我们发现垂直皮肤切口是最佳的，而且比较美观。因为大多数患者的裤子更靠近肚脐，而不是耻骨，所以从肚脐往下的垂直切口会被患者的裤子遮盖。而肚脐下方的横切口有可能完全被看到。皮肤切口完成后，利用如上所述与进入腹膜后相同的步骤显露L5-S1间隙。腹膜暴露后，接着解剖其外侧的髂血管，分离血管周围的附着物。这样可以使髂血管向内侧移动，以暴露L4-L5椎间隙。L4-L5暴露的主要外侧附着物是髂腰静脉，该血管通常汇入左髂总静脉的外侧并向后穿入腰大肌。外侧静脉的位置和数量不尽相同，必须非常谨慎地识别这些静脉。如果外侧静脉附着物没有分离开，可能发生髂静脉意外撕裂，导致大量出血甚至死亡。在L4-L5椎间隙附近解剖并结扎髂腰静脉远近端以及其他侧静脉分支。其中可能包括L3-L4的节段性动脉和静脉，这些动静脉有时会较低而靠近L4-L5椎间隙。分离和结扎血管后，向内侧移动左髂动脉、左髂静脉和（可能）下主动脉，最终显露L4-L5椎间隙。血管在脊柱上方移动后，再次使用肾静脉牵开器以牵开并保护各个组织结构。两个牵开器用于向内牵开左髂动脉、左髂静脉、腹膜和左侧输尿管。两个单独的肾静脉牵开器用于向外牵开左腹直肌。透视确定节段后，肾静脉牵开器将再次用于保护组织结构和交感神经，脊柱外科医生就可以在L4-L5节段施行椎间盘切除和融合术。

　　当在同一操作中需要暴露L4-L5和L5-S1椎间隙时，我们将通过上述步骤分别进行显露，这是通过正中切口完成的。完成两个节段的解剖后，首先暴露L4-L5节段，让脊柱外科医生首先在该节段实施椎间盘切除和融合术，再在L5-S1节段重新置入牵开器以完成手术。

　　脊柱外科医生完成其负责的手术操作后，就可以开始缝合了。移除肾静脉牵开器，并检查髂血管及所有周围结构。将腹膜内容物和左输尿管恢复其正常的解剖位置。再缝合前直肌筋膜、皮下组织和皮肤。

　　椎间盘切除术需要使用长柄刮匙和咬骨钳。首先进行环切术，在纤维环上打开一个窗口，通过该窗口移除内环和髓核。用咬骨钳取出大块椎间盘，用刮匙刮除椎体终板上的软骨并暴露出血的骨质。成功的椎间盘切除术需要将椎间盘切除至适当的背侧深度，无须侧向或背侧穿透纤维环，因为这可能会损伤周围的血管和神经结构。在整个椎间盘切除术中，咬骨钳刀片应远离血管结构，血管可能在牵开器周围移动或边缘滑落。暴露出血表面是进行植骨融合的必要条件。这通过用刮匙或钻孔器穿刺软骨下终板表面来完成，注意不要破坏终板的整体结构完整性。摘除椎间盘后，通过牵引恢复适当的椎间盘高度，并利用试模确定合适的尺寸。内植物用骨移植材料填充，使用插入装置插入，以便内植物从前部置入时保持牵开。在某些情况下，可将额外的前路内固定装置固定在椎体腹侧表面。术中应进行影像学检查来确保正确的椎间植入位置。

42.4 ALIF 的并发症

　　由于邻近主要的血管结构和内脏，发生严重并发症的可能性很大。幸运的是，前路腰椎椎间融合术入路所特有的并发症的实际发生率很低。前路腰椎椎间融合术的主要并发症是由于血管、泌尿系统、神经或胃肠结构和／或腹壁损伤导致的。为了尽可能降低并发症的风险，经验丰富的血管或普通外科医生会根据脊柱外科医生对于相关解剖结构的熟悉程度，在手术过程中提供帮助。

　　为避免过度出血和血管损伤，需要视情况适当结扎血管。例如，在L5-S1和L4-L5入路中未能正确识别和结扎骶骨中血管或髂腰静脉可能会导致血管意外破裂。最常见的血管损伤发生在左侧髂总静脉，是因为其背侧位置导致的。前路腰椎椎间融合手术中严重血管损伤的发生率为2%~6%，但报道显示轻微血管损伤（通常定义为无须直接修复）的发生率高达18%。血管外科医生的参与、避免使用自持式牵开器以及使用血管环来控制主要血管将有助于避免血管损伤。主要血管使用手持式牵开器应定期（间隔不超过15min）释放，以免血管失去正常弹性或斑块破裂。

　　逆行射精（RE）是一个主要的泌尿系统并发症。在接受前路腰椎椎间融合术的男性中，逆行射精的发生率约为 0.5%~22%，而在经腹膜手术中的发生率约为 10 倍。逆行射精的其他危险因素包括使用单极电凝和使用骨形态发生蛋白（BMP）。暴露期间采用单极电凝可能会损伤骶前交感神经丛从而造成逆行射精，必须在椎前操作时尽可能减少使用或谨慎使用。在接受骨形态发生蛋白治疗的患者中，逆行射精的发生似乎较高（6%~7%），而未使用骨形态发生蛋白患者的发生率为 0~1%，可能是由于应用骨形态发生蛋白后较高的异位骨形成率和骨质溶解率引发了腰根和背根神经节的持续性神经根炎，这一点在使用 BMP-2 的其他椎间融合研究中得到了证实。

在手术过程中，腹膜损伤的情况并不少见，但通常会立即修复，以尽量减少患者的风险。腹膜损伤如果不及时治疗，可能会造成术后疝气，从而导致肠梗阻发生。因此，通过直接修复可以避免进一步的并发症。由于存在较低的绞窄风险，腹膜中较大的缺陷偶尔未得到修复。肠道直接损伤很少见，应立即冲洗，预防性使用抗生素治疗并终止手术。在瘦弱的患者中，有可能无意中分离腰大肌背侧而不是腹侧，会导致过度积液、失血和神经损伤。

最后，可能会造成神经损伤，但在操作得当的前路腰椎椎间融合术中很少见。神经损伤可能是由于硬膜囊受损或神经元意外损伤引起的。但由于在前路手术中不进行减压，因此神经的直接损伤是比较少见的。

在经腹膜前路腰椎椎间融合术中，可能出现额外的并发症（例如术后长时间肠梗阻、液体管理问题以及液体从水肿性肠内流出引发的"第三间隔"）。由于存在这些额外的并发症，该技术不太常用。

与后路腰椎椎间融合术（PLIF）相比，前路腰椎椎间融合术并发症的风险略低，融合率较高，手术时间较短。此外，有生物力学研究表明，前路植入的椎间融合器在轴向旋转和侧弯方面都具有更好的稳定性。另一方面，与前路腰椎椎间融合术相比，经椎间孔腰椎椎间融合术（TLIF）手术时间较短，并发症少，失血量更少。外侧腰椎入路可避开椎前间隙来避免主要血管损伤的发生，但髂腰静脉仍然是一个问题，手术过程中可能需要结扎和分离。

42.4.1 适应证

前路腰椎椎间融合术适用于长期疼痛和 / 或神经系统症状的退行性椎间盘疾病患者。前路腰椎椎间融合术通过前柱提供稳定性，并且有助于腰椎前凸的恢复，因此常用于重度腰椎滑脱的治疗。除非患者出现神经功能缺损，否则在完成 6 个月的保守治疗前不应考虑前路腰椎椎间融合手术。此术式存在一些禁忌证，但唯一绝对的禁忌证是重度骨质疏松症，因为这会导致骨内植物失效。其他相对禁忌证包括：既往腹膜后手术、椎间隙感染、严重的外周血管疾病、泌尿生殖系统异常、肾下主动脉瘤、肿瘤和神经压迫等，这些情况施行后路手术可能更安全。

42.4.2 椎间融合器

目前存在各种用于椎体间支撑的融合器，比如结构内植物、内植物辅助物和各种笼。笼有多种不同的形状，即有曲率或无曲率的锥形、圆形和矩形，材质也不尽相同。最成功的 ALIF 椎间融合器应提供充分的结构支撑，以保持在手术中恢复椎间盘高度。同时，ALIF 椎间融合器的弹性模量刚性不应过多超出椎体，以免增加下沉的风险。此外，许多外科医生更倾向于使用射线可透性材质，以便清楚地观察融合情况。成功的 ALIF 椎间融合器还应具有足够的空间，以便最大限度的植骨并防止融合器向前移动至腹膜后或向后移动至椎管。尽可能降低移动风险的机制包括将突出嵴或齿整合到软骨下骨中，或在融合器中采用更坚硬的设计（包括螺钉或刀片），以便卡入椎体松质骨中。具有这些特征的椎间融合器将实现最大程度的融合，并能避免诸如骨不连、邻近节段退变和畸形矫正丢失之类的并发症。钛和其他金属融合器的应用由来已久，但是由于运动节段的刚性导致的应力遮挡引发了一些问题。尽管螺纹可能会降低部分应力遮挡，但也会损坏终板，抵消了这种影响，并防止钛融合器下沉而获得最大的成功率。

一些融合器被批准作为独立使用，但是外科医生通常会使用前路和 / 或后路器械作为辅助，因为附加的稳定性越高，骨不连的发生率越低。生物力学研究表明，与屈曲和侧弯相比，独立的椎间内植物伸展和旋转强度有所降低，临床研究也反映了相同的特点。许多外科医生会使用前路钛板，这可以增加稳定性，防止内植物移动，从而提高愈合率，而且有可能避免了对后路固定的需要。因此一些外科医生提倡仅施行前路手术是一种可行的方法，以避免更广泛的手术和后路器械带来的相邻节段应力。然而，前路腰椎椎间融合术辅助后路固定目前已经得到了广泛的应用，以提供最稳定的结构。这些手术中增加椎间支撑可恢复椎间盘高度和脊柱前凸，支持负荷传递，并解除椎间盘源性疼痛。

42.4.3 聚醚醚酮（PEEK）融合器

聚醚醚酮（PEEK）融合器在 ALIF 中的生物力学原理及特点

聚醚醚酮（PEEK）融合器兴起于 20 世纪 90 年代末，主要由钛融合器和结构内植物组成，是第一种射线可透的融合器材料。聚醚醚酮（PEEK）是一种半结晶芳香疏水聚合物，弹性模量约为 3.5 GPa（图 42.1）。因为它与松质骨（约 1 GPa）和皮质骨（12~20 GPa）更接近，其弹性模量理论上优于钛（100~110 GPa）。

生物力学研究表明，椎间融合器的刚度会影响融合率，弹性模量与骨质接近的材料不太可能导致终板下沉。通过比较钛和聚 –L– 乳酸(PLLA)在山羊体内的融合情况，结果显示聚 –L– 乳酸（PLLA）融合器的融合率更高。也就是说，更早融合的聚 –L– 乳酸（PLLA）组的骨结构整体更粗糙、更均匀，融合更为成熟。此外，对钛制髋关节假体周围的骨组织研究显示，由于负荷改变、应力遮挡和假体周围骨重建造成弹性模量不匹配，最终导致骨丢失。聚醚醚酮（PEEK）融合器与钛的有限元分析显示，前者植骨中的应力增加而更易融合，同时在终板内应力下降而减少了下沉概率。未发现融合器的刚度对固定节段的相对运动或稳定性有任何影响。因此，聚醚醚酮（PEEK）融合器理论上可以提供与钛相似的节段稳定性，但也会减少终板内的应力并增加通过内植物的负荷传递。聚醚醚酮（PEEK）的另一个重要属性是其射线可透性，从而可以更好地观察骨小梁的形成，评估术后融合的情况。因此聚醚醚酮（PEEK）融合器被认为是钛的一种改进，可改善融

合可视化，在减少下沉概率的同时可提高融合率。

与结构内植物和同种异体骨相比，聚醚醚酮（PEEK）融合器具有理论上的优势。尽管有一些报道同种异体骨融合率超过 90% 并且取得了临床上成功，但同时也存在很多并发症。即可能会导致愈合或融合时间延长、无法维持椎间盘高度、椎间内植物塌陷、内植物后移或吸收以及假关节发生率增加。一些研究表明，同种异体骨无法充分维持椎间盘高度，由于吸收和内植物后移而导致的内植物下沉率高达 34%。相比之下，这一问题在聚醚醚酮（PEEK）中并不常见。多项研究显示，聚醚醚酮（PEEK）可成功维持椎间盘高度和脊柱前凸矫正。因此，聚醚醚酮（PEEK）融合器能够通过结合同种异体骨理论上实现椎间融合所需的生物和机械功能，同时提供适当的机械支撑。

使用聚醚醚酮（PEEK）融合器相关的生物力学问题

生物力学研究表明，聚醚醚酮（PEEK）在减少活动度和抗拔性能方面可能不如钛，这一发现的临床意义尚不明确。聚醚醚酮（PEEK）融合率的相关证据较为混杂。在一些融合器设计中，聚醚醚酮（PEEK）融合器无法为成功融合提供足够的初始稳定性。然而，其他研究在比较聚醚醚酮（PEEK）和钛时并未发现这种影响。

非有机融合器的一个固有问题是，它们通常无法融入融合物质中，而是依靠中空腔室内的自体骨生长来获得成功。因此，椎间融合器的设计至关重要，可以极大地改善融合率。椎间融合器必须提供足够的稳定性，同时需要骨—内植物充分接触。因此，聚醚醚酮（PEEK）和钛融合器经常辅以骨形态发生蛋白，以增加融合的骨诱导特性。然而，最近对骨形态发生蛋白临床分析表明，包括逆行射精在内的某些与前路腰椎椎间融合术相关并发症的风险增加了。因此，使用聚醚醚酮（PEEK）融合器时可能会增加风险及不必要的成本 [例如重组人骨形态发生蛋白 –2（rhBMP–2）每例成本高达 7000 美元]。然而，医疗成本远远不止直接的材料和器械成本。手术时间、住院天数、劳动力损失、再手术率和生活质量在总医疗费用中占很大一部分。因此，研究聚醚醚酮（PEEK）加同种异体骨与钛以及其他同种异体内植物的临床和放射学结果更为重要。可以想象的是，若改变脊柱外科医生的实践模式，聚醚醚酮（PEEK）内植物对前路腰椎椎间融合术的临床成功可能会受到不利的影响。

聚醚醚酮（PEEK）融合器一个特有的问题是疏水性，这可能会限制骨接触量并降低融合率。疏水性物质不会吸

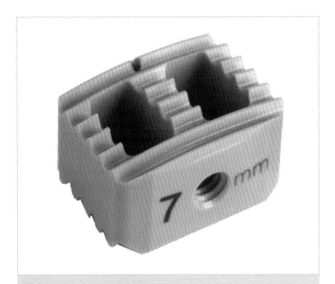

图 42.1　坚韧的融合器（Zummer, Minneapolis, MN）——一种聚醚醚酮（PEEK）内植物

收蛋白质，也不会促进细胞黏附。一项研究利用扫描电子显微镜研究了与骨接触的内植物的百分比。结果显示，最佳骨接触（42%）出现在经等离子处理的钛融合器中，其次是聚醚醚酮（12%）和抛光钛（5.6%）。前期研究表明，与等离子喷涂钛和光滑面钛相比，最佳的骨长入发生在钛骨软骨复合材料中，这再次说明理想的融合材料可能需要一个用于生长的支架。因此，就内植物接触和骨传导而言，聚醚醚酮（PEEK）融合器对于融合可能是不利的，但其实际意义尚不明确，需要进一步研究愈合过程。

尽管有一些证据表明，弹性模量较低的聚醚醚酮（PEEK）融合器可降低下沉风险，但聚醚醚酮（PEEK）融合器仍然会在一定程度上发生下沉。此外，尚不清楚下沉速度是否应该作为一个主要的决定因素，因为它与融合成功并没有密切的相关性。尽管下沉可能导致腰椎前凸或椎间盘高度损失，但它没有明显的临床影响。另一项生物力学研究比较了大型和小型聚醚醚酮（PEEK）融合器（按表面积区分）与设计类似的钛融合器，结果发现聚醚醚酮（PEEK）融合器的稳定性有所下降，具体包括活动度的增加和拔出强度的下降。对于独立的融合器和带有经椎板螺钉的融合器亦是如此。较大的聚醚醚酮（PEEK）内植物在减少足够的活动度方面无法提供与钛融合器相媲美的节段稳定性。此外，聚醚醚酮（PEEK）融合器齿有助于牢固地固定在椎体终板上，因为它没有钛融合器那么锋利，这是材料本身特性的缘故。这可能也是聚醚醚酮（PEEK）融合器拔出强度降低的原因。

使用聚醚醚酮（PEEK）融合器带来的临床问题

尽管诸多初步研究显示聚醚醚酮（PEEK）融合器带来了鼓舞人心的结果，但在融合率、评估放射性融合的便捷性、下沉以及后路固定的需求等方面也存在一些问题。据报道，填充自体骨的聚醚醚酮（PEEK）融合器的融合速度比填充同种异体骨要快。然而在其他研究中聚醚醚酮（PEEK）的融合率并不一致，还有一项研究报道其融合率非常低，导致了大量的二次翻修手术。该研究还报道，计算机断层扫描（CT）的融合率较低，介于70.6%~75.9%之间，而先前报道的融合率为82.4%~89.7%。尽管作者无法阐述CT扫描融合率存在差异的原因，并且发现临床结局与融合率之间不存在显著的相关性，但聚醚醚酮（PEEK）的射线可透性可能受到质疑，它相对于钛融合器的射线可透性的这个主要优势可能会失去意义。一项关于后路/前路手术和后路固定强度的研究显示，总体融合率

为98%，86%的患者的临床结果优异或良好。然而，13例患者（23%）在末次随访时的腰椎前凸减少，特别是在接受高椎间融合器和一期后路固定的老年患者中，而且发生在更接近骶尾部的节段。最初实现脊柱前凸矫正的患者在末次随访时恢复到术前的矢状面平衡，表明椎间融合器有所下沉。这项研究的临床意义尚不明确。然而，这说明使用聚醚醚酮（PEEK）融合器时，可能需要利用后路手术和椎弓根螺钉来充分稳定脊柱，这可能会使前路手术丧失相对于其他后路手术的优势，因为在后路手术中需要肌肉剥离。

到目前为止，一些关于独立的Synfix集成垫片-板系统的研究中报道了令人关注的结果。独立的椎间融合器用于前路固定并避免后路受累。Synfix是一款独立的聚醚醚酮（PEEK）椎间融合系统，配备一个集成前路钛板和4枚分散的锁定螺钉。一些研究分析了一种特定的聚醚醚酮（PEEK）融合系统——Synfix-LR™器械（合成）的临床结果，并报道了不同的结果。一项随机试验比较了Synfix椎间融合系统与钛融合器的椎间隙塌陷情况，发现Synfix植入后椎间盘和椎间孔（IVF）高度分别增加了约6mm和7mm，并且椎间融合器在末次随访时仍保持不变。而使用钛内植物后，椎间盘和椎间孔高度恢复到了术前水平。该研究表明，聚醚醚酮（PEEK）和钛的融合率分别为85%和87%，两组的视觉模拟评分（VAS）和功能障碍指数（ODI）评分均显著提高。该研究提供了一些临床证据，聚醚醚酮（PEEK）融合器能更好地避免下沉，但临床效果尚不明确。另一项研究发现，与聚醚醚酮（PEEK）前路腰椎椎间融合+经椎板螺钉组相比，使用独立Synfix椎间融合器组的ODI和VAS评分更高，但两组的融合率都很低（分别为71%和69%）。

另一方面，Schimmel等报道了一系列使用Synfix融合器的前路腰椎椎间融合术（ALIF），其中95例患者中有26例接受了再次手术（27%），其中24%是由于假关节导致的（图42.2）。对该系统融合率的担忧在其他研究中也得到了证实，融合成功率从63%~98%不等，其中一些远低于传统独立前路腰椎椎间融合术（ALIF）的融合率——通常接近90%。这些研究中可能导致过高假关节率的因素是，独立装置较低的初始不稳定性以及聚醚醚酮（PEEK）的疏水特性。总体而言，这些研究的结果表明，独立融合器可能无法最大限度增加融合概率，而且集成前板可能需要更细致的监测或选择患者。

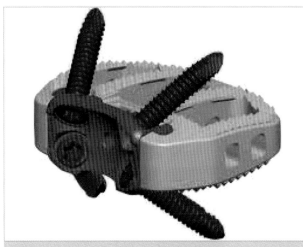

图 42.2 Synfix 椎间融合系统（Synthes Bettlach, Switzerland）——两个不同的部件：聚醚醚酮（PEEK）融合器和前路钛板，配备分散锁紧螺钉，可穿透椎体到达前缘附近以增强稳定性

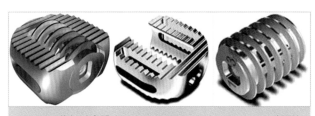

图 42.3 椎间融合器（Stryker, Kalamazoo, MI）——一种更接近解剖学结构和便于植骨的钛内植物

聚醚醚酮（PEEK）内植物在腰椎滑脱治疗中的应用引起了特别关注。Lastfogel 等发表了一个小的病例报道，他们得出的结论是，在前路腰椎椎间融合术（ALIF）中独立使用聚醚醚酮（PEEK）融合器可能是禁忌证。该研究描述了 3 例接受 ALIF 手术和独立使用融合器治疗并采用内固定系统进行椎体固定的 L5-S1 腰椎滑脱患者（图 42.3）。这 3 例患者在术后 10~40 天均出现了骶骨骨折，因而不得不接受再次手术。另外，另一项研究中的 1 例患者术后 7 天出现了 Synfix 椎间融合器脱位，基于术前 X 线片的重新评估显示，腰椎双侧峡部裂可能是导致置入失败和术后椎体滑脱的原因。这些研究提醒我们，治疗腰椎峡部裂和腰椎滑脱患者时，使用带有集成螺钉的独立聚醚醚酮（PEEK）融合器会出现并发症，并强调了 Synfix 椎间融合器无法充分稳定脊柱滑脱中存在的剪切应力和轴向负荷。单独使用聚醚醚酮（PEEK）融合器时，会导致融合器脱位或骶骨骨折，从而引起严重风险。

42.5 总结

与聚醚醚酮（PEEK）融合器相关的并发症最初被认为在许多方面与其他融合器类似，但发生率和严重程度略有不同。尽管人们最初对前路腰椎椎间融合术（ALIF）中使用聚醚醚酮（PEEK）融合器的生物力学优势和改善临床效果是令人振奋的，但在最近的文献中，不同患者亚组中发现聚醚醚酮（PEEK）与其他融合器之间存在着一些显著的差异。我们建议谨慎使用聚醚醚酮(PEEK)装置，尤其是作为独立器械使用或治疗腰椎滑脱时。

第四十三章　单纯前路椎间融合术的并发症

Branko Skovrlj, John M. Caridi, Vikas Varma, Samuel K. Cho
译者：马翔宇，郭永红

43.1 概述

历史背景

单纯前路椎间融合术（ALIF）首次被描述于 1932 年，是在它被应用于治疗结核病和腰椎滑脱症的时候。最初的前路入路是经腹膜入路实现的，后来在 1940 年被经腹膜后入路实现。1948 年，ALIF 首次被报道成为治疗腰椎间盘退行性病变（Degenerative Disc Disease，DDD）的方法。在最初始的技术中，将自体骨的皮质块状骨移植于椎间盘切除后的椎间隙缺损中，1953 年，对移植的皮质骨块采用了销钉技术。在 20 世纪 60 年代早期，开发了圆柱形同种异体骨移植物，随后使用梯形骨块治疗腰椎间盘源性疼痛。此后不久，采用自体髂骨植骨填充的生物股骨皮质异体骨环形融合器，进行了自体间杂交植骨。这种混合构建体允许骨移植物的快速结合和血管化，同时具有初期稳定性利于构建和宿主骨内生长的兼容框架。

尽管单纯腰椎前路手术成功且安全，但是单独的 ALIF 由于极低的融合率并不作为可接受的手术。一项由 Mayo Clinic 于 1972 年进行的具有里程碑意义的研究表明，83 名患者中有 8 名患者出现继发性假关节炎，发生率为 44%。为了应对低融合率，一种技术使 ALIF 与后路融合相结合成为常用方法。它增加了后路整个融合段的稳定性。然而，它导致了相邻融合节段继发性的发病率增加。在 1961 年，人们发明了一个带槽的固定板放置在前腰椎上方，从而增强关节固定，而不需要后路器械。在 20 世纪 70 年代中期，圆柱形融合器首先被开发出来，并且在对圆柱形融合器的设计和物理性能进行了重大改进之后，钛质融合器（Bagby And Kuslich，BAK）于 1992 年首次植入人体。这个融合器拧入螺钉并固定入终板，以增加稳定性和融合率。随着时间的推移，融合器后来被替换为加工的骨钉，允许更大的骨传导性，更容易在放射线下显示并调整。在 20 世纪 90 年代末，锥形融合器兴起。这些融合器提供了进一步的好处包括圆柱形保持稳定性，通过允许端板对称扩孔，制备终板进行融合，同时保持强度和脊柱前凸的恢复。最新的待开发的器械是由各种材料制成的梯形融合器，终板覆盖范围接触面积最大和大的内部容积，利于生物相容性和未来的融合固定（图 43.8）。

43.2 方法和相关解剖

用于 ALIF 手术的手术方法也可以经腹膜或腹膜后。经腹膜和腹股沟腹膜后入路提供良好的暴露和可视化操作，以及进行手术的足够空间同时保留椎旁肌和韧带。经腹腔入路依赖于外科医生的操作，因为通过腹腔造成相关的逆行射精和膀胱损伤率较高。它常见并发症为术后肠梗阻，对曾经进行过腹部手术的患者更难以进行治疗。因此，这种方法并不常见，很大程度上取而代之的是腹膜后入路。腹膜后入路通过正中切口进行，避免了进入腹膜的需要腔隙。切口优选在左侧进行，动脉结构比遇到的静脉结构可以更容易地承受收缩和牵拉。最常见的纵向切口是在术前 X 线检查所确定的水平，在脐带和直肌鞘的外侧边界之间的中间位置（图 43.1）。切断前直肌鞘，将直肌侧向收缩，以暴露腹膜，保护直肌的神经供应。输尿管和腹膜及其内容物被牵引远离腰肌，深度允许要插入的牵开

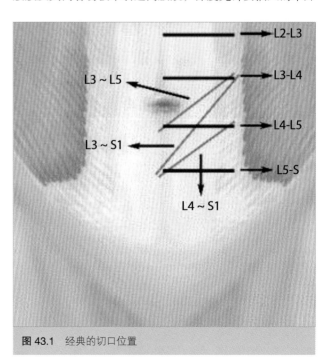

图 43.1　经典的切口位置

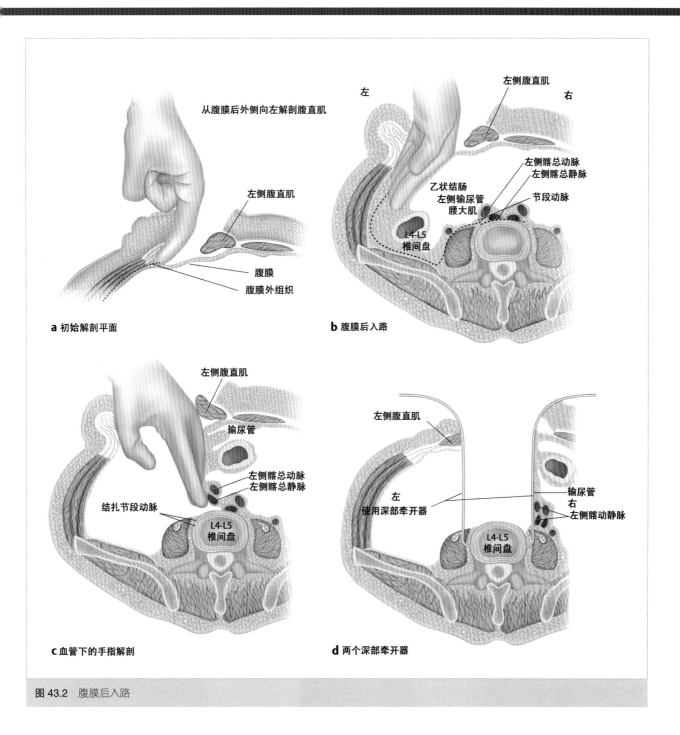

a 初始解剖平面

从腹膜后外侧向左解剖腹直肌

左侧腹直肌

腹膜

腹膜外组织

b 腹膜后入路

左　　　　　　　　　　　右

左侧腹直肌

左侧髂总动脉
左侧髂总静脉
节段动脉

乙状结肠
左侧输尿管
腰大肌

L4-L5
椎间盘

c 血管下的手指解剖

左侧腹直肌

输尿管

左侧髂总动脉
左侧髂总静脉

结扎节段动脉

L4-L5
椎间盘

d 两个深部牵开器

左侧腹直肌

左
使用深部牵开器

输尿管
右
左侧髂动静脉

L4-L5
椎间盘

图 43.2　腹膜后入路

器械（图 43.2）。输尿管和腹膜及其内容物从腰大肌处移开，允许插入深牵开器。对于 L5-S1 暴露，应识别并结扎骶正中动脉，因为它垂直穿过这个空间。在这个水平，大动脉已经分叉，不在手术区域。对于涉及 L4-L5 间隙的操作，必须识别并结扎髂腰静脉以避免无意的损伤。左侧 L4 段血管也应在牵拉前结扎。对于涉及 L3-L4 椎间隙的手术，应在 L3-L4 椎体相邻的左侧节段性血管在暴露大血管之前结扎。应使用自动牵开器牵开大血管和腹部结构以安全的方式进行其余部分操作。然后识别感兴趣的空间并且使用术中放射线照相确认（图 43.3）。

在 20 世纪 90 年代早期，据报道经腹腔镜 ALIF 展示出其早期成功性，它的开拓具有较少的失血和恢复时间更快的优势。然而，后来的研究发现，这项技术并没有发现明显的优势，而且增加了技术挑战，并增加了逆行射精的风险。

43.3 患者的选择

ALIF 主要用于治疗有症状的 DDD。ALIF 的其他适应证包括脊柱侧凸的治疗、肿瘤、骨折、低度腰椎滑脱、后路脊柱融合术失败和其他退行性腰椎疾病。在症状性

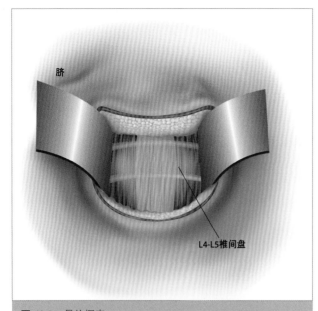

脐

L4-L5椎间盘

图 43.3 最终探查

DDD 的治疗中，体内融合的适应证包括一个或两个相邻水平节段的重度、慢性、致残的、腰痛持续时间超过 6 个月对非手术治疗没有反应的 DDD。ALIF 的禁忌证包括病态肥胖难以暴露腰椎，严重的动脉粥样硬化或阻碍暴露的大血管钙化，腹部手术引起的腹膜后瘢痕形成及活动期的感染。为了最大化 ALIF 结果的预测价值，患者的病史、背部疼痛、影像学资料显示椎间盘退变严重的节段一致。多个社会经济和心理社会因素会影响预测结果，这些混杂变量在决定接受手术治疗之前占了一定的比例。具有严重社会心理症状的患者应被视为手术禁忌证。

生物力学

ALIF 手术的最终目标是实现稳定融合。在引入 ALIF 后的早期阶段，一个多项研究记录了自体和同种异体皮质和松质骨移植物的强度不足以支撑身体的重量，同时三维的体间稳定性对于未来的融合是至关重要的。这导致了现代椎间融合器的发展。研究表明，终板和融合器之间的较大接触面积产生较低的应力分布模式，并且骨移植物覆盖超过终板的 30% 区域能够承载更大的负荷。椎体终板的特征是整个表面不均匀。研究表明，椎体的最大强度位于正前方椎弓根皮质终板的外周，海绵状软骨下。我们发现终板的中央部分有一个薄的皮层，可提供很小的抵抗压缩负荷。还已知上终板比下终板明显弱，因此更容易发生下陷。仅这一事实就影响了定位和设计执行 ALIF 时使用的椎间融合器。在生物力学测试中，现代植入物能够承受最大载荷而不失效，并且最大限度地失效通常发生在上终

板。因此，一般都是植入物下沉或空洞导致的失败。终板的失效导致植入物迁移到椎体内后分段崩溃。植入设计影响负荷传递到相邻的椎骨并可能造成相邻水平的椎间盘退变和疼痛。研究表明更大的种植体接触区域以更生理的方式将载荷传递到相邻的区域，并且表面更小区域以类似于退化的方式传输负载。此外，当患者的脊柱前凸曲线恢复时，生理应力模式可以更好地重建。

43.4 植入物选择

43.4.1 融合器

成功的植入物必须具有机械强度才能承受压缩负荷，同时产生成骨、骨诱导和骨传导环境。现代植入物的材料因它们的形状和生物学特性而不同。生物型融合器，如骨钉和股骨环是股骨的移植物。它们包括具有空心的皮质骨环中心允许放置骨移植物或骨移植替代物。使用生物型融合器的主要优点包括植入物为完全的生物学材料以及射线照相不产生伪影。这些植入物的缺点包括疾病传播的风险和插入间隙期间可能发生的骨折。生物型融合器的一个问题是它们与重组人体骨骼一起使用骨形态发生蛋白 –2（rhBMP-2）作为骨移植替代物或补充。一项评估将 rhBMP-2 在独立的 ALIF 中同种异体股环移植中使用的研究发现，使用 rhBMP-2 会导致更高的骨不连率，由局部 rhBMP-2 产生的强烈的炎症反应在融合形成之前引起环吸收，在融合成熟之前使节段不稳定。

金属合金融合器由钛合金制成，提供必要的强度以承受各种负载力。金属融合器有各种形状，通常是螺纹和有孔的，增加了它们的抗拉出力强度和减少射线照相伪影的形成。然而，金属融合器缺乏用于融合成熟必要的环境。为了弥补这种不足，金属植入物为植骨或骨移植替代品提供了很大的空间。虽然金属植入物可以提供一个有利于融合的环境，它们受到设计和随后植入物的融合可用量限制。因此，必须通过暴露整个终板并选择为生物底物和未来融合块提供最大体积的植入物融合区域。第一代和第二代金属笼的形状为圆柱形，比新型融合器更厚，从而减少了植骨的空间，并且在放射照相研究中还产生了更多伪影。第三代金属融合器具有梯形配置并且是锥形的。这种形状允许增加骨骼生长的表面积，便于恢复脊柱前凸。骨小梁融合器，由多孔钽生物材料制成，具有的结构和机械性能类似于骨小梁的特性，已被证明有非常高的骨传导潜力。

复合融合器由塑料聚合物制成，具有与皮质骨类似的生物力学性能。复合融合器通常由聚醚醚酮（PEEK）制成。PEEK融合器具有与骨骼相似的弹性模量，增强了对融合器中组织的载荷传递，从而导致潜在下沉率降低。PEEK融合器可透过射线并利于进行术后融合放射学评估。PEEK融合器的一个缺点是它们的密度和生物惰性，限制融入融合质量和随后的植入物不稳定性。PEEK融合器另一个缺点是生物惰性材料涂层在植入人体时被覆盖一层纤维组织。因此，尚不清楚PEEK植入物周围的融合物质量是否需要实现固体融合。

43.4.2 嫁接选择

成功的关节固定术取决于许多手术和宿主因素，包括选择具有关键元素的骨移植物用于骨再生和随后的融合。随着椎间融合器的发展，骨移植现在不再只是结构支撑所需，并可用作融合器填充物，以创造更有利于骨形成的环境融合。

从髂嵴收获的自体移植物因其强大的生物学特性仍然是"黄金支架"。自体移植物提供了一个富含干细胞、成骨细胞的自然环境，如同骨诱导因子如BMPs，刺激新骨形成。自体移植物提供了一种最佳的骨质疏松支架，有利于新血管、新骨形成，同种异体移植物可以从尸体股骨或髂骨获得，是传统的自体骨移植的替代品。同种异体移植骨在生物学上不如自体骨，因为它缺乏骨诱导性和成骨性。但是，同种异体移植骨具有较长的保质期，可以塑形，并且可以防止摘取髂骨而增加失血量、手术时间和术后病态。同种异体移植骨的缺点包括宿主排斥、细菌污染和感染转移。脱矿质骨基质（DBM）由酸萃取同种异体骨制成，分离 I 型胶原蛋白以及其他多种生长因子。DBM具有骨质疏松性和骨诱导性，并且是有效的骨移植扩展器。

BMP目前被认为是最成功的自体移植物替代方案，已被证明与髂嵴自体移植一样有效，而没有与取自体髂嵴骨潜在的疼痛和相关的并发症。BMPs通过触发细胞分化诱导骨骼生长多能间充质细胞转化为成骨细胞。BMP的缺点包括它们的高成本、并发症风险、以及与癌症的潜在关联。其他骨移植替代品如陶瓷似乎也有作为移植物增量剂或替代物的理想性质，但缺乏临床试验以支持其在此时的使用。

43.5 补充固定

ALIF作为独立手术最初的良好结果后来因假性关节炎的高发而被禁忌。初始融合率不一致，各种各样学者报告的发生率介于 1% ~94% 之间。评估 ALIF 后三维稳定性的多项生物力学人体尸体研究表明，屈曲时，活动度降低了40%，而伸展时未达到稳定作用。这种矛盾的影响被认为是从前纵韧带以及前纤维环切除的结果。但是，比较前入路和后入路的椎间融合器的生物力学研究表明，即使在后组中，纤维环和前纵韧带完好无损，两组的弯曲和伸展过程也具有相似的生物力学结果。据推测，这一发现是由于后路的小平面破坏所致。这些相同的研究还显示出 ALIF 后横向弯曲和轴向旋转的减少。

根据这些研究，在骨愈合过程中椎间关节固定不足以被认为是假性关节炎发展的主要机械原因。由于假性关节炎的发生率很高，因此建议将前路椎体间融合与额外的后路固定相结合，以达到足够的初始稳定性。据报道，经椎弓根固定后融合率最高，因为其主要的高稳定性和较大的骨结合面积。尽管融合率非常高，但融合周围的发病率却更高，例如对后部肌肉的入路依赖性损伤引起的术后持续性或复发性下腰痛，与螺钉移位相关的神经并发症的发生率增加以及相邻节段退化的发生率增加。因此，已经开发了几种类型的辅助固定技术来改善节段稳定性，包括前板、固定在终板、椎弓根的融合器螺钉系统和经终板螺钉。

独立 ALIF 融合器的初始稳定性主要取决于剩余纤维环张力所产生的压缩力。然而，由于软组织的松弛，在笼置入后的最初 15min 内，这些压缩力的幅度减小了20%以上。

人体尸体标本的前板与后椎弓根增强的生物力学比较报告说，与前板相比，经椎弓根器械可显著减少屈伸和侧向弯曲运动的范围，但不是主要影响旋转。另一个生物力学研究的结果表明，前板固定和椎弓根螺钉固定在生物力学上相似。生物力学研究比较了椎弓根螺钉和经椎板螺钉的辅助固定，只要前环完整无缺，其刚度也有类似的提高。当切除前环时（与 ALIF 一样），经椎板固定不如椎弓根螺钉固定牢固。目前缺乏评估某些较新技术的生物力学研究，例如拧入椎板的复合保持架。以上生物力学研究表明，单纯 ALIF 无法提供足够的稳定性。但是，ALIF 伴有辅助固定可以保持更好的融合率或临床效果出现的论点缺乏有力的证据支持。目前，ALIF 和 ALIF 的精确融合机制骨愈合所需的微动量仍然知之甚少。

43.6 并发症

43.6.1 即时 / 短期并发症

血管损伤

血管损伤是 ALIF 最常见的并发症，据报道，ALIF 手术发生率在 0.5%~6.7% 之间。风险结构包括大血管、节段性血管和许多静脉。腹主动脉最常见在 L4 椎体水平分叉，而下腔静脉的汇合最常见于 L5 椎体的水平（图 43.4）。因此，血管损伤最常发生在 L4-L5 水平。静脉裂伤是最常见的血管损伤。最常损伤的静脉包括左侧髂总静脉、下腔静脉和髂腰静脉。而动脉损伤是最严重的，最常见的动脉损伤导致髂动脉血栓形成，发生在右侧髂总动脉长时间收缩，导致动脉血流减少，随后血栓形成。多项研究表明对大血管的伤害更常发生在进行椎间盘切除术时，而不是在初期暴露开始时。与非螺纹融合器相比，使用螺纹融合器发生血管损伤的情况更为普遍，这归因于放置螺纹融合器所需的附加器械。当涉及两个脊柱节段水平时，血管损伤的风险也显著增加。

泌尿系统损伤

逆行射精导致男性不育，是一种 ALIF 术后出现的严重并发症。这种并发症的结果损伤到上腹下交感神经丛。该丛可以作为一束神经或单个神经存在骶前神经，位于 L5-S1 椎间盘空间的正前方（图 43.5）。关于逆行射精的报道 ALIF 在文献中变化很大，范围从 0~10% 不等。各种

致病因素被认为是逆行射精风险增加的原因，包括缺乏经验、腹腔镜技术、使用单极电烙术和经腹膜入路，最近发现，在 ALIF 中使用 rhBMP-2 与 ALIF 手术后逆行射精的风险增加有关。

膀胱损伤是罕见的 ALIF 术后并发症，并认为发生在腹膜暴露或腰大肌暴露时。从 L2-L4 腰椎节段传出的副交感神经纤维将运动纤维输送至逼尿肌，而抑制纤维则输送至括约肌囊泡。当这些神经受到损伤时，无论是由于膀胱长期缩回还是结扎，都不会出现正常的排尿，患者会出现术后膀胱功能障碍。开放性 ALIF 引起的输尿管损伤极为罕见，仅在文献报道中有所描述（图 43.6）。腹腔镜辅助下 ALIF 导致输尿管裂伤也有报道。

胃肠道并发症

最常见的胃肠道疾病并发症是术后肠梗阻，ALIF 术后报道发生率为 0.6%~5.6%。经腹膜手术比经腹膜后手术更容易发生肠梗阻，而肠梗阻常与多次既往腹部手术、手术范围广、显著的液体移位、腹膜后血肿以及过量的麻醉剂使用等相关。术中肠损伤是 ALIF 罕见的并发症，据报道，发病率介于 0.2%~1.9% 之间。肠道在经腹膜入路损伤较为常见；但是，在侵犯腹膜后的腹膜后入路中也有记录。肠道损伤最有可能发生在翻修手术中。ALIF 手术后罕见但严重的并发症是急性结肠假性梗阻，多达 20% 的病例可导致盲肠穿孔，与之相关的死亡率在 25%~60% 之间。

腹壁并发症

腹部不对称，表现为腹壁轮廓的改变，是脊柱前路

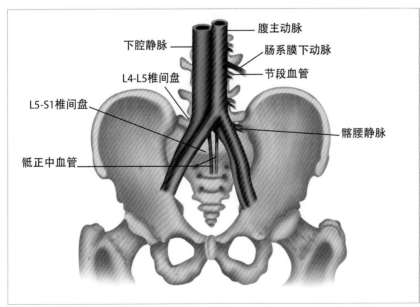

腹主动脉
下腔静脉
肠系膜下动脉
L4-L5椎间盘
节段血管
L5-S1椎间盘
髂腰静脉
骶正中血管

图 43.4 血管解剖

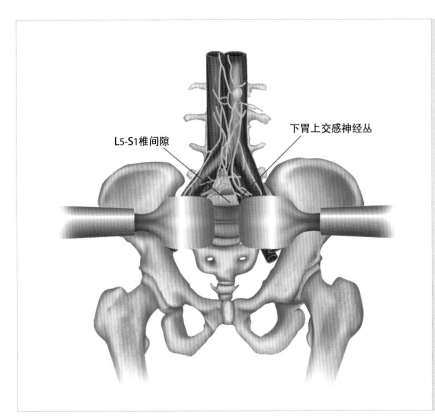

图 43.5　下胃上交感神经丛

下胃上交感神经丛

L5-S1椎间隙

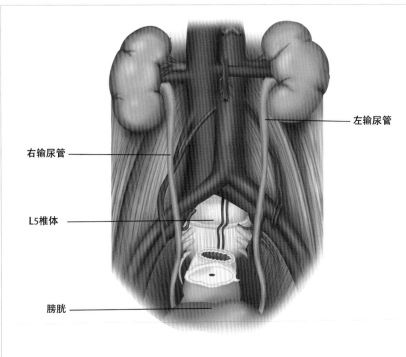

图 43.6　输尿管

左输尿管

右输尿管

L5椎体

膀胱

手术公认的潜在并发症。由此产生的腹部鼓胀不是真正的疝气，也没有肠嵌顿的危险，这发生于腹部斜肌的去神经化，更常见的是上面的切口。腹内斜肌和腹横肌受髂腹胃神经和髂腹股沟神经支配。这些神经的远端分支贯穿直肌鞘并终止于腹部的前皮分支。切口疝是腹部手术并发症，以前有报道 ALIF 与任何腹部手术都有可能破坏前腹部肌肉组织。

淋巴损伤

术后腹腔积液或淋巴囊肿是 ALIF 的罕见并发症，文献仅报道了有限的病例。两个腰部淋巴干在一起与较小的区域管道网络一起沿着腰椎前部移动，成为乳糜池，其出现在 L2 之前，可以看作是一个放大的囊（图 43.7）。这种

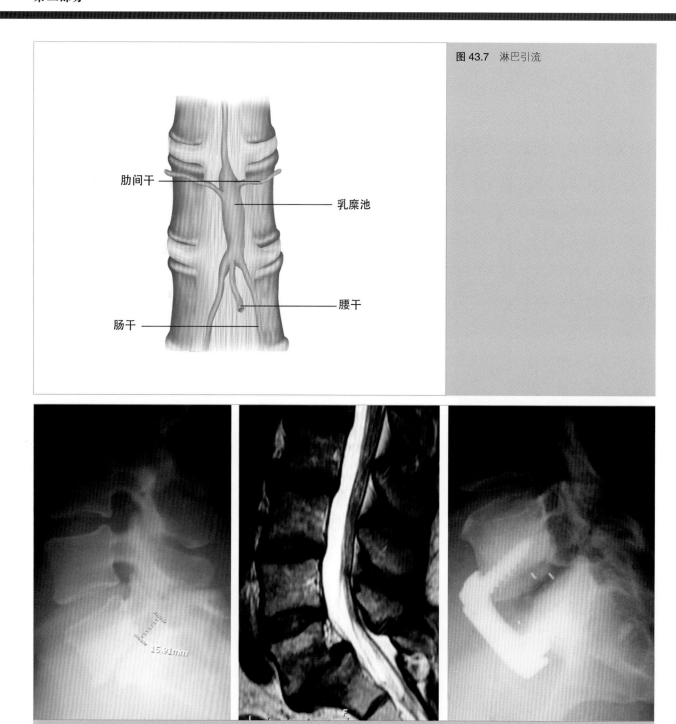

图 43.7　淋巴引流

肋间干

乳糜池

腰干

肠干

15.91mm

图 43.8　ALIF 病例示意图

紧密的淋巴管网络环绕着腰椎前部，在 ALIF 过程中有更大的损伤风险。幸运的是，淋巴网中存在多个淋巴结和吻合支，并且很少发生并发症。在一项对 1 000 例 ALIF 手术的研究中，仅在 12 例中发现损伤淋巴干或池状乳糜，并发症发生 3 例。

深静脉血栓形成

7.5% 的患者腹部手术附近血管大出血导致深静脉血栓形成。最常受影响的血管是下腔静脉和髂总静脉。这个并发症是在手术期间，由于静脉的长期收缩而引起的，由于致命的肺栓塞是一种可能的后遗症，必须认真对待这个手术。

神经根损伤

ALIF 的神经系统并发症有很多种，既有最初的入路问题，也有手术本身的原因。引起神经系统缺陷的医源性神经根损伤在 ALIF 中很少见。医源性神经根损伤可能是由于椎间盘摘除不完全、椎间盘间隙过度扩张或椎间孔器侵入导致髓核突出所致。

其他并发症

在前路手术中，从 T12–L4 走行于椎体外侧的腰交感干有受伤的危险。这些结构的损伤导致同侧足部的副交感神经血管舒张或失去交感神经血管收缩。症状通常是暂时的，但在一些患者中长期感觉迟钝仍然存在。

43.6.2 远期并发症

假性关节炎或骨不连是一种普遍的融合手术并发症（图 43.9）。文献的系统评价发现假关节率在 10%~53% 之间，对于 ALIF，大多数报道的比率接近 10%。一些研究已经确定了可能降低假性关节病发病率的因素，包括移植物／融合器的制备和使用、生物制剂的使用以及附加器械的添加。椎间关节在骨愈合过程中的固定不充分已被认为是导致椎间关节不融合的主要机械原因。

沉降

沉降定义为在融合物完全结合之前椎间盘高度的降低（图 43.10）。腰椎椎间盘手术的优点在于椎间盘高度和神经孔径的增加，但这两个都受到沉降的负面影响。在文献中报道了很高的沉降率。ALIF 的早期使用自体移植物和同种异体移植物报道了 100% 的沉降率。随着融合器的出现，沉降率下降，据报道同种异体股骨环和金属植入物

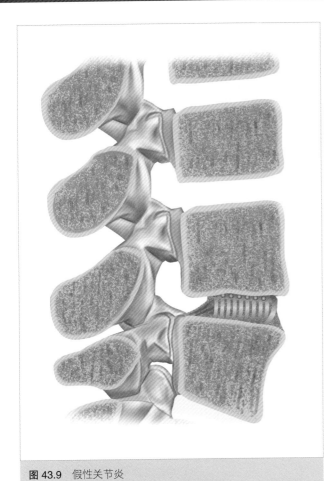

图 43.9 假性关节炎

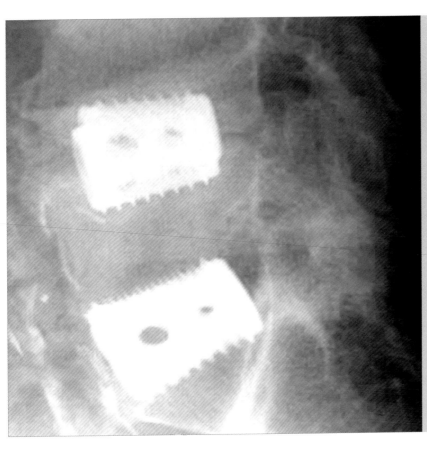

图 43.10 沉降

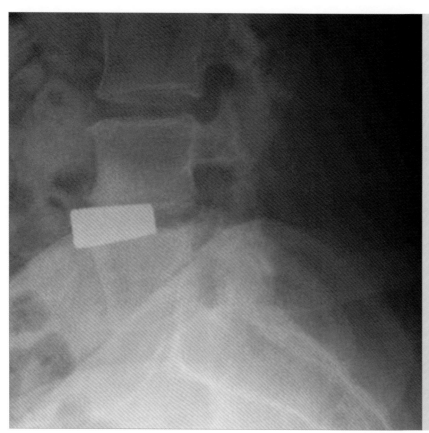

图 43.11 融合器移位

的沉降率分别为 85% 和 50%。报道的融合器沉降平均时间为 2.75 个月，时间范围从 0.2~8 个月差异很大。椎间盘下陷的病因还没有完全确认明白。但是，很多因素都与之相关，融合器和终板解剖影响了 ALIF 后融合器发生下沉的范围和时间。

融合器移位和脱出

椎间融合器的错位是最常见的并发症，通常由于外科医生未能准确地识别前路椎体解剖中线，融合器或皮质螺纹骨钉可直接导致椎间孔神经根受压和神经根病。类似地，侧位融合器或皮质螺纹骨钉可直接导致椎间孔神经根压迫和神经根病。据报道，ALIF 植入物移位率为 2.3% 的患者中，1.2% 需要再次手术（图 43.11）。移植物移位或错位也会导致排列不良、下陷、融合不足和随后的假关节病。

其他并发症

在 ALIF 中使用 rhBMP-2 导致了一系列并发症。2002年，美国食品药品监督管理局（FDA）批准使用锥形钛融合器在进行一级前腰椎手术的 DDD 患者中植入骨移植物（美敦力，明尼苏达州明尼阿波利斯市）。然而，rhBMP-2在腰椎手术中大多被"标签外"使用。一篇关于在腰椎中使用 rhBMP-2 的文献的综述显示，与椎间融合器一起使用时，其"标签外"使用导致 44% 的吸收率，25% 的下陷率和 27% 的移位发生率。在 ALIF 中使用 rhBMP-2 还描述了导致神经系统并发症的椎体骨溶解和异位骨形成。

43.7 总结

ALIF 主要用于治疗症状性 DDD，但它也可用于治疗其他退行性腰椎疾病以及脊柱侧凸、肿瘤和骨折。不带辅助固定的椎间融合器的独立 ALIF 不能在人体尸体研究中提供足够的生物力学固定。建议 ALIF 进行时使用后路或前路技术进行辅助固定。应当根据身体习惯、并发症、社会心理因素、外科医生的熟练程度以及每种特定技术的结果，针对每个患者量身定制辅助固定方法。

43.8 未来发展方向

在脊柱手术方面微创手术技术以及仪器的进展取得了巨大成功。通过微创方法改善固定技术的潜力在 ALIF 中可能会受益匪浅。改良替代或增强 rhBMP-2 的移植物方案正在开发和使用中。例如，含有活的成体干细胞和骨祖细胞的松质骨同种异体骨移植显示出有希望的结果。

43.9 主要参考文献

1. Resnick DK, Choudhri TF, Dailey AT, et al. American Association of Neurological Surgeons/Congress of Neurological Surgeons. Guidelines for the performance of fusion procedures for degenerative disease of the lumbar spine. Part 11: interbody techniques for lumbar fusion. J Neurosurg Spine. 2005; 2:692–699.

本研究是一项系统的文献综述，评价了各种体间技术与应用后外侧融合的现有医学证据，适用于因椎间盘退变性疾病引起腰痛的患者，限制在一两个级别。

2. Oxland TR, Lund T. Biomechanics of stand-alone cages and cages in combination with posterior fixation: a literature review. Eur Spine J. 2000; 9 Suppl 1:S95–S101.

这篇文献综述的目的是针对三维稳定性和融合器－椎体界面强度来解决腰椎椎间融合器固定的力学问题。

3. Sasso RC, Best NM, Mummaneni PV, Reilly TM, Hussain SM. Analysis of operative complications in a series of 471 anterior lumbar interbody fusion procedures. Spine. 2005; 30(6):670–674.

本研究是一项回顾性研究，比较腰椎前路椎间融合术中置入带螺纹装置和置入非带螺纹装置所引起的术中及围术期并发症。

4. Czerwein JK, Jr, Thakur N, Migliori SJ, Lucas P, Palumbo M. Complications of anterior lumbar surgery. J Am Acad Orthop Surg. 2011; 19(5):251–258.

这篇综述文章集中在暴露或手术过程中立即发生的术中不良事件，以及术后1~6周发生的不良事件。

5. Than KD, Wang AC, Rahman SU, et al. Complication avoidance and management in anterior lumbar interbody fusion. Neurosurg Focus. 2011; 31(4):E6.

这项研究回顾了文献并比较了避免和治疗前腰椎椎间融合术（ALIF）并发症的策略，从而为脊柱外科医生提供了全面的帮助。

第四十四章　前路腰椎间盘置换术的并发症

Jason Pittman, Anthony Degiacomo, Dan Plev, Tony Tannoury, Chadi Tannoury
译者：马翔宇，郭永红

44.1 概述

脊柱关节融合术治疗椎间盘源性腰痛可能导致不太令人满意的结果。例如，预计假关节率和术后疼痛率分别为14%和9%。另外，邻近节段病理表现为小关节病变、节段性不稳定、椎管狭窄和椎间盘塌陷，融合节段近端和远端负荷和应力增加，通常需要进一步的医疗或手术治疗措施干预。全椎间盘置换术（TDR）发展为治疗椎间盘源性背部疼痛关节融合术的替代方案，同时保持腰椎节段的灵活性和阻碍潜在的邻近节段疾病。

最初开发于20世纪50年代，第一个假体最初用于缓解疼痛，但由于相对较早进入椎体造成下沉而失败。一般来说，有两类椎间盘置换术：TDR和核置换术，本章将介绍与TDR相关的并发症。

全椎间盘置换术最常见的适应证包括椎间盘源性下腰痛，伴有单节段退变性椎间盘经核磁共振成像（MRI）或计算机断层扫描（CT）证实的疾病，年龄在18~60岁的患者，经过至少6个月的保守治疗无效和背部疼痛大于腿部疼痛。另一方面，这项技术对腰椎管狭窄患者（中央关节或中央下关节）、关节突关节病、椎间盘突出症/脊柱滑脱、脊柱侧弯、创伤后退行节段、术后节段（不包括椎间盘切除术后）代谢骨病、金属过敏、妊娠、自身免疫紊乱、病态肥胖（体重指数＞40）、肿瘤或感染等患者没有好处。

TDR治疗椎间盘源性腰痛患者的成功要求遵守严格的患者选择标准，这些在前面的章节中讨论过。另外，一个显著的手术学习曲线和适当的额外手术训练是成功结果的关键。然而，无论是由于聚乙烯磨损还是相邻节段疾病，长期随访数据和翻修率尚未得到很好的确定。

椎间盘置换植入术的并发症可能发生在脊柱前路手术暴露后，手术后或与植入物本身有关。本章将会回顾最常见的并发症如下：

● 暴露相关并发症：

　　○血管损伤（即直接损伤，骨筋膜室综合征，深部血管血栓形成）

　　○硬脑膜损伤

　　○内脏损伤（即直接损伤，肠梗阻）

　　○交感神经丛损伤（即逆行射精，无汗）

　　○淋巴管损伤

● 围手术期/植入相关并发症：

　　○植入错位

　　○植入半脱位

　　○植入物下沉

　　○植入失败

● 术后并发症：

　　○感染

　　○肉芽肿形成

　　○根性疼痛

　　○异位骨化

44.2 切口相关并发症

手术入路和TDR的放置期间发生的并发症包括但不限于血管损伤、逆行射精、切口疝、肠梗阻、临床显著失血、硬膜外血肿、硬膜撕裂、深静脉血栓形成和动脉血栓形成。这些并发症并非TDR所独有，并且无论前路方法是经腹膜还是腹膜后，都与前路腰椎椎间融合术（ALIF）共同存在。Regan赞同使用经验丰富的血管或普通外科医生，熟悉腰椎前路入路并以为最佳方法最小化术中或手术相关并发症的风险。Quraishi等报道，当有经验的脊柱外科医生进行手术时，并发症的发生率为20%。手术入路，被认为与出现并发症的发生率高度相关。

44.2.1 血管损伤

在前路手术中进行全腰椎间盘置换术术中最常见的术中并发症是血管性并发症，据报道发病率为1.8~7.8%。Delamarter等报道了一名患者髂动脉撕裂导致失血＞1500mL，没有提出讨论这种损伤后的治疗或结果。Tropiano等报道，在64名接受单级或多级TDR治疗的患者中，5名（9%）患者出现了并发症，其中一名患者出现了在手术过程中损伤了髂总静脉。Quraishi 等在回顾性研究中对 304 名患者进行了腰椎前路手术，据报道静脉注射由脊柱外科医生进行，伤害率为 6.3%（$n=19$）。在 19 例手术过程中静脉损伤的患者中，其中 14 例（4.6%）需要修复，其余部分用保守措施处理（即止血剂或填塞剂），动脉损伤远远少于此，常见的发病率为 1.2%（$n=5$），3 例需要修复和 2 例接受溶栓治疗。

Rajaraman 等对 60 例接受 ALIF 治疗患者进行了回顾性分析，血管损伤率为 6.66%，尽管手术暴露是由一名经验丰富的普通或血管外科医生进行的。在该系列中，进行单级融合的患者中发生了 3 例静脉损伤，而在二级融合的过程中发生了 1 例。在另一个例子中，在修改定位不当的融合器时发生。另一个例子是，在对之前使用的 ALIF 定位不良的融合器进行翻修时，在后面管壁和之前放置的固定器之间存在粘连，导致明显的静脉损伤，并由于失血过多导致手术停止。

Brau 等回顾性分析了 1 310 名正在接受前路腰椎手术治疗的患者并报道血管损伤的发生率为 1.9%。血管损伤的风险因女性和接受 L4-L5 节段手术的患者而增加。19 例（1.4%）患者出现静脉结构撕裂，16 例左侧髂静脉撕裂，下腔静脉、右侧腰静脉撕裂 2 例，下腔静脉"裆部"撕裂 1 例。在 10 例左髂总静脉撕裂伤患者中，损伤发生在手术暴露期间。其余 6 例髂总静脉撕裂发生在关节融合期间或在移除插入器械期间。所有的撕裂都进行了修复并完成了手术。下腔静脉分叉部的撕裂需要结扎腔静脉和双侧髂静脉。在受伤时有明显的失血，计划的手术流产。2 名右腰静脉撕裂的患者需要用凝血酶浸泡的海绵控制出血，然后由于无法在不持续出血的情况下调动腔静脉而中止计划的手术。上述伤害并不常见，由其在训练有素的医生（即普通外科医生、血管外科医生、脊柱外科医生等）。用钝性牵开器保护血管解剖是至关重要的，并且在手术的其余部分中对血管位置的了解是最小化损伤的关键。

Mayer 等描述了使用术前 MRI 的腰椎脊柱结合三维 CT 来描绘腹膜后血管地形图和帮助规划手术入路。

44.2.2 筋膜室综合征

在脊柱手术中是罕见并发症，文献中已经报道了下肢筋膜室综合征。在 Magaji 等的一份病例报告中，一名妇女在腰椎间盘通过仰卧前入路完全置换后发生下肢筋膜室综合征。在一次前腹膜后入路放置腰椎全椎间盘置换术后，患者发生髂静脉损伤失败手术修复。出血是通过暂时夹持主动脉和腹部和骨盆填塞来控制的。在术后 48h 内，患者出现左下肢筋膜室综合征，后经大腿外侧腿部筋膜切除术及四腔室快速手术减压治疗成功。

44.2.3 深静脉血栓形成

髂血管血栓形成作为术后并发症的前路腰椎手术记录为 0.45%~8%。Brau 等表示，连续 1 310 例患者中有 6 例（0.45%）患有左髂动脉血栓形成。在接近 L4-L5 水平时假设血栓形成是血管长期收缩的结果。研究者通过在一个脚趾上放置一个脉搏血氧计来监测左下肢的 SaO_2。在 6 例患者中，4 例立即接受血栓切除术治疗。除了需要做血栓切除术，4 例患者发展为间室综合征，左下肢需要筋膜切除术。作者认为髂动脉血栓形成的可能性不需要比触诊双侧下肢的远端脉搏更大范围的血管评估，除非已知患者有复杂的血管病史。Delamarter 等报道了 165 名 TDR 患者中的 2 名（1.2%）术后发生深静脉血栓形成，这类似于 72 例关节固定术患者中的 2 例（2.8%）。每个深静脉血栓患者均治疗成功，无须进一步的手术干预治疗。Rajaraman 等表示深静脉的发病率在接受腹部手术的患者的血栓形成是 7%~8%。他们建议使用手持式、可延展的牵开器用于收缩附近的髂血管。当未在静脉或动脉附近积极进行操作时，使用手持式牵开器和 Steinmann 销钉可定期释放血管上的压力。

44.2.4 脑脊液漏

偶然的脑脊液漏定义为在手术或其他侵入性硬膜外手术过程中硬膜意外撕裂。由于缺乏与之相关的发病率或死亡率，术中硬脑膜撕裂的真实率难以确定。Cammisa 等审查了 2 144 名患者中，69 人接受了腰骶部前路手术，据报道，偶发性脑脊液漏的发生率为 3.1%（$n=66$）。66 例发生在手术暴露过程中，63 例发生在腰椎手术过程中。前路手术中脑脊液漏的发生率与其他腰椎手术发生的症状没有明显区别。其中 60 例是在手术时间和修复时间偶然硬膜破裂，修复以 5-0 不可吸收丝线间断缝合或者不间断修复完成。结果取决于周围组织的质量和修复，它可以用纤维蛋白贴片，纤维蛋白胶或明胶海绵增强修复后，在麻醉医生的协助下进行瓦尔萨尔瓦（Valsalva）动作，以评估修复过程中是否进一步渗漏。手术后，对于患者严重的姿势性头痛、恶心或呕吐进行监测。如果怀疑伤口引流是由脑脊髓液组成的，则应将其中的一些液体送去进行 β-2- 转铁蛋白（一种由脑神经氨酸酶产生的蛋白质）的免疫固定电泳。

44.2.5 内脏损伤

腹膜损伤的发生率没有很好的记录文献很难真正估计。在文献中本章回顾了腹膜损伤的发生率范围从1.7%~3.9%。手术时可能出现肠穿孔，认识到这一点很重要。肠道损伤时应立即修复。如果伤口变成肠穿孔，内容物污染，计划好的脊椎手术应该中止，而进行肠修复、腹部闭合。并非总是能够预测腹膜内容物与腹膜后结构的黏附水平，但应预料有腹部手术史、恶性肿瘤、腹膜内脓毒症或既往放疗史的患者。

44.2.6 肠梗阻

肠梗阻发生于腰椎前路手术采用腹膜后或经腹膜入路后。虽然经腹膜入路的发病率较高，腹膜后入路仍可发生术后活动性肠梗阻，即使没有玷污腹膜组织。放置全腰椎间盘后肠梗阻的发生率与其他前路腰椎外科手术后肠梗阻的发生率没有显著差异。长期肠梗阻通常与既往腹部手术、形成腹膜后血肿、术后液体移位、腹腔广泛解剖、增加麻醉剂的使用有关。患有长期术后肠梗阻的患者需要完全肠道休息，包括鼻胃管抽吸、静脉补液、动员，并努力减少麻醉药的使用。

44.2.7 逆行射精

逆行射精是在射精过程中内部膀胱括约肌不能收缩。在正常射精过程中，膀胱底部的膀胱内括约肌会收缩并阻止射精团从精囊进入前列腺尿道时进入膀胱。腰椎前路手术后逆行射精的发生率报道为0.49%~5.9%，这是所有接受腹内腰椎手术的男性患者的风险。Sasso等研究了腹膜后与腹膜后接触是否改变了逆行射精的发生率。在一项针对146名在L4-L5或L5-S1接受单次手术的男性患者的前瞻性研究中，116中有2名患者（1.7%腹膜后入路组），30例经腹膜组中4名患者（13.3%）发生逆行射精。在腹膜后入路组中，这被认为具有统计学意义，有利于降低发病率。但是，没有进行统计分析来确定显示出真正效果所必需的患者数量。

Tiusanen等回顾性分析了40名男性患者在1982—1990年期间接受了ALIF的逆行射精发病率。在研究中包括的40名患者中，有9名（22.5%）发生了逆行射精。这9名患者中有8名先前曾接受手术治疗，所有患有逆行射精的患者都采用经腹膜途径进行手术。

44.2.8 无汗症

用于全椎间盘置换术的手术放置的常用方法是腹膜后入路。有了这个方法，许多结构都处于危险之中，例如交感神经神经系统。最常见的腰椎手术后前交感神经系统损伤是逆行射精。然而，之后对这种交感神经链的伤害，其他更微妙的迹象可能会表现如温度变化、感觉迟钝、褪色或下肢肿胀。在Kasliwal和Deutsch的一个案例报道中，在前腹膜后入路置换L4-L5人工椎间盘的过程中，一名交感神经系统受伤的妇女出现了汗湿症。结果，她注意到左下肢干燥以及左脚可见裂痕，这需要增加使用皮肤润滑剂来防止皮肤破裂。尽管有一些改善，但无汗症在1年的随访中仍然存在。

44.2.9 淋巴损伤

经腹膜后入路暴露时，淋巴通道等结构有损伤的危险。乳糜池位于腹主动脉的后内侧，腔静脉的背侧，L1和L2的前面，是一种用于引流下肢的长期扩张的淋巴管。淋巴道损伤可导致乳糜在腹腔积聚，这就是乳糜腹水。尽管腹主动脉手术是引起乳糜性腹水的最常见手术原因，但脊柱前路手术后仍有一些报道病例。鉴于并发症的罕见性，脊柱前路手术后淋巴损伤的总发生率，尤其是TDR，尚不清楚。

持续的乳糜漏会导致营养不足，电解质失衡/消耗和淋巴细胞减少。该治疗目标是防止乳糜积聚腹水和由此产生的并发症，增加腹部压力以及提供足够的营养补充。Leibovitch等描述了一种管理方法，在该方法中进行诊断性和治疗性穿刺术以减少腹水量并确认液体收集的来源。第一步治疗是将患者置于低脂肪、中等链条上甘油三酯饮食。如果临床反应不充分，则全部肠外营养开始。如果腹水在完全肠外营养的情况下仍可复发，则皮下生长抑素用于关闭淋巴瘘。保守治疗应坚持6~8周，在得出结论认为它失败并考虑手术治疗之前。干预的下一步是探索和直接结扎泄露的淋巴结。

44.3 围手术期和植入相关并发症

44.3.1 植入物错位

TDR的错位可引起椎间孔狭窄导致背侧神经节或神经根受损。手术技术或器械的错误，需要广泛的椎间隙牵张，都有导致错位的风险。理想情况下，植入物应放置在冠状和矢状平面的椎体中心。因此，植入物尺寸选择不正确会导致适当的安置困难，往往偏离中心。

44.3.2 植入半脱位/下沉

全椎间盘置换术最常见的器械相关并发症是沉降。骨骼质量是下陷的主要决定因素，它会影响设备在椎体内

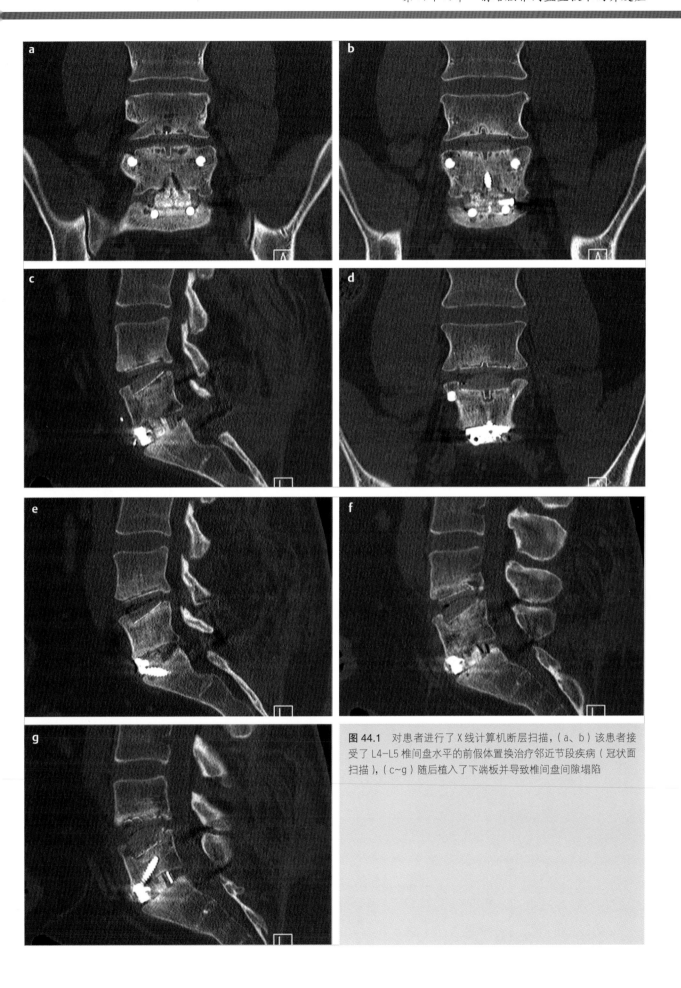

图 44.1　对患者进行了 X 线计算机断层扫描，(a、b) 该患者接受了 L4-L5 椎间盘水平的前假体置换治疗邻近节段疾病 (冠状面扫描)，(c~g) 随后植入了下端板并导致椎间盘间隙塌陷

的稳定位置。最常见的是，在植入后的最初 3 个月内发生椎体下陷（图 44.1）。同样地，植入物的迁移取决于装置的固定，该装置固定是通过与涂覆的端板进行骨整合或通过固定在椎体中来实现的，例如通过将植入物的龙骨固定在椎体中。另外，确认将植入物平行放置在端板上可防止破坏端板，这有助于防止植入物下陷。植入物放置不佳，加上患者术后过度伸展限制不符合，可能导致植入物半脱位、脱位或挤压（图 44.2）。

因此，植入物沉陷或半脱位会导致与活动有关的背痛。Le Huec 等报道了 2 年随访 64 例接受腰椎 TDA 的患

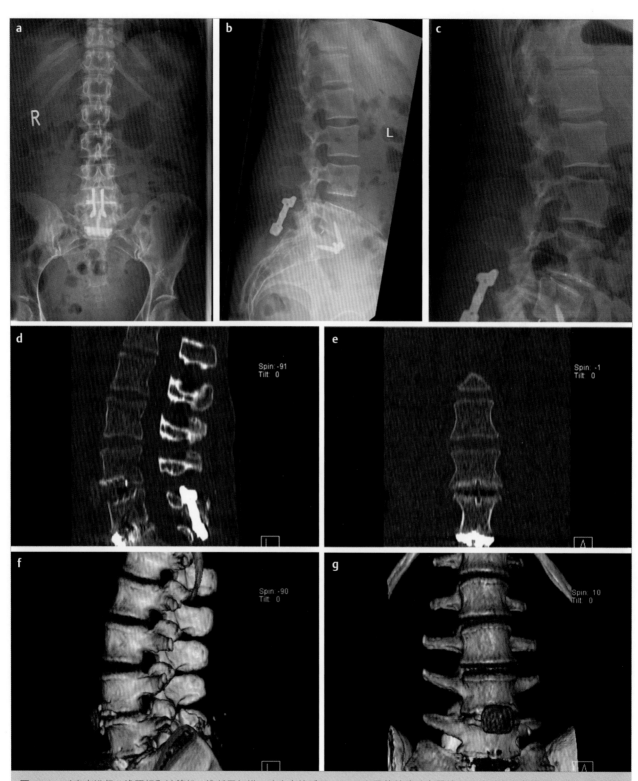

图 44.2 对患者进行 X 线照相和计算机 X 线断层扫描，该患者接受了 L4-L5 水平的前路融合器植入，随后该患者的聚乙烯组件向前挤出

者，对该队列进行随访，发现有 5 名患者植入物轴向移位 3~5mm 进入上终板，但在 1 年时，下沉趋于稳定，其中 3 例患者结果全部令人满意。在一个欧洲系列案例中，Griffith 等报道了一个植入物下沉或半脱位率为 4.3%，这归因于适当选择假体大小。同样，Blumenthal 等在对腰椎 TDR 与腰椎融合术的随机研究中，报道种植体下陷率为 3.4%。其他不常见的植入物移位模式已作为文献报道的案例报道，在 Eskander 等的病例报道中，在出现神经根病症状的患者中发现了全椎间盘置换术装置的聚乙烯芯向后挤压。

44.3.3 植入失败

在 TDR 后的长期随访结果中报道了植入失败。在 Devin 的一例病例报告中，在 19 年的随访中发现了腰部 TDR 伴骨溶解的慢性衰竭。在这种情况下，X 线照相表明，在完全失去聚烯烃垫片后，金属终板彼此接触。

由于这种塌陷，在相邻的椎体中发现了大量的金属碎片。考虑到内固定失效，患者进行了手术，需要在受累水平进行大体清创术，以充分清除大量的黑色橡胶和金属磨损碎片。此外，手术标本的组织学显示慢性炎症细胞和反应性纤维化椎体组织。Kurtz 等分析了从 18 名患者中取出的 21 个种植体，SB Charité Ⅲ 放置后出现难以忍受的疼痛。在翻修手术时，平均植入时间为 7~8 年（1.8~16.0 年）。疼痛与下陷、前移、核心脱位、侧半脱位、终板松动和溶骨有关。在进行植入物分析时，发现聚乙烯的中心穹顶的磨损模式类似于在整个髋关节假体中出现的交叉剪切磨损模式。在植入物周围，我们注意到塑性变形和断裂，这与在全膝关节置换术中所述的磨损模式更为一致。由于注意到的磨损模式，作者建议所有 TDR 植入患者有一个定期跟踪。聚乙烯磨损颗粒的影响与全髋关节和膝关节置换术相比，TDR 更为重要，因为椎间关节不是一个辅助关节。Punt 等在 2009 年确定了 83 例接受 SB Charité Ⅲ 椎间盘假体植入后因持续性背部和腿部疼痛进行翻修手术的患者，对翻修手术时获得的组织进行检查后，每平方毫米的平均颗粒数与植入物的放置时间以及存在的巨噬细胞和巨细胞之间存在相关性。

Shim 等在 2 名患者中报道的另一种失败方式是通过前路椎间盘置换术使椎体骨折。作者假设前路椎间盘的龙骨设计可能导致某些患者的椎体垂直裂开。在这 2 名患者中，唯一的抱怨是在 3 个月的随访中持续疼痛。没有严重的临床后果的报道。

44.4 术后并发症

44.4.1 感染

TDR 后的感染非常罕见。在一项针对腰椎间盘置换与融合术的随机研究中，在椎间盘置换研究组中，有 12.7% 的患者发生了浅表伤口感染。尽管如此，在 TDR 组和对照组之间，浅表或深部伤口感染均无显著差异。Flouzat-Lachaniette 等报道了 1 例 TDR 之后支原体的感染。在这种情况下，一名妇女因椎间盘源性疼痛而在 L4 至 L5 接受椎间盘置换 TDR。术后 1 个月，CT 扫描显示左腰大腹膜后脓肿，7 天后培养出人型支原体。经过 2 个月的抗生素治疗，根除了感染。

44.4.2 肉芽肿形成

在腰椎内，在整个椎间盘假体的水平上，已显示出肉芽肿的形成是在植入该装置之后。在 Berry 等的病例报道中，TDR 植入后 3 年，肉芽肿块在植入物的水平上发展，这导致了椎管狭窄和静脉闭塞。同样，Cabraja 等在一份病例报告中指出，肉芽肿性坏死性炎症的发展根据组织病理学分析，11 例肿块发生在放置腰椎全椎间盘装置数月后。在这种情况下，发现肉芽肿浸润了脊柱血管，导致下肢瘫痪，左侧尿道、髂总静脉和下腔静脉闭塞。鉴于由肉芽肿形成引起的并发症，患者在移除 TDR 的同时进行了大规模去除内植物。移除内植物后，没有注意到进一步的肉芽肿增长。

44.4.3 神经系统并发症

在全椎间盘置换术中，牵张器常被用来为植入物的放置提供足够的空间。然而，这种植入物牵张的技术可导致神经伸展，从而导致术后神经根痛。不过，根性疼痛的后遗症通常受到限制和管理观察。Geisler 等在 2004 年回顾了 Charité 人工椎间盘置换术的神经并发症，并报道神经并发症的总发生率为 16.6%，其中 4.9% 被认为是主要并发症。主要并发症被描述为烧灼感或腿部疼痛、运动不足或神经根损伤。Zeegers 等对此进行了展望，将 SB Charité Ⅲ 装置植入 50 例患者的回顾性分析，报道了 20%（50 例患者中的 10 例）的神经并发症发生率。在前瞻性研究中最常见的并发症报道为腿部感觉异常（10 例患者中 7 例）。

44.4.4 异位骨化

在动物和人类中进行全椎间盘置换术之后，已显示异位骨化在装置周围发展。在一项针对 276 例患者的随机研究中，Tortolani 等报道了用 Charité 人工椎间盘置换腰椎间盘后异位骨化的发生率为 4.3%。术后 6 周，随访 X 线片可见异位骨化，3 个月术后，几乎所有的患者都发生了异位骨化，植入物周围可见较多的骨化。尽管存在异位骨化，但与接受腰椎 TDR 并且没有进行异位骨化的患者相比，运动范围或临床结局并无显著差异。在对 64 位接受腰椎 TDR 的患者进行的前瞻性随访中，Le Huec 等报道了 4.7% 的患者发生了异位骨化，这在随访 X 线片上很明显。

44.5 总结

TDR 在治疗椎间盘源性下背痛方面比关节固定术具有理论和潜在的优势。然而，由于适应证的局限性，明显的学习曲线和多重并发症的风险，这些优势得到了缓解。在 2~11 年内有多个系列的结局数据。关于缓解疼痛和生活质量，直接关节固定术与椎间盘关节成形术临床无显著差异。因此，我们鼓励外科医生谨慎采用 TDR 技术，而不是继续使用关节固定术治疗患有腰椎退行性椎间盘疾病的患者。

44.6 要点

- TDR 可用于年龄在 18~60 岁退行性椎间盘引起的单级椎间盘源性下腰痛的治疗，经 MRI 或 CT 扫描确诊的疾病，至少 6 个月的保守治疗失败，并主诉背痛大于腿部疼痛。
- TDR 的手术风险与其他前腹膜后及经腹膜入路相似。
- TDR 与关节固定术的长期疗效还有待观察被充分阐明，但无显著不同。
- 与所有手术程序一样，在植入 TDR 假体之前，必须有足够的选择来进行修复。
- 聚乙烯磨损颗粒的影响似乎与全膝关节和髋关节置换相似，尽管椎间盘不是滑膜关节。

第四十五章　髂骨螺钉固定的并发症

Shawn Bifano, John Koerner
译者：马翔宇，郭永红

45.1 摘要

髂骨螺钉是 Galveston 技术的演变。与无螺纹杆相比，这些螺钉具有生物力学和临床优势。髂骨螺钉的主要适应证是在长时间的脊柱融合术后远端固定在骨盆上，以减少失败率。详细的解剖学知识和手术技术对于获得最佳疗效至关重要。髂骨螺钉置入引起的最常见并发症有：①螺钉突出 / 疼痛；②杆断裂 / 螺钉松动；③感染和神经损伤。

45.2 概述

髂骨螺钉的发展是从以前的 Galveston 骨固定技术发展而来的。研究表明，将内植物延伸至骨盆具有更大的生物力学优势。近期生物力学研究了不同的髂骨螺钉长度，拉伸连接器的位置，骨水泥的增强，使用骶骨螺钉，以及髂骨螺钉的数量和螺钉上的力量。理论上，减少髂骨螺钉上的力将在临床上降低失败率和螺钉拔出率。髂骨螺钉被证明在临床上优于骶骨内的无螺纹棒（Galveston 技术）。髂骨螺钉导致杆的破损速率降低，更好地纠正骨盆倾斜，并减少射线照相仪器周围的伪影形成。

45.3 植入的目的

髂骨螺钉的目的是实现长结构的安全远端固定。目标是实现稳定的基础并主要进行手术矫正，直到畸形的牢固融合形成。其目的是达到一个稳定的基础，并保持手术矫正，直到一个坚实的畸形融合形成。在切除骶骨肿瘤和骶骨骨折后，骨盆固定可适用于骶骨长融合、高级腰椎滑脱、骶尾减压至长融合、需要截骨的平坦背综合征和骨盆倾斜矫正。使用髂骨螺钉最常见的原因之一包括成人脊柱畸形手术。在儿科人群中，最常见的骨盆固定指征是矫正由于神经肌肉性脊柱侧凸引起的骨盆倾斜。髂骨螺钉减少弯曲应变，在脊柱融合术中同时使用骶骨固定可有效地将负荷增加到灾难性失败。双侧髂骨螺钉联合双侧螺钉 S1 螺钉在延伸至髂骨的融合中表现出高达 95.1% 的远期融合率。

45.4 相关解剖学

骶盆区详细的解剖学知识是放置髂螺钉的必要条件。骶骨由 5 个融合的椎骨和 5 个融合的横突组成。骶骨通过骶髂关节与每个半骨盆相连。骶髂关节的功能是从脊柱向每个半骨盆释放轴向力。髂内动脉和静脉、中间骶动脉和静脉、交感神经干、腰骶干和乙状结肠都在某一点穿过骶骨，必须小心避免这些结构受到任何伤害。

历史上髂骨螺钉置入有两种途径描述。路径 A 从后上棘（PSIS）到髋臼上缘，路径 B 为从后上棘到前棘的轨迹（图 45.1）。这两条路径都从 PSIS 开始在坐骨大切迹上

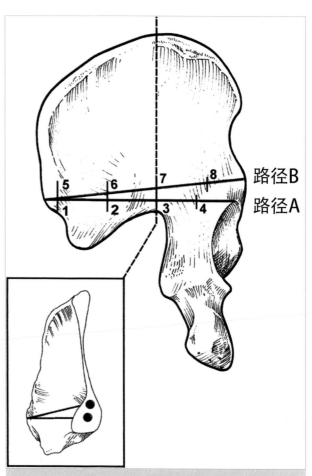

图 45.1　路径 A 为从后上棘到髋臼上缘的轨迹，路径 B 为从后上棘到前棘的轨迹

面。PSIS 位于 S2 椎弓根的正侧。最佳位置是坐骨大切迹上方 1.5~2.0cm。更大的手术时可触诊坐骨切迹以确定位置。术中可行透视或 X 线片用于过程中确认螺钉的准确放置。要查看坐骨切迹、髋关节和内侧壁，分别使用闭孔斜位、骨盆入口和出口位以及髂骨斜位。Harrop 等开发了一种"改良入路"——髂骨螺钉入口点位于后部的内侧边界优越的髂骨。"修改的方法"不使用传统方法要求的附加偏置或开槽连接器。对于这两种手术入路，都需要从内侧到外侧到髂嵴的内侧边缘对竖脊肌进行外科解剖，并对髂嵴外侧的臀肌附着物进行解剖，以便有足够的外科暴露范围来插入髂骨螺钉。

45.5 食品和药品管理状况

多种脊柱固定装置已获得美国食品和药物管理局（Food and Drug Administration）的批准，可以固定在髂骨上，作为融合的辅助手段，其适应证不仅限于脊柱侧弯、外伤、肿瘤和假关节形成。

45.6 并发症

尽管髂骨螺钉置入术已被证明是一种安全有效的骨盆固定方法，但髂骨螺钉置入术仍然是一种重要的手术方法，有可能导致严重的并发症。允许放置的髂骨螺钉需要广泛的手术暴露如上所述。髂骨最常见的并发症螺钉放置包括但不限于：①螺钉突出 / 疼痛，②杆断裂 / 螺钉松动 / 器械失效，③感染，和④神经损伤（表 45.1）。

45.6.1 螺钉突出 / 疼痛

考虑到解剖的性质和螺钉的解剖位置，螺钉放置后残留的螺钉突出或疼痛相当普遍。患者感觉到的疼痛 / 压痛通常在臀部直接覆盖在髂骨螺钉头的区域上。螺杆头的突出度可以是也可以不是对患者的身体检查原因。髋部或臀部疼痛是患者寻求选择性髂骨螺钉取出的最常见原因。疼痛可以是单侧的，也可以是双侧的。

表 45.1　并发症发生率

并发症	发生率 (%)
螺旋突出 / 疼痛	6%~54%
杆断裂 / 螺钉松动	5%~24%
感染	4%~21.4%
神经损伤	0~12.8%

在一项回顾性研究中，比较了融合至骨盆后固定不同的技术，39 例患者中有 8 例（20.5%）由于内固定突出和髂骨螺钉切出痛苦。Luque‑Galveston 组和髂骨螺钉组相比，髂骨螺钉组的内固定去除存在统计学意义的趋势（P=0.08）。在一个系列中至少 2 年随访后，18%（65 例患者中有 12 例）患者报告有中度髋部或臀部疼痛，65 名患者中有 30 名（47%）报道了螺钉突出。大多数人报道活动（78%，65 名患者中的 51 名）或坐位 > 1h 疼痛增加（49%，65 的 32）。在同一患者人群中至少 5 年的随访，67 名患者中的 23 名（34.3%）患有由于疼痛、突出或因外科医生的选择，选择性去除髂骨螺钉等内固定。从最小的 2 年随访到最小的 5 年随访，臀部疼痛从 18% 的患者增加到 54% 的患者。单侧骨螺钉放置是应该考虑的选择，以限制发病率。研究表明，单侧和双侧骨螺钉放置可导致类似的生物力学结构。除了提供类似的构造生物力学外，单侧骨螺钉的放置还减少了术中时间并减少了植入物突出的风险。在一项比较单侧和双侧骨螺钉放置的研究中，与双侧骨螺钉相比，使用单侧骨螺钉术后的疼痛更少。应该根据患者的选择决定使用单侧或双侧髂骨螺钉。

疼痛可能需要时间发展成临床意义。在一项研究中，成人疼痛出现的平均时间为 11.8 个月，儿科疼痛出现的平均时间为 21.2 个月（单独使用髂骨螺钉）和 19.9 个月（使用髂骨螺钉和单杆）。双侧髂骨螺钉置入时，术后迟发性疼痛可为单侧或双侧疼痛，单侧疼痛更为常见。

考虑到髂骨螺钉的高发病率，有必要在随访时询问患者的疼痛情况。麻醉性或消炎镇痛药物可能不会明显改善疼痛症状。在移除有症状的髂骨螺钉后，高达 78.1% 的患者报告他们的疼痛水平"有很大改善"，8.7% 的患者报告他们"有一定改善"。有些患者可能没有疼痛，但可能有螺钉突出。考虑到螺钉的位置，最常见的抱怨是坐着时螺钉突出。总的来说，选择去除髂骨螺钉是患者和外科医生的选择。这种手术可能会引起并发症，但是髂骨螺钉取出效果良好。

45.6.2 螺丝松动 / 杆断裂 / 内植物失效

最令人担心的并发症之一是植入物失效可能需要再次手术。由于髂骨螺钉置入的复杂性，使其长期稳定骨盆融合，已有许多研究评估髂骨螺钉的生物力学可行性以减少器械故障。

虽然许多研究报告没有假关节的发生，髂内钉置入后并发症已在文献中报道。至少 2 年分析骶盆固定和

L5-S1 融合使用 S1 和髂螺钉在高度滑脱 81 例患者中 4 例（4.9%）发生假关节。同一研究者在 5 年后的随访中发现，在 81 名原患者中有 67 名患者没有出现假关节。Emami 等在 2002 年的一项研究中将 3 种不同的固定技术与骨盆进行了比较。36 名患者中的 5 名（13.8%）出现假关节炎。其中 4 个是在腰骶交界处，一个位于胸腰椎关节处。双侧髂骨螺钉并不比单侧螺钉降低假关节率。另一个与髂骨螺钉直接相关的并发症是髂骨螺钉断裂。采用髂内钉进行骶盆固定的患者骨折的发生率为 5%~24%。在小儿神经肌肉痉挛患者中，每侧使用两个螺钉可能导致与植入物相关的并发症较少。即使经过至少 5 年的随访，髂骨螺钉的断裂并发症也可以低至 10%。当比较小儿与成年人口的螺钉断裂时，儿科患者通常在初次手术后平均出现螺钉断裂的时间更长。

在髂骨螺钉周围的影像学"晕"标志显示螺钉松动，可认为是髂螺钉放置后的并发症（图 45.2）。影像学松动是否最终会导致临床症状（即疼痛 / 突出、螺钉断裂的风险增加假关节的风险增加）还没有确定。取下髂螺钉的决定是临床上根据患者的情况来决定的，取决于每个患者的临床情况、融合、患者合并症、患者年龄以及患者诊断的射线照相证据，这些都将影响外科医生是否决定移除在射线照相上看到的松动螺钉。

髂内钉植入后的其他并发症可间接与髂内钉有关。在 2013 年一项涉及 67 名患者的研究中，8 名患者（11.9%）有严重的失败（作者将其定义为 L4 和 S1 之间的杆断裂、S1 螺钉失效或需要移除的突出髂骨螺钉），15 名患者（22.4%）有轻微的失败（作者将其定义为 S1 和髂骨螺钉之间的杆断裂和髂骨螺钉失效）。连接棒 / 横联也可能发

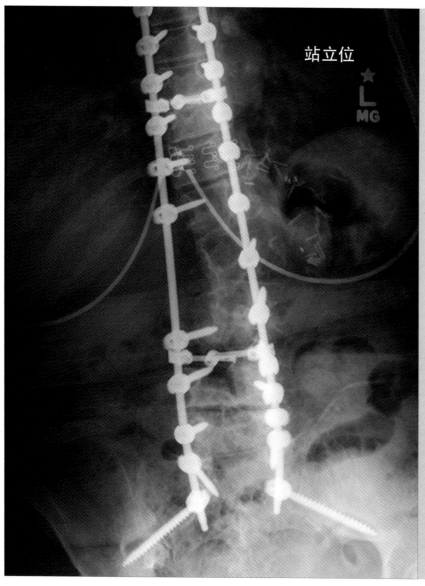

图 45.2　螺钉周围出现放射状的"晕"征表明，螺钉松动可被视为放置骨螺钉后的并发症

生分离。髂骨螺钉置入后可发生远端锚栓断裂、断丝和脱钩。总的来说，在比较双侧和单侧髂骨螺钉时，器械并发症似乎没有差别。建议采取密切随访，以便在患者出现症状之前发现任何手术并发症。在复查影像学和考虑在影像学基础上取出无症状松动螺钉时，必须牢记脊柱融合的主要目标。尽管提高髂骨螺钉可靠性以及长脊柱融合系统的技术多年来已取得进步，但仍需要仔细的外科手术技术和所有器械的放置以最大限度地减少并发症。

45.6.3 感染

鉴于如上所述需要进行广泛的解剖并放置骨螺钉并引入异物，总是可能发生感染。由于通常将髂骨螺钉与其他组件以及需要进行此手术的各种装置一起放置，因此从文献中很难确定涉及骨螺钉的确切感染发生率。在最少 2 年的随访研究中，感染率为 4%（81 例患者中 3 例），这 3 例都需要髂骨螺钉植入物移除。如果感染持续，一般建议移除内植物。许多其他研究报告了患者植入髂骨螺钉后经历感染。感染可以是浅表伤或深部伤口感染。根据临床情况，手术灌洗和清创术可以与内植物取出结合使用。

很少有研究记录所涉及生物性质的髂骨器械术后感染。在一项 60 名患者的前瞻性系列研究中，11 名患者发生了术后感染。这些患者中有 5 名患者金黄色葡萄球菌感染。剩下的传染性鉴定出的生物是两种大肠杆菌，一种是克雷伯氏菌肺炎，一种铜绿假单胞菌和两种肠球菌。一名克雷伯氏菌感染患者发生了死亡。与所有伤口感染一样，建议使用培养物和局部耐药模式来指导适当的抗生素治疗。

通常，急性感染定义为在手术后 90 天（3 个月）内发生感染，而延迟感染是在 90 天（3 个月）后发生的。一项针对儿童和青少年脊柱畸形的脊柱矫正和融合的最新研究建议，在移除任何内固定之前，要等到有影像学融合证据后再进行。作者发现，积极的早期冲洗和清创术可导致深部伤口感染的患者获得良好的治疗效果。

由于髂骨螺钉置入过程中广泛暴露，应遵循谨慎的围手术期无菌技术以减少感染风险。当患者在临床上表现出可能的伤口感染时，考虑到感染不积极处理可能引起的并发症，必须采取高度怀疑的态度。积极的冲洗和清创应广泛使用，以尽量减少长期并发症

45.6.4 神经 / 血管损伤

虽然神经 / 血管损伤的风险在髂骨螺钉放置中相对较低，需要考虑到可能性。髂内动脉和静脉、中间骶骨动脉和静脉、交感神经干、腰骶干和乙状结肠在某一点上都穿过骶骨。将髂骨螺钉放置在较大的坐骨神经切迹上方 1.5~2.0cm 处，周围解剖结构（上、下臀肌和神经，坐骨神经和股后皮神经，阴部内血管以及闭孔内膜和股四头神经）有损伤的危险。

鉴于髂骨螺钉神经损伤的发生率较低，确切的发病率未知。在 Finger 等 2014 年的一项研究中，有 13%（3/23）骨螺钉放置的患者出现神经功能缺损。一名患者 1 年随访中仍然经历过肠和膀胱失禁的症状。作者将神经损伤归因于术后血肿的发展。髂骨螺钉植入过程中也可能发生坐骨大切迹断裂。在 2010 年的一项研究中，有 13 位患者中的一位在髂骨螺钉植入过程中出现了较大的坐骨神经损伤。患者在随访期间无症状。没有研究表明过大坐骨神经结构的症状性损伤缺口；但是，放置时必须非常小心螺钉。髂骨螺钉植入期间的神经血管损伤是一种相对罕见的术后并发症。尽管大多数研究都没有报告髂骨螺钉植入后对神经血管有任何损伤，但鉴于髂骨螺钉的运动轨迹，仍然存在损伤的可能性。神经损伤的范围很广，从肌肉麻痹到肠膀胱失禁。理论上，由于股骨后神经损伤导致的感觉异常，以及由于运动损伤引起的肌肉萎缩、麻痹神经是可能发生的现实并发症。为了减少对周围结构的损伤，建议对髂骨螺钉植入的解剖学和外科技术有深入的了解和经验。

45.7 未来发展方向

手术技术的进步可能会导致髂螺钉并发症的减少。经皮放置、计算机断层扫描（CT）引导放置和徒手放置髂骨螺钉的位置都有描述。还发现了 3 种不同的手术技术，可以在将髂骨螺钉放置中时替代"经典的"广泛解剖暴露。应用 X 线成像的闭孔出口位进行髂骨螺钉经皮置入技术。在一项 24 例研究中，只有 1 名患者在随访时发生了假关节病变。患者后来被发现有转移性腺癌。一项研究表明没有脏器并发症，而另一项研究表明 210 名患者中有 1 个并发症。一个并发症是 T10 和 L1 的无症状内侧螺丝断裂，另一种是术后第 6 天出现症状性硬膜外血肿。

CT 引导下髂骨螺钉植入在 2011 年和 2012 年的研究中都有描述。研究表明，髂骨螺钉的 CT 引导放置相较传统的髂骨螺钉的放置方法，消除了放射性暴露和广泛的软组织解剖，是一个安全的方法。所描述的最新手术技术是髂骨螺钉的自由放置。10 例患者在 1 年多的时间内共放置 20 枚螺钉。没有解剖或触诊坐骨大切迹，也没有使

用 X 线透视。随访结束时（24~40 个月），未发现与髂内钉置入相关的术后并发症。虽然髂骨螺钉放置的新技术有人说过，没有更大规模的试验证明新技术的有效性或安全性。为了真正确定上述技术在髂骨螺钉置入中的有效性和安全性，需要进行多项更大规模的研究，以证明在小型研究中看到相同的结果。虽然在 CT 或 X 线引导的髂骨螺钉置入中没有提及，但需要考虑辐射暴露。

第四十六章　骶髂翼螺钉技术的并发症

Vidyadhar V. Upasani, Richard T. Allen
译者：马翔宇，郭永红

46.1 概述

骨盆固定在脊柱后路手术已经发展了几十年。在各种情况下，必须进行牢固的骨盆固定，以克服横跨腰骶交界处的重要生物力学以及骨解剖结构复杂和骨骼质量差等困难。在这一章，我们描述骨盆固定的适应证，回顾目前最常用的技术，并提出骶髂翼螺钉技术短期的临床结果和并发症。

46.2 内植物的目的

骨盆固定的适应证包括矫正与脊柱侧凸畸形相关的骨盆倾斜、减少高级别腰椎滑脱、治疗腰骶部假关节、骶髂关节脱位、高能量腰骶部创伤、先天性条件如形成/分割失败（图46.1）或腰骶部发育不全和病理转移性疾病或原发性骶髂关节受累。尽管近年来在手术技术和脊柱内固定方面取得了进展，但对于如何最好地实现坚固的关节固

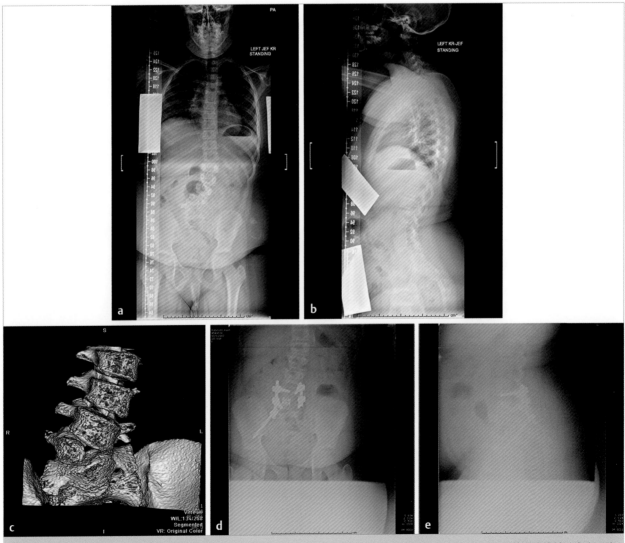

图46.1　一名9岁的右L4椎骨进行性畸形的女孩的前后和侧位X线片。演示畸形的3D重建。她接受了L3~S2的后路器械融合术，将半椎骨切除后，进行了前后位和侧位X线片

定术并尽量减少因植入失败、冠状或矢状不平衡和神经血管损害而引起的并发症仍存在争议。

2010 年之前最常用的两种骨盆固定策略是 Allen 和 Ferguson 在 20 世纪 80 年代开发的 Galveston 技术和髂骨螺钉固定。虽然这两种技术已被证明在临床上是成功的，许多生物力学研究发现，髂骨螺钉可以提供更好的抗拔出强度和简化的器械，因为其组件是模块化的。但是，髂骨螺钉也有一些局限性。例如，需要对椎旁肌肉和邻近皮肤进行充分解剖才能放置这些螺钉，髂后上棘（PSIS）上的植入物突出可能是有症状的，而且髂嵴骨移植物可能损害螺钉的完整性。

46.3 相关解剖学

骶骨由 5 个融合的椎骨和横突组成，它们合并形成一个连续的侧块。大部分骶骨有松质骨结构，骶骨瓣和骶骨岬的两个区域骨密度增加。骶骨是结合两个半骨的基石，并由坚强的骨间、背侧、腹侧的副韧带支撑。4 对骶孔允许骶神经的腹支和背支通过。背孔比腹孔小，位于中间。前 3 个骶前根构成骶丛，支配盆腔内内脏结构。背支提供来自骶骨表面皮肤的感觉反馈，通常在骶骨背剥离过程中被牺牲。闭孔神经、第五腰椎根、腰骶干和交感神经链与骶骨腹表面紧密相连。

骶中动脉起源于主动脉分叉的近端。它沿中线穿过第五腰椎、骶骨和尾骨，并在与骶外侧动脉吻合的静脉系统。骶外侧动脉是髂内动脉的分支。这些血管穿过第一骶髂关节附近或第二骶前孔，并在孔缘的尾部外侧。髂内静脉和髂内静脉位于相应动脉的背侧，位于结缔组织内立即腹侧到骶翼骶髂关节内侧。

乙状结肠和肠系膜位于左侧，位于前面描述的神经血管结构的腹侧。乙状结肠的长度和位置是可变的，结肠在前两个骶椎椎体的水平相当灵活。直肠乙状结肠交界处位于第三骶椎平面，位于骶椎正中，直接位于骶椎腹侧表面。

46.4 骶髂翼螺钉手术技术

骶髂螺钉技术（S2AI）被 Chang Kebaish 和 Sponseller 在 2009 描述。其作者所描述的主要优势包括减少植入、减少软组织的解剖、提高螺钉头的位置相对于长脊构造，并无须连接器。根据 CT 数据，推荐的螺钉起始点在 S1 上终板尾侧约 25mm，中线侧约 22mm。螺杆的角度横向约 40°，尾 40°（图 46.2）。透视或术中 CT 引导可确保螺钉不侵犯坐骨切迹或髋关节（图 46.3）。根据理想轨迹，S2AI 螺钉的最大平均长度略＞100mm，螺钉在穿过骶髂关节前穿过骶骨约 35mm。

46.5 临床结果和并发症

2010 年报道了至少 2 年随访的临床结果。回顾了 26 例 S2AI 骨盆固定的儿科患者，并将其与 27 例传统 PSIS 髂骨螺钉固定患者进行了比较。没有统计学意义表明在变形程度或骨盆倾斜矫正中发现了显著差异（图 46.4）。两

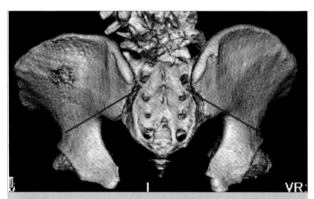

图 46.2 在骨盆的 3D 重建中展示了 S2 骨螺钉的起点和轨迹

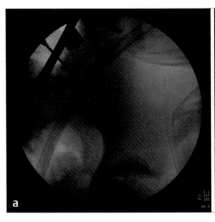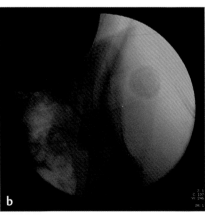

图 46.3 术中镜下图像显示了螺钉轨迹相对于坐骨切迹和髋关节的位置

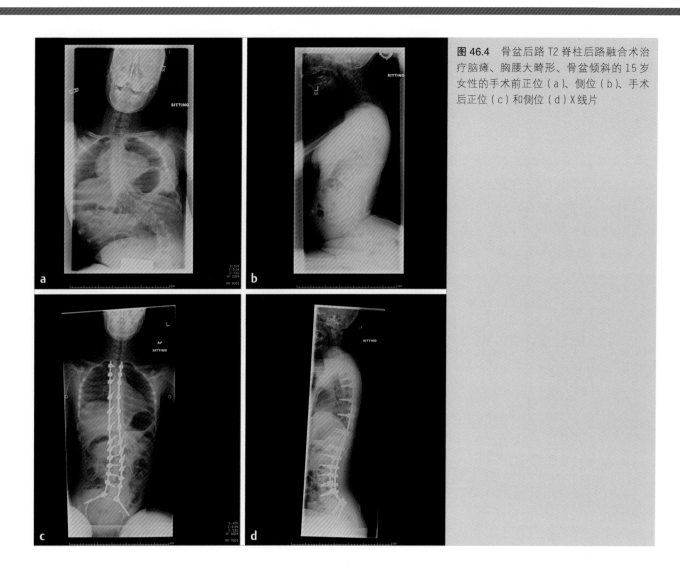

图 46.4 骨盆后路 T2 脊柱后路融合术治疗脑瘫、胸腰大畸形、骨盆倾斜的 15 岁女性的手术前正位（a）、侧位（b）、手术后正位（c）和侧位（d）X 线片

组都没有血管或神经系统并发症。4 名患者在 S2AI 组中经历了浅表伤口感染或部分伤口裂开；而传统组 3 名患者有深部伤口感染，两人有浅表伤口感染。在 S2AI 组中，没有植入物突出、晚期皮肤破裂或锚移动的情况，与传统组患者各有一个实例进行比较。18 例 S2AI 患者进行了术后 CT 扫描。没有螺钉进入骨盆的情况，发现一个螺钉突出横向进入臀肌肌肉组织。射线照相透亮带在每组的两个螺钉周围观察到，但没有被发现具有临床意义。其中一个 S2AI 螺钉压在颈部；但是，患者没有要求翻修。每组中有一名患者需要进行再次手术。S2AI 组的一名患者报告双侧骶髂关节疼痛并且更长时间后进行了翻修。髂骨螺钉组 1 例患者因固定失败和植入部位疼痛需要进行翻修手术。

因为这项技术是最近才被提出来的，所以目前没有中期或长期数据。然而，可以考虑一些潜在的并发症。最严重的情况是骨盆腹侧破裂，造成神经或血管损害或内脏器官损伤。此外，坐骨切迹下裂可损伤臀上动脉或坐骨神经。术前计算机断层扫描计划对于估计合适的螺钉长度、轨迹非常有用，而术中图像引导对于优化螺杆放置的安全性至关重要。髂翼后外侧骨折耐受性较好，可提供改良的皮质固定，但生物力学数据尚未证实。

螺钉长度也是一个重要的因素，因为螺钉的轨迹是指向同侧髋关节的。正位的荧光图像必须得到以保证螺钉头不破坏关节面。尽管高于髋臼顶的致密骨可为这些螺钉提供牢固的固定，但其位置可能会干扰以后的髋关节活动（图 46.5）。髋关节和脊柱外科医生之间的协调非常重要，特别是在需要减少髋关节和髋臼重新定位手术以及稳定脊柱神经肌肉的人群中。

神经肌肉患者群体中另一个重要的考虑因素是骨盆横平面不对称对骨盆固定的影响。Ko 等描述了显著的骨盆髋部平面不对称，要求 S2AI 螺钉有一个更外侧的起点。根据骨向内旋转的严重程度，螺钉应从骶髂关节外侧开始并直接进入髂骨，以达到最佳轨迹（图 46.6）。

最后，应考虑跨越骶髂关节的影响。对于患有神经

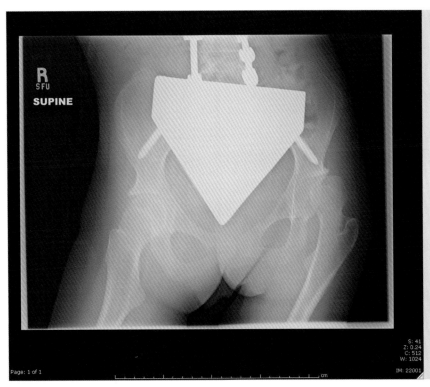

图 46.5 12岁女性，在脊柱侧弯矫正后出现脑瘫状态、骨盆倾斜、左髋关节半脱位。左侧骨螺钉的位置限制了该患者的髋臼矫正可能性

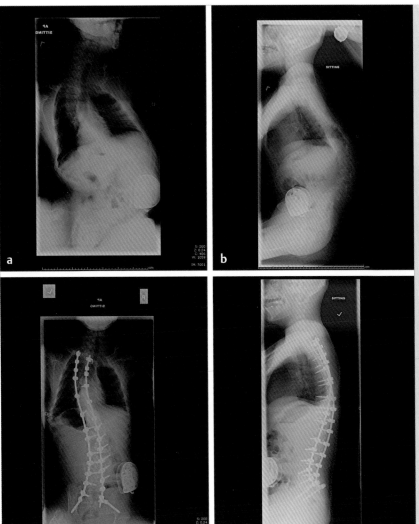

图 46.6 一名19岁患有脑瘫和严重胸腰椎畸形的男性的术前正位（a）、侧位（b）、术后正位（c）和侧位（d）放射线照相。由于骨盆畸形，在此结构的右侧使用了螺旋骨螺钉

肌肉疾病和基线功能很弱的严重虚弱的患者，可以更好地耐受这种情况。然而，在门诊患者中，骶髂关节的植入可能会出现症状。如 Sponseller 等所述，在 S2AI 螺钉周围观察到的透亮带和螺钉颈部的植入物断裂可能是由于骶髂关节的持续运动引起的。虽然短期内可能无症状或不需要进行翻修手术，但长期影响尚不清楚。一些学者推荐在骶髂关节周围大量使用骨移植以获得关节融合。然而，这项技术在实际应用于骶髂关节融合的临床效果尚不清楚。

46.6 总结

骶髂部螺钉提供低平面、生物力学稳定的骶髂固定。在短期内，这项技术似乎是安全的，在不同的患者群体可有效地纠正骨盆倾斜。它有助于长脊柱结构中的稳定性，并通过保留椎旁肌包膜将植入物突出和伤口破裂的风险降至最低。手术技术可行，术前计划合理，术中影像引导良好。然而，没有长期随访的数据，并且在门诊患者中融合骶髂关节的长期影响是未知的。

第四十七章　骶盆肿瘤重建的并发症

Eitan Kohan, Kushagra Verma, John A. Abraham
译者：马翔宇，郭永红

47.1 概述

骶骨盆腔肿瘤切除术的重建是一项具有技术挑战性的手术。在医学上通常很复杂，需要与医学肿瘤学家、放射肿瘤学家和家庭支持系统进行仔细协调。手术的结果在很大程度上取决于手术的时机以及肿瘤的组织学。在过去的30年里，医学和外科都取得了令人难以置信的进步，提高了整体生存率。对于那些患有原发性骨性脊柱肿瘤的患者尤其如此，因为该区域的恶性原发性肿瘤的发病率和死亡率都很高。每年约有2 400例原发性骨恶性肿瘤，其中5%涉及脊柱。4种最常见的原发性骨性脊柱肿瘤（骨肉瘤：11个月，尤文氏肉瘤：26个月，软骨肉瘤：37个月，脊索瘤：50个月）的存活具有组织学特异性。在最近对美国30年以人群为基础的癌症登记处 [监测、流行病学和最终结果（SEER）] 数据的回顾中，骨脊髓骨肉瘤和尤文氏肉瘤患者被诊断为转移的可能性是软骨肉瘤或脊索瘤患者的3倍。

进行骶盆重建的外科医生必须注意潜在的诊断和肿瘤分级，因为手术结果最依赖这些因素。本章首先回顾影响骶骨和骨盆的常见肿瘤。随后，我们将简要概述切除类型。将讨论骶盆重建技术以及最常见的并发症与重建。最后，本章将讨论新兴技术和未来的研究方向。

47.2 常见骨盆肿瘤

骶骨脊索瘤是一种恶性肿瘤，最常发生在轴向骨骼，骶骨是最常见的部位。化疗和放疗都不是成功的治疗选择，使得外科手术切除具有广阔的优势，成为外科治疗的主要手段。在多达75%的患者中，这与肠道、膀胱和性功能的高发病率有关，并且在几乎所有患者中，这与伤口并发症相关。5年生存率77%，局部复发40%，转移31%。在一组42例患者中，与边缘切除相比，广泛切除并不能减少局部复发。然而，腔内切除与100%的复发、转移和最终的死亡率有关。正如作者所指出的，该系列可能不足以检测广泛切除和边缘切除之间的结果差异。可以

考虑辅助冷冻手术或放疗，但结果数据有限。

对于神经源性肿瘤，良性肿瘤患者随访2年平均肌骨肿瘤学会（MSTS）评分94%，恶性肿瘤患者随访5年复发40%，生存率50%。另一组报道良性和恶性肿瘤5年局部复发率分别为35.9%和35%。恶性神经源性肿瘤5年生存率为25.9%。如果在初次诊断时发现转移，骨盆骨肉瘤2年与5年生存率通常分别为38%和33%。Fuchs等发现10cm以上肿瘤大小和髂骨位置是复发和死亡的独立危险因素。相比之下，软骨肉瘤在广泛的手术切除后，平均可存活12年，无病生存率为69%。总的10年生存率取决于肿瘤级别（1级为97%，2级为75%，去分化软骨肉瘤为14%）。复发的软骨肉瘤有71%的复发率和24%的远处转移。在一份报告中，在积极的二次手术干预下，48%的患者无病生存。并发症多与创伤有关，38%的患者发生并发症。硬纤维瘤虽然罕见，但它是一种软组织肿瘤，可在女性骨盆中发现。肿瘤以大量成纤维细胞为特征，但没有细胞学证据显示为恶性。手术切除联合放疗和激素治疗是治疗的中流砥柱。巨细胞瘤（GCT）通常采用腔内刮除术治疗，但盆腔和骶骨病变远处转移复发率高。众多学者主张边缘或广泛切除。动脉瘤性骨囊肿是一种良性、非肿瘤性、高血管性、起源不明的骨损害，可影响骨盆和骶骨。95的患者表现出疼痛作为他们最初的症状，治疗建议包括选择性动脉栓塞、切除刮除和骨移植。对于骨盆和骶骨的大的破坏性病变，手术重建必须个体化，但几乎所有的病例都建议完全切除。在1921年至1996年的40例患者中，所有患者最终随访时均无疾病，70%无症状。其他原发性肿瘤可诊断于骶骨或骨盆，包括GCT、恶性纤维组织细胞瘤、成骨细胞瘤、血管瘤，以及上述未提及的罕见肉瘤。预后往往取决于肿瘤的组织学和切除质量。虽然肿瘤切除后骶骨盆腔重建有许多选择，但这些选择必须针对不同的患者。在没有神经系统即将死亡的情况下，应该谨慎地进行外科治疗并仔细计划。肿瘤内科医生和放射肿瘤科医生应尽早介入这些患者的护理，以便外科医生和患者能够准确权衡手术治疗和非手术治疗的利弊。

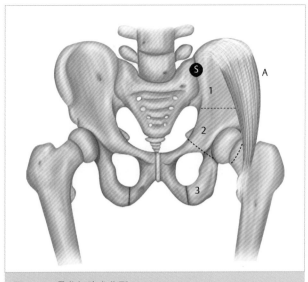

图 47.1　骨盆切除术分型

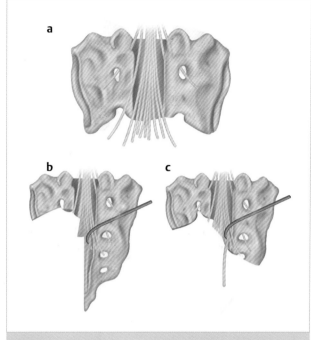

图 47.2　4 型切除术

此外，手术治疗如果合适的话，应该与患者的长期预后相一致。

47.3 切除技术

　　骨盆切除通常描述根据 Enneking 和 Dunham 技术（图 47.1）。1 型切除仅累及髂骨，1A 型切除累及髂骨及臀肌。对于 1S 型，髂骨和部分骶骨被切除。2 型是髋臼周围切除术，2A 型是涉及髋关节的切除术。3 型是全部或部分坐骨和耻骨的切除。外科手术通常是个性化的，结合这些根据肿瘤的位置进行切除。

　　部分或全部骶骨切除术称为 4 型切除术。这些可以组合：①横向部分骨切除术；②矢状切除术；③组合式（图 47.2）。骶骨在下肢和脊柱之间传递力量。骶髂关节夹在髂骨之间，并由强壮的骶髂、骶结节、骶棘和腰骶韧带进一步稳定，因此具有固有的稳定性。接受部分骶骨横截术的患者可能仍具有内在稳定性，但其生物力学尚不清楚。目前尚不清楚在没有髂腰椎关节固定术的情况下，通过骶骨横向部分切除术可以安全切除多少骶骨。然而，接受矢状半切术的患者需要重建骨盆环。全骶骨切除术是罕见的，但必须骨盆和腰椎固定。

47.4 重建方法

　　骶盆重建具有挑战性，因为稳定常常需要通过腰骶交界处。由于腰部 – 盆腔的解剖结构和较大的负荷，在该区域实现牢固融合是一项挑战。这个区域是从活动腰椎到固定骨盆的过渡。增加脊柱节段融合的数量（杠杆臂的长度）会增加腰骶交界处受力的大小，从而导致固定的丧失。对于更长的脊柱骨盆结构，可以使用 Galveston 的技术。这种技术最初是由 Allen 和 Ferguson 应用于脊柱侧凸。在这种技术中，远端肢体脊柱固定杆的角度并且插入后髂骨头，略高于切迹（图 47.3）。在 Jackson 等的 13 例患者中，该技术提供了显著的疼痛缓解、稳定性和行走能力的保护，虽然缺乏关于影像学结果和并发症的长期随访。

　　虽然 Galveston 技术成功地获得了跨越腰骶交界处的刚性固定，但松动困难、杆轮廓变窄和附着困难促进了髂骨螺钉的使用（Galveston 技术；图 47.4）。髂骨螺钉通过交联棒与脊柱杆相连，从而形成更坚固和稳定的结构。在一系列 20 位神经肌肉畸形患者中进行了 2 年的随访，髂骨螺钉的使用带来了相同的影像学结果，内固定并发症更少，使用更方便。

　　在重建中加入生物成分帮助建立骨愈合，以桥接切除后的大缺陷。早期方法采用自体髂骨的嵴和同种异体皮质松质骨。已经报道了使用双管或三管腓骨自体移植物，目的是产生更少的应力并减少整个骨移植物的移位（图 47.5）。当与钢板或椎弓根螺钉 – 棒系统结合时，这结合了金属的短期稳定性和骨结合的长期稳定性。与未进行任何重建的患者相比，这已被证明在改善功能结果的同时不

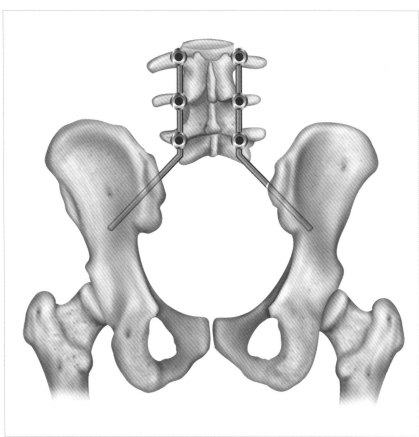

图 47.3 Galveston 技术

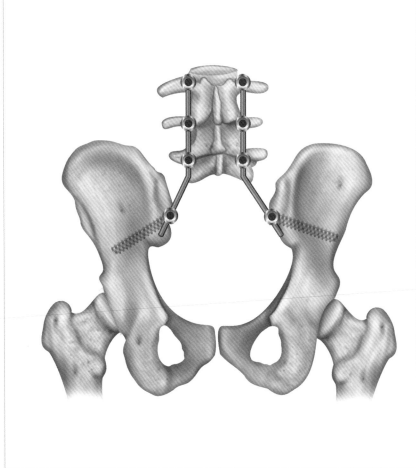

图 47.4 修改了 Galveston 技术

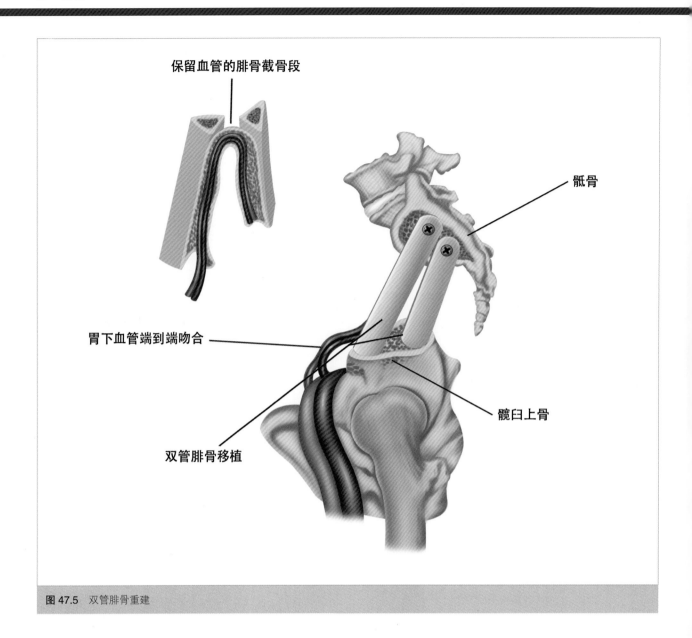

保留血管的腓骨截骨段

骶骨

胃下血管端到端吻合

髋臼上骨

双管腓骨移植

图 47.5 双管腓骨重建

会增加并发症的风险。

　　尽管这些技术解决了骨结合的问题，但它们破坏了臀中肌的肌肉附着，通常在技术上具有挑战性。一个更简单的重建方法的发展，允许重建骨盆环使用宿主骨而离开肌肉连接完好无损。本技术采用两根螺钉固定：一根在椎体 S1 水平，另一根在后列，然后用一根杆连接螺丝，在结构上施加压力。在接受该手术的 6 名患者中，有 1 人在 6 个月内死亡。在存活的患者中，所有后柱移植物位点均愈合，但 5 个骶近端位点中有 4 个呈现稳定的假关节。所有 4 例骨愈合不完全的患者都进展为需要手术干预的并发症。

　　在使用种植体提供基本稳定性的同时尽量减少种植体材料以降低感染风险之间必须保持谨慎的平衡。利用这些原理，开发了一种只用多轴螺钉、钛棒和含抗生素骨水泥的重建方法（图 47.6），这种复合成骨技术完全不需要异体移植或大型金属植入物。虽然功能结果、内固定失效和并发症发生率与现有技术相当，但需要进行翻修手术的深部感染发生率有所降低（14 例，高达 43%）。最小化重建以降低感染风险的这一原理可能对选择使用哪种重建方法有用。

　　虽然这个主题不属于典型的脊柱练习范围，但已经尝试使用定制的骨盆假体来恢复解剖学、关节功能和负重能力。虽然在某些情况下这些假体是有效的，但在多达 52.6% 的病例中需要进行翻修。最常见的并发症是深部感染，但局部复发、无菌性松动、髋关节脱位复发、术后出血也有报道。

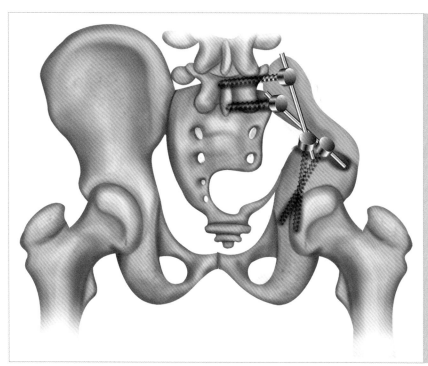

图 47.6　仅使用螺钉、杆和骨水泥进行重建

47.5 遇到的并发症与重建

由于骶髂关节重建需要冗长而复杂的手术技巧，并发症发生率为往往非常高。在这里，我们将并发症归类为 5 类：生物学、神经系统、畸形、内固定失效和疾病进展。

47.5.1 生物

骶盆交界处是从活动脊柱到相对固定骨盆的过渡区。因此，骶盆重建的长期稳定性依赖于骨愈合。这种骨桥是必要的，以提供加强建设面对大负荷和生物力学的力量作用在这一地区。除了疼痛性骨不连外，与假关节直接相关的并发症在描述肿瘤的腰骶重建的文章中没有报道。然而，在脊柱畸形的文献中，腰骶部假关节的发生率仍然很高，并且这些假关节与固定丧失、骨折和器械失效有关。使用最近开发的技术，融合率已报道超过 90%。然而，目前还没有一个统一的分类系统来定义骶髂融合，使得文献间的直接比较变得困难。在监测 L5–S1 融合治疗腰椎滑脱的过程中，Kuklo 等根据骨愈合的影像学表现，对 A（明确融合）到 D（明确假关节）进行了分级（图 47.7）。这个分级系统最初由 Lenke 等描述，可用于提供骶盆重建融合率的标准定义。

除了骨愈合外，骶盆肿瘤切除后还需要大量软组织愈合。手术暴露所需要的大量软组织剥离可能会阻碍愈合能力，而且由于靠近直肠，增加感染的风险。皮瓣通常用

于切除后大面积缺损的修复，最常见的是腹直肌肌皮瓣和臀大肌脂肪皮瓣。皮瓣愈合的并发症包括伤口延迟愈合、手术部位感染、伤口裂开、瘘管形成、皮瓣坏死。伤口裂开和手术部位感染是最严重的结果（尽管经常是在没有重建的骶骨切除术后），并发症的报告在 15%~50% 之间。伤口并发症的显著危险因素包括术前放疗、直肠破裂、年龄小于 40 岁、糖尿病、肿瘤大小大于 10cm、器械增加。深层感染是最后一种生物并发症，它比表面伤口并发症更具破坏性，通常除了抗生素外，还需要手术清创，如果不是翻修手术的话。在对 43 例腰骶重建术的回顾性研究中，7% 的患者报道了深部感染，每个患者都是通过连接髂骨螺钉或髂骨板的椎弓根螺钉重建的。其余病例包括多种重建方法，但值得注意的是，回顾的病例中有 20 例（46%）未发生并发症。

一个系列研究了骶肿瘤切除后不重建的深部感染率和危险因素，特别是 GCT 和骶脊索瘤。

这些研究者发现，手术类型是感染的最大风险因素。骶骨 GCT 的内切不被认为是感染的重大风险。相比之下，虽然广泛切除骶脊索瘤可以提高生存率，但感染的发生率为 44%。最常见的感染源为肠球菌、大肠杆菌和铜绿假单胞菌，但感染多为微生物。在这个系列中，所有感染都是通过手术清创和培养抗生素治愈的。

47.5.2 神经

先前已证明骶神经与行走能力以及肠和膀胱的关系

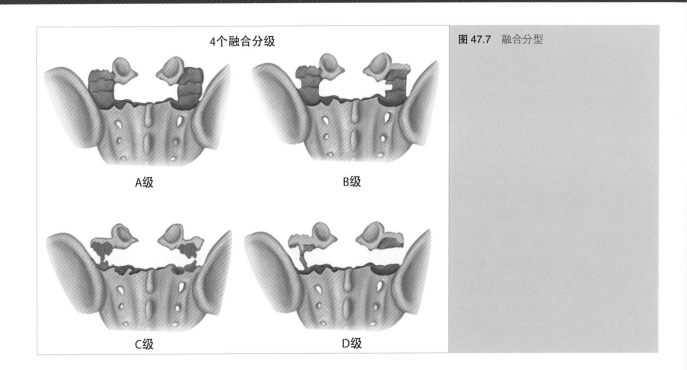

4个融合分级

图 47.7　融合分型

A级　　　　　　　　B级

C级　　　　　　　　D级

密切相关。鉴于骶骨肿瘤与这些神经的接近程度，尿功能障碍、直肠功能障碍和坐骨神经损伤是常见的并发症。在这些患者中，获得良好的基础神经检查是很重要的，因为肿瘤可能压迫神经并在术前引起功能障碍。此外，肿瘤的位置常常需要单侧或双侧骶神经切除作为手术计划的一部分。在神经基线正常的患者中，外科医生必须仔细考虑将要牺牲的神经结构和临床意义。这些应该事先与患者讨论。文献表明，逐渐变大和近端水平的骶骨切除术与较差的功能结果相关。S4 和 S5 神经根可以切除根部，对活动状态的肠和膀胱功能的临床影响最小。牺牲 S3 神经根，然而，似乎是与肠和膀胱失禁有最高关联的平面。S3 神经根的单侧和双侧切除分别显示出肠和膀胱失去控制的发生率分别为 37.5% 和 75%。当双侧 S3 神经不受影响时，失禁率下降低于 25%，一些学者表明肠道和膀胱功能将保持完整。在切除到 S1 和 S2 神经水平之前，运动状态似乎不会受到影响。已经证明，切除 S1 神经根可以将术后下肢活动的概率降低到 50%，而牺牲最多的是 S2 或 S3 时，术后下肢活动的概率分别为 76% 或 100%。这些计划的手术术后果应与患者详细讨论，并应尝试相应调整术后康复。

47.5.3 畸形

骶盆切除重建严重破坏骶骨及周围软组织的解剖结构。这些缺陷可导致骨盆指数（PI）的显著改变和肢体长度的差异。然而，与患者最相关的可能是软组织损伤导致的畸形（图 47.8）。

PI 定义为在垂直于 S1 终板中点的线与将该点连接到股骨头中心的线之间的角度（图 47.9）。当骶骨盆腔切除术包括全骶骨切除术时，由于骶髂关节完全脱位，PI 发生改变。与神经根切除术，往往伴随全骶骨切除术，这可能导致显著的步态困难。但是，PI 改变对骶骨切除和重建后矢状面平衡，疼痛和下床活动的临床意义尚未得到很好的描述。值得注意的是，当只进行 SI 关节部分切除（部分骶骨切除术）时，PI 没有变化。

即使保留 SI 关节，也可能存在明显的腿长差异（LLD）。在 22 例患者中，57% 的患者发生 2.0~4.3cm 的 LLD。腰骶重建减少了 LLD 的大小和发生率（1.0~1.3cm，发生率 25%），但未达到统计学意义。然而，根据 MSTS 评分，重建后的功能结果明显改善。

47.5.4 内固定

腰骶重建的内固定承受着很大的负荷，因为它们将体重从轴向骨骼转移到下肢。在选择重建方法时，考虑跨结构的生物力学是很重要的。在对轴向载荷的响应中，MGT 已显示在将 L5 椎弓根螺钉连接到骶骨螺钉的脊柱杆上施加过大的应力（图 47.10）。使用三角形框架重建（TFR）方法，这些力量已经从构造转向周围的骨骼（图 47.11）。在这两个点上压缩载荷的集中可能导致无菌性松动或内固定失效。

尽管尚未针对每种重建类型进行过这些生物力学分析，但无论内固定多少，都已显示出内固定失效的证据。

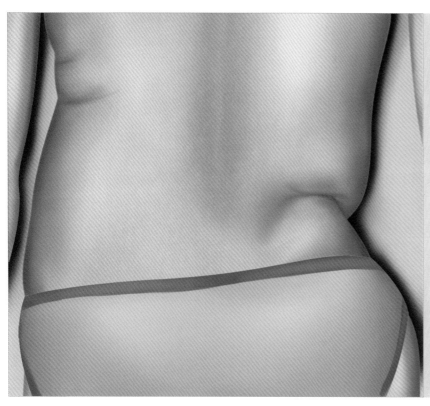

图 47.8 进行半椎板切除术后可见明显畸形

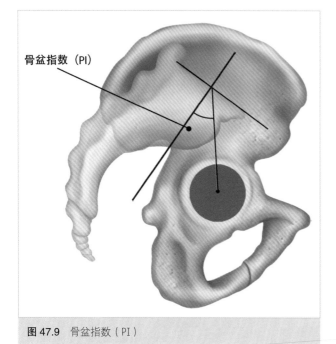

图 47.9 骨盆指数（PI）

在接受螺钉棒抗生素水泥治疗的患者中，有 6 例（17%）患者有螺钉断裂的迹象。5% 的盆腔假体患者出现无菌植入失败。但是，考虑到螺钉损坏后已经显示出成功的骨融合，内固定失效并不表示确定的手术失败。在这种情况下，延迟翻修手术，密切随访患者的影像学检查是合理的。如果患者出现进行性畸形或疼痛，应进行翻修手术。

在翻修时，手术应解决内固定失效原因。

47.5.5 疾病过程和管理

骶骨盆腔肿瘤的切除和重建应以提供无病状态为目标，以期获得功能性结果。降低局部复发风险的关键，是选择合适的手术方式。整块切除术（在手术过程中不侵犯肿瘤）已被证明是一种可以降低复发风险的技术。尽管有这些方法，然而，复发率仍被报道为高达 15%。尽管复发率很可能依赖于原发肿瘤类型，迄今为止的大多数研究都有被隔离的病例报告或病例系列。已经完成的更大规模的研究包括一组异质的肿瘤，使分析变得困难。近年来，来自全球各地多个机构开发了近 1 500 个数据库原发性脊柱肿瘤患者。随着该数据库的增长，它可用于基于特定的病理诊断来识别肿瘤复发的趋势。关于辅助化疗和放疗对并发症发生率的贡献程度存在矛盾的数据。尽管未提及具体并发症，Ji 等发现在发生并发症的 45 名患者中，辅助化疗与明显增加的风险相关。Fourney 等发现术前放疗治疗是影响并发症增加的唯一一因素。其他人发现，术后化疗可延长融合时间（3~4 月比 2 月），整体并发症发生率和感染率都没有增加和融合最终得以实现。

47.6 新技术

骶盆重建的一些困难源于对重建方法尚未达成共识

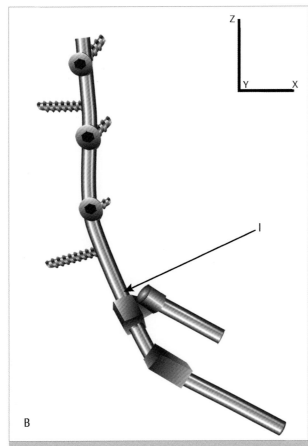

图 47.10　分析改良的 Galveston 技术。在第五个腰椎椎弓根螺钉和骶骨螺钉之间的脊柱上的 1 点处观察到最大应力（I）

的事实。原因可能是患者少和任何技术的并发症率高。近年来，已经开发了几种创新的骶盆重建方法，以改善现有系统的生物力学局限性。

早期的椎体重建方法利用广泛的骨移植获得足够的融合。然而，在骨融合发生之前，骨移植并没有在脊柱和骨盆之间增加任何额外的结构支撑。在 Mayo 诊所增加了三角腓骨支撑（TFS）移植，将结构移植物沿着剩余椎骨基部和髋关节之间的力矢量双向放置。TFS 嫁接包括桥接腓骨移植物从 L5 近端下侧到髂间对接部位的远端（图 47.12）。通过结构传递的力压缩腓骨移植物的近端和远端对接部位，提供一个更有利于骨愈合的加载条件。

已发表的关于 TFS 移植的病例系列报道了 9 例伴有重建的骶骨切除术。9 名患者中有 7 人能够行走，没有人主诉疼痛。而所有患者失去肠和膀胱控制，这是由于计划内切除骶神经，而不是手术并发症。报道的并发症包括 1 例假关节和内固定失效，1 例伤口感染，2 例局部复发，2 例远处转移。

闭环技术是为了避免早期技术中确定的应力点而开

发的。它的优势在于，它使用一个"U"形杆与多个髂螺丝固定在骨盆上（图 47.13）。虽然这项技术的生物力学分析尚未发表，理论上，这种单杆技术可以使力在整个结构中更加对称地分布。这种杆和螺钉结构提供了改进的旋转稳定性和更好的锚固到骨盆，同时允许选择额外的腰骶螺钉以改善屈曲延展的稳定性。

约翰霍普金斯大学方法（The Johns Hopkins University method）是在 MGT 的基础上发展起来的一种广泛的重建方法。利用 3 个额外的侧对侧连接提供额外的稳定：脊柱棒之间的连接，连接髂骨螺钉的水平杆，以及穿过髂骨顶的横贯杆。这些棒连接使用连接器并在髂骨之间放置移植物（图 47.14）。这种结构允许轴向载荷通过两个单独的固定点传递到骨盆，通过髂骨棒，以及连接髂骨螺钉的杆。虽然分散传递到骨盆的负荷是有益的，但在此过程中需要增加内固定，而减少内固定的数量与降低感染风险有关，如前所述。

在此基础上，提出了一种新的重构方法。这种方法是在连接两个髂骨的骶骨棒上，用两个椎弓根螺钉在 L5 下终板上增加前柱支撑（图 47.15）。在与 MGT 和 TFR 相同的生物力学测试中，NR 没有检测到过度的应力集中，说明它具有较低的内固定失效或松动风险。这种技术的另一个好处是提供额外稳定性所需的内固定最少。

47.7 总结

切除后重建是非常困难和技术上有挑战性的。虽然已经描述了许多技术，对于最佳重建方法仍然没有任何意义，因为所有技术都有很高的并发症发生率。确定要重建的类型选择应该是基于外科医生的多学科经验和针对个别患者的订制。并发症可分为 5 类：生物学、神经系统、畸形、内固定失效和疾病进展。在已发表的文献中，无论重建类型如何并发症发生率报道均高达 50%。新的重建技术的发展目标是减少功能障碍和内固定最少化。早期的理论提供了希望，这些方法可以改善预后，降低并发症的发生率，但还需要进一步的研究。

最后，由于这些肿瘤的罕见性，大多数已发表的研究仅限于案例报道和案例系列仅为理想的治疗方法提供初步证据。最近有一个国际数据库开发用于提供有关这些罕见条件管理的更大数据集。利用这一点，未来研究数据库可以更好地定义并发症和发生率，并希望完全确定一个理想的方法来指导这些挑战问题的处理。

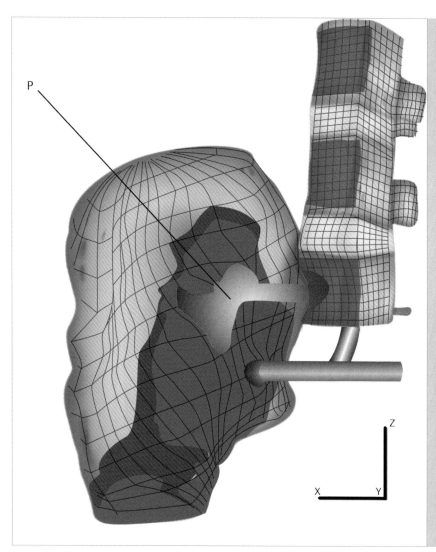

图 47.11　三角框架技术分析骨盆与骨上杆之间的界面处出现的应力大于皮质骨的屈服应力（P）

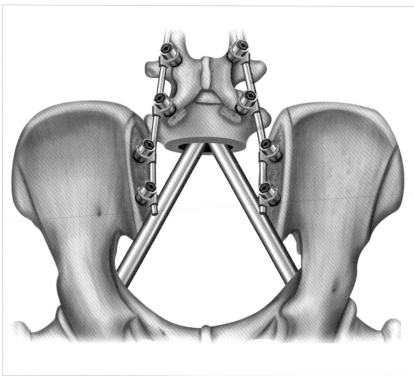

图 47.12　三角腓骨移植

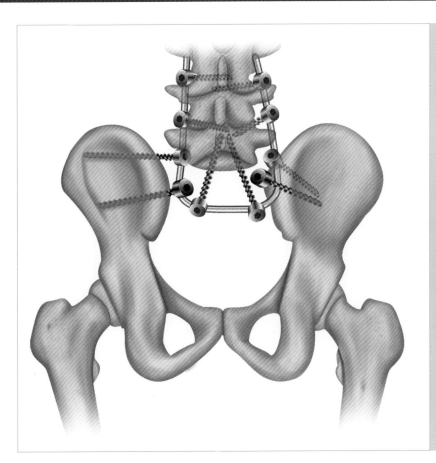

图 47.13　闭环技术

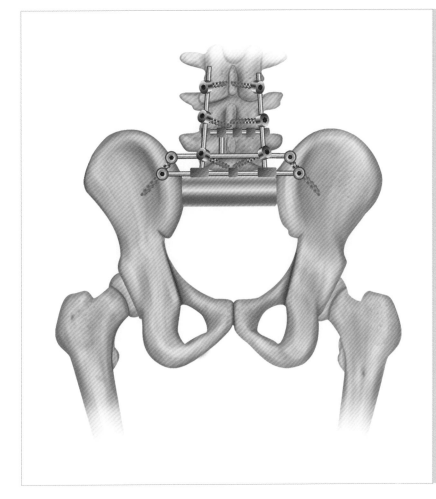

图 47.14　约翰·霍普金斯大学（The Johns Hopkins University）的方法

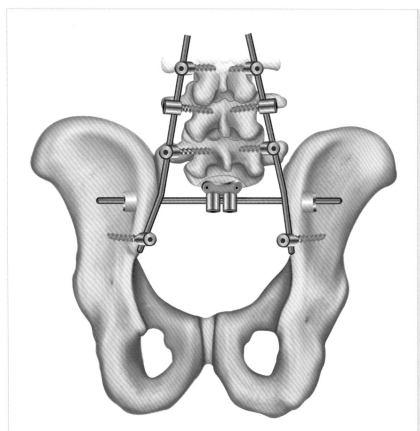

图 47.15　新颖的重建方法

第四十八章　颈椎病内固定并发症

S. Samuel Bederman, Vu H. Le, Nitin Bhatia
译者：马翔宇，郭永红

48.1 概述

脊椎关节病是全身炎症过程影响脊柱的结果。这种炎性关节炎有两大类——血清阳性和血清阴性的脊椎关节炎。类风湿关节炎（RA）是一种血清阳性的脊椎关节病，其特征是炎性滑膜炎导致关节破坏和脊柱不稳定，可导致神经损伤和死亡。血清阴性型脊椎病，强直性脊柱炎（AS），表现为脊柱的渐进性融合，导致僵硬、畸形和骨折倾向。由于治疗的进步，这种疾病的负担已经减轻，从而减少了外科干预的需要。在治疗失败的情况下，手术在维持神经功能和脊柱稳定性方面起着至关重要的作用。然而，手术并发症仍然是一个挑战。可能最困难的并发症是由于骨质量差和愈合潜力降低导致的内固定失败。本章的目的是描述 RA 和 AS 颈椎病患者的常见手术选择及其并发症。

48.2 类风湿关节炎

48.2.1 流行病学

RA 是一种慢性自身免疫性炎症疾病，影响 0.5%~1.5% 的美国人。女性比男性更容易受到影响。颈椎是 RA 最常见的骨骼累及部位，仅次于手和足。据估计，有 17%~86% 的 RA 患者患有颈椎疾病。在颈椎受累的患者中，寰枢椎半脱位的发生率最高可达 49%，基底凹陷范围从 5%~32%，并且是轴下的半脱位见于 20%~25% 的患者。

48.2.2 发病

RA 通常通过慢性免疫介导机制引起破坏性炎症过程，从而影响滑液关节。炎性过程涉及滑膜炎的产生和滑膜关节处关节翳的形成，导致关节囊的衰减和相关的不稳定性和管侵犯。此外，靠近炎症部位的骨骼会骨质疏松。RA 通常影响寰枢关节和小关节，可能导致寰枢椎和下轴不稳，其中齿突可能进入枕骨大孔，导致脑干受压。

48.2.3 诊断

根据美国风湿病学会（American College of Rheumatology）的诊断，风湿性关节炎至少要满足 7 个主要标准中的 4 个。这些评价标准包括：晨僵、关节受累情况与关节炎的关系、类风湿结节、类风湿因子（RF）和放射学改变。RF 在 RA 患者中占 80%，而抗核抗体约占 30%。RA 特征的影像学改变包括关节肿胀、关节间隙狭窄而无骨赘、关节周围骨质减少和骨破坏而无反应性硬化。

对称性关节疼痛和僵硬是一种常见的临床症状。颈椎症状包括活动性疼痛和活动受限。寰枢关节的不稳和塌陷可导致上颈椎神经根撞击引起的枕部头痛。如果关节突关节的骨侵蚀足够严重，患者可以表现为颈部向一侧倾斜。寰枢椎半脱位患者可能报告在屈曲时头向前倾的感觉。大的关节翳形成侵犯椎管可引起脊髓病，表现为痉挛、步态障碍、虚弱、非皮节感觉异常、肠或膀胱失禁、精细运动障碍和上运动超反射和巴宾斯基征阳性。基底膜凹陷会破坏脑干功能，导致眩晕、发音障碍、共济失调、呼吸困难、视觉障碍，甚至突然死亡。根据病理的严重程度，亚轴不稳定可导致脊髓病或神经根病。总的来说，大约 7%~34% 的 RA 颈椎受累患者出现神经系统症状。

有几个影像学参数有助于诊断，并作为神经恢复的预测因素。Boden 等将寰椎后间隙（PADI）描述为寰椎半脱位患者神经功能缺损和恢复的可靠预测指标。PADI 是指从 C1 后弓矢状面上的后弓顶点到后弓前缘的距离，是脊髓可用空间的直接测量指标。术前 PADI < 10mm 的患者在手术后没有显著的神经功能恢复。同时，所有术前 PADI > 14mm 的患者均完全恢复。此外，在存在轴下半脱位的情况下，椎管矢状管直径 < 13mm 与严重的神经缺陷高度相关。Yonezawa 等定义为超过 4mm 或 20% 的椎体直径的副轴半脱位。颈髓角（CMA）是另一个影像学参数，是神经康复的预后指标。通过在磁共振成像（MRI）上绘制两条相交线测量该角度：一个沿着 C2 的后部，另一个沿着髓质的腹侧。这两条线的夹角通常在 135°~175°

之间。一项针对 15 名 RA 患者的 MRI 研究表明，所有 CMA < 135° 的患者均存在神经功能缺损。因此，对于 CMA < 135° 的患者，推荐手术治疗。

48.3 强直性脊柱炎

48.3.1 流行病学

AS 的全球患病率为 0.9%。鉴于 90% 的 AS 患者对该标记呈阳性反应，它与人白细胞抗原 B27（HLA-B27）密切相关。HLA-B27 是 1 类表面抗原，由 6 号染色体上主要组织相容性复合物中的一个基因座编码。与 HLA-B27 阳性的患者相比，HLA-B27 阴性的患者发病年龄较大，家族史不明显。与 RA 相反，男性比女性更易受到影响。在女性中，由于发生在较晚的年龄，诊断通常是延迟的。

48.3.2 发病

虽然 AS 的病因尚不清楚，但其特征是肌腱插入部位（末端）的炎症和骨重塑，称为末端病。关节周围炎症引起的骨形成异常会导致关节僵硬或强直。此外，这个过程会产生结缔组织，或椎骨周围韧带的骨化，导致形成"竹节样脊柱"。而在大约 30% 的患者中，四肢关节受到影响，主要是轴向骨架的滑膜和软骨关节的疾病，包括脊柱、骶髂关节和耻骨联合。脊柱多个层面的强直会形成一个又长又硬的杠杆臂，特别是在颈胸区，这会导致骨折。颈椎是 AS 患者最常见的脊柱骨折部位。

48.3.3 诊断

AS 的诊断依赖于改进的纽约标准（New York Criteria）。在疾病早期，常见的表现包括腰痛和骶髂关节、髋关节、脊柱僵硬。疼痛通常在早上和晚上更严重，脊柱活动和胸部扩张受限。随着病情的发展，腰椎和颈椎前凸逐渐消失，由于患者不能站立，导致矢状面进行性畸形。颈椎后凸可能发展成下巴对胸部的畸形，从而使患者水平凝视受限，如果其他关节的代偿性改变不充分，则会导致严重残疾。

48.4 非手术治疗类风湿性关节炎和强直性脊柱炎

非手术治疗的目的是在控制症状的同时尽量减少医疗干预产生的毒副作用。因此，医疗管理的方案包括避免随着疾病的进展而添加毒性更大的药物。早期在这两种疾病的不同阶段，应推荐包括患者教育、温和物理治疗和非甾体抗炎药（NSAIDs）在内的综合治疗方案。如果非甾体抗炎药不能控制症状，缓解疾病的抗风湿性药物（DMARDs）和抗肿瘤坏死因子 - 抑制剂都是成功的二线选择。与 AS 不同，RA 患者不能通过非甾体抗炎药治疗，但可以使用皮质类固醇治疗，效果良好。已有研究表明，早期积极的 DMARDs（缓解疾病的抗风湿性药物）医疗管理可以延缓或预防疾病的进展。

48.5 类风湿性关节炎和强直性脊柱炎手术适应证

RA 患者颈椎病理的手术治疗适应证包括神经功能缺损或脊柱不稳。在没有神经系统损害的情况下，需要手术治疗的脊柱不稳定类型包括 PADI < 14mm 的寰枢椎半脱位、牙根样移位至大孔的基底膜凹陷或矢状管直径 < 14mm 的亚轴半脱位。对于颈椎病变患者，一般考虑在矢状面失衡（颏胸畸形或后发扁平背畸形）或脊柱骨折的情况下，非手术治疗不能控制其造成的功能障碍时进行手术治疗。

48.6 手术方法

两种常见的颈椎手术入路包括标准的前路（右侧或左侧）Smith - Robinson 入路和中线后路。虽然这两种方法都可以减压、融合和稳定，但后入路通常比前入路更具有可伸性，可以将手术切口从枕骨一直延伸到骨盆。后路稳定可采用螺杆结构。具体来说，颈椎下段常用侧块螺钉。C1 侧块螺钉也被使用，但需要不同于亚轴侧块螺钉的轨迹，以适应独特的解剖结构。在 C2 处，通常使用杆、棒或椎弓根螺钉，由于 C7 椎弓根比其他椎弓根大，椎动脉通常不在该水平的横断面孔内，所以 C7 椎弓根螺钉也常使用。为了增加稳定性，可以增加后路来加强固定，特别是在上颈椎。寰枢椎固定、关节转位或植骨融合术的独特之处是，螺钉是使用 C1 横向质量螺钉固定和各种形式的 C2 螺钉固定的螺钉 - 杆技术的替代方法。

在前路，颈椎前路椎间盘切除融合和颈椎前路椎体切除融合是减压、稳定或矫正后凸的常用方法。同种异体骨融合器通常用于替换切除的椎间盘或椎体并重建前柱。此外，前路板可用于稳定融合部位，防止融合器或移植物移位。

48.7 外科管理

48.7.1 类风湿关节炎

历史上，寰枢椎半脱位的手术治疗方法是在 C1 和 C2 的后弓周围采用后路连接技术，中间植入结构性骨移植物。但是，由于这些方法缺乏严格的固定方法，因此患者通常会在术后进行外固定架固定，这与明显的发病率相关。目前，后路常与其他类型的内固定一起使用。Magerl 引入了经关节穿刺的 C1-C2 螺钉，以提供更牢固的固定，同时最大限度地减少器械的使用。经关节螺钉固定技术具有挑战性，因为椎动脉的位置可能不同，需要术前仔细检查避免动脉损伤。椎动脉高位或异常是放置经关节螺钉的禁忌证。另一种刚性固定的选择是 C1 和 C2 之间的螺杆结构（哈姆斯技术 Harms technique）。这项技术包括 C1 侧块螺钉和 C2 椎弓根，或通过双侧棒连接的螺钉。为了避免与其他螺钉技术相关的椎动脉风险，Wright 介绍了 C2 的另一种固定形式，包括放置椎内螺钉，而不是放置椎板螺钉或椎弓根螺钉。经关节螺钉和 C1–C2 螺钉棒均可避免术后使用附加外固定。

轻度至中度基底膜凹陷引起神经功能缺损和影像学脊髓压迫，可用 C1 椎板切除术和枕颈融合治疗。稳定的关节固定术通常导致融合后关节翳的自发再吸收。在严重的脊髓或脑干受到血管翳或颅骨移行性凹陷的情况下，经口齿状突切除或枕下颅骨切除术可作为有或无牵引的后路稳定手术的辅助手段。

亚轴半脱位可以通过前路、后路或联合入路来治疗。对于少于 3 个运动节段的固定半脱位，通常建议前路减压融合。另一方面，可减少的半脱位可以通过后路器械融合术治疗，也可以根据神经缺损进行减压或不减压。然而，通常需要减压的神经撞击的位置决定了手术入路。在进行多节段前路手术时，应考虑补充后路内固定，以避免假关节形成的危险。

48.7.2 强直性脊柱炎

颈部疼痛在任何类型的创伤背景下对 AS 患者应高度怀疑引起骨折。建议使用计算机断层扫描（CT）或磁共振成像（MRI），因为脊柱弥漫性强直可以掩盖标准 X 线片上细微的骨折表现。AS 患者的骨折一般是不稳定的，因为从强直的脊柱节段伸出的功能杠杆臂较长，骨折通过骨化的软组织延伸。这些损伤与高比率的神经缺陷有关。由于这些患者往往是后凸性的，注意颈部受伤前的轴线是很重要的。将颈部置于中性或过度伸展可能会导致进一步的神经损害和相对失调。除非神经压迫源是前部，否则可以用长的后部结构进行稳定。一般情况下，由于长杠杆臂的高生物力学力和这些患者的骨质减少，建议使用长器械。

颈椎畸形会给 AS 患者的水平凝视、吞咽困难和口腔摄入不良造成困难。当脊柱下段畸形僵硬时，使用基于后的闭合截骨术（基于前的开口）进行矫正可以尝试楔形截骨或联合入路。对于颈胸后凸引起的硬性颏对胸畸形，我们描述了单期开放楔形截骨术。这两种延长截骨手术通常在 C7 进行，因为横截骨椎间孔不包含椎动脉。Simmons 是最早在 AS 中采用单期开放楔形后截骨治疗后凸畸形的先驱之一，他描述了开放楔形截骨，即 C7 的整个后部与 C6 和 T1 的部分一起被移除，然后是一个控制性的骨折导致前纵韧带断裂达到前凸矫正的目的。Deviren 等后来描述了一种 C7 的单纯闭合性楔形截骨，类似于胸腰椎椎弓根减影截骨，效果良好。在 540° 联合入路中，第一步是应用后螺钉，俯卧位行多级后路减压和 Smith - Peterson 截骨。患者仰卧，通过前路移植物和钢板重建椎间盘切除和截骨重建，多水平恢复前柱高度。最后，患者再次俯卧插入棒并准备融合。

48.8 并发症

RA 和 AS 颈椎病变的外科治疗对脊柱外科医生提出了挑战。长期的医疗管理和神经系统缺陷的高倾向容易感染是高度关注的问题。炎症过程和长期用药导致的骨质量差，挑战了获得成功融合所需的足够稳定的固定的能力。正因为如此，进行长时间的重建或前后融合以降低器械失效和不愈合的风险并不少见。然而，额外的稳定性和较长的构建并不是没有并发症。AS 和 RA 患者颈椎手术后常见并发症包括感染、切口裂开、假关节、固定失败。这是由于颈椎内器械的固有危险——邻近的重要解剖结构（例如椎动脉、神经根、脊髓、食道、喉返神经、交感神经丛等）。

并发症可能是 AS 和 RA 患者（尤其是患有长期疾病和复杂药物治疗的患者）遇到的相关合并症和疾病引起的。骨质疏松症和营养不良会影响固定力，导致内固定失效和假关节发生率增加。为了减少此类并发症的风险，术前应对患者进行充分的优化。理想情况下，人血白蛋白 > 3.5mg/dL，前白蛋白 > 15mg/dL，淋巴细胞总

数 > 1500/mm。在外科上，对于假性关节病高危患者应考虑行环周融合或术后充分辅助固定。棘突后固定等其他形式的固定应视为螺钉 – 杆固定的辅助手段。

手术入路也可能引起并发症。颈后入路可能比前入路有更大的伸肌暴露。然而，对颈椎后肌层的解剖可能会导致术后颈部疼痛的延长，而且比单纯的前入路更容易发生伤口感染，尤其是在手术时间较长的情况下。在伤口内加入万古霉素粉可以降低感染风险，Pahys 及其同事在195 例患者中显示了其可有效减少 100% 的术后颈椎感染的功效。后部器械也可能很突出，并且会引起刺激，特别是在长期使用类固醇激素引起萎缩性软组织的患者中。较小型的植入物有利于最大限度地减少不适感。

前路也有其固有的风险，可导致吞咽困难、喉返神经功能障碍导致发音困难、直接食管和气管损伤。如果未从中线抬高长直肌，则手术暴露会伤害交感神经。同样，椎骨动脉损伤可能是由于在未融合过程的侧面进行积极的解剖所致。然而，总的来说，这些方法耐受性良好，而且大多数与方法相关的并发症是轻微的。

并发症也可能由直接放置器械引起。由于曾经正常解剖结构的侵蚀性改变，内植物可能会出现错位。术前影像学检查颈椎解剖是必要的。椎动脉与神经根直接前路、脊髓直接中路、相邻小关节上、下段的邻近使颈椎后外侧块螺钉的精确定位具有挑战性。C1 侧块螺钉置入时应注意，以免损伤寰椎前弓前颈内动脉和舌下神经。当脊髓在中间时，椎动脉向外侧穿过 C1，然后向内到达后弓的上表面。与亚轴侧块螺钉不同，C1 侧块螺钉需要内固定而不是外固定，以避免损伤椎动脉。使用寰枢椎关节螺钉或C2 部螺钉或椎弓根螺钉时，必须仔细分析椎动脉的走行方向，以避免损伤，尤其是在类风湿破坏 C1 和 C2 侧块的患者中。与后路内固定一样，邻近前路内固定的周围重要结构可能受到损伤。前路内固定的并发症包括脊髓或椎动脉螺钉侵犯。

除了固定位置外，手术水平的选择对于避免固定失败也很重要。由于风湿性关节炎的进行性及其对活动关节的持续影响，平衡更广泛手术的风险对于不太广泛的手术来说，保持运动和最小化手术的发病率是至关重要的。Clarke 等研究显示，在平均 8.3 年的随访中，最初接受 C1–C2 融合治疗的患者中，有 39% 的患者出现了下位椎不稳定。在 39% 的患者中，半数患者需要延长融合时间。有趣的是，C3–C4 的继发性半脱位发生在需要额外手

术的患者中超过一半。此外，最初经历了从 C1 到 C6-T1的长时间后路融合的患者无须为邻近节段不稳而进行翻修手术。因此，为减少二次手术的风险并保持运动，建议获取动态 X 线屈伸图像以排除多节段不稳定性，以便在初始手术中纳入适当的水平。如果短节段构建邻近稳定节段，则需要长期随访以监测引起神经系统不稳定的新模式症状。在寰枢椎和亚轴椎不稳定的情况下，需要考虑长时间的后路融合。在没有基底膜内陷的情况下，似乎没有必要预防性地向枕骨延伸，因为在最初不存在寰枢椎融合的情况下，基底膜内陷的可能性会降低。

最后，虽然内固定在畸形矫正中起着关键作用，但是矫正的方法决定了所遇到的并发症。对于 AS 和鸡胸畸形患者，最常见的两种手术策略是前后结合（540°）开放楔入路和后伸截骨术。与标准的前后路减压和融合相比，这两种手术都有更高的并发症风险。联合入路可能比单独前路获得更大程度的矫正，但术后神经恶化、并发症、翻修手术和死亡率更高。Etame 等报道 C7 后路楔形开口截骨的并发症发生率为 26.9%~87.5%，死亡率为2.6%，永久性神经并发症发生率为 4.3%。Deviren 等最近提出了一种 C7 闭合楔形截骨，类似于胸椎或腰椎椎弓根减影截骨。在他们的 11 例患者中，作者发现它是相对安全的，没有术中并发症或神经恶化。2 例（18%）发展为良性肺炎，1 例发展为术后吞咽困难，1 例与疲劳相关的骨折需要修复手术。Scheer 等研究了椎弓根材料和椎弓根直

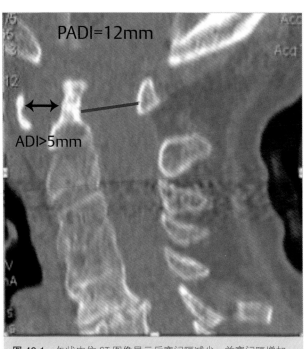

图 48.1　矢状中位 CT 图像显示后寰间隔减少，前寰间隔增加

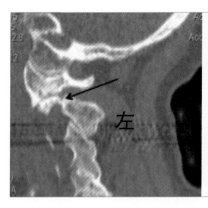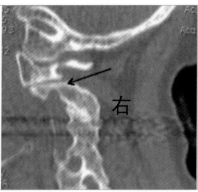

图 48.2 矢状旁 CT 显示右寰枢关节明显受损（箭头）

径对后开口楔形截骨生物力学模型的影响。他们发现，与 3.2mm 的钛棒相比，3.5mm 的钴铬（CoCr）棒具有更大的硬度。作者的结论是，在颈椎后段骨切除术中使用 3.5mm 的尾骨棒可以最大限度地减少内固定失败。在另一项生物力学研究中，Scheer 等发现，与开放楔形截骨术模型相比，闭合楔形截骨术可导致更大的屈曲和伸展僵硬。但是，由于在文献中描述这些技术的文献很少，而大多数是小病例的文献，因此这些技术之间没有直接的临床比较。

48.9 案例

48.9.1 案例一

一位 78 岁的女性，有风湿性关节炎病史，表现为颈部疼痛增加约 2 年。她描述了与颈部屈曲和双手畸形相关的"笨拙"。经检查，她神经系统完好，无长径迹。她的术前 CT 扫描显示，后寰间隔 12mm，前寰间隔 > 5mm，表明寰枢关节严重不稳，脊髓管腔减少（图 48.1）。矢状位 CT 图像显示右侧寰枢椎小关节受阻，使该侧经关节螺钉置入的风险较高（图 48.2）。在适当的检查后，她接受手术以稳定寰枢关节，以维持神经功能，并减轻"沉重"的颈部疼痛。左侧放置单侧经关节螺钉，并进行棘突后接线以增强固定（图 48.3）。

48.9.2 案例二

一位 48 岁的男性，有颈部疼痛加重的病史，多年来一直无法直视前方。经检查，发现他患有硬脊椎畸形，水

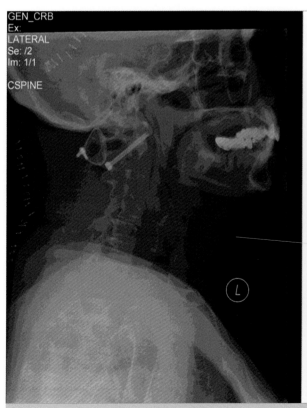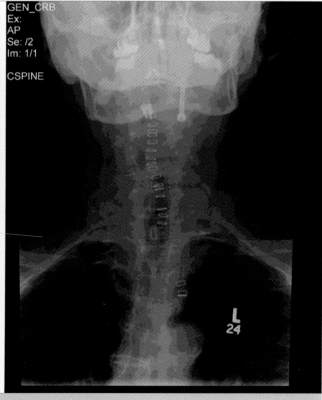

图 48.3 正侧位 X 线片描述了棘突后单侧经关节置入螺钉

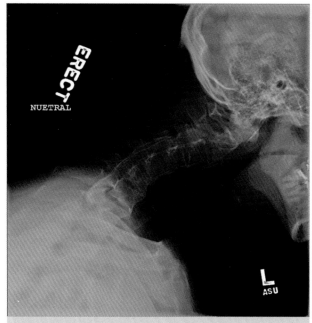

图48.4 侧位X线片显示严重的颈椎后凸畸形，主要发生在颈椎下段

平注视困难。他的神经系统检查左侧三角肌、二头肌和三头肌的轻度无力（4/5级）显著，并且同侧C5、C6和C7皮肤的感觉减退。他的术前X线片显示正矢状不平衡，下颈椎明显后凸（图48.4）。由于僵硬后凸畸形所致功能障碍，建议同时行神经减压术纠正矢状位失衡。在C7处进行楔形切开术，并将双侧椎弓根螺钉和棒置入颈椎和胸椎以稳定切骨术并保持矫正（图48.5）。

48.10 总结

颈椎病患者对脊柱外科医生的治疗提出了具有挑战性的问题。考虑到这些患者的解剖和生理差异对于避免内固定并发症至关重要。这些并发症可能来自手术入路、脊柱内固定的插入、融合程度、畸形矫正技术、愈合潜能降低和骨质量差。通过对这一人群手术治疗中所面临的挑战的全面了解，脊柱外科医生可以在避免这些并发症的情况下提供更好的治疗结果。

48.11 要点

- 与正常人群相比，AS和RA患者发生手术并发症的风险更高。
- 适当的患者评估、医疗优化和局部解剖检查是必不可少的。
- 骨质量差易导致该人群内固定失败和假关节形成；因此，可能需要更长的构造或组合方法来实现更大的稳定性。
- 纠正颈椎畸形与重大风险相关；然而，使用更坚固的内固定、闭合楔形截骨的新技术可能减少并发症。
- 由于RA的自然史，建议长期随访监测慢性关节破坏导致的邻近节段不稳定性。

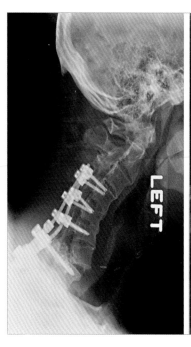
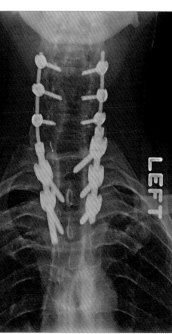

图48.5 侧位和前后位片显示C7处的楔形切开术，并用椎弓根螺钉和双杆进行后路器械融合

第四十九章　胸腰椎骨质疏松症

Namath Syed Hussain, Mick J. Perez-Cruet, Rod J. Oskouian Jr.
译者：张冰冰，王文革，张咏梅

49.1 骨质疏松症

骨质疏松症的临床定义是低骨密度（BMD）。大约有1 000万美国人患有这种疾病。脊柱器械的完善不仅取决于设备的完善，更重要的是，还取决于骨与器械连接处的完善和强度。骨的脆性可能导致内固定装置失效、畸形逐渐加重或者疼痛，并伴有或不伴有功能丧失。在计划进行手术之前，应该对骨质疏松的原因进行全面的医学检查。如高糖皮质激素、甲状旁腺功能亢进或多发性骨髓瘤等未被公认的一些因素都应被认为是加速骨质疏松和胸腰椎骨折的可能原因。

骨质疏松症有3种类型。Ⅰ型，发生在绝经后女性，因为雌激素水平下降。骨折通常发生在50~60岁之间的患者，主要发生在桡骨远端和脊柱；Ⅱ型，老年性骨质疏松症发生在70岁左右的男性和女性；Ⅲ型，继发性骨质疏松症，是由于其他的医疗因素或治疗导致的，最常见的是糖皮质激素诱发的骨质疏松症（表49.1）。基本病理是骨形成与吸收之间的失平衡。虽然成年人的骨量每年减

表49.1　继发性骨质疏松的原因	
男性和女性	甲状旁腺功能亢进 甲状腺疾病 慢性肺疾病 糖皮质激素使用 饮酒过度 吸烟过度 维生素D缺乏 低钙血症 糖尿病(1型和2型) 肾上腺功能不全 吸收不良 胃肠道疾病 类风湿关节炎 系统性红斑狼疮 强直性脊柱炎
男性	性腺功能减退 促性腺激素释放激素激动剂的使用
女性	卵巢衰竭 闭经

少0.5%，但并不是每个人都会患上骨质疏松症。原因是多方面的，包括环境、生活方式、遗传、激素、药物、营养和其他疾病引起的。骨质疏松症不仅使患者有骨折的危险，而且一旦发生骨折，手术固定会很困难。

一些实验室检测（如全血细胞计数、代谢功能全套试验、红细胞沉降率、血清和尿液电泳、血清25-羟维生素D等）可以向医生提示潜在的患病和代谢过程。

双能X线吸收法是目前最流行、最有效的骨密度测量方法。它直接将X线能量从两个不同的交变源投射到一个被固定频率检查的骨头上。结果以T形线形式呈现，指出了测量结果与年轻健康女性所测出的平均值之间的标准差。T形线上2.5或更低的分数表示骨质疏松。Z形线的相似之处在于，它将骨密度与年龄、性别和种族进行了比较。测量通常从腰椎、股骨或桡骨进行。

49.2 压缩骨折

骨质疏松症患者存在脊柱压缩骨折（VCFs）的风险，每年新增脊柱压缩骨折患者75万例。这些骨折给美国医疗系统造成的花费在2005年为170亿美元（1美元≈7人民币），到2025年将超过250亿美元。有脊柱压缩骨折病史的患者，再次发生骨折的风险大大增加。患者通常表现为剧烈疼痛、畸形和椎体高度的丢失。这些骨折更常发生在下胸椎或上腰椎。对于患有严重骨质疏松症的患者来说，脊柱压缩骨折可能是由简单的日常活动引起的，比如举起重物。由胸腰椎骨质疏松性压缩骨折引起的疼痛常放射到髂后上棘。体检时，患者可能会抗拒仰卧位。局部椎体棘突触诊，压痛阳性也可出现。

49.3 症状

以下是脊柱压缩骨折（VCFs）的症状：

- 突然发作的背部疼痛。
- 长期站立或负重时疼痛强度增加。
- 脊柱高度损失。
- 脊柱后凸畸形

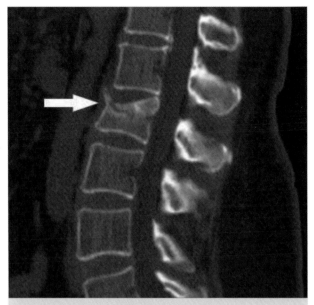

图 49.1　CT：L1 椎体压缩骨折，楔形变

脊柱不稳会引起疼痛，影响正常的日常活动。脊柱不稳定可导致相应节段和邻近节段的加速退变。这会导致椎体高度下降和脊柱后凸畸形，椎体呈楔形变，由于椎体前部塌陷（图 49.1）。严重的脊柱后凸畸形，可引起疼痛，甚至可能造成呼吸系统损害。

如果骨折压迫了脊髓或神经根，可能会出现相应的神经症状。椎管狭窄也会降低对脊髓的供血，导致脊髓缺血，引起疼痛和脊髓坏死。

49.4 诊断试验

通过准确的病史和体格检查，可以初步诊断为压缩骨折。然后行 X 线片、计算机断层扫描或磁共振成像检查。X 线还可以显示力线、椎间盘退变、骨质增生，这可能会刺激神经根。计算机断层扫描可以显示椎体、椎管、椎间孔的形状和大小。这可以提供 X 线片以外的信息。这个诊断研究较理想地显示了骨质情况，包括椎管狭窄。磁共振成像更好地显示了软组织情况，也可以显示骨髓水肿和终板破坏或裂隙。

49.5 保守治疗

通过休息、口服药物或者固定，脊柱压缩骨折引起的疼痛可以缓解。疼痛通常来源于骨折部位的不稳定，引起骨折部位微动和刺激神经。骨折愈合时间一般是 3~6 个月。扑热息痛和非甾体类抗炎药物有利于疼痛症状的缓解。肌肉松弛药物也可以减少脊柱微动引起的肌肉痉挛。

胸腰椎支具固定可以限制椎体骨折加重。患者骨折后存在再次骨折的风险。二磷酸盐治疗已被证明，有助于减少脊柱压缩骨折的发病率，约 50%~70%。地诺单抗（人类单克隆抗体）已被证明能抑制骨重塑，效果比磷酸盐更有效。地诺单抗对稳定性的影响是不确切的，但其对骨折愈合的影响类似于阿伦磷酸钠。

骨形态发生蛋白（BMP）是另一类药物，长期使用在脊柱融合手术。它是转化生长因子 - β 家族成员，通过转录因子信号调控成骨。特立帕肽是唯一的食品药品监督管理局批准了的骨骼蛋白同化剂，用于严重的骨质疏松症。它已被证明会加速骨折修复。

最后一种治疗脊柱压缩骨折（VCF）的方法是干细胞疗法。一些动物试验研究表明这种治疗方法对骨愈合和椎间盘的再生有效。但对人类的研究仍然缺乏。

充足的钙、磷和维生素 D 的摄入是正常骨折愈合所必需的。建议每天摄入 1200mg 的钙和 800U 的维生素 D。高类固醇不利于骨折愈合。

49.6 经皮技术

当保守治疗不能改善症状或进行性畸形加重，有一些新的微创手术治疗方法（经皮穿刺技术），可以帮助减少疼痛和恢复椎体高度。这些方法适用于经保守治疗 2 周失败的脊柱压缩骨折。

49.6.1 椎体成形术

椎体成形术在 1987 年首次被引入，在 20 世纪 90 年代开始流行，使用 X 线辅助，穿刺针通过椎弓根进入椎体，然后丙烯酸骨水泥注入椎体内。骨水泥几分钟内硬化，稳定椎体骨折。水泥的硬化是通过一个放热反应，这个反应可烧灼纤维骨骨小梁。

49.6.2 椎体后凸成形术

一个更新的技术，称为经皮穿刺椎体后凸成形术。通过球囊为椎体骨填塞。与造影剂显影后，然后膨胀球囊，通过 X 线透视，直到扩大到所需的椎体高度，然后取出。球囊创造的空间用来填充丙烯酸骨水泥。因此，经皮穿刺椎体后凸成形术可以纠正后凸畸形。

据统计，使用椎体成形术和椎体后凸成形术治疗骨质疏松性椎体压缩骨折的并发症发生率 < 2%。虽然大多数患者疼痛得到了明显缓解，但并不能保证手术能 100% 缓解每一个患者的症状。

49.7 骨质疏松症患者固定方法

49.7.1 后路技术

骨质疏松性脊柱骨折可以表现为压缩骨折、爆裂骨折、骶骨骨折。骨质疏松性患者，不仅有骨病，而且，由于是老年人口，他们还经常合并其他的疾病，这些都增加了他们的整体手术风险。近年来，针对骨质疏松性压缩骨折，经椎间孔腰椎减压融合术（TLIF）成为脊柱外科的主流技术。微创经椎间孔腰椎减压融合术（TLIF）技术在减少并发症发生率和患者住院日方面类似（图49.2、图

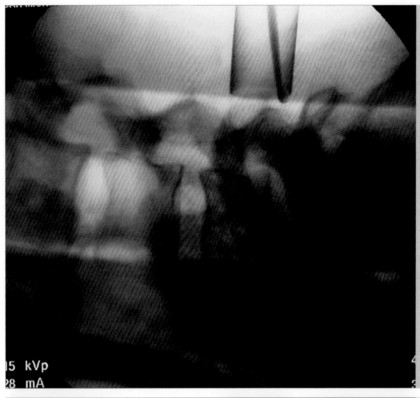

图 49.2 经椎间孔椎间融合术（TLIF）的侧位 X 线片

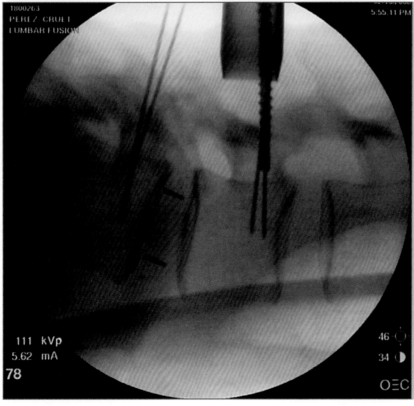

图 49.3 经皮椎弓根螺钉植入术

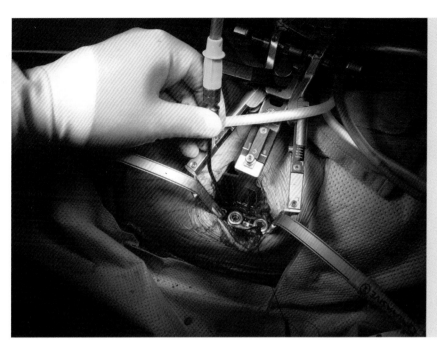

图 49.4　脊柱融合术的小切口入路

49.3）。此外，紧挨融合器的椎体骨密度会更高。据统计，与融合节段相邻的第 1、第 2、第 3 个椎体，与标准骨密度相比，分别有 14.8%、10.8% 和 9.5% 的增长（$P < 0.05$）。

49.7.2 前路技术

严重的后凸畸形通常后路手术不能解决。前路手术可立即恢复椎体高度，矫正畸形。它为脊柱外科医生提供了一个强有力的选择，但需要正规培训和丰富的经验。手术入路问题是前路手术的主要难题，但新的微创技术（如小开胸法）已经将这些问题降到了最低限度（图 49.4）。

由于术区周围血管和淋巴管较丰富，腰椎前路手术也有并发症（图 49.5）。由于这些入路的通路问题，侧入路技术发展迅速，为畸形矫正和融合提供了强有力的选择（图 49.6）。

49.8 手术器械

对于脊柱骨质疏松的患者融合是一个问题。一些公司已经研发出多种产品，具有骨传导性、骨诱导性和成骨性 3 种特性的 2 种。唯一具有这 3 种特性的物质是自体骨。由于成本问题，以及认识到收集自体骨移植不是一个复杂的过程，自体骨移植重新投入使用。现在已经研发出相应的产品及技术，更容易收集自体骨并将其用于融合过程（图 49.7）。

49.9 总结

由于脊柱骨质主要是松质骨，当伴有骨质疏松时，脊柱是一个非常容易受到影响的部位。虽然骨质疏松症是一个系统性疾病过程，但局部因素和脊柱在电解质平衡中所起的特殊作用，以及它所承受的功能负荷，使人们对胸腰椎骨质疏松症的认识更加深刻，对任何脊柱外科医生都至关重要。了解正常的解剖学和生理学，以及这种疾病过程是如何影响脊柱的，可以帮助练习者找到更好的方法来治疗这种使人虚弱的慢性病过程。新型减少骨丢失药物的研究，再加上可以支撑和稳定病变节段的手术方法和器械，可以改善患者的生活质量和帮助恢复功能。

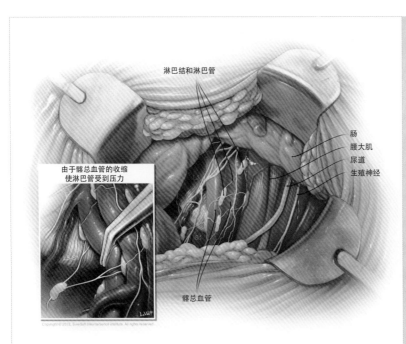

淋巴结和淋巴管

由于髂总血管的收缩
使淋巴管受到压力

肠
腰大肌
尿道
生殖神经

髂总血管

图 49.5 前方腰椎入路提示有重要的血管、尿道、神经和淋巴管结构

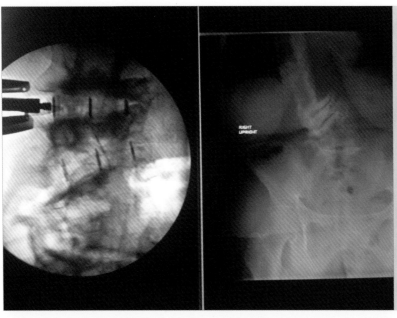

图 49.6 侧方融合

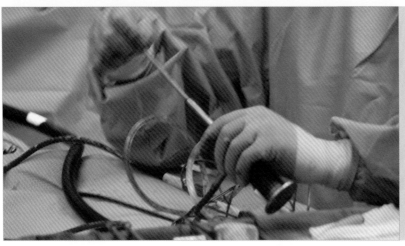

图 49.7 BoneBac 出版社报道的自体骨的采集

第五十章　胸腰椎器械治疗脊柱关节病 50 例并发症分析

Heidi Martin Hullinger, Rex A. W. Marco
译者：张冰冰，王文革，张咏梅

50.1 概述

胸腰椎疾病的病理生理因特定疾病而异。例如，一些关节炎，如类风湿关节炎（RA），主要对脊柱产生侵蚀和破坏稳定性，而另一些则以成骨性改变为特征。在这些关节炎中，最常见的是强直性脊柱炎（AS），这将是本章介绍的重点。另一个影响胸腰段的脊柱疾病，是不太常见的脊柱病变：后纵韧带骨化，即 OPLL。胸椎或腰椎手术适用于上述两种疾病中的任何一种。强直性脊柱炎患者的手术原因包括外伤、假关节的形成和后凸畸形。同时，后纵韧带骨化患者椎管狭窄合并脊髓病变时可手术治疗。手术治疗这些疾病在两组患者中都是特别危险的，因为疾病本身的潜在的危险因素，远远比器械带来的风险更危险。有多种外科技术可用于降低这些危险因素的发生，每一种都将在这里讨论，以及它们各自的风险。虽然类风湿关节炎会引起整个颈椎的不稳定，但类风湿关节炎患者并不倾向于影响脊柱胸腰段，因此类风湿关节炎不会成为本章的重点。

50.2 脊椎关节病的病理生理

强直性脊柱炎（AS）是一种血清反应阴性的炎性关节病，主要影响脊柱和骶髂关节。强直性脊柱炎与人类白细胞抗原 B27 有关，最常见于男性，发病年龄在 20~40 岁之间。它的特点是在韧带或肌腱在骨头起点部位引起炎症，即肌腱端炎。不像类风湿关节炎（炎症导致骨的破坏，新生骨形成），强直性脊柱炎表现为受累关节或椎骨的韧带骨赘形成。韧带骨赘搭桥，连接椎骨和关节突关节，导致特殊体征"竹节样变"。

这种由同种韧带骨赘连接的椎体实质上将脊柱变成一根长骨，使它变得更僵硬，因而更不可能承受即使是轻微的创伤所造成的冲击。脊柱的这种僵硬也会导致个别椎体内的应力遮挡；由此导致的继发性骨质疏松症，再加上由来自疾病本身炎性反应造成的骨吸收原因。此外，脊柱后凸和曲度的丧失往往发生在活动度大的脊柱区域，因而

脊柱特别容易受伸展的影响。由于这各种原因，强直性脊柱炎（AS）患者更容易发生伸展型骨折，即使在轻微外伤作用下。据估计，在强直性脊柱炎（AS）患者一生中，发生严重脊柱骨折的发病率为 4%~18%。一种少见的骨折——横行（Chance）骨折，由急性外伤时屈曲牵张引起，这种骨折通常横穿过椎间盘间隙而不单独是椎体。

鉴于在强直性脊柱炎患者中剪切力能导致急性损伤，在这些患者中，亚急性和慢性病变往往继发于压缩暴力。在这些患者中，继发性骨质疏松进一步增加了压缩性骨折的风险。已存在的后凸畸形会使病情更加复杂，因为由此产生的矢状位平衡会进一步加重脊柱前柱的承受压力。慢性压迫性裂隙可导致纤维化，这是由于局部持续的微动以及两边都有很大的强直性杠杆臂。隐匿性骨折如果没有被发现，就会发展成假关节，因为其中许多骨折本身就不稳定。虽然假关节（也称为 Andersson 病变或脊柱炎）在历史上被认为是主要的炎症性质来源，但最近的报道已经确定了一部分患者的假关节起源于隐匿性骨折而不是炎症。虽然炎症性病变可以通过药物治疗，但创伤性病变可能需要外科治疗，因为它们有可能导致持续的疼痛和脊柱不稳定。

在这些患者中进行性发展的脊柱后凸畸形本身就会导致残疾，特别是当它变得弹性固定的时候。当脊柱后凸畸形出现在胸椎和腰椎时，患者可以形成一个代偿性的矢状位平衡。越来越多的学者认为矢状位平衡对生活质量带来严重损害。因此，畸形严重的患者可以行截骨矫正术纠正。这些患者的截骨手术选择包括开放楔形截骨术 [如传统的关节突部分截骨手术（SPO）] 和闭合楔形截骨术 [如后柱截骨（Ponte）截骨术或椎弓根截骨术]。

颈椎后纵韧带骨化症（OPLL）是另一种以软组织结构异常骨化为特征的脊椎关节病。虽然这种病最常影响颈椎，但它也可能影响胸椎。在亚洲人，尤其是日本后裔中，这种现象更常见，而且有证据表明，遗传学在颈椎后纵韧带骨化症的发展中确实起着一定的作用，尽管这一点还没有完全阐明。虽然像强直性脊柱炎一样，颈椎后纵韧带骨化症可以造成脊柱节段强直，但在这些患者中最常见

的需要手术治疗的病理是脊髓后纵韧带压迫脊髓导致的脊髓病。黄韧带骨化可使脊髓受压加重。一旦患者诊断为脊髓型颈椎病，手术减压会带来很理想的结果。减压的选择包括后路减压、前后路联合减压和前路减压。尽管所有这些技术都取得了一定程度的成功，但由于骨化韧带与硬脊膜紧密相贴，以及已经受压脊髓的敏感性，无论接受哪种手术，都面临着进一步损伤神经的高风险。结合患者详细的病情资料，选择不同的手术入路和方式，以减少并发症发生率，将在本章进一步讨论。

50.3 强直性脊柱炎患者急性创伤

如前所述，强直性脊柱炎患者和其他强直性疾病患者即使是轻微的外伤，也特别容易发生脊柱骨折。因为这些患者的脊柱就像一根长骨，骨折几乎总是波及脊柱的三柱，造成高度不稳定的损伤。许多起稳定作用的软组织结构骨化，如前纵韧带和纵韧带，使其更有可能被破坏作为骨折的一部分，进一步破坏脊柱。尽管胸腰段脊柱内固定手术在任何一名创伤患者中都可能出现并发症，例如突破椎弓根和力线的丢失，但这些患者中最严重的并发症要么是由于未能意识到合并损伤的潜在原因，要么是由于在任何时候都未能保持正确的力线。

在任何时候，对胸腰椎骨折的强直性脊柱炎患者进行初步评估时，必须高度怀疑其伴随的损伤，因为多达 8% 的患者可能有跳跃性骨折。充分的脊柱影像资料是至关重要的，特别是在颈胸交界处，特别容易受到损伤。由于 X 线片不能充分显示颈胸交界处，CT 扫描成为评价该区域损伤的最佳方法。事实上，一些学者推荐强直性脊柱炎患者患有骨折时，都应该对整个脊柱进行 CT 扫描。未确诊的连续性骨折移位，尤其是在颈胸交界处，可能导致严重的脊髓神经损伤。Caron 在 2010 年的研究中发现，延迟诊断 AS 患者的脊柱骨折，与脊髓神经功能下降约有 81% 的关系。

因为类似的原因，对于任何类型创伤的强直性脊柱炎患者，包括初步诊断为没有骨折的患者，都应该有一个较低阈值的成像（图 50.1）。彻底的体格检查是必要的，以确定任何部位的潜在损伤，CT 扫描可以显示 X 线片看不到的骨折。即使影像学不显示骨折，也应密切随访患者，以确保他们没有持续疼痛，或者进行性的神经功能缺损表明有隐匿性骨折。

因为这些患者先前通常有一个已存在的后凸畸形，在创伤性损伤后，他们应该处在接近受伤前状态的位置，从而使脊柱保持其通常的力线。如果这些患者平躺，僵硬的脊柱将无法适应，因此他们将通过延伸骨折部位进行代偿，由此产生神经功能下降（图 50.2）。当患者仰卧时，

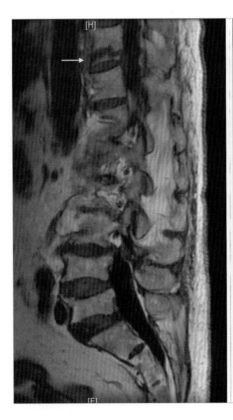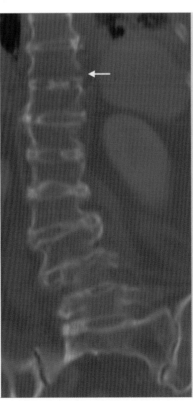

图 50.1 对强直性脊柱炎患者进行低能量创伤后的先进成像；注意下腰椎的压缩骨折，和 T10 过伸型骨折，如白色箭头所指出的，没有被发现。患者出院，后来出现神经功能恶化和骨折移位，如图 50.2 所示

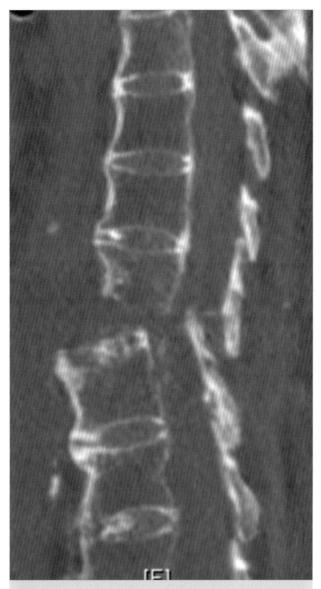

图 50.2　强直性脊柱炎患者三柱损伤的典型骨折移位模式（过伸型引起的损伤）

枕头可以用来支撑躯干；如果患者很难在这个位置上进入磁共振成像（MRI）扫描仪，则臀部可能会被抬高，以使躯干离床表面更近。

　　另一个可能出现的并发症是没有发现硬膜外血肿，硬膜外血肿在这些患者中比在标准创伤患者中更为常见。在强直性脊柱炎患者中，韧带骨赘组成了发育不良的骨质成分，有明显的出血倾向，炎症组织的存在进一步增加了出血倾向。因此，穿过骨桥桥接区的骨折会大量出血并导致硬膜外血肿的形成。鉴于强直性脊柱炎患者外伤后有 7%~8% 概率发生硬膜外血肿，应立即排除这种情况，而且如果患者的神经损伤症状进行性加重，而不是因为体位的改变，就必须立即进行 MRI 检查，以鉴别这一并发症。

　　横过三柱的骨折患者通常应该接受手术治疗以稳定脊柱，除非有明显的临床并发症。最常见的稳定性重建是一个长节段的后部固定；短节段固定可能会失败，因为压力来自于骨折两端的应力。在 Caron 的研究中，58 例患者骨折后采用后路固定（骨折端两侧分别固定最少 3 个节段）均没有发生内固定失效。椎弓根螺钉非常适用于这些高度不稳定的脊柱损伤，因为它们能完成三柱固定。如果使用椎板钩，必须谨记黄韧带骨化的可能性，这可能导致椎板变薄或结构的改变。前路手术器械使用较少，部分原因是因为它可能会损伤肺功能，再加上这些患者本来肺部并发症就较多。在这些患者中，多达 35% 的人即使不接受前路手术也会有肺部并发症。然而，如果不能获得重建脊柱前柱稳定性的骨性接触，则可采用前 – 后路联合减压融合术，比如因牵张伤导致的"鱼嘴"畸形的患者。考虑到肺损伤的理论风险，通常不推荐仅采用后入路的患者采用自体肋骨植骨。髂嵴取骨也是不可取的，因为它延长了术后早期功能锻炼时间，从而恶化肺功能和增加外科手术术后并发症的发病率。在这种情况下，同种异体骨或局部骨移植可能是最好的选择。

　　无论采用哪种方法，在接受手术治疗的强直性脊柱炎脊柱骨折患者中，最大的风险是定位和复位动作，而不是器械本身。在定位患者时，必须记住先前存在的后凸畸形，特别是在颈椎和颈胸交界处。患者的颈椎不应超出功能范围，并应与先前存在的畸形相一致。同时，复位动作应在可控制范围内进行，并应避免脊柱其他脆弱区受到压力。在复位期间或刚复位后，透视可显示僵硬型后凸的脊柱骨折患者易受损伤的颈胸区。术后，任何脊柱力线的改变或者是远离手术部位的疼痛，均应立即评估，可能是发生了医源性骨折。

　　即使采取了所有的正确预防措施，这些患者在围手术期仍面临很高的并发症发生率，包括术前限制型肺部疾病加重的肺部并发症。虽然胸腰段骨折脊髓损伤的发生率不如颈椎骨折的发生率高，但脊髓损伤的发生率仍在 30%~75% 之间。在这些患者中，只有 30%~55% 的患者在手术治疗后取得了明显的脊髓神经功能恢复。总的来说，对于接受手术的脊柱骨折患者，强直性脊柱炎患者的死亡率比没有强直的患者死亡率要高得多。当考虑到一些表面上安全，而事实上存在高风险时，这时尤其要引人注目。在对任何脊髓水平损伤的强直性脊柱炎患者的研究中，死亡率高达 21%，这与接受类似手术治疗脊柱骨折的非强直性脊柱炎患者的死亡率（不到 0.5%）形成鲜明对比。同时，在强直性脊柱炎患者中一部分患者，仅胸腰段损伤的强直性脊柱炎患者，死亡率为 13%。因此，主治医生不仅必须在整个围术期密切关注这些损伤，而且还应告知患者这些损伤的严重性、与其有关的并发症发病率和死亡率。

晚期手术并发症的一种是内固定装置失效，对于继发性骨质疏松患者和严重后凸畸形患者，这是一个特殊的风险，因为会对内固定装置造成更大的压力。如果手术时患者的骨质质量不佳，可以减少内固定失效率的措施包括使用更大口径的棒，使用不锈钢的或钴铬合金的，或使用聚甲基丙烯酸甲酯成分的加强螺钉。为了进一步防止内固定装置失效，患者应在术后佩戴支具外部固定。如果已经采取了这些预防措施，器械仍发生失效，我们必须确定失败的原因，以确定如何进行最佳操作。

如果预期骨质较少或者发现不足，强烈建议前柱360° 固定。同时，如果在第一次手术时，预计后凸畸形会对内固定装置造成过度的压力，可同时进行截骨内固定术。虽然这在胸腰段并不常见，但文献已有报道。或者，如果内固定因后凸畸形而失效，则可在翻修重新固定时进行矫正。然而，骨折后采取截骨内固定术时，必须非常谨慎，因为这会增加这些患者骨折固定的风险。在本章后面，将进一步阐述截骨矫正术治疗后凸畸形的细节和并发症。

严格说来，一种脊椎关节病——弥漫性特发性骨骼肥大症（DISH）和强直性脊柱炎患者不一样，并不能导致类似于低能量创伤后患者的损伤模式。与强直性脊柱炎特殊体征——椎体边缘韧带骨赘形成不同，弥漫性特发性骨骼肥大症患者有大量连续性骨赘形成，这些骨赘至少跨越 4 个椎体。虽然弥漫性特发性骨骼肥大症患者脊柱骨折更可能穿过椎体而不是强直性脊柱炎患者骨折那样更容易穿过椎间盘，但弥漫性特发性骨骼肥大症患者通常也会遭受过伸型损伤。在病例对比中，弥漫性特发性骨骼肥大症患者脊髓损伤的发生率低于强直性脊柱炎患者，尽管弥漫性特发性骨骼肥大症患者脊髓损伤发生率明显高于 50%。在这些患者的治疗上，就像治疗强直性脊柱炎患者一样，一般是一个长节段的后路固定，如果必要的话，联合前路固定。特别要注意术中定位和需要适应先前的后凸畸形。这同样是非常重要的，以减少灾难性并发症的风险。最后，尽管采取了各种预防措施，但这些患者的并发症发病

率和死亡率也很高，死亡率高达 30%。

50.4 强直性脊柱炎患者假关节

如前所述，虽然假关节曾经被认为仅仅是炎症性病变，但最近这些病变的一部分被认为是亚急性或慢性创伤的后遗症。创伤性病变可以通过病变边缘硬化加重、过度肥大来区别于炎性病变，这可以在四肢骨不愈合中看到，也可通过既往有创伤病史来区分。局部后凸畸形在这些损伤中也是常见的。虽然炎症性病变可以通过阻断炎症循环来进行医学治疗，但创伤性病变的治疗方式应类似于急性骨折，应考虑手术治疗。外科治疗尤其适用于不稳定的外伤后损伤。

在神经未受损伤的胸椎内有病变的患者，如果他们可适应佩戴胸椎支具，则可以接受保守治疗。然而，这些病变往往发生在胸腰椎交界处，由于这个节段活动度很大，在这些病例中强烈建议手术治疗。

很多种手术方式已被用于治疗创伤后假关节形成。就像在外伤后骨折的手术治疗中，后路固定是恢复后柱结构稳定的关键，尤其是在局部存在后凸畸形患者。然而，虽然在急性损伤的手术治疗中固定同时矫正后凸畸形并不常见，但在假关节形成的外科治疗中通常这样做。在这些病例中，使用长节段后路固定结构（通常由椎弓根螺钉组成）来稳定和维持矫正后位置，促进骨愈合。由于在假性关节处的前柱已经被破坏，所以开放楔形截骨术是纠正后凸畸形的常用方法。有时附加截骨，特别是在下腰椎，以恢复整体矢状位平衡。后续章节详细介绍了截骨术的技巧。

就像处理四肢骨不连一样，一些作者主张使用前路手术切除纤维性骨不连组织，并将骨移植到骨缺损处。大多数术者建议，当同时进行矫正时，行椎体间植骨来支撑前柱。使用这一技术的病例中，包括椎体间植骨的，在长期随访中发现融合率超过 85%，而且获得了很高的满意度。然而，如前所述，在围手术期前路手术发生心肺损害风险非常高，部分原因是先前已存在肺部疾病，所以在术前规划如何治疗这些患者时必须考虑到这一点。

考虑到损伤肺部的风险，一些术者主张在这些患者治疗中使用后路，不管是截骨矫正还是不行截骨。Chang 等发现，在使用开放性楔形截骨术治疗后凸畸形的强直性脊柱炎患者中，有很高的愈合率，因此使用了同样的技术来纠正创伤性假关节患者的后凸畸形。他们使用长节段后

路椎弓根螺钉来维持矫正、促进骨愈合，椎间没有植骨。

这 30 例患者最终的结果，既没有发生骨不连，也没有发生明显的矫正角度丢失，证实了这种手术方法的优点。Dave 等同时主张在这些患者中使用短节段后路器械固定，而不行截骨矫正术，因为这些患者往往年龄较大，而且合并慢性疾病，这些患者在围手术期手术并发症发生率很高。他们的技术只注重于治疗假性关节，以避免长节段的固定手术，从而使主要的手术并发症发生率很低。然而，我们必须注意到，因这些患者继发性骨质疏松可能需要增加固定节段，以获得足够的机械稳定性，因此，手术时必须为这种可能性做好准备。

50.5 手术治疗强直性脊柱炎患者后凸畸形

固定的后凸畸形和正矢状位平衡可使强直性脊柱炎患者身体衰弱，特别是考虑到疾病的进展性。各种截骨术可用于纠正患者的力线、恢复他们的矢状位平衡；这些截骨术可分为开放楔和闭合楔截骨术两大类。经典的开放楔形截骨术是传统的关节突部分截骨术（SPO）。闭合楔形截骨术包括经椎弓根截骨术、改良的关节突部分截骨术和后柱截骨术。Ponte 截骨术矫正后凸畸形能力有限，所以他们经常在多个节段进行，称为多节段楔形截骨术。就像手术治疗强直性脊柱炎患者创伤性损伤一样，这些患者后凸畸形的外科治疗充满并发症，在术前计划时必须仔细权衡上述每项手术所带来的并发症。

传统的关节突部分截骨术最早被用于强直性脊柱炎患者，因为在这些患者中，他们能够通过椎间隙暴露脊柱前柱。前柱可以被延长，而不像非强直的患者，因为椎间盘由于强直而失去了正常的特性，不再有限制作用。

因此，关节突部分截骨术可通过关闭后柱同时延长前柱，有力地纠正患者的后凸畸形。如果前柱被韧带骨赘融合，必须采取前入路进行破骨，从而使前柱延长。如果不需要前路破骨，即使没有前路植骨，也能可靠地获得融合。在这种情况下，我们从后路可以解决畸形的问题，通过使用一个长节段、稳定的结构固定。虽然短节段钩杆系统在椎弓根螺钉出现之前就已被使用，但现在椎弓根螺钉系统已常规使用，因为它们稳定地维持截骨区，促进前部缺损处骨生长。

正如前面详细介绍的，在这些患者中，前路手术的使用越来越少。然而，我们担心由于前柱和邻近结构的延长，可能会造成灾难性的并发症。有动脉硬化和主要血管硬化的患者不应采用这种截骨术，因为血管壁可能会受到牵张性损伤。即使患者没有动脉硬化，动脉外膜瘢痕形成和动脉拴系也可能继发于炎症性疾病过程，使其在前柱延长过程中非常容易受到损伤。前柱延长的其他潜在并发症包括硬膜囊牵拉伤、肠系膜上动脉综合征和麻痹性肠梗阻。一些学者还将骨质疏松作为这种矫正技术的相对禁忌证，因为在闭合楔形截骨术，不能提供广泛的骨性支撑。

经椎弓根椎体楔形闭合截骨术（PSO）在广泛的骨接触基础上产生即刻稳定性，避免了前柱延长的优点。然而，此种手术失血量明显高于开放楔形截骨术，其平均失血量为 2000~2500mL。如在处理这些患者骨折的小节中所指出的，这些患者组织的性质使他们面临更高的出血并发症风险；在接受经椎弓根椎体楔形闭合截骨术手术的患者中，伴随着大量失血的继发性并发症包括心肌梗死、腹部室间隔综合征和术中低血压造成的视野缺损。虽然在开放楔形截骨术中神经可能因牵张而损伤，但闭合性楔形截骨术，我们必须小心，不要过度缩短后柱，造成硬膜囊的扭曲和短缩，从而损伤神经。为了减少这种风险，最重要的是要确保彻底清除任何可能压迫神经的后部结构，例如椎板等，尤其是骨化的黄韧带。此外，一些人建议，闭合性楔形截骨术的角度矫正应限制在 40°~45° 以下，以减少损伤的可能性。

多节段楔形截骨术可用于强直性脊柱炎患者，使其后凸畸形得到渐进性矫正。它们也可不对称截骨，纠正冠状位畸形。在一部分患者中，使用这种技术治疗的失血量与经关节突截骨术的患者相同，而其他患者出血量明显减少。这项技术的一个潜在并发症是需要在多个部位进行截骨以获得较大的矫正，这样显著增加了在冠状面和矢状面上矫正失败、失代偿的风险。

抛开所选择的技术问题，有重要的考虑因素，在处理这些患者后凸畸形时应与非强直性患者比较。例如，由于在截骨区的两侧都有很大的、坚硬的结构，一旦完全截断，相对于另一侧结构移位的风险就会增加，从而造成神经或血管损伤。为了减少这一风险，在截骨时应保持相对稳定状态。这可以通过在截骨前放置椎弓根螺钉，然后在截骨完成和开始矫正操作时使用一根或两根可延展性钛棒来实现。此外，在去除后部结构操作靠近硬脊膜时，必须注意，慢性炎症会使硬脑膜变薄，引起硬膜粘连，使这些患者更容易出现脑脊液漏。最重要的是，就像在受到创伤的强直性脊柱炎患者术前计划一样，是非常重要的，当通过截骨获得矫正时，必须小心不要在强直脊柱的相邻节段施加过度的张力。获得矫正的最安全方法是通过改变体位或对躯干进行小心轻柔的外部操作，而不是依靠加压或改变力线。如果术后怀疑有医源性骨折，则必须进一步评估，以防止神经受到损伤。

50.6 胸椎后纵韧带骨化症（OPLL）的外科治疗

虽然胸椎后纵韧带骨化症在颈椎比胸椎更常见，但继发于胸椎后纵韧带骨化症的脊髓病治疗难度更大，且手术效果不如颈椎后纵韧带骨化症。当采用单纯后方手术入路时，胸椎自然后凸使其难以充分减压。然而，由于解剖上的限制，通过前方入路进入病变节段进行直接减压或切除更为困难。这些患者的手术选择包括从后路单独减压，从后方入路进行前方减压，以及直接前路减压。前路减压可以切除压迫结构或通过骨化韧带的"前漂浮"来达到目的。尽管有如此多的选择，但是上述所有技术在这些患者群体中都有很大的神经损伤的风险。然而，由于胸椎后纵韧带骨化症的自然病史是病变逐步进展和神经功能的进行性恶化，因此，一旦胸椎脊髓病发展，手术治疗无疑是所有这些患者的首选治疗方法。

后路减压的选择包括椎板切除和椎板成形术。后方入路的一个优点是可以切除骨化的黄韧带，这有助于减轻脊髓受压。然而，后路减压会导致胸椎不稳定、进一步后凸畸形。相反，由于脊髓神经已经受到慢性压迫，实际上已经受压的神经可能会被骨化的后纵韧带进一步撞击。当不使用器械保护进行椎板切除时，这是特别危险的。因此，通常不建议单纯行椎板切除而不融合，尤其是在最容易发生后凸的中、下胸椎。同样，在进行椎板切除和融合术时，应在减压前放置器械，以达到相对稳定，从而减少损伤脊髓的风险。虽然钩杆系统也可能被使用，但椎弓根螺钉系统更能增加稳定性，并允许使用短节段结构固定。

由于正中软组织稳定结构的维持，椎板成形术可减少局部不稳定性和后凸加重，因此传统上被认为是胸椎后纵韧带骨化症的一种安全的手术方法。然而，Matsuyama等报道了2例胸椎后纵韧带骨化症椎板成形术后神经功能恶化的病例，他们将其归因于减压后的不稳定性增加。他们指出，这种情况只发生在有喙骨化模式的患者身上，在这种情况下，后纵韧带在椎间盘间隙骨化最严重，而不是

保持一个更平坦的走行。因此，他们建议这种骨化方式的患者不应进行椎板切除或椎板成形术。

我们从前路或者后路均可达到对骨化韧带（压迫因素）的直接减压。然而，前入路需要进入胸腔，这增加了术后肺部并发症的风险。后纵韧带骨化症患者中，使用前入路在技术上也比较困难，因为他们的后凸增加，不能直接从前入路处理韧带肥大；因此，在这种情况下，环形减压需要两种入路和患者改变体位，这为本已复杂的手术延长了手术时间。出于这个原因，一些学者主张使用全部后方路进行360°减压。

本文描述了多种从后入路行前路减压的多种技术。肋骨横突切除术可直接接近大的压迫性病变，但由于与手术相关的并发症发病率很高，最好用于局灶性病变。由于这个过程会破坏脊柱的稳定性，所以必须先放置像肋骨支柱这样的结构移植物。经椎弓根入路的改进已被描述，能为跨越多个节段的病变行外科治疗，一些学者在通道允许的情况下保留椎弓根完好无损，而另一些学者则切除椎弓根内侧部小关节，以便更好地接近脊柱的前方。在任何一种技术中，首先去除骨化的后纵韧带和硬脊膜之间的任何附着组织，然后去除病变韧带组织，脊髓向前漂浮。然而，如果病变韧带从椎体向后延伸，与硬脊膜紧密接触，如果不对脊髓施加过大压力避让，就没有空间去除粘连组织。由于这个原因，术前若从影像学上观察到这种形态患者，不应该使用经椎弓根技术。经椎弓根技术的另一个缺点是硬脊膜撕裂率高于单纯的后路减压术，因为对薄弱的硬脊膜进行更多的操作，撕裂率高达57%，而单纯后路减压硬脊膜撕裂率约为20%。当使用这种技术时，具有多个椎体水平病变的患者硬脊膜撕裂的风险更高，因为必须将骨化的病灶分割成多节段进行减压，以减少损伤节段神经的风险。在治疗患者硬脊膜撕裂时，应该备有纤维蛋白胶作为辅助材料，因为硬脊膜撕裂可能由于慢性炎症病变而很难修复。

对胸椎后纵韧带骨化症患者手术方法的直接比较研究资料较少，但多种多样的病例提供了如何对特定的患者选取最佳的治疗。这些研究的结果也很好地显示了各种手术方式比较常见的并发症。一般来说，对于接受任何一种单纯后路减压手术的患者，其神经功能状态的改善往往不如接受360°减压手术的患者。这很可能是因为后凸胸椎的前部仍有压迫性病变。同时，在使用前后路联合减压还是全后路环形减压后神经功能恢复得更好的问题上说法

不一。有一点要注意：对于病变韧带直接接触硬脊膜的患者，应采用前路入路，而不是经椎弓根入路，以减少灾难性损伤的风险。尽管神经功能的恢复率在任何类型的环形减压后都高于单纯后路减压，约有 80%（相比单纯后路减压患者神经恢复了 45%~50%）的患者的康复率超过 50%，但环形减压术后神经功能恶化率也明显增高。选择合适的患者是降低神经功能恶化的最佳方法。大多数术者建议，由于脊髓病而不能行走的患者不应接受环形减压，因为这表明这些患者的脊髓更脆弱、受压更严重，而且神经监测效果不太好。对于神经功能受累程度为 5 级或以上的患者，建议仅对狭窄程度最高的区域进行选择性环形减压，以减少由此引起的脊髓缺血和神经功能损害的风险。像强直性脊柱炎患者一样，特别重要的是要不断认识到这些患者的并发症发生率很高。这些并发症包括神经功能恶化、平均 2000mL 的失血量、高达 6L 的失血量，以及可能出现的脑脊液漏。

50.7 总结

　　脊椎关节病患者，特别是强直性脊柱炎和后纵韧带骨化症，可以通过手术治疗各种继发性并发症。这些包括创伤性损伤，后凸畸形，正矢状位平衡和压迫引起的脊髓病。然而，这些患者的任何手术都是一项高危的操作，因为围手术期存在高并发症和高死亡率。虽然他们与没有接受类似手术的脊椎关节病患者有同样的器械相关并发症的风险，但脊椎关节病特有的解剖和病理生理条件也使他们面临独特的并发症的风险。由于医源性骨折、体位不当导致神经损害或硬膜外血肿形成（可造成严重的进行性神经损伤），强直性脊柱炎患者存在神经损伤的风险。前路手术特别要注意的是，因为先前存在的限制性肺病，有更大的肺部并发症风险。尽管胸段后纵韧带骨化症患者在脊髓病的手术减压后常获得神经功能的改善，但这些患者脊髓的脆弱状态也使他们在手术治疗后特别容易受到神经损伤，尤其是那些没有融合或环形减压的患者。因此，虽然外科治疗可以大大提高脊椎关节病患者的生活质量，但重要的是要不断了解每一种疾病的独特性，以便采取适当的预防措施，减少灾难性并发症的发生。

50.8 要点

- 强直性脊柱炎患者在轻微创伤后有发生过伸型骨折的危险，导致脊髓损伤，死亡率高。定位患者准确，以重新创造原有的后凸，并认识到伴随的损伤是至关重要的，以避免医源性并发症发生。

- 强直性脊柱炎患者的假关节形成可能是创伤或慢性炎症性病变的后遗症；前者可以用后路器械治疗，以减少微动，促进愈合。

- 传统的经关节突截骨术在强直性脊柱炎患者中可以获得很大的矫正能力，但血管损伤风险大，因此现在很少使用。

- 当在强直性脊柱炎患者中进行任何截骨术时，应该通过直接操作获得截骨面闭合，而不是仅仅依靠器械来完成截骨术。

- 如果胸椎后纵韧带骨化症所致的脊髓病患者不接受手术治疗，那么病情将会逐步发展加重；虽然椎板切除融合术后神经功能恶化率低，但环形减压可获得更满意的神经功能恢复率。

第五十一章　感染

Armen R. Deukmedjian, Yusef I. Mosley, Amir Ahmadian, Juan S. Uribe
译者：张冰冰，王文革，张咏梅

51.1 概述

20 世纪 90 年代，据不完全统计，美国每年有 1800 多万患者接受手术，其中，每年有 50 多万人发生手术部位感染（SSI），每 100 例手术就有 2.8 例发生感染。先前的研究表明，手术部位感染使住院时间从 7 天延长到 19.5 天，而且据估算每名患者平均额外住院费用为 4500 美元，这是脊柱内固定术后的一种常见和潜在灾难性并发症，医院感染的经济影响将在未来发挥重要作用。在一项研究中，对所有在三级转诊中心进行骨科手术的手术部位感染患者进行了检查，怀特豪斯等证明，这些患者平均住院时间延长了 2 周，再住院率翻了 1 倍。与无 SSI 的患者相比，医疗费用增加了 300%。

脊柱内固定患者术后伤口感染的发生率诊断范围很广，尽管很多研究报道感染率在 0.8%~4.4%，而儿童脊柱侧凸矫正术的感染率从 0.5%~41% 不等，这取决于诊断和手术的复杂性。在同一机构进行的一项长达 30 年的研究中，Cahill 等总结了所有行脊柱畸形融合治疗的儿童，发现 1 744 例患儿中，特发性脊柱侧弯的感染率为 0.5%，脊髓硬膜膨出的感染率为 19.2%，肌病的感染率为 4.3%，脑瘫的感染率为 11.2%。近半数感染患者需要取出内固定器械，44% 的患者畸形程度平均进展了 27°。Collins 等报道，在近 2 000 名脊柱融合术患者中，创伤后的感染发生率为 5.3%，畸形矫正后的为 6.7%，退行性脊柱手术后的为 1.1%。

创伤性脊柱损伤有很高的感染风险，特别是在伴有神经损伤的患者中，报告的感染率高达 10%。Blam 等报告创伤性脊柱患者的感染率为 9.4%，而同期选择性脊柱手术的感染率为 3.7%。导致感染风险增加的一些因素包括导致组织缺氧的软组织损伤，延长重症医学科住院时间，从而使患者暴露于耐药菌环境中。此外，创伤患者处于分解状态，导致蛋白质 – 热量营养不良。在脊柱创伤患者中遇到的一些问题同样也会导致脊柱肿瘤患者的感染率增加。脊柱转移性肿瘤患者经常接受免疫抑制治疗，这也

会增加手术部位感染的风险。手术部位感染的变异发生率仅次于脊柱手术的发生率。一般情况下，很难确定脊柱外科手术特定的感染率。然而，考虑到手术类型（微创与开放）、器械与非器械、退化与畸形、成人与儿童、创伤或肿瘤等因素，人们可以假设获得手术部位感染的倾向。最后，还有一些与患者相关的危险因素，这些因素将提高感染易感性，包括糖尿病、肥胖症、吸烟、高龄和术前住院超过 1 周等。

本章的目的是探讨脊柱内固定后手术部位感染的流行病学、与手术部位感染相关的危险因素、手术方法、患者相关危险因素、诊断标准、治疗和预防措施对手术部位感染发生率的影响。在本章结尾，我们希望读者能够获得有助于预防和治疗手术部位感染的知识。

51.2 流行病学

脊柱手术后引起手术部位感染的最常见的病原体是金黄色葡萄球菌，这种菌的耐甲氧西林菌株（MRSA）的发病率最近有所增加。其他已报道的致病菌包括表皮葡萄球菌、屎肠球菌、假单胞菌、阴沟肠杆菌和奇异变形杆菌。革兰阴性菌在创伤患者中更常见，可能是由于神经损伤后患者泌尿系发生败血症血行扩散所致。Collins 等对在 10 年内诊断为手术部位感染的患者进行了回顾性研究，其中包括 39 例女性和 35 例男性，共 46 例患者有单一菌感染，28 例有多种菌感染。低致病性皮肤微生物如丙酸杆菌已被报道为脊柱后路融合术后感染的晚期原因。Bémer 等报道了 68 例脊柱器械内固定物中对疮疱丙酸杆菌的阳性培养率近 10%。上述研究提供的数据显示了这种生物的致病性。

Pullten Gunne 和 Cohen 报道说，在 132 例深度伤口感染中，金黄色葡萄球菌被分离出的比例为 73%，其中 18% 表现出对甲氧西林的耐药性。大多数研究表明，感染流行病学的大多数研究都提示大多数手术部位感染的抗菌特性。然而，平均来说，1/3 的伤口感染是多种菌感染。Cahill 等描述了 61 例小儿畸形矫正术后感染，其中 48%

的感染为单菌感染，34% 的感染为多种菌感染。在本研究中遇到的最常见的单菌种包括金黄色葡萄球菌、凝固酶阴性葡萄球菌和耐甲氧西林金黄色葡萄球菌，而多种微生物感染通常包括假单胞菌、大肠杆菌、粪肠杆菌、米氏杆菌和肠杆菌。Mok 等描述了 16 例脊柱后路融合后手术部位感染患者的病原菌流行病学。7 例有单菌感染，7 例中有 4 例感染了金黄色葡萄球菌，9 例患者感染了上述微生物。有趣的是，在这项研究中，作者报告说，所有的单菌感染患者只需要一次冲洗和清创，而 9 名多种微生物感染患者中有 6 名需要至少一次以上的冲洗清创。在这些患者中，多次清创最常见的致病菌为表皮葡萄球菌和肠球菌。在 4 例晚期感染患者中，最常见的是表皮葡萄球菌（4 例）和疮疱丙酸杆菌（4 例中的 3 例）。这些资料强调了正确识别感染病原体的重要性，以及这可能给治疗医生提供一些参考。

51.3 诊断

脊柱内固定术后手术部位感染的诊断具有挑战性，医生必须使用临床判断并考虑到所有可用信息。它增加了围手术期的发病率和相关的医疗资源使用。Collins 等报道，他们研究对象中诊断感染的中位时间为 14 个月（术后 7 天 ~9 年），其中 76% 在 2 年内确诊，24% 在 2 年后确诊，8% 在 30 天内。在许多病例中很难诊断清楚，这时外科医生经常质疑是否应该治疗小面积的皮肤发红区或少量的渗出。临床体征和症状，以及实验室检查，有助于诊断感染。在某些情况下，MRI 或 CT 检查有助于诊断。脊柱术后感染一般根据与筋膜的关系（浅、深或两者兼而有之），以及它们出现的时间（早期、晚期和延迟）进行分类。深部感染表明内固定材料周围软组织受到损害，在任何脊柱手术后都有 1.3% 的患者发生，与最近由脊柱侧弯研究会（SRS）报道的表浅感染的 0.8% 相比。表浅切口感染被定义为在手术后 30 天内发生，而深部感染可能发生在手术后 1 年内。这一原因可能会要求脊柱外科医生长期随访他们的患者。一旦诊断出来，手术部位感染很可能需要冲洗、清创，此时应从伤口最深、炎症坏死区取分泌物送到微生物实验室行细菌培养和药敏检查。

51.3.1 临床症状和体征

在大多数病例中，临床症状和体征包括切口周围疼痛、红肿、触诊压痛、脓肿 / 液性波动或伤口渗出、窦道形成。Pull Gunne 和 Cohen 的一项研究表明，伤口渗出是

手术部位感染最常见的表现，近 70% 的深部和浅表感染患者都有这种症状。在 236 名接受青少年特发性脊柱侧凸（AIS）矫正的患者中，Rihn 等报道常见的症状包括背部疼痛（7 例感染患者中有 5 例）和局限性切口周围红肿（7 例感染患者中有 4 例）。Weinstein 等在脊柱手术后发现 2 391 例患者中有 46 例（1.9%）出现了伤口感染，在一项类似的研究中，Olsen 等在 4 年的时间里对一个机构的所有脊柱手术进行了统计，确定了 2 316 名患者中有 46 人（2.0%）患有伤口感染，平均诊断时间为 11 天，其中只有 30% 的患者体温高于 37.5℃，其中 43% 为深部感染（包括筋膜或肌肉）。在这组患者中，特别关注的是那些有症状的人，包括发烧、寒战。在严重感染需要立即就医的情况下，脓毒症的表现可能是明显的，如低血压、精神错乱、嗜睡等。在这种情况下，紧急医疗治疗是必要的，然后是外科干预，伤口清创和静脉（IV）使用抗生素抗感染治疗。器械植入后感染的另一个灾难性后果是假关节形成。Cahill 等报道，接受脊柱畸形矫正后合并感染手术的儿童的假关节发生率为 25%（51 例中有 13 例）。这些患者平均需要 1.2 次手术来治疗假性关节，其中近 50% 的病例是难治性假关节，其畸形的进展平均为 22°。

51.3.2 实验室检查和影像学评价

如前所述，在诊断手术部位感染时完全依赖实验室检查是不可取的。然而，它们可以作为临床诊断的一种辅助手段来预测感染。术后即刻，白细胞（WBC）计数、C- 反应蛋白（CRP）、血沉（ESR）等炎症标志物升高，并持续数周。Aono 等的研究发现，C- 反应蛋白是最可靠的指标，在 PLIF（腰椎后路椎体间融合术）术后 14 天有一半患者的 C- 反应蛋白恢复到正常水平。血沉一般在术后一段较长的时间内加快，术后 2 周达到高峰，术后 6 周左右恢复正常。大多数学者认为，C- 反应蛋白比血沉或白细胞计数更敏感，用来预测不同类型的手术部位感染，97% 的浅表手术部位感染和 100% 的深部手术部位感染中 C- 反应蛋白均较高。在 Takahashi 等的一项研究中，C- 反应蛋白峰值出现在脊柱内固定植入后 2 天，在没有感染的情况下，术后第 7 天的 C- 反应蛋白水平应该低于术后第 2 天的水平。

有趣的是，Takahashi 等报道，脊柱内固定后 4 天内的白细胞计数降低也可能是手术部位感染的一个预测指标。在诊断的 1 980 名感染者的 C- 反应蛋白、血沉和白细胞平均值分别为 37.5、33.5 和 8.3，在 2 391 名患者中，

诊断为感染时的平均值为：白细胞为 13.4×10^9L，血沉为 71.5mm/h。Rihn 等还指出，在青少年特发性脊柱侧凸人群中，诊断时白细胞计数（WBC）为 10.5×10^9L，血沉为 52.5mm/h，C-反应蛋白为 8mg/L。然而，在这组患者中，17% 的 C-反应蛋白结果、45% 的血沉结果和 95% 的白细胞结果术后检验为正常值。下面的一系列血清标记物也被推荐用来评估感染，但需要在传染病小组的主持下决定抗生素的疗程。

脊柱感染的影像学检查也是有指导意义的。对比核磁扫描和增强核磁检查，在感染的情况下，皮下组织被增强。因为器械周围伪影的存在，周围区域的可视化会很困难，除非是在具有专门的磁共振软件中心。核磁还可能有助于显示液体积聚和血肿。核医学扫描可用于评估骨髓炎 / 椎间隙感染，但在诊断脊柱器械感染方面缺乏实用数据。

51.4 危险因素

虽然手术技术和器械的改进使患者的预后得到改善，但某些已经确定和分析的变量会继续增加患者术后感染的风险。有趣的是，最近的研究表明，即使是季节也会造成感染风险，夏季为 4.1%，秋季为 3.9%，春季和冬季为 2.8%。现在普遍认为，与单纯的椎板切除 / 椎间盘切除术相比，关节融合术患者感染的风险增加。造成这种情况的原因可能是手术时间较长，加上器械造成的感染。认识到个别患者的危险因素会使外科医生能够优化他们的术前计划，以尽量减少感染的发生率，改善患者的预后。确定围手术期的危险因素对于降低感染的潜在发生率也是至关重要的。为了确定神经外科医生和骨科医生在脊柱手术后感染率上的任何差异是否从属于患者因素，Olsen 等发表了两项研究。在其中一项研究（"神经外科脊柱人群"）中，他们确定感染的独立危险因素包括术后尿失禁、后方入路手术、肿瘤手术和病态肥胖，在另一项研究（"骨科脊柱人群"）中，对 2 316 例患者的回顾性研究表明，导致脊柱手术部位感染的独立危险因素包括糖尿病（OR：3.5，95% 可信区间：1.2，10）、术前血糖水平 > 125mg/dL 或术后血糖水平 > 200mg/dL，肥胖，预防性抗生素治疗（切口前 > 60min 或切口后）和两名或更多外科医生参与手术。另一个有趣的发现，虽然只是接近统计意义（$P=0.07$），但是手术部位感染的发生与切口放置引流管引流血液是有关系的。

在比较开放和微创手术中，Mc Girt 等回顾性分析了 5 170 例接受单节段、双节段的 P/TLIF（后方入路 / 经椎间孔腰椎融合术）的患者，发现在两节段手术中，微创技术术后手术部位感染的发生率降低，每 100 个后方入路 / 经椎间孔腰椎融合术手术可直接节省 38 400 美元。然而，这些发现并不适用于单节段手术。需要进一步的研究、比较微创手术与传统开放手术的结果和成本。手术前和围手术期的具体风险因素将在接下来的章节中进行研究，并且介绍研究者的多项研究的结果。

51.4.1 术前危险因素

常见的患者相关危险因素包括吸烟、酗酒、肥胖 / 糖尿病、高龄、营养不良、类固醇激素使用或非甾体抗炎药、翻修手术、慢性阻塞性肺病（COPD）、冠心疾、骨质疏松症，以及术前住院 > 1 周。

Pullter Gunne 和 Cohen 已证实 3 174 例成人脊柱手术后发生手术部位感染的患者有 132 例（4.2%）。本研究中的独立感染危险因素包括肥胖、糖尿病、EBL（预估失血量）增加、先前手术部位感染和手术时间延长（> 2h），而前路手术降低了手术部位感染风险。在对 1 500 多个脊柱手术的回顾中，Fang 等发现，具有统计学意义的术前危险因素包括年龄 > 60 岁、吸烟、糖尿病、先前的外科感染、高体重指数。本研究发现最有可能发生手术部位感染的手术方式是在一次麻醉下分期进行前后路联合脊柱融合。Satake 等试图确定糖尿病有关的参数对脊柱器械手术后发生手术部位感染的影响最大，并发现术前蛋白尿是一个重要的易感因素。这为外科医生提供了一个治疗目标，以减少糖尿病患者的感染风险。同样，对于那些患者，微创手术也是推荐的。然而，在这项回顾性研究中，虽然一般建议围手术期控制糖化血红蛋白 A1c（< 6%），但术前对血糖的控制对结果没有明显影响。脊柱侧弯患者增加了感染的风险，考虑到其继发于瘫痪、尿失禁和肠内细菌的种植转移。

51.4.2 围手术期危险因素

与手术有关的危险因素包括手术室内 10 人以上、手术时间延长、失血量增加或输血量增多和损伤硬脊膜。已被证实，手术期间预估失血量 > 1L 会增加感染风险，这与心血管外科领域的几项研究相一致。可能相关的是，在用非自体血制品输血时免疫抑制发生，增加了感染的风险。一些学者认为，脊柱融合术中使用器械会增加感染的风险，理由包括手术时间和暴露时间的增加、植入物的大量植入、植入物微动腐蚀引起的炎症反应以及器械内镍产生过敏反应等。虽然还没有发现同种异体骨的使用在脊柱融合中的感染率有所提高，但Sponseller等认为，将其用于脊柱侧弯患者可能会增加感染的风险。

Abdul-Jabbar等在对6 000多名患者的回顾性调查中显示，手术部位感染与涉及骶骨的脊柱手术（感染率为9.6%）和超过13个节段融合水平（7个节段以上感染率为7.8%，12个节段以上感染率为10.4%）有很强的相关性。发生截骨的患者感染风险为6.5%，而手术时间>5h的和存在输血的感染风险为5%。虽然手术部位感染合并糖尿病（感染率为4.2%）和贫血（感染率为4.3%）的发病率有所增加，但这项研究表明，感染与老年、肥胖和吸烟史关系不大，这与其他研究提供的数据相矛盾。

在过去的10年里，微创脊柱手术得到了很大的发展。支持者称，除了减少术后住院时间和患者疼痛外，它还会降低感染风险。Smith等在报告来自脊柱侧弯研究会发病率和死亡率委员会的数据时证明，与传统的开放手术方法相比，微创手术感染率低，如腰椎间盘摘除术（感染率0.4%比1.1%，P<0.001）和经椎间孔融合术（感染率1.3%比2.9%），P=0.005）。微创脊柱手术的总感染率低于传统开放手术（0.5%比2.4%，P<0.001）。对10 8419项程序的数据库统计发现了一些重要的结果。关节融合术组感染率（2.4%）高于未行关节融合术组（1.8%，P<0.001）。前路手术的感染率（0.6%）明显低于TLIF/PLIF（2.3%）、后外侧融合（3%）、前后路联合（3.2%）、小关节融合（2.8%）和后–前–后融合（3.3%）。翻修手术的感染率也高于初次手术（3.3%比2.0%，P<0.001）。在这项研究中另一个有趣的发现是，与脊柱畸形手术对比，退行性脊柱疾病手术治疗的手术部位感染发生率最低。

51.5 预防

尽管在外科技术和预防措施取得了重大进展，但脊柱器械的广泛应用和不断增加的危险因素导致了感染率的持续升高。由于脊柱内固定后与手术部位感染相关的患者发病率和医疗费用，医务工作者必须尽量减少或者完全避免感染。潜在的破坏性后遗症包括假关节病、神经受损、骨髓炎，甚至死亡。

51.5.1 术前考虑因素

在脊柱内固定后手术部位感染的大多数研究中，一个统一的危险因素是糖尿病血糖控制不良。如前所述，术

前血糖>125mg/dL或术后血糖>200mg/dL可增加感染风险。Dubberke等发现，严格的术前血糖控制可以降低手术部位感染的风险。在先前感染的情况下，一些学者建议努力找出引起感染的微生物，并根据先前的药敏结果使用敏感抗生素预防。先前已证明，前入路脊柱融合术可以提供抗感染的保护作用，但在手术计划中前路手术不一定都是可行的。通过营养师，术前进行营养状况的优化可以有助于降低感染的风险。如前所述，努力减少糖尿病患者术前蛋白尿可起到预防感染的作用。

51.5.2 围手术期考虑因素

在减少脊柱内固定后发生手术部位感染的风险方面，有多种手术策略可供选择，但最重要的是在手术间（OR）中采用严格无菌技术。用消毒液彻底清洗暴露的上肢，以及修剪指甲已被证明减少微生物量，从而降低感染的风险。此外，一些简单的措施，例如减少手术间人员流动、对患者行严格的术前准备、医院/手术间空气流通，以及更换破损的手套上，已被证明可以减少感染。数据显示使用电动剪刀备皮比剃须刀备皮更能减少感染，这很可能是由于减少了轻微擦伤。

Rehman等进行了一项回顾性队列研究，在389例后路腰椎融合术中，在接触脊柱内固定器械前外科医生更换手套是否对感染有影响。他们发现，只要简单更换手套，感染率就会从3.35%下降到0.48%。这是一个简单而且有效的方法来减轻术后手术部位感染的发生。

研究表明，手术切口前60min静脉点滴抗生素可以降低感染的风险。2002年，Barker进行了一次Meta分析，他对6个随机对照试验进行了评估，共有843名患者接受了脊柱手术。预防性抗生素与非预防性抗生素的总感染率分别为2.2%和5.9%。Ho等的另一项研究显示，当万古霉素和头孢他啶用于后路融合术而不是头孢唑林时，早期感染风险降低，因为这两种抗生素抗菌谱覆盖了表皮葡萄球菌（青少年特发性脊柱侧凸中最常见的病原体之一）。此外，他们在关闭切口前用消毒剂进行脉冲冲洗。Cheng等进行了一项前瞻性随机试验，用稀释的碘伏溶液冲洗脊柱手术伤口，208例患者无感染，206例未用碘伏溶液冲洗者的感染率为2.9%。一些外科医生提倡在术后24h内使用抗生素，但是关于这种方法的疗效还不确切。对于手术时间长的手术，需加用一部抗生素，以保持一个有效的血药浓度。

最近越来越流行的一种技术是将万古霉素粉末预防

性地应用于外科伤口，以防止感染。在回顾性和超过 5 年（2005—2010 年）期间，Molinari 等检查了 1512 名接受脊柱手术的患者（663 例应用脊柱器械），由一名受过专业培训的脊柱外科医生进行检查。伤口闭合前，将一克万古霉素粉末放置在手术部位。在所有病例中，15 例（0.99%）诊断为深部伤口感染（$n=1512$ 例，包括器械和非器械组）。深部伤口感染率：器械组为 1.2%（8/663），非器械组为 0.82%（7/849）。深部伤口感染发生率：后路多节段脊柱融合内固定术的感染率为 1.23%，PLIF 手术的感染率为 1.37%，后路单节段脊柱融合内固定术的感染率为 1.23%，未使用脊柱器械的感染率为 0。146 例颈前路融合术中未发生感染。创伤（0.55%）和翻修术（1.15%）的感染风险相对较低。Strom 等对 171 例同一脊柱外科大夫进行的颈椎后路融合术的患者进行了检查，其中 79 例局部应用万古霉素粉，发现感染率由 10.9% 下降到 2.5%，假关节发生率无显著性差异，万古霉素粉剂无并发症发生。需要进一步研究局部应用万古霉素粉末，以优化剂量，评估长期安全性，并评估更广泛应用于脊柱手术。

尽管所有外科医生都试图尽量减少术中失血，但在预防感染方面尤为重要，因为许多研究表明，它是手术部位感染的一个独立的危险因素。在手术过程中进行细致的止血对于减少失血是非常重要的。有证据表明，非自体血输血可以抑制患者的免疫，增加感染的可能性，如果可能的话，应尽量减少输血。随着撑开器的长期使用和粗糙的外科技术，软组织坏死成为一个问题，进一步导致坏死面积增大，并成为病原体生长的良好培养基。这可以通过频繁释放撑开器来预防。

51.6 治疗 / 结果

脊柱内固定后手术部位感染的治疗取决于感染部位，一般情况下，手术部位感染是否与肌筋膜分离，或是否包括脊柱深筋膜。其他需要考虑的因素包括机体易感性、脓液的严重程度和病灶的大体外观。Mok 等对 16 例脊柱融合术后手术部位感染患者的疗效进行了评价，并与 1：1 配对队列进行比较，发现术后早期手术清创和冲洗，早期保留内植物是可能的。这些患者在积极治疗后的结果与对照组相似。然而，多次清创可能与多种细菌感染和后来的假关节形成有关。在分阶段的治疗感染时，应该考虑到这一点，最初的手术是取出留在开放性伤口内的植入物，然后清创，并在 3~4 天后关闭伤口。在青少年特发性脊柱侧

凸病例中，这种情况更常见，如果所有的脊柱植入物都不取出，并且只进行冲洗和清创，感染复发仍有近 50% 的可能性。虽然接受矫治的脊柱侧凸儿童患者的感染率比青少年特发性脊柱侧凸高得多，但特发性脊柱侧凸患者在冲洗和清创后并没有更好地清除感染。

在一项为期 10 年（1993—2003 年）的回顾性研究中，Collins 等报道了他们在队列中处理感染的方法，并提供了结果评估。所有患者均接受广谱预防性抗生素治疗。感染的治疗是由感染科大夫在一个专门的骨科感染机构进行的。治疗的量取决于诊断感染时脊柱是否融合。如果未融合，每名患者接受 6 周的静脉注射抗生素，然后口服抗生素，直到融合完成，内植物可以安全地移除。如果脊柱已经融合，在金黄色葡萄球菌和革兰阴性菌感染的情况下，取出内植物，术中取材进行微生物学培养 + 药敏，抗生素的选择由敏感性决定，但一般包括 6 周的静脉注射抗生素和 6 周的口服抗生素。如果感染的细菌为丙酸杆菌或凝固酶阴性葡萄球菌，使用 4 周的口服抗生素治疗，则除非患者免疫力差，延长治疗时间至取出内植物。据报道，46% 的感染者在成功根除感染后拥有"无痛、稳定的脊柱"。也没有任何神经并发症的报道。

Weinstein 等核查了 2391 例脊柱手术，确定了 46 例感染病例，在同一个机构进行了为期 9 年的研究。所有患者均行切开引流术，并从创面的浅层和深层进行培养。培养后，用 9L 的杆菌肽溶液脉冲冲洗伤口。浅表伤口感染通过放置引流管封闭伤口，但深层伤口感染用纱布填塞，48h 后返回手术间（OR）进行重复冲洗清创。如果伤口看起来"健康无感染"，则放置引流管将伤口封闭。如果感染控制不佳，则再次纱布填塞，48h 后再重复这一过程。只有 14% 的人口去除了内植物。浅表感染用 3 周的静脉注射抗生素治疗，而深层感染需用 6 周的敏感性抗生素静脉注射治疗。结果统计，这组报告显示，没有患者因感染而死亡，仅有 3 例患者形成假关节，这 3 例患者还需要皮瓣植皮关闭伤口。

真空辅助伤口关闭（VAC）是治疗伤口不愈合和术后伤口感染的另一种选择。它使伤口暴露在负压下，吸收渗出液体，刺激肉芽组织的细胞增殖，改善血液供应。Mehbod 等对 20 例脊柱融合术后深部感染患者进行回顾性研究，采用冲洗清创并置入真空辅助伤口关闭后延迟愈合（平均 7 天后）。所有患者均耐受真空辅助伤口关闭，无并发症，未发现脓毒症。进一步分析真空辅助伤口关闭的有

效性，进行长期、前瞻性、随机研究或回顾性病例对照研究，以评估使用真空辅助伤口关闭的患者是否需要较少的手术程序和较短的恢复时间。

51.7 总结

脊柱内固定后的感染是脊柱手术中最严重的并发症之一，而且由于人口老龄化带来脊柱融合的数量增加，感染仍将是脊柱外科医生面临的严重问题。深部伤口感染的并发症可能是灾难性的，短期并发症包括骨髓炎、假关节形成、固定失败等，长期并发症包括持续疼痛或畸形、高额费用、手术翻修或延长住院时间。

病理

脊柱内固定术后感染的术前危险因素包括先前的手术部位感染、糖尿病、肥胖症、贫血、吸烟、酗酒、高龄、营养不良、类固醇使用、使用非甾体抗炎药物、翻修手术、慢性阻塞性肺病、冠状动脉疾病、骨质疏松症和术前住院时间，围手术期危险因素包括手术室人流通增加、手术室人数 > 10 人、手术时间长（ > 5h）、硬脊膜撕裂、失血 > 1L、需要输血、骶骨手术、3 节段以上融合、同种异体骨使用和矫正畸形手术。微创脊柱融合术的感染率较低，和脊柱前路手术一样。

对接受复杂或长时间脊柱手术的患者进行积极的预防感染至关重要。术前降低患者的易感因素有助于医生优化术前状况，改善手术效果。例如，严格控制血糖和良好的营养状态可以降低手术部位感染的风险。严格的无菌技术、预防性抗生素使用和术中冲洗均可在手术中预防感染发挥重要作用。一种前沿的新技术是在手术中局部应用万古霉素粉末。在器械植入前更换手套也被认为是降低感染风险的廉价而有效的方法。

在发生手术部位感染的患者中，及时诊断和治疗可以改善患者的预后。治疗方法多种多样，取决于许多因素，但一旦手术部位感染被认为与外科手术有关，则应包括对所有失活组织进行彻底的手术清创，以及大量的生理盐水冲洗，无论是否使用抗生素（杆菌肽）。一些术者还建议在清除感染组织后用稀碘伏水冲洗。术中取标本行细菌培养 + 药敏，根据病原菌敏感性指导抗生素治疗。感染研究小组依赖于外科医生，但患者长期的静脉使用抗生素，这是合理的，这取决于病原体及其药物敏感性，术后一般静脉使用抗生素持续 6~8 周，进一步口服抗生素也是一种选择。伤口的处理可能需要多次清创、放置引流管、

或可能用肌瓣关闭，这种情况下，建议由骨科医生协助。通常在有可能保留脊柱内固定的情况下应早期清除感染，但不能清除感染时可在融合后取出内固定物。如果最初的清创不彻底，某些严重复杂的伤口感染可能需要取出后路内固定物。假关节形成的风险随着感染的增加而增加，特别是在取出内固定物的情况下。感染后可采用血沉、C-反应蛋白和白细胞等一系列血清标志物反应感染情况。

51.8 发展趋势

随着术后伤口感染的严重危害，预防的重要性将指导我们今后的努力。如前所述，预防手术部位感染的一种方式是在术中使用抗生素粉末。Strom 等报道说，当万古霉素粉末扩散到伤口时，颈后路融合手术感染率从 10.9% 下降到 2.5%（P=0.038）。同样，Molinari 等报道了连续 1 512 例脊柱手术后，深度伤口感染发生率低：有器械内固定手术为 1.2%，非器械脊柱手术为 0.82%。

虽然这些研究数据提示了有助于预防手术部位感染，但仍然需要一个前瞻性的随机对照试验来评估万古霉素粉末的疗效和风险。另一项需要进一步研究的干预措施是围手术期抗生素的使用，与术前使用抗生素不同的是，抗生素的使用还没有显示出可降低总的感染率。另外，正如以前报道的，真空辅助伤口关闭的使用在随后的伤口冲洗之间的中间阶段变得更加流行。这一技术还需要进一步的研究。

随着病原体对现有抗生素（耐万古霉素耐肠球菌，MRSA）产生耐药性，急切需要研究人员开发新的、更强的抗生素用于预防 / 治疗手术部位感染的重要作用。

如果使用得当，使用骨形态发生蛋白（BMP）促进骨融合是一个强有力的工具。然而，最近的研究显示，骨形态发生蛋白使用的并发症已经对很多外科医生起到了威慑作用。最近 Crandall 等的文献报道，他回顾了 509 例脊柱畸形、腰椎滑脱和退行性脊柱疾病的患者，并在一个单一的机构中接受了骨形态发生蛋白治疗的 TLIF 患者。他们发现脊柱内固定后深部感染率与其他报道相似（总体上为 2.6%，退行性组为 1.7%）。在今后的应用中仍需进一步研究。Rehman 等的研究表明，在使用器械前简换手套可降低感染率，这些研究为脊柱内固定术后有效廉价预防感染提供了希望，并应在脊柱外科手术中日常使用。

51.9 主要参考文献

1. Pull ter Gunne AF, Cohen DB. Incidence, prevalence, and analysis of risk factors for surgical site infection following adult spinal surgery. Spine. 2009; 34(13):1422–1428.

这是一个回顾性队列研究，以确定和分析术后脊柱伤口感染的危险因素。在 3 174 例患者中，132 例（4.2%）有手术部位感染。感染的独立危险因素包括失血量＞1L、既往有手术部位感染、糖尿病、肥胖和手术时间较长（＞5h）。

2. Abdul-Jabbar A, Takemoto S, Weber MH, et al. Surgical site infection in spinal surgery: description of surgical and patient-based risk factors for postoperative infection using administrative claims data. Spine. 2012; 37(15):1340–1345.

6 628 例脊柱手术患者中，累计感染发生率为 2.9%。危险因素包括骶骨手术、7 个节段以上融合、红细胞 / 血清 / 自体血输注。患者的危险因素包括贫血、糖尿病、冠心病、凝血异常、骨或结缔组织肿瘤。

3. Smith JS, Shaffrey CI, Sansur CA, et al. Scoliosis Research Society Morbidity and Mortality Committee. Rates of infection after spine surgery based on 108,419 procedures: a report from the Scoliosis Research Society Morbidity and Mortality Committee. Spine. 2011; 36(7):556–563.

从脊柱侧弯研究学会发病率和死亡率委员会收集的前瞻性数据库回顾性研究。总感染率为 2.1%。与感染率增加的有关的因素包括翻修手术、脊柱融合术和器械的使用。微创入路可降低腰椎间盘切除术和 TLIF 的感染率。

4. McGirt MJ, Parker SL, Lerner J, Engelhart L, Knight T, Wang MY. Comparative analysis of perioperative surgical site infection after minimally invasive versus open posterior/transforaminal lumbar interbody fusion: analysis of hospital billing and discharge data from 5170 patients. J Neurosurg Spine. 2011; 14(6):771–778.

作者在一所医院评估了 5 170 例接受 P/TLIF 治疗的患者，发现两节段微创 P/TLIF 的感染率（4.6%）低于开放的 P/TLIF（7%），且微创患者的 SSI 相关费用较低。微创技术降低了围手术期手术部位感染的发生率和直接节省成本：每 100 个两节段融合的微创 P/TLIF 可节省 38 400 美元（1 美元≈7 人民币）。

5. Mok JM, Guillaume TJ, Talu U, et al. Clinical outcome of deep wound infection after instrumented posterior spinal fusion: a matched cohort analysis. Spine. 2009; 34(6):578–583.

这是一项回顾性病例对照研究，确定了 16 例脊柱后路融合术后出现手术部位感染的患者，并根据首次手术或翻修、融合时间、诊断、年龄与未感染的对照组进行了对比。对深层伤口感染采取积极的治疗方法，尤其是早期冲洗和清创，在大多数情况下可以保存内固定，而且达到融合。在治疗完成后，患者可以期待类似于没有发生并发症的患者的中期临床效果。

第五十二章　脊柱肿瘤术后器械相关并发症

Addisu Mesfin, Jacob M. Buchowski
译者：张冰冰，王文革，张咏梅

52.1 概述

骨骼系统是继肺和肝脏之后第三常见的恶性肿瘤转移部位。在骨骼系统中，脊柱是最常见的转移部位。转移性疾病可表现为硬膜外脊髓受压及病理性骨折引起的脊柱不稳定。转移性肿瘤影响最大的是胸椎，其次是腰椎和颈椎。脊柱转移性肿瘤的外科治疗主要是姑息手术。原发性脊柱肿瘤少见，孤立性恶性骨肿瘤通常采取整体切除。脊柱肿瘤手术中与器械有关的并发症包括因骨质疏松或溶骨性改变导致固定失败，脊柱过渡区（枕颈、颈胸、胸腰段、腰骶）内固定失败，以及因假关节形成或多节段肿瘤切除后使用短节段器械固定而导致固定失败等。

52.2 引言

在脊柱肿瘤治疗的术前规划中，肿瘤学因素是必须要考虑的。脊柱肿瘤可分为髓外硬膜外肿瘤（如转移性骨肿瘤、骨结构异常）、髓外硬膜内肿瘤（如脑膜瘤或神经鞘瘤）和硬膜内髓内肿瘤（如室管膜瘤或星形细胞瘤）。髓外硬膜外肿瘤是最常见的脊柱病变类型，其中转移性肿瘤是最常见的。在美国，2012 年有 120 万癌症病例，其中有 577 190 人死于癌症。

转移性肿瘤最常见于胸椎（68%~70%），其次为腰椎（16%~22%）、颈椎（8%~15%）。椎体是最常见的转移部位。在术前计划中必须考虑到前柱支持的重要性，因为在椎体塌陷的情况下，后路内固定可能会导致内固定失效。转移扩散的机制包括血行，通过椎静脉丛（俗称 Baston's 丛），以及通过椎体的动脉播散。从邻近器官直接蔓延或侵袭是肿瘤转移扩散的另一种手段。当以预防神经损害和增加脊柱稳定性为目标时，姑息性手术中可进行后路环形减压和使用内固定器械重建稳定性。脊柱肿瘤的术前计划应以多学科的方式进行。放射肿瘤专家、肿瘤内科专家、脊柱外科医生、神经外科医生，以及更重要的是，患者和家属必须了解患者的预后以及手术的相关风险和益处。

预后的评分有助于术前计划和决定是否行手术治疗。

改良的土桥（Tokuhashi）评分由 6 个部分组成 Karnofsky 评分、椎管外骨转移瘤、椎体内转移量、主要的内脏转移、原发肿瘤部位和患者的神经状况）。评分范围 0~18，评分越高，表明预后越好。脊柱转移瘤 Tomita 评分是另一个预后评分，包括 3 个组成部分：肿瘤类型、内脏转移和骨转移。评分分为 2~10 分，评分越低，预后越好。预期寿命少于 3 个月通常是非手术治疗的临界时间。

除了神经损害外，脊柱不稳定也是外科治疗的指征。基于脊柱稳定性的分类包括 Denis 分型和 Kostuik 分型。Denis 分型将脊柱在矢状面（前、中、后）分为 3 列，2 根或 2 根以上柱的受累被认为是不稳定的。近年来，脊柱不稳定性肿瘤评分（SINS）被发展成为脊柱不稳定的预后评分。从 0~18 分。有 6 个组成部分：肿瘤的部位（是否连接脊柱、活动度大的椎体）、疼痛的存在、病变类型（溶解型、成骨型）、X 线片、椎体塌陷和后柱损伤。0~6 分是稳定的脊柱，7~12 分是即将发生的不稳定，13~18 分是不稳型脊柱。脊柱不稳定性肿瘤评分已通过多学科验证。

通常转移到脊柱的肿瘤包括甲状腺癌、前列腺癌、乳腺癌、肺癌和肾癌。术前栓塞必须考虑到溶血管性病变，如肾癌、甲状腺癌和肝细胞癌。随着新的化疗方式的更新，癌症患者的寿命可能会更长。甲状腺癌和前列腺癌的平均寿命最长（48 个月），乳腺癌（24~36 个月）和某些类型的胰腺癌和肺癌寿命最短。

脊柱非转移性恶性病变包括淋巴瘤和多发性骨髓瘤。这些是放疗敏感性肿瘤，初期可以通过放疗和化疗来治疗。然而，多发性骨髓瘤可能出现不稳定的病理性骨折需要外科治疗。脊柱原发性恶性肿瘤包括软骨肉瘤、脊索瘤、骨肉瘤和尤因肉瘤。原发性侵袭性良性肿瘤包括巨细胞瘤、郎格罕氏细胞增生症嗜酸性肉芽肿、动脉瘤样骨囊肿、骨样骨瘤和成骨细胞瘤。脊柱转移肿瘤 WBB 分型有助于对脊柱原发性肿瘤的术前计划。对于恶性原发肿瘤，可以尝试一种治疗性的手术方法，如整块椎体切除或全脊椎切除（TES）。这些方法运用了全脊椎切除，就像在四肢一样，切除病灶获得短期或者长期内的疗效。

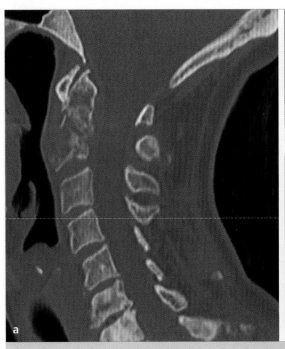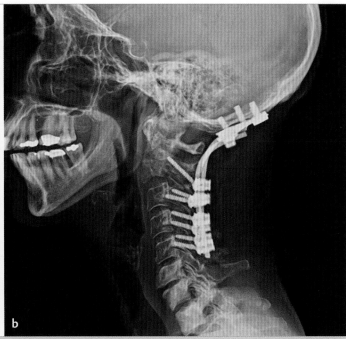

图 52.1 （a）术前矢状位 CT 重建显示一例 63 岁转移性乳腺癌患者出现严重颈痛的 C2 椎体病理性骨折。（b）术后侧位 X 线片显示从枕骨到 C5 椎体固定后的稳定性。患者接受术后放射治疗，以防止 C2 椎体进一步破坏

52.3 手术入路

52.3.1 后方入路

后路手术技术和器械可以在整个脊柱中使用。在颈椎中，颈椎侧块螺钉和椎弓根螺钉在颈 C2~C7 之间节段是常用的。枕板和枕颈器械可用于治疗上颈椎（C1、C2）转移性疾病（图 52.1）。

虽然切开减压和椎弓根螺钉固定在胸腰椎中广泛应用，但经皮内固定系统也被广泛应用。后路可行转移性硬膜外压迫减压。在胸椎和腰椎，经椎弓根减压可以提供充分的减压，压迫取决于压缩的程度。如果胸椎需要更广泛的减压或前柱支持，也可以采用肋骨横突切除术或外侧入路。前柱支持包括钛网、膨胀式融合器、同种异体骨移植或聚甲基丙烯酸甲酯（图 52.2）。在腰椎，后路开始用于减压和放置前柱支撑物。这项技术富有挑战性，因为不能像在胸椎那样牺牲神经根。全后路手术的优势有发病率低和成本低。

20 世纪 60 年代，Stener 首次描述了脊柱肿瘤的整体脊椎切除术。Tomita 等在日本金泽大学推广了全脊椎切除技术。随着磨钻的出现，全脊椎切除允许对肿瘤进行整块切除。在胸椎，这是一种全后路入路，腰椎采用前后联合入路。

在颈椎中，后路手术通常是对前路器械不稳定的补充。在颈椎转移性肿瘤行椎体切除时，最好用后路器械来固定，尤其是切除溶骨性病变时。如果切除 2 个或 2 个以上椎体时，则强烈建议采用后路器械固定，因为仅行前路手术器械失效率高。原发性颈椎肿瘤的整块椎体切除也可通过前后路手术联合治疗，尽管在颈椎椎体整块切除不像在其他脊柱区域那么常见。在椎体切除过程中椎动脉可能被结扎。

虽然骶骨转移瘤并不常见，但脊索瘤也经常出现在骶骨。骶骨脊索瘤整体切除入路已被描述。根据脊索瘤的位置和要求切除的范围，可以从后入路或前后路联合切除肿瘤。通常需要腰 – 骶骨 – 骨盆联合固定。

52.3.2 前方入路

由于椎体是最常见的转移性肿瘤转移的部位，所以可以采用前路直接减压。在胸椎，由于通过后路行前柱稳定性重建、经椎弓根减压、肋骨横突切除术和侧方入路的出现，前路减压手术越来越少。这可以避免放置胸管和开胸术所带来的并发症。在颈椎和腰椎中，经常采用前路入路。对在腰椎手术中，血管外科医生很重要，可以帮助暴露血管。在骶骨中，视骶前肿瘤的范围而定，由肛肠外科医生协助直肠和乙状结肠的暴露，显露术区。由于与骶部伤口相关的感染率很高，所以可以进行预防性结肠

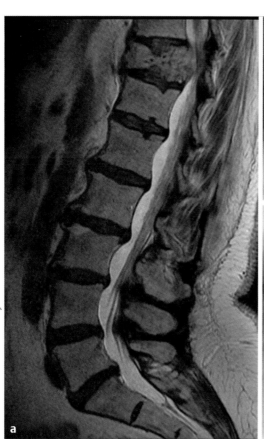

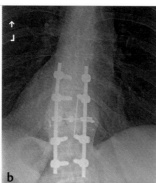

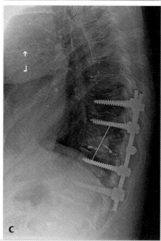

图 52.2　（a）术前 T2 加权矢状位 MRI 图像显示 T11 的病理性骨折伴转移性硬膜外脊髓压迫，患者为 58 岁的转移性肾癌患者，表现为腰痛和轻微的腿部麻木和无力。（b、c）前后位 X 线片和侧位 X 线片显示 T9 至 L1 椎弓根螺钉固定提供稳定，T11 肿瘤切除和重建使用聚甲基丙烯酸甲酯

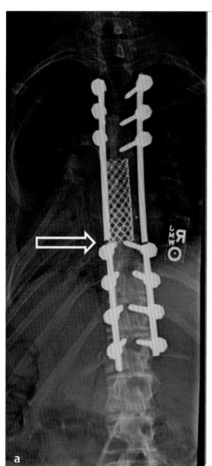

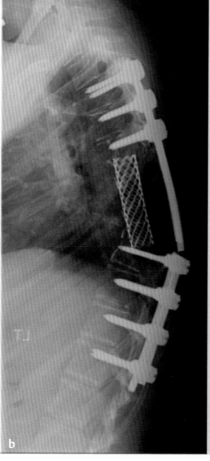

图 52.3　胸椎骨肉瘤切除和前柱支撑术后 64 个月正位（a）和侧位（b）X 线片，正位胸椎 X 线片显示双侧连接棒断裂（箭头所指）

造口术。

52.3.3 侧方手术入路

随着侧方椎间融合技术的出现，一些外科医生将这种方法应用于胸腰椎肿瘤的治疗。特别是在胸椎，有一个与这项技术相关的学习模式。大量的试验待回报，这种方式是否适用于脊柱肿瘤。颈椎侧块螺钉未经美国食品药品监督管理局批准。

52.4 并发症

52.4.1 后路器械

椎弓根螺钉和钛棒结构是胸腰椎后路手术的常规器械。颈椎除 C2 和 C7 外，均采用侧块螺钉，而 C2 和 C7 可使用椎弓根螺钉。因为后续可能需要行核磁检查，钛棒是最常使用的，与钴铬棒相比，存在较少的散射。后路器械可以经皮放置，也可以通过切开技术放置。

如果行广泛的后路减压融合术，就有可能出现假性关节和棒的断裂。然而，大多数脊柱肿瘤手术都是姑息性的，假关节不像其他类型的脊柱手术那样是一个重要的问题。然而，某些类型的脊柱肿瘤患者寿命长，可能发生假关节。假性关节可能以断棒形式表现（图 52.3）。如果预期寿命＞1年，除了后路固定外，还应考虑前柱支持。在进行像全脊椎切除这样的三柱切除时，可以考虑增加第 3 或第 4 个钛棒来形成更稳定的结构。这种技术已用于脊柱畸形的三柱截骨术。在全脊椎切除患者中，器械的失败率为 25%~40%。

椎弓根螺钉的失效和拔出，尤其容易发生在骨质疏松或溶骨性患者中，是脊柱肿瘤手术的并发症之一。治疗骨质疏松症的合成药物，如特立帕肽（特立帕肽；美国礼来公司，印第安纳波利斯），在恶性肿瘤患者中是禁用的。用聚甲基丙烯酸甲酯（PMMA）结合椎弓根螺钉是一种选择，也可用于增加术后稳定性。在颈椎，聚甲基丙烯酸甲酯补充侧块螺钉是不可行的；然而，可以设计更稳定的结构，包括脊柱曲度的恢复、前柱的支撑和第三个钛棒的使用。

跨颈胸、胸腰段和腰骶段容易发生器械失效。在颈胸区，从活动度大的颈椎过渡到僵硬的胸椎，器械失败率高，尤其是在没有前柱支撑的情况下（图 52.4）。根据患者的预期寿命和神经受压状况，可以考虑使用较长的器械固定或前柱的支持。在胸腰段，骨质疏松或溶骨性病变可导致近端连接结构后凸和终板下沉。如果近端结构后凸＞20°，且患者有症状，则可以翻修和延长固定节段。然而，在初次植入器械时用 PMMA 结合椎弓根螺钉可能是最好的预防方法。在治疗腰椎病变（L4、L5）时，通常需要固定骶骨。由于腰骶连接处有很大的压力，所以应考虑固定髂骨，以避免 S1 椎体螺钉失效。较新的腰骶椎固定技术，如 S2 椎体－髂骨翼（S2AI）技术，避免了放置传统髂骨螺钉所需的必要解剖。此外，转移性肿瘤患者可能体重不足，而且由于 S2AI 螺钉不如传统的髂螺钉锐利，由髂骨螺钉引起的并发症发生率较低。

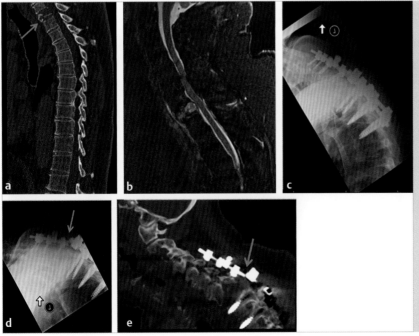

图 52.4 73 岁男性肾癌转移至 T1。（a）矢状 CT 显示病灶位置（箭头）；（b）矢状位核磁脂肪抑制序列显示 T1 病变，并向硬膜外延伸。（c）采用 C5~T4 后路脊柱融合固定、C7 和 T1 椎板切除治疗。使用连接器颈椎 3.5mm 棒与胸椎 5.5mm 棒连接。（d）术后 8 个月，患者颈椎连接棒从连接器上拔出（箭头）。（e）CT 证实故障发生在右侧颈胸交界处。患者选择了非手术治疗，因为他的肾癌已经扩散，目前正在寻求临终关怀

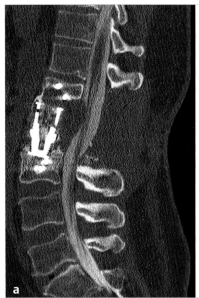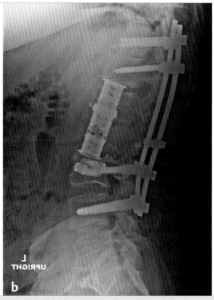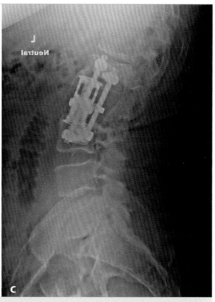

图 52.5　术前矢状位 CT+ 脊髓造影重建（a）和侧位 X 线片（b）显示一位 47 岁的 L2 椎体骨巨细胞瘤患者在接受多次脊柱手术治疗后，L1~L3 椎体前住脊柱融合，L1~L3 椎板切除。（c）侧位 X 线片显示后路从 T11 到 L4 椎体、前路从 T12~L3 椎体肿瘤切除和重建，术后采用定向放射治疗

52.4.2 前路器械

在颈椎中，以前路为基础的器械，如钛网或人工椎体，经常配有钢板和螺钉。在切除单个或多个颈椎椎体后的并发症包括螺钉或融合器的移位。虽然有一两个椎体发生病理性骨折，但相邻节段也有溶骨性病变，会影响前路螺钉固定（图 52.5）。如果碰到的骨质质量差，最好加用后路内固定来增加稳定性。有关用聚甲基丙烯酸甲酯结合颈椎前路螺钉的技术已被描述。颈椎脊索瘤多椎体整体切除已被描述。在这种情况下，可以使用定制钛网或人工椎体，增加接触面积，尽量减少失败。同时也推荐枕颈固定增加稳定性。

胸腰椎肿瘤的前路内固定术常辅以后路内固定。异种移植物或钛网不经常使用。钛网下沉是术后的一个问题，尤其是在骨质疏松的患者中。如果使用膨胀笼，最好使用最大的。可膨胀笼的材料选择包括钛金属和聚醚醚酮（PEEK）。当术后需行核磁时，使用聚醚醚酮材料的优点是金属伪影较少。对于聚醚醚酮材料或钛笼下沉的问题，最重要的要做到增加与终板接触面积。聚醚醚酮材料笼比钛笼或同种异体移植物更加昂贵。

52.4.3 侧方器械

胸腰椎肿瘤侧方椎间融合术的经验来自于大量的病例。然而，在骨质量差的情况下，固定不稳定和钛网下沉的原则仍然适用。随着侧方入路钛笼接触面的增加，钛网下沉的风险可能更小。

52.4.4 骶骨肿瘤相关并发症

骶骨肿瘤的治疗可分为部分切除或完全切除。在部分骶骨切除术中，器械包括带有骶骨器械（存留部分骶骨）的腰椎椎弓根螺钉和髂骨器械。在完全骶骨切除术中，采用同种异体股骨移植和腰盆内固定技术。像脊柱的其他区域一样，也存在内固定失败的风险。髂骨固定的好处是如果需要的话，可以植入 3 个髂骨螺钉。这在脊柱畸形和骶骨骨折中已被描述。骶骨肿瘤的髂骨固定点同样适用。髂骨固定器械由传统的髂骨螺钉和较新的 S2AI 螺钉技术组成。S2AI 的起点在 S1 和 S2 孔之间的骨桥中，适用于部分骶骨切除。

52.5 总结

脊柱肿瘤患者的治疗充满了困难，因为其存在潜在的器械并发症，骨强度差、假关节形成、三柱切除都可导致内固定失败。肿瘤复发时常发生，并危及现有的固定点。目前的胸椎后路手术允许切除椎体和行前柱稳定性重建。这种方法也开始用于腰椎。在颈椎病中，通常需要前后路联合，尤其在椎体切除和骨质量差的情况下。骶骨肿瘤很少见，但是当进行部分或完全的骶骨切除术时，需要对骶骨骨盆固定进行适当的术前规划。

52.6 展望

脊柱肿瘤手术是一个不断创新的领域。随着更多的椎体减压都是从后路减压，更小的钛笼正在研发。将脊柱立体定向放射外科（SRS）与手术减压相结合，可以减少椎体内需要切除的骨量，并有可能减少器械的失效。这种"分离手术"的概念是由 Lanfer 及其同事提出的。据报道，这种技术的器械失败率为 2.8%。与常规传统放疗相比，脊柱立体定向放射外科获得的更精确的放疗，减少了器械的失效。一小部分人指出，传统的放射治疗有 43% 的器械失败率，而脊柱立体定向放射外科治疗为 0。随着脊柱立体定向放射外科变得越来越普遍，器械失败率可能会减小。

肿瘤的微创下减压和重建稳定性是未来的发展方向。经皮螺钉内固定联合切开减压越来越常见。还描述了经皮内镜下肿瘤减压术和经皮螺钉固定术。侧方椎体间融合技术还允许对胸椎和腰椎进行微创椎体切除术。如果采用微创技术患者失血量小、预后更好，则这些技术可能被更多的人使用。

第五十三章　颈椎后凸畸形

Christopher A. Burks, Lauren M. Burke, Adam L. Shimer
译者：张冰冰，王文革，张咏梅

53.1 概述

无论是医源性、先天性、继发性退行性变，还是由于其他病因，颈椎后凸畸形（CK）是一个很难解决的问题。避免医源性术后出现后凸畸形是必要的，但并不总是可以预测的。本章的目的是讨论 CK 的避免、诊断和管理。

53.2 颈椎后凸畸形（CK）背景

休息姿势下，健康的颈椎是生理前凸的。颈椎后凸畸形可能继发于椎间盘退行性改变、创伤、感染、炎症性关节炎或肿瘤性疾病；然而，最常见的发生颈椎后凸畸形是医源性疾病。Albert 和 Vacarro 描述了椎板切除术后发生颈椎后凸畸形的病因、生物力学、诊断和治疗策略。术后颈椎后凸畸形可发生于假性关节和前柱移植物的沉降，手术中未能实现正常生理前凸，或后部稳定结构破坏。避免这种并发症需要术前精心策划和设计。

椎板切除后发生后凸是颈椎后凸畸形最常见的医源性病因，据报道，在接受椎板切除治疗脊髓型颈椎病的患者中，发病率高达 21%。确切的发病率取决于很多因素，如年龄、术前畸形的严重程度、术前椎体滑脱的的程度以及手术切除的范围等，各因素的影响有很大差别。

椎板切除术后儿童发生颈椎后凸畸形风险更高，因为他们持续的生长潜能，韧带松弛的相对增加及椎体骨化不全。小儿椎板切除术最常见的是切除硬膜内或髓内肿瘤，在椎板切除术中辅助放射治疗也可能在后凸形成中起重要作用。

关于颈椎后凸畸形的许多问题不在本章讨论。本章的重点是回顾颈椎后凸畸形作为颈椎手术的并发症和适应证。我们将简要回顾使用颈椎器械时出现的并发症，特别是与颈椎后凸畸形有关的并发症，随后的章节将详细介绍。

53.3 相关解剖

颈椎的作用是支撑和掌控头部方向，保护脊髓和神经根。颈椎承载轴位于椎体后方。颈椎的椎体相对较小，承载的重量是所有脊椎中最小的。它们主要抵抗压缩力，而后部元件主要抵抗拉力。解剖研究表明，36% 的轴向载荷通过前椎体，64% 的轴向载荷通过包括小关节在内的后部。在一项经典的生物力学研究中，Pal 和 Sherk 证明了颈椎后部分担载荷的重要性。他们使用了 5 具尸体颈椎，并施加了轴向载荷。结果显示，36% 的载荷传递给椎体，64% 的载荷传递给椎体后部。椎体上面侧缘向上突起称椎体钩，小关节可微动，关节面几乎呈水平位，从而允许颈椎有很大的活动范围。上关节突位于上位椎体下关节突前下方。颈椎的屈曲和后伸有宽广的活动度，平均为 90°。颈部的后伸受前纵韧带、颈前肌、筋膜和内脏结构的限制。后方韧带和肌肉，特别是棘间韧带、黄韧带和关节韧带，能抵抗颈椎屈曲和后凸的发展。

老年人的脊椎不能承受与青少年脊椎相同的压力。韧带松弛降低了对应力的抵抗力。椎间盘水分降低和椎间盘高度的丢失增加了前椎体的轴向载荷，导致椎体楔形变，最终导致 CK 和产生异常的剪切力。当人体重心向身体前移动时，脊柱后部肌肉必须持续收缩以保持头部直立，由此导致肌肉疲劳、颈部疼痛以及进一步失代偿、后凸加重。

尽管回顾很重要，但是前面讨论的解剖结构在翻修手术前路或后路手术中有所改变。因此，对于翻修手术来说，详细的术前计划是非常必要的。

53.4 前言

轴性颈部疼痛和神经症状，包括神经根型和脊髓型颈椎病，是颈椎后凸畸形的常见症状。严重的后凸畸形可能对前视和吞咽功能产生影响。这种"胸前下巴"畸形会使患者虚弱，对外科医生来说也很难治疗。颈椎后凸畸形将颈椎后部肌肉置于生物力学的不利位置，易导致疲劳。晚期退变性椎间盘疾病和肌肉疲劳都会引起轴性疼痛。随着畸形的进展，脊髓覆盖在椎体后方，在椎管内向腹侧移位。神经功能受损可能是由于椎管或椎间孔狭窄，神经根与脊髓拴系，脊髓受到椎体的压迫作用，以及在颈椎后凸畸形基础上颈部正常屈伸时发生的重复损伤。

53.5 诊断

首先，详细询问病史，然后是彻底的体格检查，阐明有意义的信息。问相关的问题、症状、既往手术史和以前的治疗。颈椎后凸畸形的治疗也依赖于僵硬或者柔韧畸形的诊断。

在大多数情况下，颈椎后凸畸形在患者的体格检查中很难发现，常需要 X 线诊断。标准颈椎 X 线系列包括前后位（AP）和侧面，就像游泳者，确保充分显示 C7-T1 椎间隙。动力位屈曲和伸展 X 线评估颈椎灵活性，并可显示颈椎不稳定。完整的脊柱侧位片可以决定整个矢状位的平衡。计算机断层扫描（CT）、CT 脊髓造影和磁共振成像（MRI）可进一步评估脊髓和神经根的压迫情况。在评估术后患者时，CT 还有助于评估融合情况、假关节的形成、切除椎体的数量以及植入物的位置。在脊髓造影中加入放射不透明显影剂有助于评估减压情况或残余压迫部位的位置。

人们提出了多种方法来测量颈椎矢状位平衡，而测量 C2~C7 Cobb 角是最常见的方法。研究已显示颈椎的正常排列，虽然没有正常颈椎前凸的标准化值，但报道的范围在 15°~40°。

53.6 治疗

颈椎后凸畸形可以保守治疗，也可以手术治疗。治疗后凸畸形继发症状的保守治疗方法包括理疗、牵引、非甾体抗炎药物、激素封闭和其他治疗方法。

手术干预的适应证包括顽固性疼痛、神经功能受损、进行性畸形或残疾，如吞咽困难或前视困难。颈椎后凸畸形治疗的主要目标是纠正矢状面失平衡，解除神经压迫和稳定脊柱。

对于医源性颈椎后凸畸形患者，翻修手术不应轻率进行，术前精心策划是非常重要的。手术治疗包括前路、后路或前后路联合组。术前用颅环牵引颈椎可缓慢、温和、可控地矫正畸形，可连续监测神经功能变化。每一种方案都必须针对患者个体化，这取决于症状、先前的手术和手术的适应证。声带功能应在前路手术前行喉镜检查。

由于前路手术失败引起颈椎后凸畸形的原因，如植骨失败，固定失败，通过前入路治疗假性关节的失败。据报道，前路颈椎椎间盘切除术和椎间融合术后出现假关节的发生率在 0~50% 之间，其中高达 30% 是无症状的，可以非手术治疗。假关节或固定失败引起的植入物过度沉降可导致局部后凸。在这种情况下，患者最好的治疗方法是前路翻修手术，去除固定装置，显露融合部位，其次是重复刮除终板，前路椎间植骨矫治后凸，前路颈椎钢板固定。

局灶性后凸畸形与椎板切除术后后凸畸形患者的治疗方法不同。另外，脊髓减压治疗脊髓型颈椎病与神经根减压治疗神经根型颈椎病在前路翻修手术中方案是不一样的。僵硬与柔韧的畸形，先前的植入物的存在，以及先前

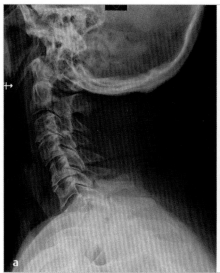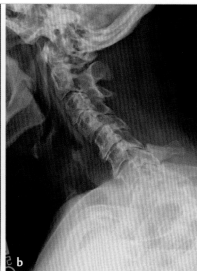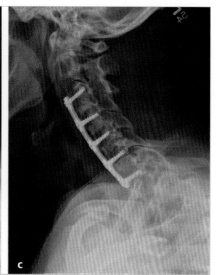

图 53.1 一位 58 岁女性颈椎病患者的侧位片（a），于 6 个月后行 C4~C6 椎板切开术，并发展为椎板切除术后后凸畸形（b），合并椎管狭窄，难以保持水平注视。她接受了 C3~C7 颈椎前路椎间盘切除融合术（c）

的前路手术都需要额外的术前计划。

椎板切除术后后凸的治疗取决于畸形是僵硬的或柔韧的、狭窄程度和症状。如果功能位 X 线片上提示矢状面上是中性的，则该患者最有可能采用单纯的前路或后路手术（图 53.1）。多节段前路椎间盘切除术和融合术是首选的方法，因为它允许节段性的前凸矫正，增加固定点，而且移植物移除率比长节段椎体切除低。颈椎前路钢板有助于防止移植物移位，增加愈合率。节段切除应在脊髓受压的水平进行，而椎间盘切除可以在其他水平进行，椎板切除术后凸畸形仅行前路手术是一种安全有效的矫正方法，同时避免后路融合术和器械。椎体水平脊髓受压可以进行椎体切除术，而椎间盘切除术可以在其他的水平进行，如果需要的话。仅行前路手术治疗椎板切除术后后凸畸形是一种安全有效的矫正方法，同时避免了后路融合和后路器械的使用。

椎板切除术后脊柱后凸的后路矫形器械，利用侧块、钛板或棒固定，对于那些柔性畸形，且前方特别狭窄的患者是很好的选择。

对于需要后路减压的脊髓背侧压迫、不稳定和关节僵硬的患者，可以采用前后路联合手术（图 53.2）。对于需要 3 次或 3 次以上矫正后凸畸形和骨质量差的患者，后路固定和关节融合术也被用来加强前路手术（图 53.3）。联合入路可充分减压神经、延长前柱、缩短后柱，并使脊柱稳定。

53.7 器械

今天常用的许多技术，包括器械，都是在过去几十年才建立起来的，自诞生以来就有了巨大的发展。第一个颈椎前路钢板螺钉系统是由 Orozco Delclos 和 Llove Tapies 于 1972 年开发的，用于治疗颈椎创伤。Caspar 等对钢板进行了改进，以稳定颈椎，增强创伤后的融合。钢板固定的好处是提供即刻稳定，防止植入物挤压或下沉，保持矢

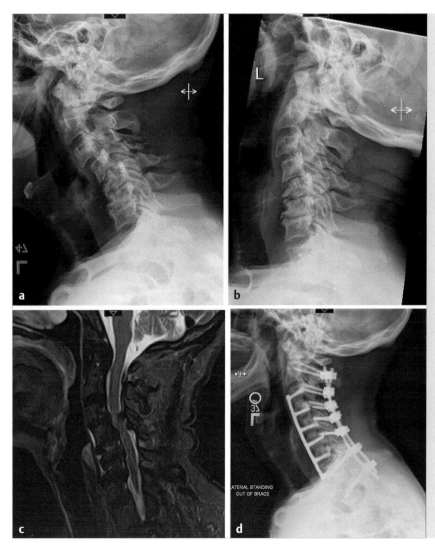

图 53.2　（a~c）71 岁男性严重颈椎病和颈椎不稳定患者的侧位、过伸和矢状位脂肪抑制序列图像。（d）术前采用牵引，术中 C3~T1 颈椎前路椎间盘切除融合术，C2~T2 后路内固定，翻修减压

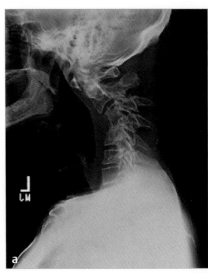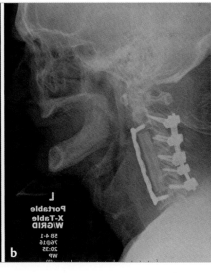

图 53.3　一位 64 岁男性，有舌根癌病史，（a）侧位 X 线片表现为严重的颈椎病和固定型颈椎后凸的，他接受了前路 C3~C5 椎体切除。（b）并从后路实施 C2~C7 内固定。术中冰冻切片提示慢性骨髓炎

状位平衡，减少对外固定或后路器械的需要。许多颈椎前路钢板系统被美国食品和药物管理局（FDA）批准可用于 C2~T1 水平的颈椎前路椎间螺钉固定。

与使用颈椎前路器械有关的并发症非常广泛，可能与植入物的局限性和外科技术有关。使用标准的 Smith-Robinson 入路治疗颈椎前路会使多种组织处于危险状态，如颈动脉鞘及其内容物、食管、交感神经和喉返神经等。在回顾性回顾中，Fountas 等记录了 1 000 多个颈椎前路椎间盘切除术和融合术的并发症。并发症发生率为 19.3%，以吞咽困难最为常见。植入物相关并发症占 0.1%。熟悉颈部解剖和谨慎的手术技术是避免这些结构损伤的必要条件。

颈椎前路钢板引起的症状多种多样，有很大的变异，与螺钉的作用机制有关。这些设备被归类为 Ⅱ 类医疗设备，需要向美国食品药品监督管理局（FDA）提交 51 万上市前通知。美国食品药品监督管理局（FDA）根据以下产品代码识别和监测它们的使用：KWQ21CFR888.3050、ODP21CFR888.3080 和 OVE21CFR888.3080。静态系统和约束系统提供了最刚性的结构，对角和平移运动都有阻力。动态和无约束系统可以同时考虑平移和对角运动。动态钢板允许植入物部位微动，以增加对移植物所产生的应力，根据 Wolff 定律可提高融合率。使用动态钢板系统的融合率不确定，或略高于刚性较强的静态钢板系统；然而，静态钢板系统在移植物沉降、器械失败方面风险较小，且能更好地维持颈椎前凸。在一项回顾性研究中，Campos 和 Botelho 评估了颈椎前路内固定系统的动态和刚性固定系统在结果和并发症方面的差异。他们发现不同系

统之间的融合率没有显著差异，尽管个别研究表明使用动态系统可以提高融合率。与静态板系统相比，使用动态系统有失去颈椎前凸矫正的趋势。据报道，大多数钢板都装有锁定系统，以防止螺钉松动、移动到邻近结构，甚至移动到远端胃肠道。注意这些细节，确保这些是锁定螺钉，可以很容易地避免螺钉的松动移位。最近引进了独立的带螺钉固定的椎间融合器，其目的是提高融合率，保持矢状位矫正，并提供一个较小的外形以尽量减少融合器突出；然而，没有长期比较研究将独立的椎间装置与传统的移植物和钢板系统进行比较。

只有一个美国食品药品监督管理局（FDA）批准通过的系统，其中包括颈椎后路螺钉固定系统（美敦力轴固定系统，美敦力医疗用品技术公司；孟菲斯；药物管理局产品代码 NKG）。尽管有很多关于使用颈椎侧块和椎弓根螺钉的安全性和有效性的文献，以及美国食品和药物管理局咨询小组在 2012 年强烈建议将其归为 Ⅱ 类医疗设备，但药物管理局仍未对其使用进行分类。尽管如此，市场上仍有多种螺钉系统使用侧块或椎弓根螺钉固定，尽管它们非法使用，但目前它们是实现颈椎后路固定的主要技术器械，并在很大程度上取代了钢丝和椎板钩的使用。目前，美国食品药品监督管理局确定的唯一颈椎后路器械是椎板成形钛板（NQW21CFR888.3050）。

使用颈椎后路器械可能会产生并发症。椎弓根和侧块螺钉植入下颈椎的并发症包括损伤椎动脉、神经根和脊髓，椎弓根和侧块骨折，脑脊液漏；这些并发症可以通过仔细的术前检查、对异常解剖的影像学检查、严谨的手术技术，以及侧块螺钉的放置来减少，这是 Levine 等首次

描述的，而不是椎弓根螺钉。植入器械的并发症包括螺钉拔出、连接棒失效和颈椎矫正丢失等，尽管这种情况发生在不到 1% 的病例中。在一次系统的回顾中，Coe 等试图找出与在下颈椎使用侧块螺钉有关的并发症。他们发现侧块螺钉并发症最严重，相当于配线技术引起的相关并发症。他们发现神经损伤的发生率为 1%，螺钉失效的发生率不到 1%，没有椎动脉损伤，融合率为 97%。后路器械导致颈椎后凸畸形是罕见的，通过严谨的手术技术是可以避免的。正确的连接杆曲度，关节突关节松解，注意在器械的近端和远端不要侵犯小关节或松解棘间韧带，注意不侵犯小关节或松开器械近端和远端的棘间韧带，以及正确的患者定位都是防止术后发生颈椎后凸的重要步骤。此外，细致的软组织处理和缝合技术对于防止颈椎生物力学的进一步改变至关重要。

53.8 总结

术后发生颈椎后凸畸形是颈椎手术中一种可以避免的并发症，但一旦发生很难解决。最好的办法的完全避免。在椎板切除术中，无论是否有固定器械，后部小关节融合都能增加和维持矢状面的稳定性。前路钢板和螺钉系统用于前路椎间盘切除术或椎体间融合术，以防止融合器移位和下沉，否则可能导致局灶性节段性后凸。严重颈椎后凸的患者术前计划是非常必要的。

53.9 要点

- 颈椎后凸可以是特发性的，也可以是医源性的。详细的术前计划可以降低医源性颈椎后凸畸形的风险。
- 动态前路钛板固定和静态前路钛板固定需要进一步研究，尽管早期研究表明静态或限制性钛板固定有利于减少颈椎前路融合术后颈椎后凸的发生。
- 预防颈椎后凸需要对患者的解剖、症状、影像学表现进行个体化处理。在脊髓神经根型颈椎病的治疗中，没有一种"一刀切"的方法来预防和治疗颈椎后凸。

第五十四章　胸椎后凸畸形的器械相关并发症

Paul Millhouse, Loren Mead, Christie E. Stawicki, Kris E. Radcliff
译者：张冰冰，王文革，张咏梅

54.1 概述

胸椎严重后凸畸形可显著增加手术并发症的发生率。如果不加治疗，畸形会恶化，导致心肺功能减退、脊髓压迫、神经功能减弱和社会经济负担增大。总的来说，胸椎后凸畸形（HK）患者的并发症发生率高达15%，随着患者年龄的增长，风险急剧增加。胸椎后凸畸形通常需要长节段固定，这容易导致钉棒断裂。此外，胸椎后凸畸形需要先进的截骨矫正术，以获得力线的恢复。截骨术有较多并发症有，如器械失效、伤口感染、硬脊膜漏、神经功能受损和假关节形成。即使成功截骨，后凸的风险也会增加，尤其是近端交界后凸（PJK）。胸椎后凸矫正术也可导致脊髓损伤和其他严重损伤，尤其是前柱延长术。此外，将HK患者在手术台上定位很困难，尤其是强直性脊柱炎的患者。

54.2 相关解剖

典型的胸椎有12个椎体，然而，一些解剖变异可能多一个或少一个椎体。每个椎体都与肋骨连接。由于肋骨的存在，与颈椎和腰椎相比，胸椎的活动度是有限的。胸椎存在生理性后凸，范围从20°~40°，从T2~T12，顶点在T7。胸椎后凸角是上位胸椎椎体上缘垂线和下位胸椎椎体下缘垂线的夹角。胸椎后凸畸形的原因包括创伤、姿势不良、骨退化、骨质疏松、脊柱侧凸、脊椎结核和休门氏病。

胸椎后凸的程度可以用铅垂线来确定矢状位的不平衡程度。在侧位X线片上，在C7节段放置一条垂线，并向下延伸。当垂线延伸经过骶骨前方时，患者出现矢状面不平衡。这种代偿性的矢状位平衡会导致严重的不适和残疾。后凸的程度指导相应的治疗。超过30°的后凸被认为是外科手术的适应证。后凸畸形在30°~50°之间的患者，只有在他们已经达到骨骼成熟和姿势变性率较高的情况下，才需要进行手术评估。超过50°，强烈考虑手术，因为后凸进展是非常严重的（每年1°或更高）。如果不

进行治疗，后凸畸形的进展会导致疼痛、肺功能差和残疾。手术的指征包括与疼痛有关的后凸畸形，并对保守治疗无效；然而，一些临床医生建议即使在没有疼痛的后凸畸形情况下也要进行手术干预。

休门氏后凸（SK）是胸椎后凸的病因之一。关于休门氏病自然病史的文献很少，这导致了在手术指征上缺乏共识，对于后凸的不适程度、残疾和恶化率有不同的描述。通常情况下，休门氏后凸病患者会发展到驼背畸形，肩膀和头前倾。虽然这种表现并不总是与疼痛有关，但受影响的人可能会有持续的不适，当骨骼成熟时，这种不适会停止。典型的磁共振成像（MRI）可显示出椎体楔形变、椎体终板畸形、椎间盘退变和椎体前侧发育不良。

休门氏后凸的特点是胸椎后凸超过45°，一个或多个椎体的前方楔形变>5°。通过测量平行于椎体终板的直线间形成的角度，可以在侧位X线片上确定椎体楔入的程度。休门氏病患者有软骨终板畸形、环状突起畸形和邻近椎体终板畸形。有文献指出终板表明黏多糖含量增加、胶原蛋白减少和软骨内骨化紊乱。由此产生的脊柱后凸通常比较僵硬，这会导致与灵活的颈椎连接处生物力学器械失效。

54.3 并发症

与胸椎后凸畸形(HK)相关的并发症大致分为生物性、生物力学和手术相关的并发症。生物学上的失败是由于感染、骨质疏松、假关节病和各种合并的疾病。由于治疗胸椎后凸畸形的手术过程复杂，患者伤口感染的风险较大。感染的风险随着手术时间的延长和器械的使用而增加，这是胸椎后凸畸形外科矫正手术的共性。合并疾病，包括使用类固醇激素、吸烟史、癌症史、放射治疗、脊柱创伤和维生素缺乏，也是增加感染风险的因素。

这些合并疾病也可能有延缓愈合和降低骨密度的作用。良好的骨质是胸椎内器械内固定成功的关键因素。因此，骨质疏松症是胸椎后凸畸形手术治疗中另一个可增加并发症的生物性因素。骨质疏松的椎体终板可能导致器械

固定失败和融合器松动。器械的失效会导致畸形，增加疼痛，可能需要翻修手术。

患有胸椎后凸畸形的患者生物力学并发症的风险增加。这些并发症通常发生在固定节段的任一端点。例如，后部钉棒结构的远端固定点可能以 0~3% 的速度失效。与胸椎后凸畸形有关的一些常见的生物力学并发症包括断棒和交界区后凸畸形，尤其是近端交界后凸（PJK）。连接棒常用于经椎弓根椎体楔形闭合截骨术（PSO）和经后路椎板双侧关节突楔形切除术、椎间隙前方张开截骨术（SPO），但在术前出现后凸的情况下，失败的风险更大。采用连接棒结构时，这些手术所要求的棒的弧度可能导致过度缩短和椎板骨折。

由于僵硬的胸椎和柔韧的腰椎之间的应力增加，原有的后凸也是交界区后凸畸形的危险因素。上位椎体固定变得紧张，逐渐变弱，有可能导致两倍畸形，最终导致近端接头处断裂。椎体成形术有时被用来补充矫正，以减少近端交界区后凸（PJK）的发生。为了减少远端交界处后凸畸形的风险，应该将融合的水平扩大到矢状位稳定的椎体（SSV），这个椎体最接近腰椎，它穿过从骶骨后上角划出的垂直线。另一个生物力学风险是器械的远端拔出，约有 3% 的胸椎后凸畸形手术患者发生这种情况，骨质疏松或骨密度降低会加重这种情况。理想的情况是，外科医生将最谨慎地选择融合水平，以最大限度分配近端和远端器械所承受的应力。

在考虑手术入路时，必须仔细考虑脊柱畸形的三维立体性质。在手术台上定位胸椎后凸畸形的患者很困难，因此会加重维持空间定位的难度。这一问题可能导致器械放置不当，有损伤周围组织的危险。特别要注意的是，如果椎弓根因矢状面畸形而在术前影像学上显示模糊不清，那么椎弓根螺钉的植入就会更加困难。术中频繁的透视对保持定位至关重要。此外，在患者身体下面使用定位辅助设备可能是稳定所必需的。强直性脊柱炎患者的正确定位尤其难以实现。

用于治疗胸椎后凸畸形的外科技术通常需要先进的截骨矫正。虽然截骨术是矫正脊柱畸形（如胸椎后凸畸形）的公认方法，但这些手术的并发症较多，包括硬脊膜损伤、假关节形成和神经受损。尤其是当截骨术缩短胸椎 10mm 以上时，明显的信号丢失（在一个或多个肌肉群中运动诱发电位 > 80%）是常见的。脊髓和血管损伤风险也较高，特别是在半椎体切除和后路全脊椎切除术（PVCR）

中。渐变性后凸需要多节段截骨，而单椎体畸形则应采用具有单节段的截骨术来治疗。然而，强有力的证据表明，随着侵犯性更大的截骨手术，其并发症发生率增加。

用于矫正胸后凸畸形的常用截骨方法有经后路椎板双侧关节突楔形切除、椎间隙前方张开截骨术（SPO）（图 54.1、图 54.2）、经椎弓根椎体楔形闭合截骨术（PSO）（图 54.3、图 54.4）和后路全脊椎切除术（PVCR）（图 54.5）。SPO 技术包括椎板切除和上关节突切除，通常从离后凸顶点最近的椎体开始，上下关节突然后连接到椎体后弓（图 54.1、图 54.2）。这种方法每个节段可以矫正约 10°。SPO 的潜在并发症包括神经功能受损和硬脊膜损伤。尽管有这些风险，但与更为复杂的手术相比，这项技术可降低术中失血量和减少神经功能受损的发生率。

全脊椎切除术和经椎弓根椎体楔形闭合截骨术（PSO）是一种具有侵略性的三柱截骨技术。这些方法适用于需要 10° 以上矫正的患者。由于这些技术的复杂性增加，过度失血和生物力学失效的风险加剧。这两种方法都涉及椎弓根切除。经椎弓根椎体楔形闭合截骨术（PSO）包括椎体楔形切除和后部切除。然后在近端和远端椎体的小关节之间形成一个新的关节（图 54.3）。在胸椎中，经椎弓根椎体楔形闭合截骨术（PSO）可以提供 10° ~30° 的矫正。然而，这些截骨术有很高的并发症发生率，报道的发生率

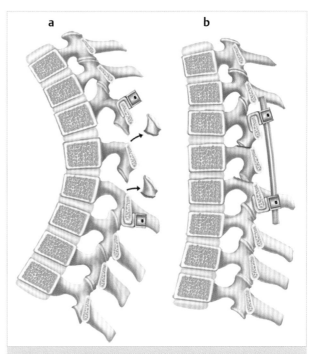

图 54.1　SPO 截骨术。（a）切除椎体后方关节突，放置椎板钩。（b）通过加压连接棒来关闭截骨区

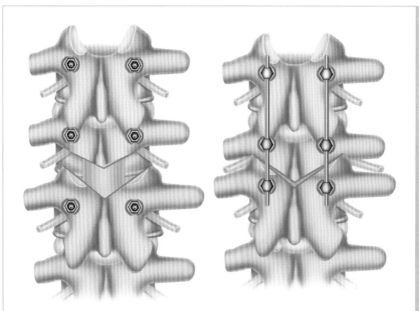

图 54.2 SPO 截骨术后视图

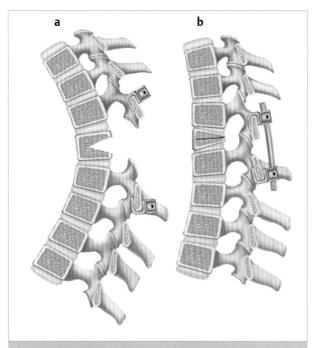

图 54.3 PSO 截骨术。（a）后方椎体楔形切除。（b）通过加压连接棒实现闭合截骨面

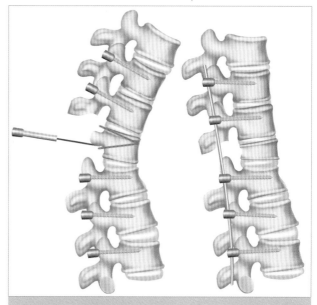

图 54.4 PSO 截骨术的侧方图。左边的图显示截骨的位置，右边显示术后矫正后的位置

在 39%~58.5% 之间。PSO 的优势包括减少脊柱前部血管损伤的风险，以及对脊柱三柱都进行矫正，提高了骨愈合的概率。

经椎弓根椎体楔形闭合截骨术（PSO）（图 54.3、图 54.4）和后路全脊椎切除术（PVCR）是一种具有侵略性的三柱截骨技术。这些方法适用于需要 10° 以上矫正的患者。由于这些技术的复杂性增加，过度失血和生物力学失效的风险加剧。这两种方法都涉及椎弓根切除。经椎弓

根椎体楔形闭合截骨术（PSO）包括椎体楔形切除和后部切除。然后在近端和远端椎体的小关节之间形成一个新的关节（图 54.3）。在胸椎中，经椎弓根椎体楔形闭合截骨术（PSO）可以提供 10°~30° 的矫正。然而，这些截骨术有很高的并发症发生率，报道的发生率在 39%~58.5% 之间。经椎弓根椎体楔形闭合截骨术（PSO）的优势包括减少脊柱前部血管损伤的风险，以及对脊柱三柱都进行矫正，提高了骨愈合的概率。

同样，后路全脊椎切除术（PVCR）也能获得 45%~68% 的后凸畸形矫正，尽管并发症的发生率增加了。

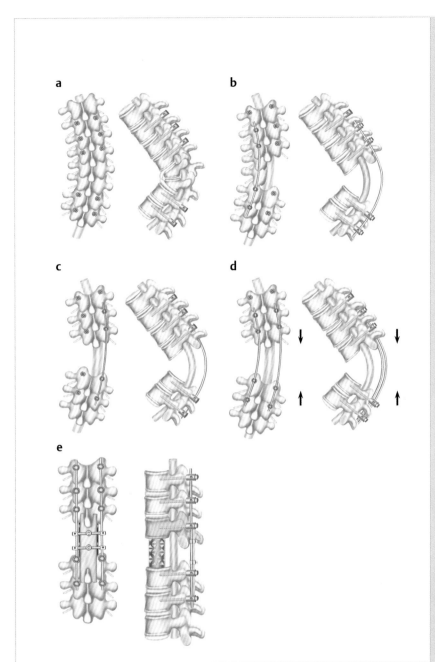

图 54.5 后部脊柱切除术。(a)椎弓根螺钉位置。(b)放置连接棒后切除一侧椎体。(c)同理,取下连接棒,另一侧放置连接棒,切除对侧椎体。(d)通过连接棒的交替加压逐渐矫正后凸。(e)前部放置网状笼以抵消过度紧缩,在后部放置同种异体骨以及最后的加压

表 54.1 常见矫正程序的适应证和风险比较

手术方式	指征	畸形矫正程度	并发症发生率	潜在的并发症
PSO	●> 10° 矫正 ●后凸呈尖锐的锐角	每节段 10° ~32°	39.0%~58.5%	失血过多,棒断裂,硬脊膜损伤,神经损伤,假关节形成
SPO	●长节段弧形后凸	每节段 9° ~19°	25%~59%	神经损伤,损伤硬脊膜
PVCR	●后凸呈尖锐的锐角 ●> 10° 矫正	手术节段有 45%~68% 的改善	34%~61%	脊髓/神经根和马尾神经损伤,器械失效,邻近节段骨折,失血量大和气胸

这些并发症包括脊髓/神经根损伤、马尾神经损伤、器械失效、相邻节段椎体骨折和血气胸。由于这些严重的潜在并发症存在，三柱截骨术通常被用于僵硬的脊柱后凸尖锐畸形。这些截骨技术的并发症特征在表54.1中进行了比较。

54.4 要点

- 外科手术治疗涉及先进的截骨矫正术，以获得适当的力线，这些手术固有一些并发症。

- 脊髓损伤可能发生在矫正后凸畸形中，特别是前柱延长的手术中。
- 胸椎后凸畸形患者术后交界区发生后凸风险大，尤其是PJK。
- 胸椎后凸畸形矫正往往需要大量的钉棒固定，这可能会导致连接棒断裂。
- 外科医生应该权衡每一种手术方法的利弊和更复杂的手术相关的额外风险（例如经椎弓根椎体楔形闭合截骨术和后路全脊椎切除术）。

第五十五章　平背

Jonathan D. Krystal, Alok D. Sharan
译者：徐志辉，贾爱芹

55.1 概述

矢状位平衡

实现适当的矢状面平衡正成为外科医生日益认识到的一个因素，它可以改善脊柱手术后患者的疗效。由于缺乏对矢状平衡的理解，导致许多患者在脊柱手术后出现并发症。

脊柱平衡实质上是矢状平面上的一条直线从头部颅骨延伸到骶骨。在没有不合理的能量消耗的情况下保持一个稳定的姿势，脊柱的每个节段在形状和方向上必须与其相邻的节段相匹配。任何节段的改变都会对相邻节段产生影响。这直接关系到圆锥结构的概念，即站立位矢状平衡（图 55.1）。

圆锥结构是一个人在不增加能源消耗的情况下可以保持站立平衡的站姿。圆锥体是以脚为中心向外延伸弧形环绕所达到的范围。在这个锥体内，个人可以保持站立平衡且耗能最低，然而，在这个锥体之外，个体将需要支撑装置来保持平衡。这一概念显示在以脚为中心狭窄的摇摆范围，一旦调整超出这一范围，保持平衡所需的能量消耗就会增加；失调往往会导致疲劳和疼痛。这是至关重要

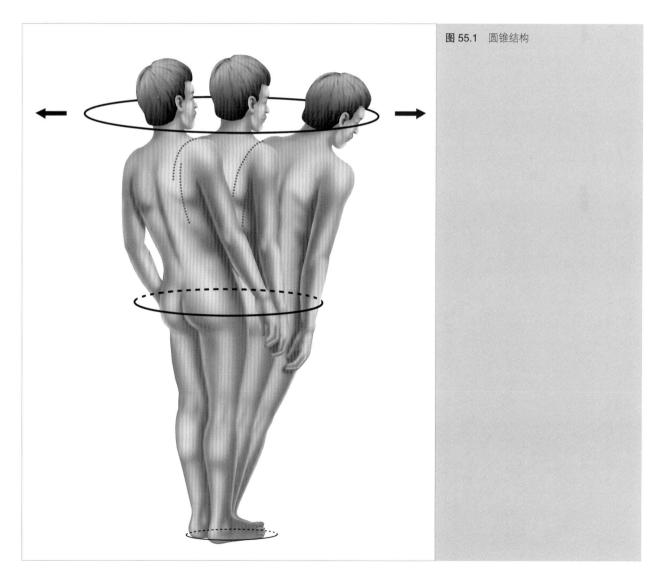

图 55.1　圆锥结构

的，脊柱外科医生无论何时在行脊柱手术操作时，都要密切注意矢状排列，以确保适当的平衡。

成年人脊柱的正常矢状平衡从 T1~T12 的胸椎后凸平均角度为 10°~40°。腰椎前凸从 T12 到 S1 通常是 40°~60°。此外，脊柱内往往有一个整体的平衡，即骨盆倾斜，平背的患者往往是后倾的；骶骨基角，通常为 35°~45°；颈椎前凸，通常为 30°~40°；以及上述腰椎前凸和胸椎后凸是平衡的，以提供一个整体的直立姿势。（图 55.2）。

早期使用的脊柱器械主要为侧方螺钉，尽管最初的效果很好，但在充分融合之前，长期观察显示与其相关的硬件故障导致的不良后果。为了应对与脊髓灰质炎流行病相关的畸形，Harrington 开发了他的仪器来矫正和稳定脊柱畸形。Harrington 的仪器包括一个钩和杆结构，钩连接

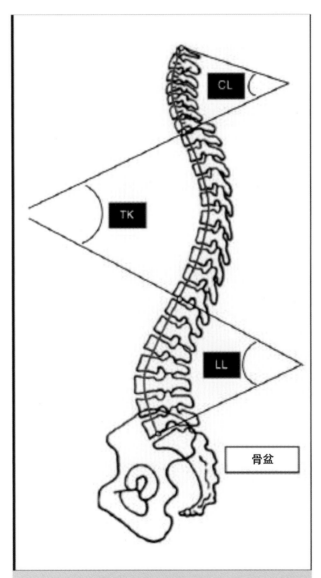

图 55.2　脊柱正常矢状位定位

头部颅骨后侧至尾端。通过连杆和钩结构，矫正冠状面畸形。不幸的是，这往往导致腰椎前凸的丧失和平背的出现。这种基本的仪器设计理念后来被 Luque 使用，他的仪器系统将金属丝放置在椎板下面，并且有多个固定点。长期随访 Harrington 的仪器和 Luque 的器械，很明显，患者逐渐出现腰椎前凸的丢失，导致疼痛和疲劳的症状被称为平背。腰椎前凸的丧失也会导致躯干的前倾，并导致站立、伸膝困难。

55.2 平背

平背综合征最常见的病因是腰椎和骶骨内固定导致的应力分散。脊柱侧凸的早期手术治疗，旨在阻止病情发展，而不是矫正现有的畸形，不会导致医源性平背畸形，因为矢状平衡没有改变。引入分散注意力，用于与 Harrington 的曲线矫正技术，可导致垂直轴向前平移，移动患者的重心。这导致腰椎前凸的损失，这种前凸由于放入融合器而变得僵硬柔韧性差。为了补偿这种失调，患者必须将未放置器械和融合器的任何节段过度伸展，这会造成正常胸廓后凸畸形的丢失。

随着器械的发展部分器械可固定至骶骨，Harrington 的仪器导致的前凸丢失变得更加显著。L1 以下的所有椎体都有观察到垂直方向的前移，L3 似乎是前凸和前方移位丧失的关键水平，因为低于这一水平的融合在研究中显示前凸突然丢失。早期的尝试，以避免这种 X 线上显示的轴向移位，包括使用预弯棒维持腰椎前凸。然而无论棒是否预弯，伸展牵张器都会导致腰椎前凸丢失，与未使用连接杆者相比，没有明显的差异。

除了使用 Harrington 的技术，其他原因的医源性平背仍然存在。随着因脊柱退行性病变行后路融合病例数目的增加，与这些手术有关的矢状位失衡也在增加。当对退行性脊柱进行后路器械融合时，必须特别注意维持或增强腰椎前凸。有证据表明将退行性脊柱融合在前凸不足的位置，那么相邻的节段退化和矢状位失衡将会出现。此外，在腰椎融合术后退行性脊柱疾病会出现假关节，这会导致腰椎前凸丧失、平背出现。

55.2.1 报告

平背患者会出现疼痛和无法完全站立。一项对医源性平背患者的研究报道表明，95% 的患者无法直立站立，而 89% 的患者背部疼痛明显、活动受限。髋部屈曲挛缩常与平背畸形有关，骨盆倾斜也是一个原因。应评估患者

的异常步态，并应检查俯卧和仰卧，以评估畸形严重性。此外，还应进行完整的神经系统检查。

55.2.2 影像学研究

影像学研究应包括脊柱全长前后和侧位片，患者站直，髋部和膝盖的最大程度伸直。基于站立侧位 X 线片，可以评估矢状垂直轴（SVA），SVA 是通过从 C7 椎体中心掉下一条铅线来测量的；这条线应该在 S1 的后上角 25mm 内通过（图 55.3）。如果 C7 铅线距 S1 的后上角 > 2.5cm，则称其为异常，SVA 是不平衡的。腰椎前凸可以用 Cobb 的方法从 T12 的下终板到 S1 的上终板来测量，并且应该比胸椎多 30°。

55.3 医源性平背的预防

术前规划和选择植入物及手术技术可对器械融合后医源性平背畸形的发生产生较大影响。最初尝试修改 Harrington 的技术集中在如何继续使用分散注意力的仪器而不导致前凸的矫直。以前使用预先折弯成形的杆替换为方杆，以防止旋转。其他的修改包括减少融合的数量，同时不缩短仪器的长度。然而，这些改进都没有成功地防止医源性平背的发生。

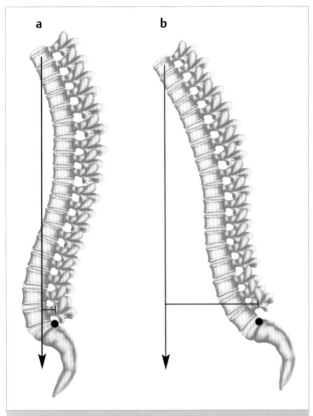

图 55.3 （a）使用 C7 垂直线的正常矢状垂直轴。（b）前方移位的矢状垂直轴

脊柱植入物的发展改变了脊柱定位和融合的方式。Luque 介绍了节段式仪器，其使用椎板下金属线提供了稳定的固定，控制了旋转，并可抵抗结构失效。Luque 分段融合的其他优点包括保持矢状面曲率和整体平衡的能力。与使用 Harrington 技术进行手术的患者相比，接受器械节段性融合的患者更好地保存腰椎前凸；然而，腰椎前凸的丧失仍然是一个常见的并发症。

在分段仪表方面的进一步进展包括开发 Cotrel–Dubousset 仪表，其中包括分段挂钩仪表。几位学者研究了使用节段性钩状器械进行脊柱侧凸矫正的患者的矢状面平衡，发现与以前的脊柱器械方法相比，腰椎前凸的维持有所改善，包括 Harrington 的技术和 Lugue 的布线方法。在一组病例中，97% 以上的正常术前患者和 94% 的术前失主症患者术后发现有正常的腰椎前凸。

最近，椎弓根螺钉固定已取代前几代脊柱器械。这种技术在很大程度上有利于实现三柱固定，从而更好地控制旋转。与其他固定方式相比，所有椎弓根螺钉结构提供了更好的曲线矫正，控制旋转，改善矢状面平衡。

一旦选择了融合平面和器械，就可以使用术中技术来进一步防止腰椎前凸丢失和平背的出现。手术定位是维持脊柱融合前凸的关键。如果患者体位摆放不合适，将使其难以恢复脊柱前凸，脊柱将融合在一个不理想的位置。髋部屈曲导致腰椎前凸的扁平化，突显脊柱融合过程中小心定位的重要性。患者应放置在一个允许臀部伸展的手术床上。位于开放的手术床上患者臀部屈曲与位于 Jackson 式手术床上髋部伸展患者相比，腰椎前凸明显减少。

55.4 平背症的治疗

平背的非手术治疗主要是髋关节伸展和躯干稳定伸展，辅以医疗疼痛管理。然而研究表明，只有 25% 的患者在没有手术的情况下获得了长期的疗效。此外，那些未经手术而有改善的患者在治疗前至少有两个未融合间隙，超过 4cm 的矢状位失调。因此，只有特定的患者是非手术治疗的理想候选者。

由于非手术治疗成功率低，外科医生在看到平背患者时必须及早考虑选择手术。术前规划包括评估畸形的柔韧性，如果在仰卧或俯卧的位置畸形完全矫正畸形，那说明畸形柔韧性较好。或者，对于一些患者，如果没有或部分矫正，说明柔韧性差。决定手术方法的最重要因素是脊柱曲线的灵活性，必须仔细进行评估。

如果曲线的灵活性好，这意味着增加后凸是通过椎间盘的。对于这些畸形，矢状位平衡可以通过前后联合或所有后路手术恢复。在结构上移植前柱可以恢复矢状平衡。如果狭窄是目前畸形的原因，可以通过适当减压处理后柱恢复矢状平衡。畸形矫正的固定，可采用后柱短缩手术恢复矢状平衡，包括 Smith - Petersen 截骨术，椎弓根减骨术，和脊柱椎体切除。

骨组织检查

Smith - Petersen 截骨术缩短后柱，同时延长前柱。这需要切除后部元素，椎板的上、下面，以及横切相邻的棘突（图 55.4）。截骨术完成后，可实现矢状位矫正。这种手术可以与前路手术相结合，以便更好地矫正畸形。每 1mm 的骨切除，大约可以矫正 1°的畸形。据报道，25°~30°的矫正平均改善 6.4cm，患者满意度为 86%。延长前柱时，必须避免损伤血管。

椎弓根减骨术是三柱联合楔形截骨术，实质上等同于执行相邻的 Smith - Petersen 截骨术，切除椎弓根和椎体楔形骨切除术。手术包括切除所有需要矫正的后部元件，以及上下相邻面关节突、椎弓根和椎体部分。椎体后壁和侧壁也常被切除。闭合楔形截骨术随后通过在截骨水平上应用压缩仪器进行。或者，可以在延伸框架上给患者提供所需的矫正（图 55.5）。不能压迫神经根，切除过程要远离神经根，神经根将与头侧的神经根共享一个扩大的孔。一项对椎弓根减骨术的研究发现，改善 13.5cm 矢

状面移位可平均矫正 34°的畸形。图 55.6a 所示为一名患者的 X 线片，他最初表现为疼痛和功能障碍，与先前脊柱融合后腰椎前凸的丧失有关。在 L3-L4 进行椎弓根减骨截骨术，患者的症状有很大改善（图 55.6b）。

更严重的胸腰椎畸形需要更广泛的椎骨切除，如椎柱切除术。该手术方式为：一个或多个节段椎体，包括后部元件、椎弓根和椎体以及椎间盘被切除（图 55.7）。前柱和后柱通常用前笼和后椎弓根螺钉器械重建。

55.5 摘要

矢状位失平衡和腰椎前凸的丧失是脊柱手术的一个潜在的严重并发症。医源性平背最显著的原因是使用了 Harrington 的分散力技术，其他原因主要是在融合过程中未能保持脊柱前凸。外科医生必须采取合适的手术，以避免这种并发症的发生。准确定位和尽量减少腰椎融合的节段是避免腰椎前凸的关键。平背的患者中，非手术治疗效果差，通常需要各种截骨术的矫正手术。

55.6 主要参考文献

1. Potter BK, Lenke LG, Kuklo TR. Prevention and management of iatrogenic flatback deformity. J Bone Joint Surg Am. 2004; 86-A(8):1793–1808.
   这是一篇非常完整的关于医源性平背的研究，其中包括原因，治疗和临床数据。
2. Joseph SA, Jr, Moreno AP, Brandoff J, Casden AC, Kuflik P, Neuwirth MG. Sagittal plane deformity in the adult patient. J Am Acad Orthop Surg. 2009; 17 (6):378–388.

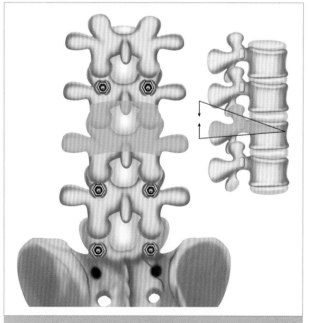

图 55.4 Smith - Petersen 截骨术阴影区代表骨切除术截骨术后，可对后柱进行压缩，实现矢状矫正

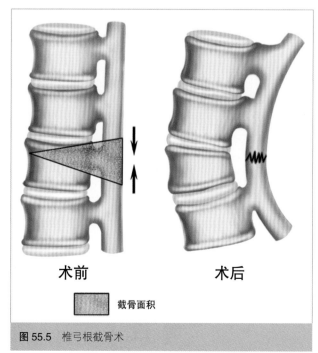

术前　　术后

▨ 截骨面积

图 55.5 椎弓根截骨术

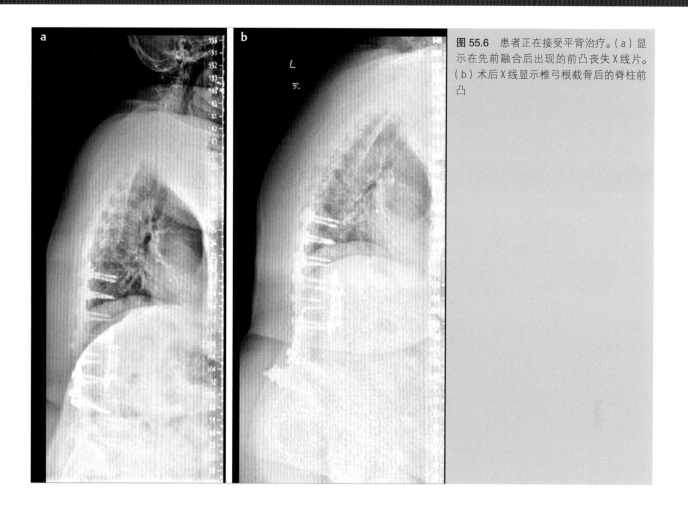

图 55.6 患者正在接受平背治疗。(a) 显示在先前融合后出现的前凸丧失 X 线片。(b) 术后 X 线显示椎弓根截骨后的脊柱前凸

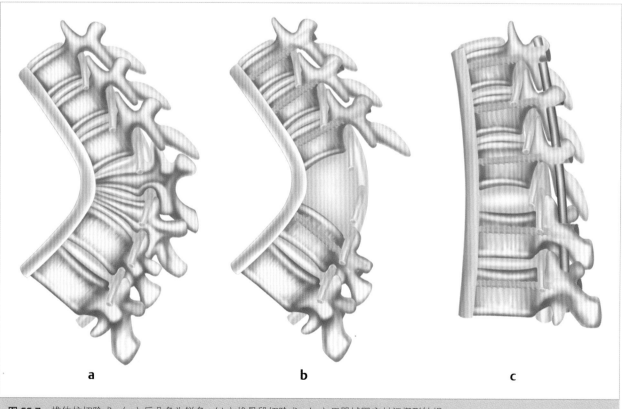

图 55.7 椎体柱切除术。(a) 后凸角为锐角。(b) 椎骨段切除术。(c) 用器械固定封闭楔形缺损

317

成人脊柱矢状位平衡的综合回顾。本综述涵盖矢状面畸形的各个方面。

3. Mohan AL, Das K. History of surgery for the correction of spinal deformity. Neurosurg Focus. 2003; 14(1):e1.
   脊柱畸形手术史的有趣回顾，以及畸形手术史及演变的总结。

4. Bridwell KH. Decision making regarding Smith-Petersen vs. pedicle subtraction osteotomy vs. vertebral column resection for spinal deformity.

Spine (Phila Pa 1976). 2006; 31(19) Suppl:S171–S178.
   很好地总结了扁背畸形的数据和治疗方案。

5. Doherty J. Complications of fusion in lumbar scoliosis: proceedings of the Scoliosis Research Society. J Bone Joint Surg Am. 1973; 55.
   一份原始出版物，指出在使用 Harrington 的仪器后存在医源性平背。

第五十六章　重度腰椎滑脱症

Evan O. Baird, Sheeraz A. Qureshi
译者：徐志辉，贾爱芹

56.1 案例

一名 22 岁女性患者，没有既往就医病史，主诉下腰部疼痛。她指出，疼痛开始于 7~8 年前，并在过去一年逐渐加重，疼痛影响患者的日常活动。她躺着最舒服，而疼痛随着站立、坐着和行走而加重。她还注意到疼痛放射至双侧臀部。疼痛导致患者的排便习惯发生改变。在介绍病情之前，她口服非甾体抗炎药物和接受理疗，这两种疗法都在最初改善了她的症状，但是在来院时已失去疗效。

从体格检查方面可见，患者是一位有忍耐力的青年女性；直立时，她的躯干相对于骨盆略微向前倾斜。在腰骶交界部有一个很明显的隆起。患者双下肢所有主要肌群的运动强度都是正常的，皮肤感觉是正常，深部肌腱反射正常。她表现出双侧腘绳肌紧张（图 56.1）。考虑到她的重度滑脱，长期的痛苦和降低的生活质量，对手术方案以及治疗的风险和好处进行了讨论。患者最终接受了经骶腓

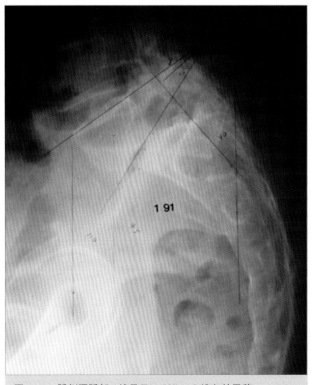

图 56.1 骶侧腰骶部 X 线显示＞ 50%，L5 椎向前平移

骨支柱移植治疗（图 56.2、图 56.3）。

56.2 概述

重度腰椎滑脱指的是下方椎体向前平移＞ 50%。这是在青春期或年轻的成年人中经常遇到的症状，通常与一些发育性滑脱的组成部分有关，随着重度腰椎滑脱的外科治疗的发展，仪器的使用频率也在增加。

由于使用器械已成为治疗重度腰椎滑脱症的常见方法，因此了解潜在的并发症是很重要的。重度腰椎滑脱症的许多患者已被证明表现出特定的脊柱解剖特征（所谓的发育不良 / 先天性或发育性腰椎滑脱），发育不良的关节面，一个不完整的神经弓，楔形的 L5 椎体和一个圆顶样骶骨。这些对脊柱结构完整性的损害可能会导致腰椎重度滑脱，这可能会增加进行治疗时植入物的负荷。

56.3 分类

简要地，有几种腰椎滑脱分类方法，最常见的是 Wiltse – Newman 分型和 Marchetti – Bartolozzi 分型。Wiltse 和 Newman 将滑脱分为以下 5 种类型之一：①发育不良 / 先天性或发育性；②椎板峡部断裂；③退行性病变；④外伤；⑤病理性。发育不良 / 先天性或发育性暗示有 L5 – S1 水平的发育缺陷，如前所述。椎板峡部断裂也是一个原因。随着年龄的增长会出现退行性变，是椎间盘退变和变性的结果。后柱的双侧骨折可能导致腰椎滑脱。病理性滑脱是指由于潜在的代谢性骨骼紊乱而导致的。

Marchetti – Bartolozzi 的分型在这方面有所不同，将病例分为发育性和后天性。发育性被定义为有解剖异常，导致患者易发生腰椎滑脱，分为重度发育不良和轻度发育不良，而后天性包括创伤、外科手术、病理性和退行性。这一分型的优点在于可区分医源性滑移和确定发育不良程度。值得注意的是，被指定为重度发育不良的病例显示 L5 椎体楔形变、骶骨垂直，以及显著的滑动角度，而轻度发育不良型没有明显的滑脱角度。

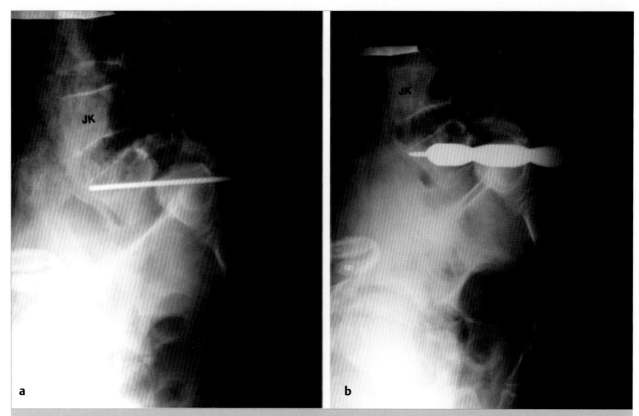

图 56.2 术中腰骶部外侧 X 线显示：(a) 经骶管穿过 L5-S1 放置导丝椎间盘间隙和进入 L5 椎体，(b) 通过导丝的空心铰刀，为放置腓骨移植物准备通道

56.4 植入物

轻度滑脱的患者一般是不需要手术治疗的，对于重度滑脱的患者保守治疗效果不佳通常是需要外科手术的，尽管现在更多的是通过使用器械进行矫正，有些学者已经证明了原位植骨和融合治疗低度腰椎滑脱，尽管这种方法过去用于治疗高度滑脱，该治疗方案有严重的并发症，包括假关节发生率增高和滑脱进一步加重，以及马尾神经损伤的相关报告。许多学者已经展示了良好的结果包括低假关节发生率，采用仪器化方法实现稳定滑脱椎体（可减少假关节发生率）。用于重度腰椎滑脱手术治疗的植入物包括椎弓根螺钉、髂螺钉、骶骨棒，各种椎体间装置，经骶骨螺钉、腓骨支柱移植物有别于上述列出的植入物。纤维支柱移植物已被用于该技术，如 Bohlman 和 Cook 所描述的，并进一步得到发展，使用每一种仪器的目的是帮助融合，防止进一步的移位和减少腰椎滑脱。植入物如骶骨棒和髂螺钉提供补充固定，将结构锚定在骨盆。

56.5 食品药品监督管理局（FDA）的研究进展

虽然使用脊柱植入物的方式与食品和药物管理局（FDA）所批准的方法不同，但在利用任何脊柱植入物方面，重要的是要了解 FDA 批准的用于其使用的适应证。根据 FDA 批示，椎弓根螺钉结构可通过钢板和 / 或杆和 / 或横向连接器固定和稳定骨骼成熟患者的脊柱节段，辅助融合治疗胸、腰椎和骶椎急性和慢性不稳定或畸形：退行性腰椎滑脱症，有明确神经系统损伤、骨折、脱位、脊柱侧凸、后凸、脊柱肿瘤和前期融合失败的病例（假关节形成）。椎间融合装置通常被批准用于从 L2~S1 的一个或两个连续水平的脊柱融合，包括确诊为退行性椎间盘疾病和 / 或 I 级脊柱裂，将自体移植骨填塞于椎间融合器。髂螺钉被批准作为辅助固定治疗上述所述病例的椎弓根螺钉固定。骶骨棒被批准用于退行性椎间盘疾病（经放射学研究证实的椎间盘起源的慢性腰背痛和椎间盘退变），特发性脊柱侧凸，驼背畸形脊柱，麻痹脊柱侧凸和 / 或骨盆倾斜，脊柱前凸畸形，与骨盆相关神经肌肉导致的侧凸，椎体骨折或脱位，肿瘤，腰椎滑

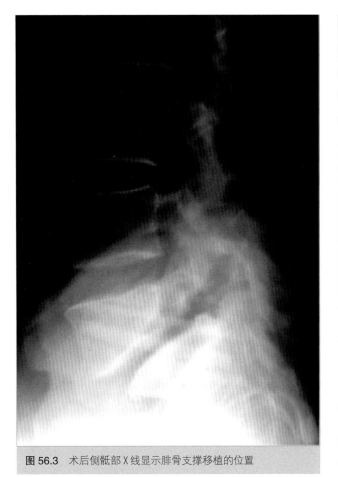

图 56.3　术后侧骶部 X 线显示腓骨支撑移植的位置

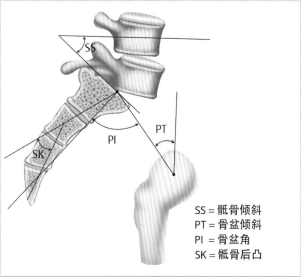

SS = 骶骨倾斜
PT = 骨盆倾斜
PI = 骨盆角
SK = 骶骨后凸

图 56.4　脊髓的参数：SS（骶骨倾斜），PT（骨盆倾斜），PI（骨盆角），SK（骶骨后凸）。从骶骨椎板中间的线形成的角度到髋部轴和垂直轴的中心；骶骨斜坡，沿 S1 和水平轴的上级终板线形成的角度；PI，骨盆角，PT 和 SS 的总和，在其中点与骶板垂直的线之间的夹角，以及连接这一点到髋部轴的线；SK 骶骨后凸角，由穿过 S1 的上下终板中间的一条线和连接 S2 和 S4 的下终板的一条线形成的角度

脱，假关节形成。

56.6 相关解剖学

如前所述，脊柱，特别是腰骶和骨盆解剖在脊柱滑脱的发展中起着重要作用；当计划用高档仪器测量脊柱时，这些都是必要。考虑的因素包括患者的局部和整体矢状位平衡，以及固有的脊柱形态学，包括 X 线参数。

56.6.1 脊柱解剖参数

参数最初由 Duval-Beaupère 和后来的 Legaye 提出，骨盆入射角（图 56.4）是指垂直于骶骨板中点的直线与连接到股骨头轴线的直线之间的夹角。将此点连接到的坐标轴股骨头。它是解剖参数，独立于骨盆的位置，其他几个学者进一步研究了这一解剖参数及其在腰椎滑脱中的作用。这些研究表明，骨盆入射角的增加与腰椎滑脱的发生相关，而腰椎滑脱的严重程度与骨盆入射角呈正比关系，然而，尽管有迹象表明两者之间的关系，但尚未证明骨盆入射角与滑脱进展有直接相关性。这些研究中有几项还表明，整体的脊柱矢状位平衡可能对脊椎滑脱症的发展产生重大影响，Wang 等证明骶骨后凸畸形（图 56.4）在脊柱

滑脱中是显著的，但没有显示出与滑移严重程度的相关性。此外，骶骨后凸在腰椎滑脱的发展中具有重要意义，但与滑脱的严重程度并无相关性。此外，Jackson 和其他学者统计数据显示骶后凸畸形的增加与腰椎前凸的增加之间的关系，被认为是一种补偿平衡机制。骨盆入射角增加与腰椎前凸的关系也是如此。最后，Hresko 评估重度腰椎滑脱症患者，并将其分为两组：骨盆"平衡"者（骨盆倾斜度低、骶骨倾斜度高）和骨盆"不平衡"者（骨盆倾斜度高、骶骨倾斜度低）。学者建议，对该类患者的治疗应该考虑到在脊柱骨盆交界处机械力的变化，并应减少骨盆不平衡。

56.6.2 脊髓发育不良节段的解剖学特征

如前所述，脊椎滑脱的发育不良或发育形式，占重度滑脱病例的大多数，显示了一些解剖特征，在退行性脊椎滑脱症中不常见或为正常脊柱。其中包括椎板拉长的分析，以及发育不良方面，拉长的横向过程，有缺陷的神经弓，L5 椎体的楔形和骶骨的弯曲。然而，正如 Ikata 等指出的那样，一些解剖畸变，L5 椎体骶骨弯曲或楔形变，可能会适应部分的作用力。这些解剖特征为发育不良的腰椎滑脱患者的神经卡压奠定了基础，证明椎板是被拉伸的，但以倾斜的方式使椎间孔变平，肥厚性纤维组织的发育（如果有脊椎溶解）和骨赘也会挤压神经纤维，而退化

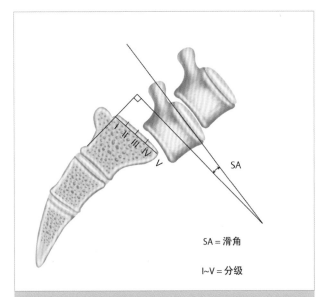

图 56.5 腰椎滑脱严重程度的测量，SA（倾斜角），Ⅰ～Ⅴ（分级），由一条垂直于骶后皮质的线形成的角，与 L5 的上终板平行的线；Ⅰ～Ⅴ表示 Meyerding（迈耶丁）级的滑脱，Ⅰ=＜25%，Ⅱ=＜50%，Ⅲ=＜75%，Ⅳ=100%，Ⅴ=＞100%（spondyloptosis）（脊椎下垂）

性脊椎滑脱的病例也被证明有相同的神经撞击机制（如椎间盘隆起和 / 或骨赘侵犯神经），与发育性滑脱不同，其他方面，如肥厚韧带和小关节病，被认为是主要的原因。

56.6.3 脊椎滑脱的影像学描述

Meyerding 是第一个描述一种方法来量化和分类椎体相对于下位椎体向前移动的程度。该分类系统仍被广泛应用，如前所述，重度腰椎滑脱是一个 Meyerding 等级 3 或 4，或指定为 5 级的脊柱侧凸（图 56.5）。在 1979 年，Boxall 等描述了一种测量滑角的方法，即椎骨和骶骨形成的角度（图 56.5）。最初是从 L5 的下终板和从骶骨后皮质引出的垂直测量的，现在更多的是使用 L5 的上终板来测量，为识别在发育不良性滑脱中遇到的椎体楔形变。

56.7 植入相关并发症

记录并发症的仪器应用于重度脊椎滑脱症患者，其中最突出的是植入失败 / 拔出和神经损伤。对于外科医生来说，重要的是要记录显示治疗重度滑脱症与低度相比，总并发症发生率显著增加。Sansur 等在他们对 1 万多名成人患者中脊柱侧凸的发病率和死亡率数据库进行回顾研究时发现，治疗重度滑脱的并发症发生率为 22.9%，而低度组仅为 8.3%。在这项研究中，他们还注意到 0.7% 的植入并发症率；然而，这些数据显示，这个数字与 Meyerding 等级无关，这些数据能够证明，与治疗并发症的发展最相

关的唯一因素是滑脱等级。

一个重要的注意事项是文献在报道患者功能结果时选择的仪器是不一样的。最有吸引力的检测方法是提供最好的患者疗效，同时尽量减少并发症风险，但提供的方法并不完全清楚。例如，Abdu 通过运动试验对退行性腰椎滑脱症患者的研究中无法显示结果有统计学意义的差异（利用 SF-36 和 Oswestry 残疾指数评分）在术后 3~4 年比较原位融合时，椎弓根螺钉结合后外侧融合的器械，以及第 3 组接受后侧器械和后外侧融合结合体间融合的器械。然而，他们确实表明，360° 融合与更多的失血和更长的手术时间有关，术后输血率高于原位融合或 360° 融合；学者将此归因于 360° 融合组的手术水平较低，未报道仪器并发症。此外，这项研究涉及的是治疗退行性脊柱滑脱，而不是发育性 / 发育不良性脊柱滑脱，而且往往是较低度的滑脱。Molinari 等在使用 PAR 治疗重度滑脱患者时，显示患者功能恢复更好、更高的满意度，在不做复位手术的情况下，采用部分复位椎间盘段和体间融合装置（环向融合）与器械后外侧融合治疗重度滑脱患者的融合率。值得注意的是，一些学者主张使用补充髂骨固定治疗重度滑脱症，作用于最尾侧的结构。

56.7.1 椎弓根螺钉结构

椎弓根螺钉结构重度滑脱手术中应用最广泛的仪器，很好地记录了椎弓根螺钉的并发症。Ani 等在对 20 例平均 40 个月随访的患者的回顾中，使用椎弓根螺钉板结构、后外侧融合、复位和体间融合，显示了 15%（20 例患者中有 3 例）的仪器相关并发症发生率。2 名患者遭遇螺钉断裂、钢板一处断裂。然而，在分析短期随访（＜ 2 年；包括 41 例患者）中，有 3 例患者仅接受了复位和检测后外侧融合，所有的人都减少了损失。学者注意到没有神经系统并发症。Hu 等显示仪器故障率为 25%（4 例），使用 Edwards 模块化脊柱系统，每个患者需要一个修订程序。学者强调了补充骶骨骨盆固定的必要性和前述 L5 - S1 椎间装置的局限性。Boos 等还证明，在报道其结果时需要一个椎间装置，他们在报道中指出，在没有椎间支持的情况下，6 例接受了后外侧融合治疗的重度滑脱患者中，有 5 例丢失了复位和器械故障。为了进一步说明这一点，DeWald 等证明了 100% 的融合率，采用椎弓根螺钉进行环周融合的重度滑脱患者，其中 1 例为种植体拔出（7.7%）和复位丢失。因此，它已成为许多学者的建议，对于重度滑脱症的外科治疗应使用椎间融合装置进行前柱支持。

56.7.2 椎间融合装置

如前所述，治疗重度滑脱患者中使用椎间融合装置是常见的，既提高融合率又减少塌陷率。在重度腰椎滑脱症的治疗中，很少有关于椎间融合器迁移或下沉的报道。然而，有几份报告详述了椎间融合器下沉的危险因素；已确定的包括融合器的大小和形状、椎间盘的空间大小、融合节段的数目、骨密度和单侧固定。Chen 等在对 88 例后路椎间融合治疗的脊柱滑脱患者的回顾性研究中，在没有补充后路固定的情况下，该组的融合器迁移发生率为 16.7%，在有固定的患者中，迁移发生率为 0。在没有固定和 1 级利氏综合征患者中，25 例患者中有 4 例显示迁移；在没有固定和 2 级利氏综合征患者中，14 例患者中有 3 例有发生迁移。值得注意的是，所有 3 级利氏综合征患者都接受了后路固定。当外侧入路独立椎间融合器用于治疗低度腰椎滑脱时，出现了相似的迁移率（17%）。

56.7.3 骶骨螺钉／销钉

治疗重度的腰椎滑脱（特别是与减速机动相结合时）往往需要额外的支持，以防止植入物失败和复位丢失。这可能以椎间装置的形式出现，也可能以骶骨装置的形式出现，无论是螺钉还是腓骨自体移植／自体移植。Abdu 描述了将 S1 椎弓根螺钉放置在骶骨岬上并进入裂开的 L5 椎体的技术。包括 3 名患者，他们都取得了成功的融合，没有检测到并发症。Boachie-Adjei 还报道了使用骶螺钉固定结合椎间融合治疗重度腰椎滑脱的经验。根据脊柱侧凸研究协会的结果测量，所有 6 名患者都实现了融合，并取得了良好的功能结果，在平均 42 个月的随访中，没有一例显示出任何与仪器相关的并发症。

虽然不是像椎弓根螺钉和椎间笼一样意义上的植入物，但几位学者已经证明了经骶腓骨移植固定术在治疗高级别滑脱和脊椎上垂中的成功应用。Bohlman 和 Cooke 报道了 2 个病例，他们使用了经骶腓骨自体移植的单级技术来稳定重度滑脱症，其中一根导丝穿过骶骨，穿过椎间盘，进入 L5 椎体，硬膜囊回纳。收集的腓骨，纵向分裂，并放置到扩孔通道，以固定跨越段。Smith 和 Bohlman 后来扩大了他们的实验，包括 11 名患者并将他们的技术修改为一个单一的腓骨移植，用钻孔通道代替前面描述的技术。所有患者均达到融合，并没有遇到任何与植入物相关的并发症。Smith 等报道 9 名患者使用 Bohlman 技术进行手术，改变了腓骨同种异体移植（从而避免供体部位并发症），在插入腓骨栓钉之前，复位连接，并加强加（9

名患者中的 7 名）后椎弓根的固定，显示腓骨支柱中有 2 例失败（22%），这 2 例患者都没有放置补充后部固定。Jones 等描述了另一种改变，在这种改变中，放置腓骨支柱的方法是在前部。所有 4 例患者在为先前失败的融合进行的一系列抢救手术中都取得了成功的融合，没有植入并发症。Sasso 等还介绍了他们的研究结果，有 8 名患者的双侧腓骨支柱位于后路，另有 17 名患者为前后路联合手术；这两种方法都采用了以椎弓根为基础的辅助器械。有一例患者因为皮肤隆起晚期摘除植入物，没有发现植入失败。

56.7.4 骶骨内杆

在 1993 年的描述中，Jackson 的骶骨棒最初是在射线照相研究中提出的，作为固定骶骨的一种方法，这在治疗神经肌肉导致的脊柱侧凸可能是有用的。Ilharreborde 和同事重新使用了这种仪器，并描述了他们用于复位和固定重度脊椎滑脱的技术，但在这项研究中没有包括治疗结果。Ilharreborde 等迄今尚未报道他们使用这项技术治疗重度滑脱症的结果，但后来描述了他们使用这项技术时的经验，用于最初的适应证，即神经肌肉型脊柱侧凸。包括 56 例随访 5 年的患者（平均：10.3）；骶骨部分均没有断杆，虽然 2 位患者在远离骶骨的胸腰椎区域出现断杆。Molinari 等在关于 32 例接受 3 种手术之一（原位融合、器械后外侧融合或复位和周向融合）的报道中显示，在后外侧融合组中，29% 的植入物并发症率（包括松动、断裂或拔出，导致部分复位丢失），11% 的植入物并发症率（包括松动、断裂或拔出），复位椎间融合组部分复位丢失。

56.7.5 Gaines 椎体切除术

Gaines 和 Nichols 在 1985 年描述了一种治疗脊椎前移的分期手术的新技术；在两名患者中进行了 L5 椎体切除手术。他们采用前路入路进行 L5 椎体切除，然后进行第二阶段的后部元件切除和在 L4 和 S1 中放置器械。2005 年的一项随访研究记录了这种方法治疗的 30 名患者，30 名患者中有 23 人（76.7%）有 L5 神经失用症，其中 21 人完全康复。关于种植体并发症，他们指出由于骨不连 2 例（6.7%）椎弓根螺钉断裂，这 2 个患者都需要翻修手术。

56.7.6 神经损伤

在不包括神经损伤实体的情况下，讨论与重度滑脱相关的并发症是很困难的。这一点尤其正确，因为它涉及手术治疗重度滑脱症时的复位问题，这对青少年来说仍然是相当有争议的问题，甚至在成人中也是如此。如前所述，即使在原位融合的背景下，神经损伤也有报。Schoenecker 等提出，术前滑移角＞45°与重度滑脱患者发生马尾综合征的风险有关。然而，当存在明显的矢状面不平衡时，复位手法往往包括在治疗重度滑脱症的过程中。虽然降低滑脱等级在美学上和生物力学上都是有利的，但许多作者已经表明，部分减少滑移角是充分的，并且进一步表明，减小滑移角是恢复矢状平衡和实现融合的首要条件（而不是滑移等级），患者会得到满意的治疗效果，然而，值得注意的是，有几项研究已证明在没有减小滑移角的情况下治疗是成功的。Boachie-Adjei 如前所述，报告了 6 例接受治疗的重度滑脱，包括局部复位和放置骶螺钉。作者指出，该程序使滑移角显著减小，但没有显著降低滑移等级，但在平均 2 年的随访中，所有患者均无神经损伤，无滑移进展，矢状面平衡恢复，功能结局良好。这些发现加强了 Bradford 和 Boachie-Adjei 之前的结论，减少滑移角比滑移级减少更重要。完全减小滑移角的尝试与更高的神经损伤率有关，鉴于上述调查结果，一般不予说明。在一项解剖研究中，Petraco 及其同事表明，当从 100% 滑移的 50% 减少到完全减少的动作时，L5 神经根上的应变量大大增加，尝试全面减小滑移角会导致神经功能缺损。进一步证明，复位除了矢状位调整以外，还有其他好处，例如提供更大的骨表面积，在此基础上获得成功的关节融合术，使 L5 椎弓根易于提供额外的固定点。

虽然减小滑移角的好处很多，神经受损的风险往往包括神经根麻痹（绝大多数 L5 根）大部分是临时的。马尾神经综合征也被报告与减小滑移角有关。最后，有人提出，由于成人畸形的不灵活性（与儿童和青少年患者相比），减小滑移角度可能更困难，因此会带来更高的神经损伤风险。

56.7.7 微创手术治疗脊柱滑脱

随着微创脊柱外科（MISS）的普及，关于其在脊柱外科许多方面的应用的报道已经浮出水面。虽然有许多报道说，微创手术技术用于治疗低度脊椎滑脱症，但在本文编写之时，关于重度椎滑脱症的微创治疗的报道却少之又少。尽管这 2 份报告都显示出良好的结果，但这些研究的统计能力低（1 例报告和其他 3 例患者），并有必要进一步研究，以评估与种植体相关的并发症的发生率。

56.8 总结

重度腰椎滑脱症的手术治疗效果是很好的，这是一

种具有重大机械挑战的疾病，必须通过选择器械结构来克服，与神经损伤、持续性矢状位失衡和植入失败的风险有直接关系。了解相关解剖变体和现代外科技术是成功治疗的关键。通过确认手术治疗这一疾病所涉及的风险，并利用安全植入术的现行原则，通常包括椎间融合装置、骨盆补充固定和／或骶骨植入物，减少的外科医生自行盲目的决定，这种并发症可以预防和最小化。

56.9 未来发展方向

随着对治疗重度滑脱症所涉及的病理学和力学的更好理解，以及 MISS 技术的日益成功的使用，更多的外科医生可能会追求这些新的治疗策略。我们期待着这些努力的结果。

56.10 要点

- 高级别滑脱症往往是一种需要手术治疗的疾病，而这种疾病的总并发症发生率要高得多。
- 了解某一特定患者的矢状平衡和在外科治疗过程中必须抵消的力量对长期治疗成功至关重要。
- 大多数作者主张使用器械作为治疗的一部分，植入物的选择是多种多样的；这里提出了几种方法来实现安全固定，而植入物相关并发症的发生率相对较低。
- 降低重度的滑动仍然有争议，如果治疗外科医生选择执行复位手术，它不一定是完全的；相反，仅仅是滑移角的部分复位就足以帮助恢复矢状平衡。
- 已经描述了使用微创外科技术治疗重度腰椎滑脱，虽然只有少数报道存在，但这可能是未来研究的重点与高等级的腰椎滑脱。

56.11 主要参考文献

1. Molinari RW, Bridwell KH, Lenke LG, Ungacta FF, Riew KD. Complications in the surgical treatment of pediatric high-grade, isthmic dysplastic spondylolisthesis. A comparison of three surgical approaches. Spine. 1999; 24(16):1701–1711.
这项研究显示了周向融合好处，在周向组显示了 100% 的融合率（原位融合组 45% 的假关节率和后外侧融合组 29% 的假关节率）。该研究还证明了 L5 横向表面积与实现融合之间的相关性。
2. DeWald RL, Faut MM, Taddonio RF, Neuwirth MG. Severe lumbosacral spondylolisthesis in adolescents and children. Reduction and staged This study demonstrated that a partial slip reduction was effective in circumferential fusion. J Bone Joint Surg Am. 1981; 63(4):619–626.
本研究表明，部分滑脱复位有助于取得满意的临床结果，行周向融合取得了良好的疗效。这项研究还记录了一例马尾综合征后的复位手术，经

复位拆除后路器械后症状消失。

3. Marchetti PG, Bartolozzi P. Classification of spondylolisthesis as guideline for treatment. In: Bridwell KH, ed. The Textbook of Spinal Surgery. 2nd ed. Philadelphia, PA: Lippincott-Raven; 1997:1299–1315.

本研究建立了常用的脊柱滑脱的同名分类，最显著的是区分发育型和后天型，并进一步定义了发育病例中发育不良的数量。

4. Bohlman HH, Cook SS. One-stage decompression and posterolateral and interbody fusion for lumbosacral spondyloptosis through a posterior approach. Report of two cases. J Bone Joint Surg Am. 1982; 64(3):415–418.

本研究描述了一种新的技术，将腓骨自体移植作为一种跨越 L5–S1 椎间盘间隙的经骶骨固定方法；它在很大程度上是成功的，并启发了几位学者提出了一些新的技术。

5. Labelle H, Roussouly P, Berthonnaud E, et al. Spondylolisthesis, pelvic incidence, and spinopelvic balance: a correlation study. Spine. 2004; 29 (18):2049–2054 .

本研究描述了脊柱骨盆 X 线参数与腰椎滑脱的相关性，并得出结论，骨盆入射角的增加与盆腔炎相关。脊椎滑脱的发展及其严重程度腰椎滑脱可能与骨盆入射角有关。

第五十七章　与脊柱器械和手术方法相关的并发症

Christopher Klifto, Michael Gerling
译者：徐志辉，贾爱芹

57.1 概述

在过去的 50 年里，仪器的引进和进步改变了脊柱侧凸的外科治疗。现代脊柱种植体改善畸形矫正，加快功能恢复，提高融合率，并改善矫正的维持。虽然有一小部分患者需要手术治疗，但是只有严重畸形病例才考虑手术矫正，其中疼痛和伤残行保守治疗是无效的。外科医生的决策过程是由预期的疗效和手术风险指导的。手术并发症是常见的，可能是灾难性的，患者的发病率很高，社会成本很高。本章将回顾脊柱畸形矫正手术中每一类植入物可能导致的并发症和手术方法。

57.2 背景

脊柱侧凸可以定义为旋转畸形，涉及脊柱的冠状、横断、矢状平面。这种紊乱被归类为先天性、神经肌肉、退行性和特发性。先天性脊柱侧凸发生在脊椎未能正确形成或脊椎未能分离时，其他被称为形成失败和分割失败。神经肌肉脊柱侧凸是由肌肉不平衡或无力引起的，如脑瘫、肌肉营养不良或脊柱损伤。退行性脊柱侧凸是一种老年患者的慢性疾病，伴有椎间盘和脊柱的退化。特发性脊柱侧凸是最常见的脊柱畸形，没有已知的原因。

侧凸加重可表现出多种形式，背痛、肺功能减退、神经学表现和制动的患病率不同。脊柱侧凸的外科治疗目标包括曲线矫正和稳定，减少胸部畸形，改善患者的活动能力。

57.3 相关的连线和解剖学

与脊柱侧凸有关的解剖学是在横向、矢状和冠状平面上可视化。三维立体对齐是脊柱侧凸手术中矫正的核心概念。了解脊柱的正常排列是术中脊柱侧弯矫正的第一步。冠状面通常是直的，除了胸凸的正常变异。冠状排列可以用一条从上向下延伸到前后视图的线来测量。所有的椎骨都应该平分铅线，通过椎体解剖分析横向平面。棘突应指向后，椎体应指向前。

矢状面畸形是通过画一条垂直于地板的铅线来测量的。它应该落在 C7 的后面，胸椎的前面，腰椎的后面，并且应该在后 – 上边界处与 S1 相交。

如果铅垂线落在骶骨前面，它被称为正矢状平衡。相反，如果铅垂线向后下降，这种情况被称为负矢状位平衡。

需要平衡的一个关键参数是脊柱排列。脊柱参数定义了固定骶骨和移动腰椎之间的矢状曲线的基础。某些术语描述脊柱排列，包括骶骨倾斜，盆腔发病率，骶骨倾斜和盆腔倾斜。骶倾角 PT 是 S1 后缘与平行于 X 轴的水平线之间形成的角度。平均骶倾角为 50°（43°~58°）。骨盆入射角 PI 也被测量，因为它在腰椎前凸的大小和骨盆方向的重要性，并在侧位 X 线片上观察；角度是在垂直于骶骨板和从骶骨板中点到股骨头轴的一条线之间，正常为 55°±11°，异常值与病理状态相关。骶骨坡是 S1 和 X 轴之间形成的夹角。骨盆倾斜角是垂直轴（Z 轴）和连接骶板中点的线至股骨头轴的一条线之间形成的夹角。当髋关节轴在骶骨板中心前时，PT 是阳性的，PI 是指骶骨坡度和 PT 之和。

57.4 失败模式

由于脊柱侧凸手术治疗的各种原因，可能发生仪器故障。这种相对常见的并发症的脊柱侧凸矫正是最小化的外科技术，强调充分的截骨和固定。失败的方式包括：手术器械不足，硬件骨折或错位，融合部位的弯曲加重，一个患者多种并发症，神经损伤，感染，以及缺乏外科医生应备的经验/技能。

并发症可能会使人很痛苦。杆、钩、线、螺钉和笼的手术器械故障会损坏脊柱和周围组织，需要进行翻修手术来拆卸和更换有缺陷的器械。骨折的硬件或错位的硬件可能导致脊柱假关节形成，而且硬件可以在皮肤下摸到，需要翻修手术。弯曲的加重会导致神经系统的恶化和外观畸形。每次手术后，可能的并发症还包括截瘫、失血、感染、肺栓塞、神经损伤。脊柱侧凸矫正必须由一个经验丰富的骨外科医生来完成以避免潜在的并发症。

57.5 神经电生理监测及其在术中并发症检测中的作用

Stagnara Wake Up Test（斯塔特纳拉唤醒测试）是最早的脊柱侧凸手术监测形式，患者在术中被唤醒，以测试他们的脚活动能力。这项技术有多种内在的局限性，包括缺乏连续监测、丧失定位、患者召回、拔管风险以及缺乏感官信息。术中实时测量脊髓感觉诱发电位（SSEP），该技术利用大直径、有髓鞘，快速传导混合神经，如正中、胫和尺神经，表面电极用于刺激，真皮下针用于记录。SSEP 监测脊髓感觉束，并可记录在周围神经、脊髓和脑干的各个部位，目前的指南建议神经在皮层、皮层下和周围区域有多个监测点。SSEP 只监测脊柱和神经的感觉方面，其他的测试包括降低神经源性诱发电位（DNEP）。本试验直接刺激脊柱，并监测周围神经和肌肉的反应。DNEP 比 SSEP 有优势，因为 DNEP 是单突触的，SSEP 是多突触的，这可减小麻醉吸入的影响。单突触的传播也使 DNEP 对缺血性变化更敏感。DNEP 的缺点是缺乏对神经根的监测，随着椎弓根螺钉的使用而变得越来越明显。这种类型的测试通过与神经相关的肌群来监测神经根，存在两种类型：机械和电气。机械肌电图（spEMG）提供对神经根的持续监测，并在神经根被操作时使用。肌电图（trEMG）用于静态监测阶段，如直接神经刺激和放置椎弓根螺钉时。脊髓监测、运动神经诱发电位的另一种形态已成为电生理监测的主流，这项试验包括刺激大脑的运动皮层和评估周围肌组织对刺激的反应。对于神经根／脊柱损伤没有一个单一的测试是 100% 敏感和特异的；因此，通常使用多个监视系统。

57.6 仪器的特殊并发症

57.6.1 Harrington 的仪器

在 1962 年，Paul-Harrington 研制了一种用于儿童、青少年和成人脊柱侧凸矫正的器械。该系统是钩和棘棒的组合，提供仪器的脊柱牵拉和融合的杆／钩以亚层的方式放置在畸形的近端和远端。Harrington 的牵张仪表使冠状面脊柱侧凸得到纠正，矢状面屈曲，并对轴向平面旋转畸形产生有限的影响。当力施加到脊柱矢状轴的后部时，后柱就会伸长。虽然这纠正了胸椎后凸，但有可能导致腰椎前凸出现"平背畸形"和身体前倾。平背畸形患者的翻修

手术通常包括椎弓根减影截骨术（PSO），以重建腰椎前凸和矫正脊柱矢状平衡。

在放置 Harrington 的棒后，明显的腰背痛可能是由矢状位失衡引起的。疼痛也可能是由结构破坏造成的，最常见的是钩移位。杆断裂，突出的杆通过皮肤，杆脱位和延伸到骶骨是胸腰椎或腰椎结构的并发症。钩进入脊髓管，可能导致椎管狭窄或脊髓损伤。术后支具支撑或卧床数月保持杆和钩的位置。Aaro 和 Ohlén 报道后期并发症包括加重的疼痛和畸形。Mc Master 的研究指出，Harrington 的仪器有 0.5% 的神经缺损率。当与单个凹杆技术一起使用时，Harrington 的系统与植入失败和假关节的高发生率有关，因为非分割固定。反过来，必要的放射学监测又增加了年轻患者的辐射暴露和风险。

在 10 岁以下的儿童中，Harrington 棒的外科植入与曲轴综合征有关，由于后融合的束缚作用，在后生长受到限制后，前柱生长继续存在。在对 23 例患者的研究中，Terek 报告 7 例畸形进展 ≥ 10°。7 例患者中有 6 例表现为旋转曲轴畸形增加。

用先进的技术，其他仪器取代了 Harrington 的仪器。

57.6.2 Luque's Rod 的节段性脊柱器械

在 20 世纪 70 年代，Luque 随后开发了一个仪器系统，旨在解决 Harrington 系统的局限性。Luque 节段性脊柱器械（LSS I）由一根 L 形的杆附着在脊柱上，其节段性设计旨在更好地控制脊柱的矢状轮廓，并保持正常的前凸。采用后侧入路，该系统的目的是矫正特发性脊柱侧凸、体位扭曲、脊柱骨折，主要是神经肌肉脊柱侧凸的儿童、青少年和成人畸形。正如 McMaster 所指出的，使用 LSSI 的一种有缺点和潜在危险的程序系统通过椎管内的柔性电线，导致术中脊髓损伤的频率增加（17%）超过 Harrington 的系统（0.5%）。

更多的问题需要后期长期的随访。当杆断裂时，杆的线固定经常受到破坏，这使得断杆能够在尾端和头部移动。Nectoux 等指出在近端和远端的发生迁移，会出现术后相关并发症，涉及呼吸道、消化系统、肺部和伤口感染、神经损伤及硬件的损伤。硬件断裂后可以迁移至头部，通过脊椎管或骶尾部穿透骶骨、肠道、和骨盆器官，并投射通过直肠。反复的微创伤或循环加载可能会增加断裂的硬件发生迁移的概率。骶骨固定失败和腰椎前凸的丧失增加了风险，当硬膜外间隙受到侵犯时，术中失血量增加。此外，该系统达不到轴向稳定，当感染或不愈合发生

时，移除植入物是困难的，翻修可能会失败。

Luque 棒很少用于现代脊柱侧凸手术。

57.6.3 Wisconsin 技术

为了解决自身的缺点，Wisconsin 的系统是在 20 世纪 70 年代使用后路手术方法设计的，用于脊柱的节段固定。该系统使用钩子和按钮电线植入在棘突的底部，并连接到杆进行校正。由于骨在基部较厚，棘间状器械可以抵抗压缩负荷的破坏。

该仪器的并发症包括平背综合征，高假关节发生率，术后制动，平衡脊柱所需的广泛融合和有限的畸形矫正。据认为，这些并发症起源于相对较弱的固定和制动，脊椎骨在所有 3 个平面上，器械在后棘突内侧突出，以及术后需要外部支撑。Wisconsin 的电线和钩系统不再是外科医生在脊柱侧凸矫正中的首选。

57.6.4 单杆仪器与双杆仪器

正如预期的那样，使用单杆检测结构的硬件故障比双杆结构的多。报告的故障包括断杆、曲线加重和假关节形成。钩子在两个构造中都有可能脱出，脱离脊柱。

术后两年，Wattenbarger 等比较了使用单杆和双杆结构在青少年脊柱侧凸矫正的结果。用单杆器械治疗的患者（43 例）与接受双杆器械治疗的患者（103 例）进行比较。有 8 名患者（19%）出现了单杆的硬件相关问题，而双杆组有 4 名患者（4%）需要翻修手术。单杆组的 9 名患者（21%）中有 5 名患者进行了断杆的翻修手术，而双杆组没有断杆。由于假关节形成，单杆组的两名患者需要多次手术。有两种神经并发症：手术前脊髓损伤和过度腰曲矫正时出现躯体感觉诱发电位。本研究发现单杆组术后两次创面感染，无迟发并发症，双杆组有 10 例晚期感染。

57.6.5 生长棒

对于儿童和青少年来说，这种无融合的手术可以在不限制脊柱生长的情况下矫正畸形。脊柱旁肌肉为解剖与骨移植提供一个基本的区域。杆被插入两个固定的区域之间，并连接到椎骨与钩子，椎弓根螺钉，或两者兼而有之。一个串联或侧向连接器连接最上端的基础和更低、更远端的区域，创造一个胸椎后凸和腰椎前凸。手术结束后，后部被支撑固定，棒的延长与其他手术一起继续进行，直到脊柱畸形充分矫正，一旦矫正完成，生长棒就会被除去。

术后并发症发生在 22%（538 例中有 119 例）的外科手术中，其中 88 例与种植体相关的失败、19 例感染、3

例神经功能损害、2 例呼吸系统问题、2 例胃肠道问题、2 例泌尿系统问题和 2 例突出种植体引起的十二指肠溃疡。

57.6.6 椎弓根螺钉

椎弓根螺钉的发展开创了一个新的时代，融合和未行融合的脊柱侧弯治疗中都会使用。这是第一个在矢状面、冠状面和轴向面处理脊柱畸形的仪器，可以在三维进行有力的矫正，提高生物力学稳定性。和其他仪器类型相比，椎弓根螺钉通过后柱进入身体，以达到三柱固定，具有更好的能力稳定脊柱，并允许更大的矫正矢状和冠状平面。最常见的椎弓根螺钉并发症包括螺钉错位，其次是松动螺钉，这可能需要翻修手术。Hicks 等报告说，在 1 436 名患者之后的 16 项研究中，有 12 名患者（0.83%）的错位或松动的螺钉需进行翻修。

上胸椎椎弓根螺钉直径较大，稳定性更可靠；然而，它可能导致椎弓根壁破裂，有造成脊髓和神经根损伤的潜在风险。Hicks 等还报告了 27 例椎弓根骨折，共 5 370 枚螺钉，每螺钉插入的发生率为 0.5%。不常见的螺钉插入并发症包括硬脑膜撕裂、硬膜外血肿、胸腔积液。

57.6.7 基于肋骨的固定系统

Campbell 和 Smith 开发了垂直可扩展假体钛肋骨（VEPTR）系统，用于治疗骨骼不成熟患者的胸肌弥漫性综合征。VEPTR 治疗儿童的方法是使用一个双滑动套筒，由一个锁定夹连接，随着孩子的成长而扩展，使脊柱、肺和胸部持续生长。这种微创程序提供了一个替代手术融合，限制胸腔生长。VEPTR 植入物连接肋骨 – 肋骨，肋骨 – 脊柱，或肋骨 – 髂骨，以实现曲线矫正。他们提高胸廓高度，并通过连续延长使脊柱生长。

报告的并发症包括需要调整的骨盆钩侧滑动和移位。向上和向下迁移可能需要重新固定。在常规扩张过程中，通过肋骨对上层摇篮的侵蚀可能需要再附着。在某些情况下，伤口出现感染需切除肋骨。上肢臂丛神经牵拉可能发生并在手术调整后恢复。Samdani 在对 11 名患者的研究中报告了 36.7% 的并发症，其中包括钩移和通过肋骨侵蚀上层。他们在研究中没有记录神经、血管或内脏并发症。单杆失效率接近 70%，双杆植入失效率接近 50%。在两个骨盆切口之间插入的韧带可降低 S 钩在 VEPTR 中的迁移。

57.6.8 椎体装钉技术

在成长中的儿童中，脊椎骨融合的另一种方法是，在脊柱前凸侧的椎体之间放置金属钉，选择性地抑制椎体生长板的活动。弯曲的加重是可以制止的。

Betz 等在一项对 11 名胸腰椎弯曲钉的患者进行的研究中报告了包括膈疝在内的多种并发症，其中 1 例主要是过度矫正需在对侧手术纠正，1 例肠系膜动脉综合征非手术治疗，1 例患者有黏液堵塞导致肺不张，3 例出现钉子破损和脱落。当 X 线片上出现 10° 或以上的过度矫正时，外科医生把 "U" 形钉取下来。

57.6.9 椎间融合植入物

在脊柱融合过程中，往往放置体间笼和移植物，以提高融合率，使畸形矫正效果明显。笼子是由同种异体骨、金属或 PEEK（聚醚酮）制成的，可以与各种合成骨替代物、同种异体骨筏骨和自体骨移植结合在一起，在手术入路中讨论了与入路相关的并发症。

57.7 手术方法

57.7.1 椎体间技术

虽然椎间空间历来被用作释放畸形和增强融合的场所，但随着外科器械、椎间植入物和生物技术的最新进展，其对增强畸形矫正的普及程度随着外科器械、椎间植入物和生物技术的发展越来越高。根据脊髓病理的靶向水平，各种各样的手术方法选择和现代的牵引技术，畸形矫正更加完善、患者发病率明显降低。椎体间的终板适合于畸形矫正，提供彼此接近的接触面，其生物力学压缩力有助于椎间融合。用于治疗畸形的椎间融合往往与后路器械结合只作为辅助，而不是矫正和稳定的主要来源。然而，与椎体间植入物相关的并发症是重要的，必须在手术计划中考虑。

57.7.2 前路腰椎椎间融合术

前腰椎椎间融合，称为 ALIF，是通过腹部经腹膜或腹膜后入路进行的。通路受大血管的限制，因此它通常只限于低位腰椎。它可以解决包括腰椎滑脱或退行性椎间盘病变在内的局部畸形，提高矫正和稳定性的仪器结构可固定至骶骨。许多外科医生在椎间盘切除术后将一个笼和移植物插入椎间盘间隙，以进行生物增强。仅使用前路手术，或 ALIF 与经皮微创后路器械技术相结合，可避免损伤背部肌肉和后纵韧带结构。

与 ALIF（前腰椎椎间融合）方法相关的典型并发症包括腹部和盆腔血管损伤或内脏损伤。在畸形矫正过程、切口疝、深静脉血栓、肺栓塞、肺功能障碍、逆行射精、伤口裂开、骨不连等情况下，有可能会出现危及生命的失血及神经损伤。

在他们的广泛研究中，Jiang 等收集了关于 ALIF 的相关并发症。218 名患者中有 14 人出现伤口感染和伤口裂开；244 名患者中有 2 人出现切口疝；32 名患者中有 1 人出现逆行射精；91 名患者中有 2 人出现静脉损伤；96 名患者中有 6 人出现深静脉血栓形成。

57.7.3 后路腰椎椎间（植骨）融合术

当患者处于俯卧位时，后路腰椎椎间融合（PLIF）手术采用椎板切除术和椎间盘核切除来融合椎体间隙。关节突和小关节两侧保留，操作时腰保护神经根。这项技术的反对者认为，过度的鞘囊收缩导致神经根刺激率和损伤率增高。

Okuda 和他的同事报告了 251 例行 PLIF 手术的患者中部分患者在术中、术后早期和术后晚期出现了并发症。报告中 26 例出现术中并发症包括 19 例硬膜撕裂，7 例椎弓根螺钉错位。19 例患者出现术后早期并发症包括 1 例脑梗死、1 例感染和 17 例神经根并发症，8 例轻度运动丧失在 6 周内好转，9 例严重运动丧失。17 例患者出现晚期并发症，其中 3 例内固定失效，3 例骨不连，11 例相邻节段退变，需要进一步手术

57.7.4 经椎间孔腰椎椎间融合术

一种新的后路椎间技术，经椎间孔腰椎椎间融合（TLIF），可以由传统的后路中线入路进入，或通过工作套管使用微创（更长的手术时间和更多的透视辐射可能延长手术时间）。

Habib 等的一项 Meta 分析回顾了一些文章，以调查 TLIF 的并发症发生率（表 57.1）。文章显示 TLIF 术后并发症：感染 6.9%，尿路感染 3.4%，神经缺损 20.7%，螺钉笼并发症 44.8%，脑脊液漏 10.3%，输血 / 凝血 3.4%，

表 57.1　由 Habib 等报告的分析审查

TLIF 并发症	发生率
感染	6.9%
UTI	3.4%
神经系统缺损	20.7%
螺丝 / 笼松动	44.8%
CSF 漏	10.3%
输血	3.4%
其他	10.5%

简称：CSF，脑脊液；UTI，泌尿道感染

和 10.5% 其他（假关节形成、肠梗阻、和神经根）。

57.7.5 微创经椎间孔腰椎椎间融合术

Schizas 等研究了仪器相关并发症，并声称缺乏经验可能与不充分的终板准备和椎弓根螺钉的错位有关。植入物后期失效可归咎于骨不连，导致不良后果。

然而，Meta 分析将 MIS-TLIF 与开放或传统的 TLIF 进行了比较，发现两者的融合率相当，但 MIS-TLIF 总体并发症发生率较低。

57.7.6 侧体间融合及极端侧体间融合术

作为一种替代前、后手术的方法，外侧入路最近在畸形矫正和脊柱融合中得到了广泛的应用。这一程序通常是在腰椎畸形矫正时进行的，必要时行椎体切除（VCR）或椎体完全切除。随着脊柱侧弯和退行性疾病患者的并发症、失血和术后疼痛的减少，这种手术的适应性最近得到了发展。透视机荧光图像指导手术入路，去除椎间盘，刮除终板，插入融合器和移植物。这种入路通常贯穿于腰肌，一些牵引、拉钩系统的设计是通过腰肌前方的，术中要仔细监测腰丛神经。

椎间融合笼的插入可能会出现并发症，包括错位和笼体迁移。这些设备可能会断裂或破坏相邻的终板，或翻越前方、侧方进入腹膜后间隙，导致笼体位置丢失、神经损伤。后路器械是一种常见的辅助侧体间融合的技术，与使用平板和螺钉结构的侧位器械相比，它提供了更好的稳定性。

与 ALIF 方法相比，该手术方式血管并发症较少见。大的血管损伤很少发生，然而当牵引器或尖锐器械在手术过程中前移时，损伤就会发生。局部血管损伤很少导致大

表 57.2 Rodgers 等报告的 710 例研究结果

患者	并发症数
伤口感染	3
GI	7
呼吸	7
心脏	7
神经	4
医源性 HNP	1
椎体骨折	14
骶骨骨折	2
硬件骨折	6

缩略词：GI，胃肠道；HNP，舌下神经麻痹

出血或血肿形成。神经损伤最常见的是股神经麻痹，这种损伤是由于牵开器通过腰肌的位置时对腰丛的损伤所致。在 L4-L5 手术过程中，腰丛是最易受伤害的，因为该节段神经丛位于解剖路径。

在 107 例患者的病例报告中，2/3 的患者失血量超过 100mL，7 例患者出现运动功能障碍，26% 的患者有屈髋无力且与切口位于腰部有关联，1 例患者出现肾裂伤。

Rodgers 等对 710 例行侧体间融合入路术后并发症发生率低的患者进行研究回顾（表 57.2）：有 49 种并发症：3 例伤口感染，7 例胃肠道感染，7 例呼吸并发症，7 例心脏并发症，4 例神经系统并发症，12 例椎体骨折，1 例医源性舌下神经神经麻痹，2 例骶骨骨折，6 例内固定物断裂。

57.7.7 极外侧椎体间融合术

Tsahtsarlis 等记录了对 100 名患者的观察，他们接受了侧体间融合和后器械融合（表 57.3）。CT 扫描显示 2.5% 椎弓根螺钉错位，1.7% 椎间笼移位，0.8% 椎间网箱移植，0.8% 需要术后输血，2% 静脉血栓栓塞和 3% 与生物增强产品有关的并发症。

57.8 侧向外旋融合

讨论

脊柱侧凸严重的患者生活疼痛、肺功能减退，若不治疗死亡率会增加。未经治疗的脊柱侧凸患者的慢性背痛发生率较高。应当适当表明，现代脊柱侧凸重建可以使用多种替代技术，以减少痛苦和提高生活质量，每种选择都有相关的并发症。

患者越年轻，侧凸越严重，病情发展恶化越快。在年轻的患者中，所有的治疗措施目的是在减慢病情发展，直到骨骼发育成熟为止。发育中的脊柱仍然预计会有显著增长的情况下，可选择非融合手术。生长棒允许在一次手术后持续 3 年以上的残余生长，并随后进行取出手术。生

表 57.3 Tsahtsarlis 等报告的 100 例研究结果

并发症	统计率
椎弓根螺钉错位	2.5%
椎间笼移位	1.7%
椎间笼移植	0.8%
输血	0.8%
静脉血栓栓塞	2.0%
植骨蛋白	3.0%

长棒，VEPRT（垂直可扩展假体钛肋骨系统）和脊椎装订可能需要翻修手术以解决硬件故障、错位、肋骨的侵蚀。选择融合治疗脊柱侧凸畸形时，金属植入物、如螺钉、钩、和棒固定在矫正的位置，直到椎骨融合在一起。

Harrington 的仪器并发症较多，包括丢失前凸或平背综合征。患者往往出现相邻节段的退化、慢性疼痛和椎管狭窄，要求外科医生重新平衡脊柱或行截骨术。外科医生在融合胸腰椎后，疼痛最有可能加重，出现这种情况后期可能需要将固定延长至骶骨。棒可能折断，钩和螺钉可能脱落，出现这种情况时需要另一种手术方式和进一步的评估，以取代断裂或错位的硬件。脊柱未能融合或畸形持续加重往往会导致内固定出现故障，可能需要进行翻修手术。

在骨质疏松症患者中，骨质疏松可能导致内固定失效。固定的策略包括使用包裹聚甲基丙烯酸甲酯（PMMA）水泥的螺钉、大的前椎间笼、大直径螺钉，以改善固定和防止脆性骨折。针对老年患者可能出现的问题包括误诊、患者选择不当、技术失误、植入失败、矢状和冠状面缺乏平衡，以及无法解释的其他并发症。住院患者的年龄影响发病率和死亡率。

矫正脊柱畸形的 MIS（管理信息系统）记录较短的恢复时间，降低了发病率，减少了住院时间，减少了疼痛，减少了失血。Arnold 等和其他研究小组在调查中报告了问题所在，重组人骨形态发生蛋白质 –2、骨形态发生蛋白的使用、骨过度生长或异位骨化的发生率、移植物下沉、固定失效、炎症、感染、癌症风险、毒性、神经系统并发症、逆行射精、神经根炎和功能丧失作为评估指标。

对于发育后凸畸形，推荐使用椎弓根螺钉和棒，必要时行截骨手术以矫正矢状平面失衡。PSO 将脊椎背部的骨移除，使骨骼向后移。Mummaneni 对 10 例胸腰椎行 PSO 的患者进行了研究，报告显示 2 例硬膜囊撕裂、1 例心脏疾患、2 例凝血系统疾病、2 例伤口感染、1 例泌尿系统感染和 2 例谵妄；所有患者后期均完全康复。

从用于治疗脊柱侧弯的监测仪器中可以发现并发症。经历过多次 X 线检查的青年女性脊柱侧凸患者，监测仪器显示辐射造成了不良影响。软组织反复暴露在 X 线辐射下，女性发生乳腺癌的风险增加。随着辐量在体内积聚，女性可能面临危险。Ronckers 及其同事的调查和电话访谈的研究显示，3 010 名女性中有 68 名可能有发生乳腺癌的风险。

近端连接后凸畸形（PJK）是一种已知的脊柱后融合并发症，从最上端器械椎的尾端板到上方椎体的头端板的角度为畸形角度，该角度 > 10°。大多数 PJK 病例无症状，不需要手术，然而，有些确实疼痛严重的需要行翻修手术。当 PJK > 20° 时，外观畸形会很明显。161 例患者的影像和临床资料显示，62 例患者平均在术后 7.8 年发生了 PJK。

一种更严重的 PJK 称为近端交界性衰竭（PJF），需要行翻修手术，否则会增加神经系统缺损的风险。PJF 被定义为在最上层行融合的椎体椎弓根螺钉结构或最上层行融合的椎体本身发生骨折，与脊柱后凸畸形的加重有关。融合的失败可能是由于椎骨骨折、后纵韧带复合体断裂，内固定物脱出，以及 > 10° 的后凸。患病率为是 26%~39%，术后很少出现进一步加重。发展 PJK 的危险因素包括年龄在 55 岁以上的女性，以及前后联合融合。术前矢状不平衡也可预测 PJK。当 PJK 出现症状时，选择的治疗方案为延长融合。

57.9 神经系统并发症

SRS 发病率和死亡率数据库对 108 419 例病例进行的研究表明，1 064 例为新的神经功能缺陷（NND；0.1%）：662 例为神经根缺损；74 例为马尾缺损，293 例为脊髓缺损，353 例为非特异性，71 例由于神经根、马尾和脊髓损伤引起的腿部、臀部和膀胱之间的感觉丧失，神经内科的会诊是很有必要的。根据结果，神经外科和 / 或药物是治疗方法。

与原发病例相比，翻修病例攀升到了 41%（1.25%），儿科病例与成人病例相比，NND 的发病率高出 59%。有植入物的病例 NND 发生率为没有植入物的病例的 2 倍以上。

为了减少脊柱手术中可能发生的神经系统并发症的风险，术中神经监测（IONM）有助于评估神经系统的实时状态。其高、低的灵敏度和特异性降低了损伤的风险，并评估了手术过程中神经肌肉连接、周围神经、脊髓、脑干和皮层的神经结构。

57.10 邻近节段的退化和疾病

邻近节段性退变（ASD）是指患者在手术后责任椎体邻近的椎间盘上表现出加速退行性改变的影像学证据。当出现症状时，被认为是 ASDi。尽管对 ASD 和 ASDi 的病因有很大争议，椎体的生物力学变化对邻近椎体破坏是有影响的。稳定性结构的刚度，会增加相邻节段的磨损，从而造成损伤。

在 Choon 等对 1 069 例腰椎或腰骶椎融合术患者进行的一项研究中，28 例（2.62%）接受了 ASD 的翻修手术。这些研究人员将退行性滑脱作为最常见的初步诊断。结果包括主要腿部肌肉运动无力（32.1%），翻修手术后有 2 例患者症状改善。所有 ASD 患者均有椎管狭窄伴神经侵犯，8 例伴椎间盘突出，11 例伴椎间盘滑脱，7 例伴后滑脱。患者有明显的背部疼痛和腿部疼痛，椎间盘置换术即更换病变的椎间盘，其目的是恢复正常运动和减少邻近节段的病变。尽管许多行业赞助的研究显示，与融合手术相比，第二次手术的发病率较低，但其他独立研究却没有明确的证据。

57.11 总结

在脊柱侧凸的外科治疗中，外科医生使用各种仪器和方法来减慢脊柱侧凸患者的病情进展。与所有手术一样，手术患者有风险，并发症时有发生。因此，外科医生需要利用丰富的经验来调整器械、同时提高手术技巧以造福于每个患者。器械的研究进展旨在最大限度地减少手术后的发病率和恢复时间，优化功能和提高生活质量。

第五十八章　脊柱手术并发症的临床观察

Jozef Murar, Gregory D. Schroeder, Wellington K. Hsu
译者：徐志辉，贾爱芹

58.1 概述

自体骨移植历来被用于脊柱融合手术。为了提高融合率，同时降低与采集髂骨移植物（ICBG）相关的并发症，同种异体骨、合成骨移植替代物和重组骨形态发生蛋白 -2（rhBMP-2）的使用增加。然而，这些骨生物替代物与潜在的并发症有关。本章将重点介绍骨生物学的并发症。

58.2 腰椎重组骨形态发生蛋白 -2

58.2.1 历史

美国食品药品监督管理局（FDA）批准在 2002 年骨骼发育成熟患者的腰椎椎体融合器械系统（LT-Cage）中使用 rhBMP-2 进行腰椎前路椎间融合（ALIF）。早期研究报道，与 ICBG（髂嵴骨移植）治疗的患者相比应用 rhBMP-2 使手术室时间减少，失血减少和住院时间缩短。这些有希望的结果导致 rhBMP-2 的超说明书使用增加。

虽然 rhBMP-2 早期临床试验报道的并发症很少，但存在潜在的不良反应：包括骨骼过度生长；与暴露的硬脑膜和神经的交互作用；致癌性；生殖毒性；免疫原性；并增加破骨细胞活性。随着 rhBMP-2 的应用，不良事件的风险已经发现显著高于工业发达国家最初报道的数据。

58.2.2 异位骨形成

经椎间孔腰椎椎体融合术（TLIF）和后路腰椎椎体间融合术（PLIF）在腰椎中使用 rhBMP-2，已有报道指出异位骨形成，这可导致显著的临床后遗症。在 PLIF 中使用 rhBMP-2 的第一项临床研究中，Haid 等证实 70% 的患者在计算机断层扫描（CT）扫描中发现异位骨形成。由于这些患者无症状，作者认为异位骨形成在临床上无关紧要。从那时起，最近的文献已经将神经根病与异位骨形成联系起来（图 58.1）。在一篇报道 37 例使用 rhBMP-2 的 TLIF 患者中，Chen 等发现 11% 的患者出现症状性神经元压缩，这与神经孔中异位骨的解剖位置相对应；4 名患者中的 3 名患者完全消除了神经根炎，并移除了异位骨化。

在后路椎间融合中减轻异位骨化的策略包括使用较低浓度的 rhBMP-2，将硬膜放置在远离硬膜的位置（在椎间融合器的前面），以及在后方维持一个物理屏障以防止 BMP 在椎间隙外渗出。研究了潜在的障碍，如纤维蛋白胶、密封剂和骨蜡。

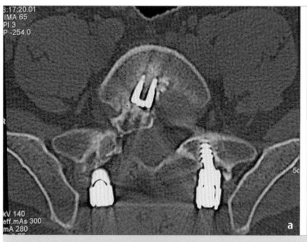
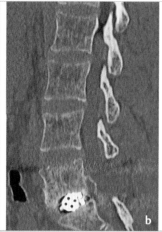
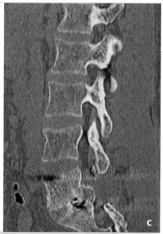

图 58.1 （a）术后轴向 CT 扫描 L5-S1 异位骨邻近经神经孔腰椎椎间融合进入部位，并延长后进入椎管内。（b）术后矢状 CT 通过脊髓管右侧。管内异位骨位于经神经孔腰椎椎间融合进入点对面，并延伸至下 L5 椎体后部。（c）术后矢状 CT 右侧较图 b 多，通过 L5-S1 孔的进入区。注意在孔的进入区有大量的异位骨

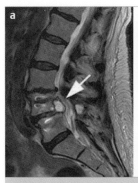
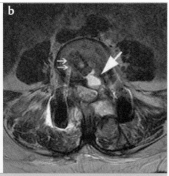

图58.2 （a)术后矢状 MRI 显示椎管内囊肿，如白箭头所示。(b) 轴向 MRI 切割显示椎管内囊肿（大白箭头）和流体液位与椎间笼（双箭头）并列。左 L4 神经根在左侧隐窝有压缩

58.2.3 术后神经根炎

术后椎间融合后神经根炎可能是由于神经根在笼内回缩所致，而使用 rhBMP-2 后，术后神经根炎的发生率明显增加（7%~18%）。一些研究者提出，使用 rhBMP-2 时发生局部炎症反应可能导致根性症状。多名研究者报道术后 2~4 天（当存在最大炎症反应时）出现根性症状概率增加，但晚期影像学上没有受压病理的证据。

Rihn 等指出，接受 rhBMP-2 的 TL IF 患者的术后神经根炎率为 14%（12/86），而没有 rhBMP-2 的仅为 3%（1/33），这并不具有统计学意义（$P=0.08$）。然而，当将水凝胶密封剂注射到后环缺损处时，其发生率从 20%（10/54）降至 5%（2/37），这是有统计学意义的（$P=0.047$）。

在不同的解剖部位融合时，也可能会出现神经根炎。Lubelski 等报道在 TLIF/PLIF 后发生率为 18%，PLIF 后为 23%，ALIF 后为 21%，前后联合手术后为 17%。此外，还有一篇关于术后延迟神经根炎的报道（图 58.2），一种椎管内囊肿包括 rhBMP-2 胶原海绵，压迫左侧 L4 神经根的腋部和左侧 L5 神经根的肩部。这一并发症的一个潜在机制已在临床的一项研究中得到揭示，该研究表明，在局部 rhBMP-2 的反应中，与疼痛相关的炎症细胞因子的系统性升高。

58.2.4 骨质溶解 / 移植物下沉 /Cage 迁移

尽管 rhBMP-2 负责刺激骨骼生长，但早期骨吸收和骨质溶解在文献中已有详细记载。McClellan 等在患者使用 rhBMP-2 接受 TL IF 后 3 个月进行 CT 扫描，并注意到 33 例患者中的 22 例（69%）出现溶骨性改变。他们还报道了 5 例患者（16%）出现移植物下沉（图 58.3、图 58.4）。这一发现得到了 Vaidya 等的证实，他指出骨溶解

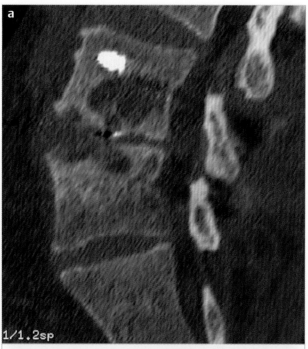
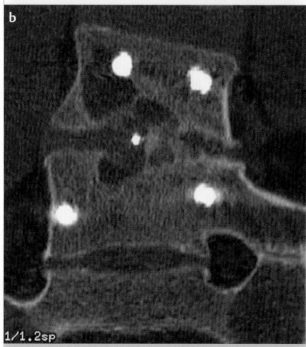

图58.3 （a）骨屑 CT 扫描重建显示骨溶解。(b) 显示骨溶解的冠状面 CT 扫描重建

和下沉的发展与 rhBMP-2 在腰椎和颈椎融合中的应用有关。在 3 个月时，接受 TLIF 的患者的沉降率在 rhBMP-2 组中为 53%（17 例中有 9 例），对照组为 12%（25 例中有 3 例）相比；研究组中平均移植物高度损失为 24%，而对照组为 12%。使用 rhBMP-2 的 ALIF 患者中发现了类似的结果；然而，尽管使用 rhBMP-2 的超过一半，但应用和未应用 rhBMP-2 的患者之间没有临床结果差异。

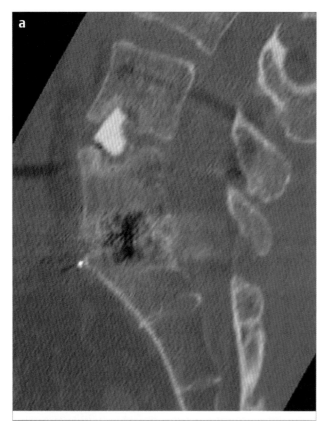

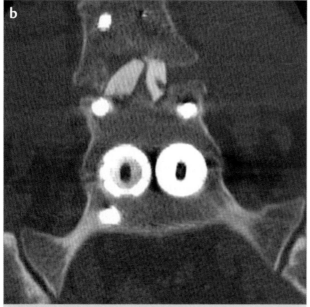

图 58.4　矢状位（a）和冠状位（b）CT 扫描重建显示 TLIF 使用重组骨形态发生蛋白 -2 术后 3 个月严重骨溶解

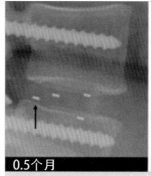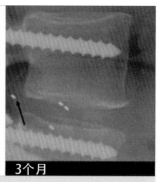

图 58.5　腰椎 PEEK 笼迁移。箭头显示体间植入物的后部最大 X 线标记，显示为后部，3 个月后发生旋转，而不是 0.5 个月

使用 rhBMP-2 和聚醚酮（PEEK）笼可加重骨溶解和笼状迁移的发生率。在一份报告中，使用 rhBMP-2 和 PEEK 笼子导致骨吸收达到手术例数的 80%（30/38），并且在 31%（8/26）的患者中发生了需要进行翻修手术的 Cage 迁移。PLIF/TLIF 手术对网箱迁移的风险最高，在再次手术时，发现 PEEK 笼、软终板严重松动（图 58.5）。

重要的是，骨溶解和网箱迁移似乎这是一种早期的并发症，因为 6 个月后没有观察到网状迁移。同样，在前腰椎椎间融合中使用 rhBMP-2 和股骨环同种异体移植也报道了骨吸收。

已经假设有几种作用机制促成下沉。早期的细胞介导的炎症反应可能导致其在同种异体移植间隙物中的内在强度丧失并增加下沉率。同样，增加的细胞因子诱导的炎症过程可能导致相邻椎体终板的侵蚀，导致间隔物下沉。rhBMP-2 相关性骨溶解的另一个可能的危险因素是先前存在的软骨下囊肿（图 58.6、图 58.7）。最后，临床前研究表明溶骨性反应最初可能是由巨噬细胞炎症蛋白 -1α 和单核细胞趋化蛋白 -1 全身释放导致的。

尽管早期骨溶解常常无症状，在放射学上可见早期愈合，但 rhBMP-2 相关性骨溶解已被假设是术后腰痛的一个来源。Lewandrowski 等报道了 5 例椎体骨溶解症，68 例接受 L5-S1TLIF 治疗，所有 5 例骨溶解症患者术后 6~12 周出现明显背痛，未经干预即可解决。

58.2.5　血肿 / 皮下积液 / 感染

血肿和皮下积液可能发生在后外侧腰椎，其发生率与颈椎相似，因为这一解剖区域更容易发生局部水肿，症状发生的可能性较小。Garrett 等报道，130 例使用 rhBMP-2 进行后外侧融合的患者中，6 例（4.6%）需要再次手术治疗清理血肿。另一方面，在 PLIF 和 TLIF 中，病例报告局部积液或血肿与神经根受刺激相关，需要再次手术。

使用 rhBMP-2 后，腰椎症状性皮下积液或血肿的总体发生率似乎并未增加。Williams 等审查了脊柱侧凸研究协会（SRS）数据库中的 55 862 例病例，其中 11 933 例使用了 rhBMP-2。与对照组相比，他们发现胸腰段脊柱

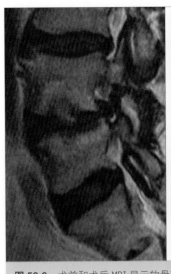
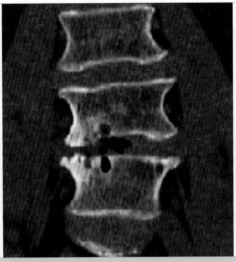
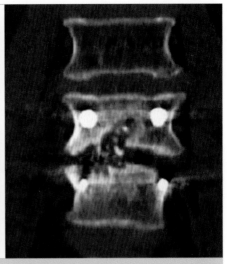

图 58.6 术前和术后 MRI 显示软骨下囊肿的形成和骨溶解

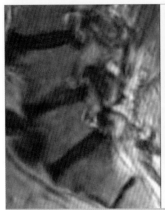
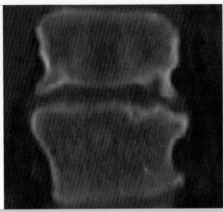
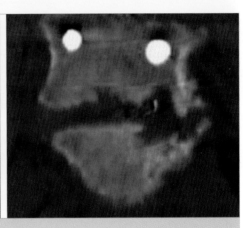

图 58.7 术前和术后 MRI 显示软骨下囊肿的形成和骨溶解，术后 4 月

中 rhBMP-2 组报告的硬膜外血肿 / 血清肿率没有显著增加（0.2% 比 0.2%，P=0.3）。

相反，当使用 rhBMP-2 时，腰椎融合的整体感染率似乎略有增加。在对最初的 13 项由行业赞助的 780 名患者的 rhBMP-2 试验进行的大规模审查中，Carragee 等报告说，在使用 rhBMP-2 时，与 ICBG 相比，腰椎融合的早期感染率相当（均为 9.4%）；然而，与对照组（1.4%）相比，rhBMP-2 组的迟发感染有增加的趋势（P=0.07）。这些数据通过 SRS 数据库审查得到证实，当使用 rhBMP-2 时胸腰椎深部伤口感染方面增加有统计学意义（P=0.013）。另一方面，最近对 11 项美敦力试验进行的 Meta 分析将 ICBG 的不良事件与 rhBMP-2 进行了比较，结果表明，当使用 rhBMP-2 时，感染人数并没有显著增加。

58.2.6 逆行射精

逆行射精（RE）是指精液进入膀胱而不是通过尿道流出。在交感神经控制下的膀胱颈闭合失败可能导致低容量射精和低 / 缺乏精子计数和随后的不育。已经显示 RE 是一种潜在的内在并发症，由于 ALIF 治疗过程中自主神经丛受损伤而引起。报道的 RE 发生率在文献中有所不同（0~45%），据报道与许多不同的因素有关，包括腰椎丛周围的解剖技术，暴露水平的数量，以及在感染、肿瘤或翻修手术中可能需要的软组织清创的数量。已报道的其他可增加发生率的因素包括使用的椎间植入物、手术入路、手术技术和外科医生的经验。

rhBMP-2 与 RE 风险增加的关联存在争议。美国食品药品监督管理局关于 INFUSE 的重要研究设备免除试验，11 个 RE 事件（7.9%）在 rhBMP-2 组，而 1 个 RE 事件（1.4%）在 ICB G 组，但没有进行统计分析。

Garragee 等也回顾了接受 ALIF 治疗的患者分别使用和不使用 rhBMP-2（分别为 69 例和 174 例）RE 的发生率。rhBMP-2 组报道了 5 例 RE 患者（6.7%），而对照组为 1 例（0.6%）（P=0.0025）。手术后 1 年，6 例 RE 患者中有 3 例报告有症状消退（1 例来自对照，2 例来自 rhBMP-2 组）。

然而，对行业资助的临床试验的个体患者数据进行的独立审查得出结论，使用 rhBMP-2 治疗后 RE 风险无统计学意义。Burkus 等还指出，来自 5 个多中心 FDA IDE 临床试验的 508 例患者 2 年观察期内 RE 发生率无显著差异（P=0.242）。该研究发现经腹膜途径的 RE 率为 8.6%，后腹膜方法中为 1.6%（P=0.007）。最后，Tepper 等报道自我报告的 RE 发生率可能与精液分析不相符。由于未来的研究旨在描述这种并发症的真实风险，精液分析可能需要包括在内，以确定其发病率。

58.3 重组骨形态发生蛋白 -2 在颈椎中的应用

58.3.1 历史

重组骨形态发生蛋白 -2 未被 FDA 批准应用于颈椎手术。2008 年，FDA（美国食品药品监督管理局）发布了一项警告，指出在颈椎前路使用 rhBMP-2 可能导致显著的吞咽困难、血肿、肿胀和 / 或需要气管插管 / 气管切开术。文献报道的其他不良事件包括异位骨形成、神经

根炎、骨质溶解、移植物沉降和网箱移位。Cahill 等分析了 2002—2006 年全国住院患者样本数据库中 rhBMP-2 使用的并发症率，并确定了 328 468 名接受脊柱融合术的患者。在颈椎前路手术中，应用 rhBMP-2 的并发症发生率为 7.09%，是未使用者并发症发生率的 2 倍以上（4.68%，P < 0.001）。

58.3.2 肿胀 / 血肿 / 积液

颈椎软组织肿胀与术后使用 rhBMP-2 有关，可能危及生命。FDA 发布了 28 份直接报告，报告了 4 年来颈部和喉咙肿胀导致气道和神经压迫或颈部神经压迫的并发症。

在颈椎前路手术中使用 rhBMP-2 的初步临床研究表明，没有具体证据表明与 rhBMP-2 具体相关的不良事件。2006 年，有报道认为是由于 rhBMP-2 的使用导致颈部肿胀发生率增加（图 58.8~ 图 58.11）。在一项 Smucker 等报道的回顾性研究中，234 例接受 ACDF（美国国防发展基金会）治疗的患者中（69 例接受 rhBMP-2 治疗），rhBMP-2 治疗组颈部肿胀发生率为 27.5%，而对照组为 3.6%（P < 0.0001）。与 rhBMP-2 相关的肿胀并发症通常在术后几天后发现，似乎是在术后最初的过程中发现的（图 58.8），而肿胀则与手术时间长或术后时间延长有关。在术后第 4、第 5 和第 7 天，3 名患者被送往手术室进行肿胀颈部的探查和引流，然而，手术中没有证据显示急性

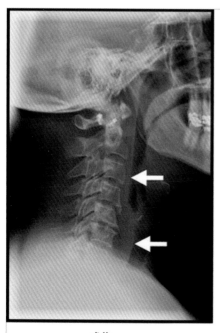
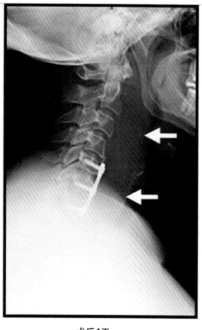
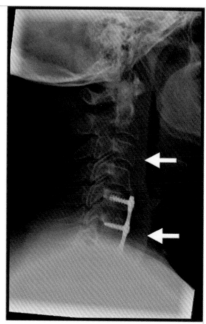

| 术前 | 术后 4 天 | 术后 6 周 |

图 58.8 术前椎前软组织肿胀，术后 4 天 ACDF 与 rhBMP-2 的利用和恢复基线 6 周后

术后血肿或液体积聚，而是包括带状肌肉和食管在内的前颈软组织结构的弥漫性肿胀。在另一项研究中，Shields等报告使用 rhBMP-2 进行前融合后，有 9.9% 的症状性血肿发生率（151 例中 15 例）。11 例在术后第 4、第 5 天确诊，其中 8 例需要手术血肿清除（图 58.12）。

虽然系统评价已经得出结论，rhBMP-2 的剂量－反应曲线不存在，但 rhBMP-2 的绝对剂量很可能在导致术后肿胀和血肿的软组织炎症反应的程度中起重要作用。Tumidán 等报告说，在 200 名使用填充 rhBMP-2 的 PEEK 间隔的 ACDF 患者中，无论每级使用 2.1mg 或 0.7mg，均取得了良好的临床和影像学结果。同样，Dickerman 等也能通过使用低剂量的 rhBMP-2（每级 1.05mg）减少咽后肿胀。

在颈后路手术中也报道了血肿或积液形成，Shahlaie 和 Kim 报告了一位枕颈融合的患者在术后 3 天使用 12mg rhBMP-2（每级 1.05mg），术后发生明显的血肿。清除血肿后，患者手臂、手的麻木和无力等症状得到缓解。此外，Anderson 等报道了 2 例颈椎后路椎板切除术后使用

rhBMP-2 的患者，大量积液形成严重压迫脊髓。两位患者在手术清除积液后症状明显改善。

58.3.3 吞咽困难

虽然颈椎前路融合术后吞咽困难发生率很高（47%~60%），但是。目前还不清楚是否是使用 rhBMP-2 增加了这种风险。对于有生命危险后遗症的患者，如弥漫性水肿和血肿，也会引起吞咽困难。然而，在 150 例接受 ACDF 联合或不联合 rhBMP-2 治疗的患者的临床研究中，Lu 等证实两组间吞咽困难发生率无显著差异（分别为 40% 和 44%，$P > 0.05$，用 SWAL-QOL 评分系统）。此外 rhBMP-2 组的吞咽困难程度较低，在没有明显肿胀导致可能的气道损害的情况下，吞咽困难发生率可能与应用 rhBMP-2 并无明显关联。

58.3.4 异位骨形成

在颈椎中使用 rhBMP-2 的另一种可能的并发症是 HO（异位骨化）。Boakye 等假定 HO 形成可能是剂量依赖性的，并且证明在其试验期间将 rhBMP-2 剂量减少一半没有引起进一步的 HO。在减少剂量之前，注意到 3 例无症状

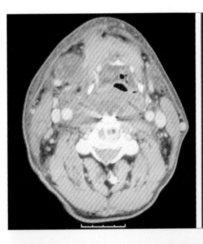
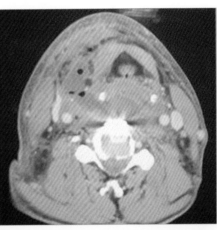

图 58.9 气管偏差、弥漫性右侧软组织肿胀和组织内气体可以在舌骨的上方和下方看到

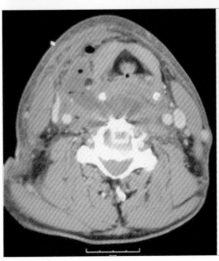
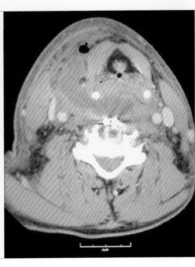

图 58.10 右侧软组织肿胀、气管偏差和 C3－C4 水平组织内的气体

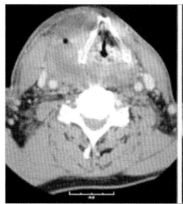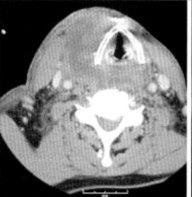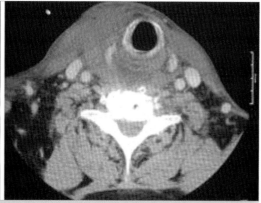

图 58.11　软组织肿胀和气管偏斜至融合侧

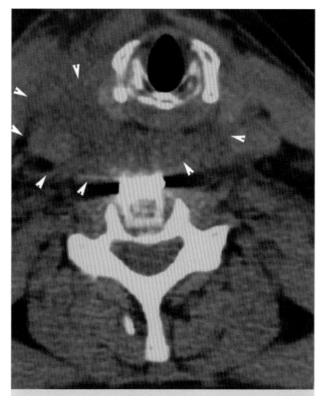

图 58.12　CT 扫描显示咽后间隙有颈部血肿（由箭头所示），使气管向前移位

HO。但是，没有进行统计分析。此外，Klimo 和 Peelle 进行了一项 22 例患者的影像学研究，这些患者使用 PEEK 椎间盘 Spacer（垫片）保留了 rhBMP-2 进行 ACDF（美国国防发展基金会）的手术，注意到 68% 手术水平中发现椎管内或椎间孔过度生长（图 58.13）。尽管有影像学检查结果，但没有报道过有临床后遗症。

58.3.5 骨质溶解和移植物沉降

与腰椎相似，rhBMP-2 的炎症反应也可导致颈椎前方的骨溶解和移植物沉降。在上述 Klimo 和 Peelle 的研究中，报道了 57% 的中重度骨溶解和终板吸收导致植入物移位（图 58.14），骨溶解在 3 个月时最为严重，并导致矢状矫正和融合高度均丢失。同样，Vaidya 等报道 23 例使用 rhBMP-2 接受 ACDF 治疗患者中，骨溶解率达 100%，32 例患者中有 13 例患者发生下沉。

58.3.6 伤口感染

与胸腰椎手术相比，前路颈椎融合术的伤口感染率很低。然而，在脊柱侧凸研究会数据库分析中，Williams 等确定了 5 284 例前路颈椎融合术，并且在 13% 的患者中使用了 rhBMP-2 与对照组相比，当使用 rhBMP-2 时，伤口感染率增加了 5 倍（2.1% 比 0.4%，$P < 0.001$）。在使用 rhBMP-2 组中，浅表感染和深部感染均较多。

58.4 重组骨形态发生蛋白 -2 和抗体形成

重组骨形态发生蛋白具有诱发宿主免疫应答的潜力，导致 B 细胞中产生抗体。对治疗性蛋白质的免疫原性的发生可能会降低蛋白质的功效。抗体可以与蛋白质的活性位点结合并引起蛋白质的失活，或者它可以诱导蛋白质的快速清除其他抗体也可以与蛋白质的非活性区域结合并降低其生物利用度。对生物制药产品的抗体反应评估是这类产品安全性和有效性的重要组成部分。治疗性蛋白质的抗体形成率在 0~96% 范围内广泛变化。发病率可能取决于多种因素，如给药方法，蛋白质的停留时间，纯度以及用于检测的测试方法。

BMP 的最初临床研究包括检测 rhBMP-2 抗体，发现它们非常罕见且没有临床后遗症（表 58.1）。Burkus 等后来也证实了这一点，他分析了 3 项不同研究的数据来检测 rhBMP（骨形态发生蛋白）-2 抗体的作用。作者

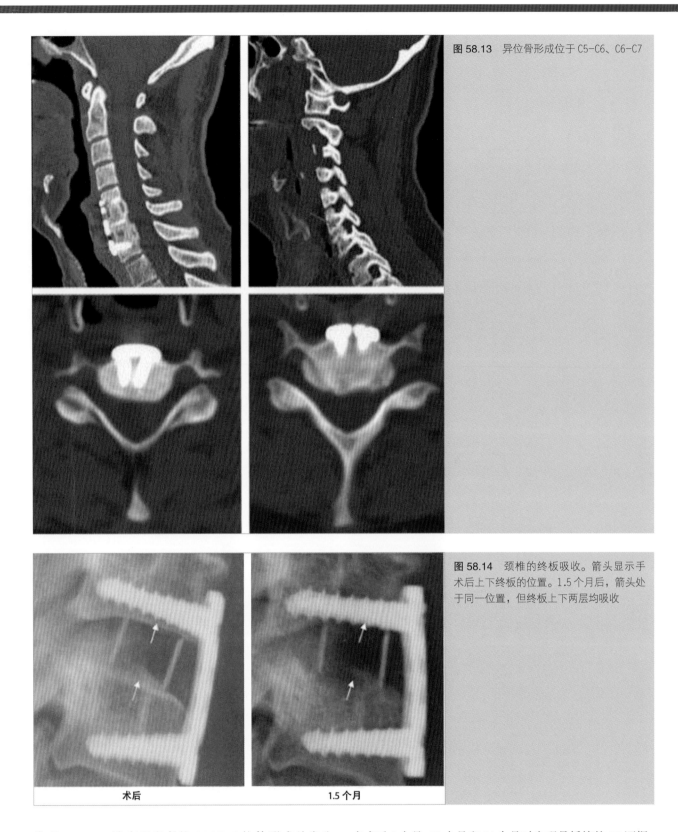

图 58.13　异位骨形成位于 C5-C6、C6-C7

图 58.14　颈椎的终板吸收。箭头显示手术后上下终板的位置。1.5 个月后，箭头处于同一位置，但终板上下两层均吸收

术后　　　　　1.5 个月

发现 rhBMP-2 治疗组患者的 rhBMP-2 抗体形成总发生率为 3.0%（范围：0.8%~6.4%），ICBG（髂嵴植骨）治疗组为 1.8%（范围：0~2.3%）（P=0.297）。作者还发现rhBMP-2 抗体的形成仅在术后短暂和 12 个月出现，667例 rhBMP-2 治疗的患者中只有 3 例（0.4%）对 BMP-2 抗体有效价。值得注意的是，100% 的抗体反应阳性的患者

在术后 6 个月、12 个月和 24 个月时出现骨桥接的 CT 证据，提示免疫应答不影响 rhBMP-2 的疗效。此外，不利的事件发生率在有或没有 BMP-2 抗体的患者中无差异，因为在两个人群中观察到相似的比率。

尽管似乎没有对 rhBMP-2 抗体产生特异性不良反应，但怀孕期间可能存在的一个例外情况是，抗 rhBMP-2 的

表 58.1　rhBMP-2 的免疫原性研究综述

作者与年份	时间点	患者编号				BMP 浓度（mg/mL）	剂量	化验
		BMP 组	抗体（%）	对照组	抗体（%）			
Boden 等（2000 年）	NS	11	0（0.0）	0	0	1.5	1.3 mL/2.6 mL	NS
Burkus 等（2002 年）	术前，3 个月	137	1（0.7）	124	1（0.8）	1.5	4.2~8.4mg	ELISA
Zdeblick 等（2001 年）	3 个月	136	1（0.8）	0	0	NS	NS	NS
Govender 等（2002 年）	术前，6 周，20 周	300	12（4.0）	150	1（0.7）	0.75/1.5	6 mg/12 mg	NS
Boden 等（2002 年）	NS	22	1（4.5）	4	0（0.0）	2.0	20 mg	NS
Baskin 等（2003 年）	术前，3 个月	18	0（0.0）	15	0（0.0）	1.5	0.4 mL	NS
Haid 等（2004 年）	术前，3 个月	34	0（0.0）	33	0（0.0）	1.5	4~8 mg	ELISA
Burkus 等（2005 年）	术前，3 个月	78	0（0.0）	49	0（0.0）	1.5	8.4~12.0 mg	
Jones 等（2006 年）	术前，6 周，12 周，6 个月	15	0（0.0）	15	0（0.0）	1.5	12mg	ELISA

缩写：NS，未指定；rhBMP-2，重组骨形态发生蛋白 -2

抗体可能穿过胎盘，并可能对发育中的胎儿造成破坏性影响。在临床前研究中，已显示 rhBMP-2 抗体能够穿过胎盘，由于母体抗 rhBMP-2 抗体形成对人类胎儿发育的影响尚不清楚，目前不建议在育龄妇女和孕妇中使用 BMP。

58.5 重组骨形态发生蛋白 -2 和癌症

rhBMP-2 对癌变和恶性肿瘤的临床效果是一个极具争议的话题，尽管在这个主题上进行了广泛的体外和体内研究。BMP 受体在许多不同的癌细胞系如骨肉瘤，恶性纤维组织细胞瘤，乳腺和前列腺腺癌以及去分化软骨肉瘤的细胞膜表面被上调。但与之相反，因为 BMP 是具有肿瘤抑制效应 TGF-β 超家族的一部分，它们在体外可抑制乳腺癌、卵巢癌、非小细胞肺癌和前列腺癌细胞中的细胞增殖。

在 FDA（美国食品药品监督管理局）的关于 INFUSE（美敦力脊柱融合器）的数据总结中，在 24 个月的随访中，rhBMP-2 和对照组的癌症风险（0.7%）相同。另一种单独的 rhBMP-2 产物 AMPL IFY 含有高得多的生长因子浓度（40mg/mL）和抗压陶瓷基质（Med tronic SofamorDanek，孟菲斯，TN），也对癌症发生率进行了研究。在接受该产品的患者中，Carragee 等在 AMPL IFY 组的癌症风险高于对照组（3.8% 比 0.9%，P=0.064）。耶鲁大学开放存取数据项目对工业赞助数据的独立审查摘要得出结论，虽然 rhBMP-2 可能与恶性肿瘤风险略有增加有关，但癌症的总体绝对风险仍然相当低。

重要的是认识到癌症与特定暴露（如 rhBMP-2）的关系是一种复杂的关系，可以以许多不同的方式进行研究。例如，设计用于显示结果的临床试验不适合检测癌症发病率的差异。此外，新癌症的相对风险和年发病率通常比较长时期的频率更重要。虽然基于人群的数据库研究有其固有的缺陷，但与前瞻性试验相比可用的数据在更大数据规模上提供了发病率。

在一项回顾性研究中，35 854 例因椎管狭窄而行脊柱融合术的患者，Lad 等利用倾向评分匹配队列 4 698 例患者（2 349 例使用 rhBMP-2 的患者与 2 349 例未使用 rhBMP-2 患者），用于评估 rhBMP-2 是否与增加癌症风险有关。研究者总结认为，暴露于 BMP 的患者在癌症发生率上无显著增加，无统计学意义（9.37% 比 7.92%，P=0.08）。然而，使用 rhBMP-2 的患者良性肿瘤的风险增加了 31%（比值比：1.31，P < 0.05），特别是脊髓脑膜良性神经系统肿瘤。

Cooper 和 Kou 回顾了 2003 年—2008 年期间接受过腰

椎融合术的 146 000 多名医疗保险患者，并比较了使用或不使用 rhBMP-2 新的癌症诊断率。在队列研究中，15.1% 的患者接受 rhBMP-2 治疗，平均随访 4.7 年后，15.4% 的 rhBMP-2 患者和 17% 的非 rhBMP-2 患者发现有新的癌症出现。在多变量比例危害模型中，rhBMP-2 与癌症风险之间没有发现相关性（危险比：0.99，95% 置信区间：0.95~1.02）。

同样，Kelly 等对 467 000 例腰椎融合患者的医疗数据库进行了回顾，发现使用或不使用 rhBMP-2 的患者的癌症风险差异没有统计学意义（5.9% 应用 rhBMP-2 vs6.5% 未应用 rhBMP-2）。与对照组相比，rhBMP-2 组发生癌症的相对危险度为 0.938，具有统计学意义（95% 置信区间：0.913~0.964）。这种关联的原因不明，有必要进一步研究。

58.6 同种异体移植和疾病传播

在历史上，脊柱融合依靠自体髂骨的自体骨移植或局部采集的骨来刺激骨愈合。然而，自体移植的骨并不总是有足够大的体积，并且与外科手术后的并发症发生率有关。同种异体移植骨的使用频率增加，有助于预防自体髂骨所致的手术并发症。然而，同种异体移植也可能导致并发症的出现，其中最重要的是疾病传播。

艾滋病毒和丙型肝炎病毒

2004 年美国发现了大约 100 万种肌肉骨骼同种异体移植物，病毒所致的相关感染总体上并不常见（表 58.2、表 58.3）。1999 年，同种异体移植艾滋病病毒传播的风险估计约为 160 万分之 1。然而，自从 FDA 新的指导方针授权对所有新的组织捐赠者进行艾滋病毒和 HCV 的核酸检测以来，没有关于艾滋病毒/HCV 传播的新病例的报道。

迄今为止，总共报道了 9 例由于使用新鲜冷冻骨和/或肌腱同种异体移植物所致 HIV 感染病例（表 58.2）。其中，仅有 1 例 HIV 感染病例为在美国接受脊柱外科手术的患者，患者 1988 年因为从一个血清阴性但感染性的供体接受了股骨头骨头后感染。已有 10 例报告来自同种异体移植物的 HCV 传播，并且都是由未经严格处理或灭菌的冷冻或冷冻保存的同种异体移植物的移植引起的（表 58.3）。最近一次报道的病例是在 2002 年，这些事件导致了强制性核酸检测和严格的供体筛查的实施。重要的是要记住，当考虑脊柱患者的疾病传播时，有许多潜在的混杂因素。找出感染与同种异体骨移植物的关联可能非常困难。受病毒污染的移植物移植的患者的血清转化可能不会发生，或者直到术后某个时候才被发现，这使得难以追踪到同种异体移植物。此外，如果患者接受围手术期输血，追踪变得更加复杂。尽管如此，鉴于更安全的消毒和更好的检测程序的发展，使用同种异体移植物时疾病传播的风险极低。

58.7 总结

自体 ICBG 仍然是颈椎和腰椎融合手术的金标准；然而，许多新的辅助材料已经被开发出来，并被用来减少对 ICBG 的需要，同时试图提高融合率。其中一些辅助材料，特别是 rhBMP-2 大部分都过量使用，可能会导致严重的

表 58.2 HIV 传播病例

N	同种异体移植类型	日期	出版时间	经过证实	作者
1	冰冻的股骨头 [a]	1984 年	1988 年	+	CDC
4	低温保存的骨质 [a]	1984 年	1996 年	+	Schratt 等
2	冰冻的股骨头 [b]	1985 年	1992 年	+	Simonds 等
3	骨芯片，冻干同种异体骨移植（未指定的）[a]	1985 年	1997 年	±	Karcher 等
1	冷冻髌骨（包括髌骨韧带和肌腱以及胫骨的一部分）[b]	1986 年	1992 年	+	Simonds 等
1	冰冻的股骨头 [a]	1996 年	2001 年	±	Li 等

a，未对供体进行抗 HIV 病毒检测
b，抗 -HIV-1 阴性，NAT（核酸检测）阳性

表 58.3　丙型肝炎病毒传播病例

N	同种异体移植物	日期	出版时间	经过证实	作者
1	冰冻的骨质[a]	1986—1990 年	1993 年	?	Pereira 等
1	冰冻的骨质[a]	1990 年	1992 年	+	Eggen 和 Nordbø
1	冰冻的骨质[a]	1991 年	1995 年	+	Conrad 等
3	低温保存的软组织、筋膜、韧带[a]	1991 年	1995 年	+	Conrad 等
3	冰冻的骨质 – 肌腱 – 骨质[b]	2000 年	2005 年	+	Tugwell 等
1	低温保存的肌腱[b]	2000 年	2005 年	+	Tugwell 等

a，未对供体进行抗 HCV 病毒检测
b，抗 –HIV–1 阴性，无 HCV NAT

临床并发症，包括异位骨形成、神经根炎、骨质溶解和笼状移位、血肿和积液形成、逆行射精以及颈部软组织肿胀和吞咽困难。在做手术决策时，要注意此类辅助材料的并发症，提前做好备选方案非常重要，为患者提供最佳护理，预防手术存在的任何潜在并发症。

第五十九章　胸腰椎断裂螺钉的拆卸及校正

Jay M. Zampini, Andre Jakoi
译者：徐志辉，贾爱芹

59.1 概述

自从 1910 年 Fritz Lange 首次使用钢板和金属线以来，用于脊柱稳定的金属植入物的复杂性和利用率显著增加。在过去的 20 年，现代椎弓根螺钉内固定系统的发展和完善伴随着脊柱内固定速度加倍。尽管许多学者报道使用脊柱器械可以提高成功的关节融合率，但是已经很清楚，脊柱植入患者可能无法实现这一目标，并可能需要翻修手术多达 13% 的脊柱植入物最终会失效；因此，随着仪器化脊柱手术数量的不断增加，对手术修复或切除的需求也会增加。在种植体失败的所有模式中，螺钉断裂代表了更具挑战性的一种在修复脊柱手术过程中面临的障碍（图 59.1）。本章的目的是回顾评估胸腰椎椎弓根螺钉骨折患者的过程以及对骨折螺钉患者进行规划翻修手术的过程。

59.2 断裂的胸腰椎螺钉的评估

胸腰椎椎弓根螺钉断裂的患者可以表现出其他腰背部手术失败患者类似的症状，即轴向疼痛。术后手术部位疼痛的原因有很多，包括感染、植入物松动、假关节形成、邻近节段退变、骨折、创伤等，因此常常需要全面和系统的临床评估来确定最可能导致疼痛的原因。从患者那里获得的信息通常可以指导评估。发热、身体不适、逐渐恶化的非机械性疼痛或伤口渗液提醒外科医生感染的可能性。即使没有明显的感染迹象，也应该通过实验室测定白细胞计数，红细胞沉降率和 C- 反应蛋白来评估每个患者的隐匿性感染。创伤史或手术部位深部发生急性疼痛可能提示椎体骨骨折或植入物断裂。融合手术后疼痛缓解，但随后出现轴向疼痛加重提示可能出现植入物松动和假关节形成。当所有类型和设计的脊柱器械被放在一个单一的组中时，估计所有植入物中 3% ~7% 将不能与骨保持稳定的界面并且会松动。此外据各种估计，有 5% ~40% 的腰椎融合手术会导致假关节形成。尼古丁的使用现在被认为是预测假关节发展的最重要的因素之一，是唯一完全在患者控制范围内的最相关的因素。术后早期使用非甾体类抗炎药物也明显与未能实现固定关节融合术有关。要特别关注患者对这类药物的服用史。

由于术后疼痛的原因多种多样，还需要进行彻底的影像学评估。假关节很可能是导致植入物断裂的最重要因素。鉴于没有单一的评估方法被用于明确诊断，因此假关节的诊断是很难确定的。X 线片显示在横突之间或椎体间间隙内，新骨桥接融合提示为固定关节融合。相反，植入物位置和脊柱植入物周围 X 线的改变提示假关节形成。Zdeblick 发现，固定融合的运动节段在动态射线照片上显示出不超过 2° 的活动。其他人已经表明活动度大于 5° 提示假关节形成。在用二维 X 线片评估融合质量的三维性质方面，固有的困难使得一些人提出了用矢状位和冠状位重建进行精细切片的轴向计算机断层成像（CT）评估，以便术前更准确地评估融合的必要性。实际上，这两项研

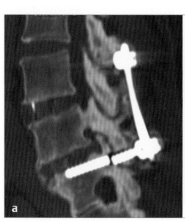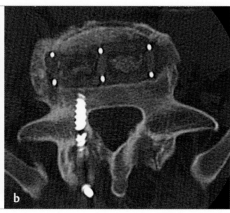

图 59.1 这是一位术后 1 年出现疼痛的患者，手术方式为：微创侧体间融合。CT 扫描在矢状面（a）和轴向（b）成像显示 L5 螺钉断裂，没有明确的融合迹象。手术探查证实了 L3-L4 和 L4-L5 的假关节形成

究都应该进行，应该获得 36 英寸（1 英寸 =2.54 cm）的立位 X 线片，以评估手术部位和植入物，同时评估矢状面和冠状面平衡，以确定是否有任何改变导致了植入失败。应该行 CT 扫描以评估融合和评估骨种植体界面的稳定性。根据作者的经验，松动螺钉很少出现断裂，因为在植入物断裂之前，螺钉松动会导致骨 – 种植体界面失败、稳定性丢失。在有足够的骨密度和固定牢靠的患者中也经常遇到螺钉断裂，原因为手术部位假关节形成、失去稳定性（图 59.1）。此外，应行 CT 检查对骨量丢失进行评估，脊柱中的仪器可以防止脊柱受到机械应力，但可能导致植入物周围骨质减少。最后，穿透椎弓根壁的螺钉，尤其是穿透内侧壁，后期要重新置入螺钉的患者应该进行影像学评估。

59.3 拆除和修复断裂的胸腰椎螺钉

59.3.1 术前计划

在通过彻底的临床和影像学评估确定患者将受益于翻修手术后，应制订一项同样彻底的计划，同时注意每一项具体的手术目标。这通常涉及确定患者是否存在神经压迫，具体节段和全身情况。例如，除了骨折螺钉之外，患者可能有固定的矢状平面不平衡，假关节和神经压迫。术前计划应将每个因素分开考虑，以解决每一个问题。关于手术治疗脊柱外科手术相关缺陷的详细讨论超出了本章的范围。应该了解先前的手术过程，以确定先前手术的暴露途径以及与手术相关的并发症。具体而言，先前减压行椎板切除术，以前无意中将硬脊膜切开或椎弓根骨折的位置将是重要的信息，以避免进一步的手术失误。还应审查手术记录，以确定目前植入的螺钉的制造商和型号。如果没有这方面的信息，术前影像学检查可能发现植入物的特征，以确定制造商。这一信息能够为外科团队提供便利，以获得种植体专用的植入和移除器械或通用的螺钉和植入物移除器械，例如 Innomed，INC.（Savanah，GA），Symmetry Medical（Warsan，In）， 或 Xtract All，Shukla Medical。通用的植入物去除系统对于去除不再制造的仪器来说是至关重要。

59.3.2 手术治疗

首先需要拆除胸腰椎骨折螺钉，然后将所有现有的器械移除并予以更换。对后方器械进行再次暴露可能相对简单，通常可以使用微创技术进行。不同的作者描述了使用手术刀或电刀进行锐性分离以识别硬件和之前的融合团

块。植入物通常可以通过电刀、咬骨钳和刮匙将软组织、瘢痕组织分离。人们经常注意到金属植入物的两侧被骨质包裹。这可以用骨刀、咬骨钳或高速磨钻去除。允许一些纤维瘢痕组织覆盖硬脑膜和神经元件。大多数脊柱器械可以用这些方法安全暴露。一旦保留的器械从周围的软组织和纤维瘢痕中充分暴露，应该以与最初放置的顺序相反的顺序取出。任何交联连接器和固定螺钉应首先将挂钩或棒从螺钉上拆下。必须小心避免损坏螺丝刀接口，如果发生这种情况，应采用专用通用设备来取除。接下来，应注意拆除每个单独的螺钉。螺钉的直径和长度也应根据制造商现有螺钉上的标记确定，或者如果计划重新植入新器械，则应单独测量。

现在可以将注意力转向断裂的螺钉。切除断裂螺钉的决定必须与以保证椎弓根周边足够骨质、融合团块的完整性以及可能再次植入器械保持平衡。因此，治疗骨折椎弓根螺钉的最佳方法部分取决于最终的手术目标。如果手术的目的是为了修复由于邻近节段疾病引起的畸形矫正，并且固定点存在超出骨折螺钉的水平，则一种选择是仅移除杆身的螺钉头部和背部节段并留下其余部分嵌入到骨骼深处。然后插入新的器械，跳过断裂螺钉的高度。当然，如果手术目的是进行感染病灶和植入物的清除，这种极其简单的技术被禁止使用。

当需要移除螺钉时，已经描述了各种技术，但是实际移除通常需要一些独创性以实现移除而不会对周围骨骼造成不适当的损伤。宫本和他的同事描述了使用一个高速钻头和一个 2mm 的金刚石钻头，以蚀刻一个线性槽在螺丝碎片上。一个普通的平头螺丝刀，然后可以用来从骨质里旋转取出螺丝碎片。McGuire 同样也描述了一种利用高速钻头的技术。首先在螺丝碎片上钻出一个导向孔，然后可以将反螺纹螺旋拔出器插入导向孔并将碎片旋出骨质。Duncan 和 MacDonald 描述了一种利用高速钻顺时针旋转方向的技术。在断裂螺钉的边缘钻孔，然后可以将高速钻头插入孔中并压紧螺纹。通过以短脉冲方式接合钻头，使钻头顺时针旋转螺钉碎片，使其向逆时针方向旋转，从而将其从骨中取出。作者利用这些技术取得了不同的成功，并发现以下的附加技术也有帮助。带有 2mm 金刚石的高速钻头可用于去除嵌入骨头中的破坏螺钉的背部 1~2 根螺纹。通用种植体提取装置的齿环可以连接到标准动力钻或铰刀上，其内径大于内径但小于破碎螺丝的外径，并且可以在破碎的螺丝碎片上施加。然后可以将钻头逆时针运

行，同时将环钻的齿啮合到已被削掉螺纹的螺钉部分上。通过在螺钉周围弧形凿孔以破坏螺钉–骨界面，可以松开固定在骨骼中的螺钉。但是，与其他技术相比，这样会去除更多的骨骼，如果计划进行再次手术放置螺钉，则必须将其考虑在内。

已经描述了其他技术去除很少的骨头，但需要特殊的设备来拆卸螺钉。Di Lorenzo 及其同事使用带锥形钻头的低速钻头，该钻头的内表面粗糙。将钻头压在螺杆的断裂表面上，钻头以逆时针方向接合。钻头钻入螺钉碎片周围的骨头 1~2mm，直到其接合锥形核心内的碎片。锥体的粗糙内表面和锥体抓住螺钉碎片并将其从骨骼上旋转。这些技术的优点是，大多数医院通常可以使用拆除工具，或者通过术前计划和准备来获得拆除工具。另外，在螺丝碎片的提取中去除很少的骨头。

59.3.3 拆卸断裂螺钉的不足

取除胸腰椎椎弓根螺钉是外科医生面临的重大挑战，并且与某些缺陷有关。注意这些缺陷可以避免复杂的操作，并使翻修手术操作更顺利。脊柱内的骨骼应力屏蔽可导致植入相关的骨量减少。在拆卸断裂螺钉时，必须注意避免无意中推进或移位植入物，否则可能会导致周围结构受损。Vanichkachorn 和他的同事描述了一个例子，一种设计用来抓住和取出一个破碎的螺钉碎片的仪器，使用时无意中将一个破碎的 L2 椎弓根螺钉穿过了椎体前皮质。尽管没有血管或内脏结构受伤，但需要行前路手术才能将螺钉取除。

成功之处在于拆卸断裂螺钉后的再次放置植入物手术。然而，简单的拆卸和更换相同尺寸的螺钉可以降低拉拔强度 34%。为了克服这个问题，应该插入一个长5~10mm，直径 1~2mm 的螺钉（图 59.2）。但有时，解剖空间小、螺钉碎片脱落或椎弓根骨折可能会限制使用较大螺钉。在这种情况下，可以留下骨道，填充合适的骨移植产品，并用跨越颅侧和尾侧的器械进行固定。可以选择带

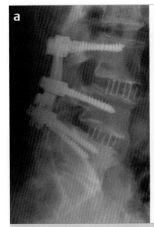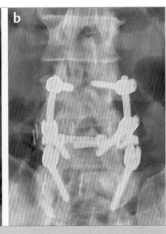

图 59.2 这是前后（b）在手术后对同一患者的预测。对患者进行融合、后路手术切除、螺钉片段切除、高速钻孔和骨髓的外科治疗，通过一个新的起始点，用更大的螺钉和后融合进行修正检测

有完整壁的或骨质减少的椎弓根作为替代，聚甲基丙烯酸甲酯可用于填塞椎弓根和椎体以增加固定强度。此外，简单的增强后外侧横突融合或单侧器械融合与术后矫形器固定也是可以接受的。

59.4 总结

在过去的几十年里，脊柱手术量和脊柱材料的使用量稳步增加。脊柱外科医生将不可避免地会遇到螺钉断裂。在融合手术成功的患者中也可发现螺钉断裂，应特别寻找植入物失败的根本原因：感染、假关节、矢状或冠状不平衡，以便将这些因素纳入手术计划。如果一项技术未能实现目标，那么有多种方法可用于取出和更换植入物。断裂螺钉的手术治疗是具有挑战性的，需要进行充分的术前准备，包括对患者进行评估，影像学检查和前次手术记录，并与手术室工作人员进行讨论，以确保在进行翻修手术前能够制订正确的手术计划。

第六十章　如何拆除／更换胸腰椎椎体间内固定材料（TLIF 融合器／ALIF 融合器）

Michael Flippin

译者：徐志辉，贾爱芹

60.1 概述

椎体融合器用于脊柱手术中重建椎间盘高度，矫正畸形，以及在椎间盘空间内建立融合块。椎体器械潜在的不足包括骨折不愈合或者假关节形成可能。一旦发生骨折不愈合，椎体内固定材料的去除或者修复非常困难。

在修复椎体不愈合时必须考虑几个因素。手术入路是最重要的决策之一。粘连以及瘢痕组织可能限制了植入物的暴露。外科医生必须同时考虑如何取出固定材料以及之后的重建方式选择。合理的手术策略对于取得最好的临床结局是必要的。

60.2 脊柱器械

60.2.1 适应证

拆除或者更换胸腰椎椎体内固定物的适应证是骨不愈合或者假关节形成。其他适应证包括后凸畸形，植入物移位，位置不正或感染。

60.2.2 假性关节

已显示脊柱器械可改善腰椎手术的融合率。Fischgrund 等发起的一项闻名的研究报道，当使用非器械融合术与器械融合术治疗退行性腰椎滑脱时，融合率从 45% 提高到 82%。Zdeblick 等进行的研究显示非工具性、半刚性或刚性融合器在腰椎融合术的使用时结果类似。这一结果表明，刚性固定的患者融合率最高。然而，内固定器械材料的使用仍然存在争议。Thomsen 等的数据表明，无融合器或有融合器融合的手术结果和患者满意度无显著差异。但是尽管临床研究结果存在争议，应用内固定器械材料的腰椎融合术现在仍在继续广泛进行。

与单纯椎弓根螺钉相比，增加椎弓根螺钉内固定器可显著提高融合率。Kornblum 等证明融合成功的患者远期疗效更好。因此，一些外科医生认为，通过减少骨不连的风险，使用椎间装置可以改善预后。但是，使用介体设备仍然存在争议。文献中已经描述了各种类型的椎间融合。前腰椎椎间融合术历来被认为是"金标准"。

Loguidice 等的早期报道显示 80% 的融合率与前路腰椎椎间融合术成功率相当。Newman 报道 88.9% 的患者成功完成了前路腰椎椎体间融合术。Jacobs 等的综述显示，前路腰椎椎体间融合术取得了 47%~90% 的成功融合。

随着脊柱后路固定的发展，腰椎前路椎间融合的融合率可以增加。Gertzbein 等报道当前路腰椎椎间融合器与椎弓根螺钉固定结合时，融合率达 97%。在 Christensen 等的一项研究中，接受椎间融合术的患者融合率较高，临床结局改善，与单纯使用后外侧融合术的患者相比，再手术率有所提高。Kwon 等的文献综述表明，前路椎间植骨联合后路固定术具有最高的融合率，但大多数报道是回顾性研究。

通过后路置入椎间融合器是通过后孔或经孔腰椎间融合术完成的。这些后路融合技术与后路固定相结合显示融合率高。Suk 等报道，随着后腰椎间融合器技术的出现，后外侧融合术的不融合率从 7.5% 降至 0。Jacobs 等报道后路腰椎融合术融合率为 80%~95%。经椎间孔腰椎椎体间融合术可见类似的结果。Potter 等报道 100 例患者的总体融合率为 93%。在 Lauber 等的前瞻性研究中，经椎间孔腰椎椎体间融合率为 94.8%。

比较前腰椎与后路椎间融合技术的研究显示两种技术之间的融合率相似。Crandall 和 Revell 报道了一系列两种类型融合的结果和结果相似的患者。Faundez 等报道了经椎间孔腰椎融合率与腰椎前路椎间融合及后路固定融合率相当。然而，这项研究的总不愈合率都高于大多数其他发表的报告。

融合失败会导致不愈合或假关节形成。有许多潜在因素导致融合失败。烟草使用是假关节形成的一个众所周知的危险因素。矢状面平衡或后凸矫正不充分也被证明在发生不愈合中发挥作用。另一个重要因素是手术中植骨所用的材料，自体髂骨仍然是骨移植材料的"金标准"。骨形态发生蛋白，陶瓷，干细胞和其他技术的使用导致融合率进一步变化。

60.2.3 迁移

椎间植入物的前移可导致血管损伤以及侵蚀大血管。后移可能导致侵犯神经和硬膜囊。融合器迁移与融合手术时椎间盘空间的大小有关。在 Bagby 和 Kuslich 后路腰椎椎间融合术中，融合器迁移的危险因素包括椎间隙刮除太彻底和放置融合器后未行后路固定。不同形状的椎间植入物作用不同，甚至用可扩张的经椎间孔腰椎椎间融合器融起到挤压作用。

60.2.4 错位 / 不当放置

椎间植入物放置不当会导致对附近神经和血管的侵害。植入物错位可能是由于术中成像不足或未能正确识别标志。当使用高度依赖高质量图像的技术时，需要特别注意，例如微创手术和侧面体内融合，可能需要 CT 扫描确定植入物的确切位置。

60.2.5 感染

感染是脊柱手术中非常严重的并发症。幸运的是，大多数感染是浅表的，可通过手术清创和应用抗生素治疗。脊柱侧弯研究会发病率和死亡率数据库已被用于评估脊柱手术感染的发病率。该数据库显示：深部感染为0.8%，浅表感染率为1.3%。术后早期发现的浅表感染可以用抗生素治疗并保存外科植入物。深部感染需要对植入物的保留或移除进行更仔细的考虑。Carmouche 和 Molinari 报道了一种病例，为了成功治疗深部感染，需要椎间融合器。感染最初是通过手术清创和留置体内植入物来治疗的。然而因为持续感染，植入物在3周后需要取出。Mirovsky 等的报道显示有7.2%患者出现深部感染。8例患者接受静脉注射抗生素治疗，8例中有2例需要重新调整融合器位置，没有任何一个椎间融合器需要取出。

60.3 病情的检查

60.3.1 相关历史

应详细询问每位患者的病史和进行全面的体格检查。重要的是要注意患者的总体健康状况，并发症和可能导致初次手术失败的相关原因。重要因素包括使用烟草、营养状况和骨质疏松症。骨密度下降与椎弓根螺钉拔出难度下降有关。很少有数据详细说明椎体间植入物沉降率与骨质疏松是否有关联。Formby 等发现骨质疏松患者植入物发生下沉、医源性骨折和放射线并发症的风险更高。然而，这项研究显示临床结果没有显著增加。

病史应包括可能影响翻修手术的任何因素。特别需要考虑的因素包括：确定以前的手术方式，目前存在于患者体内的植入物类型，以及使用骨移植材料的类型。如果在以前的手术中使用髂嵴骨移植，应注意从哪一侧取骨。确定是否以前使用过骨形态发生蛋白（BMP）很重要。BMP 已被证明可以提高腰椎融合手术的手术率。Burkus 等报道使用 BMP-2 和前路腰椎融合器能够达到98%的融合率。然而，在愈合过程中 BMP 产生的炎症反应可能会产生不利影响。副作用如神经根炎和骨质疏松症归因于使用 BMP。BMP 也与椎间盘周围纤维化和瘢痕增加有关。Rodgers 等报道了 BMP 使用后出现过度纤维化，导致血管损伤、大量出血以及在翻修前路手术中进一步导致相关并发症。

60.3.2 成像

常规 X 线片可评估植入物松动，假性关节或植入物移位。在前屈和后伸位上观察到的运动可能表明未愈合。当前的图像可以与之前的图像进行比较以评估是否有变化。

CT 扫描可以对先前融合程度和植入物的位置做更详细的评估。在椎间植入物内或周围可见桥接的骨小梁表明融合成功。假关节形成的证据包括：植入物周围形成晕圈，终板出现硬化性改变，植入物断裂或椎体骨折，植入物迁移。

磁共振成像（MRI）扫描在鉴别不愈合方面是有限的。通常来说，金属植入物的存在会影响 MRI 成像。然而，MRI 图像可显示相邻节段疾病或椎管狭窄，这有助于确定翻修手术的方式。如果需要横断面成像来识别狭窄，CT 骨髓造影也是有帮助的。

60.4 外科手术

60.4.1 手术方法

手术入路决定了选择何种椎体内固定材料和翻修方案。

前侧入路

前侧入路提供了良好的手术视野和进入椎间盘间隙的途径。当附近的静脉、动脉、输尿管、内脏器官和腹膜周围形成纤维组织和粘连时，这种方法可能就具有挑战性了。在 Charite 的研究中，行人工椎间盘置换术患者的血管损伤发生率为3.6%，翻修手术患者的血管损伤发生率为16.7%。此外，由于血管动员困难，24例翻修手术中有2例患者因血管损伤被迫终止手术。

在翻修手术中剥离粘连的血管可能导致医源性损伤。L5-S1 的翻修手术通常比 L4-L5 翻修手术出现血管损伤的概率小。此外，如果在初次的手术中使用了侧方入路，粘连可能会导致进入腹膜后空间比较苦难，并且撕裂腹膜的机会可能会增加。

L5-S1 前路翻修手术的一种选择是采用对侧腹膜旁腹膜后入路。如果之前曾使用过腹膜后入路，另一种选择是经腹膜入路。在 Charite 研究中，作者描述了使用经腹膜入路翻修 L5-S1，并采用右侧腹膜后入路翻修 L4-L5 椎间盘间隙。除血管并发症外，反复在骶丛神经周围操作可能导致逆行射精。

CT 血管造影有助于识别曲折或移位的血管。外科医生也可以考虑在手术前留置尿道支架以便于术中鉴别输尿管。很少有数据指出术前 CT 血管造影或尿道支架能有效预防血管损伤。

侧方入路

侧方入路也称为经侧方椎体入路，是获得向 L5-S1 水平头侧椎间盘前方通路的替代选择。已经描述了经侧方椎体入路方法可以降低进行前路腰椎融合时血管或其他腹部结构损伤的风险。这种方法已被用于在 L4-L5。外侧入路的一种改进是前外侧腹膜后入路，该入路解剖保持在腰大肌前方，以尽量减少神经损伤（图 60.1、图 60.2）。

关于使用侧方入路进行翻修的报道很少。由初次入路的对侧进入可避免过多的瘢痕组织。据报道，在由同侧入路的翻修手术中，输尿管发生了医源性损伤。手术时，外科医生因腹膜后瘢痕形成而难以辨认输尿管。术后患者出现腹膜后积液，因器械和尿道周围纤维化包裹导致输尿管堵塞。

后侧入路

硬膜外纤维化和粘连是后路手术的缺陷。进入椎间隙和放置融合器可能会对硬膜囊和神经根造成损伤。剥离硬膜囊可能会增加硬膜撕裂、神经根牵拉伤和蛛网膜炎的风险。Khan 等报告的初次和翻修腰椎手术硬膜撕裂的发生率分别为 7.6% 和 15.9%。尽管有上述风险，但通过后路成功翻修的手术很多。McAfee 等描述了用后路切除 Bagby 和 Kuslich 融合器的方法。这项研究表面使用一个弯曲的骨凿清除融合器周围组织，然后将融合器横向移动到椎间盘内，以方便取除，尽量减少对神经根的刺激。

60.4.2 设备移除

如果骨质溶解导致融合器在椎间隙内"浮动"，那么

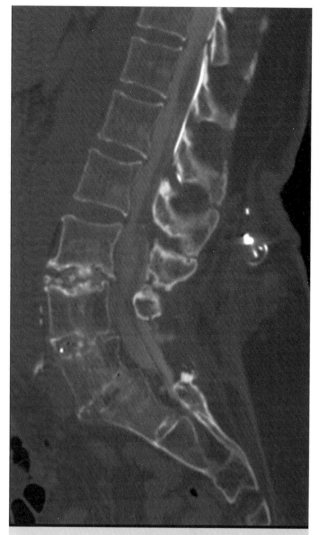

图 60.1　术前计算机断层扫描（CT）检查提示 L3-L4 骨不适

通过小开口牢牢抓住植入物可能是非常困难的。术后形成的纤维瘢痕组织也可能阻碍植入物的移除，充足的灯光、直视、并拥有正确的设备是非常有用的。可能需要特殊的咬骨钳和钻头来取出椎体间植骨。骨凿可能有助于清除硬化骨及移植骨。外科医生必须尽力避免清除大量骨组织，这可能会影响后期的翻修手术。

60.4.3 脊柱重建

重建脊柱需要恢复前柱并利用合适的内固定来支撑。任何妨碍放置植入物的纤维组织都应该被移除。另外，外科医生必须彻底刮除骨性表面以利于植入物的愈合。在存在明显的骨质溶解和骨质流失的情况下，可能需要部分或全部椎体切除术。手术前计划对恢复矢状平衡，获得牢靠的融合并取得良好结果是非常重要的。

关于可用于脊柱重建的各种椎间植骨和融合器的详

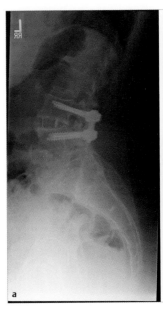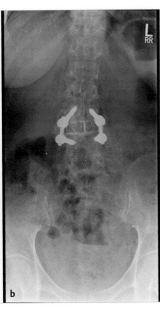

图 60.2 L4–L5 矢状 MRI 显示骨不愈合，通过外侧入路放置融合器

细讨论超出了本章的范围。然而，通常需要增大植入物的尺寸以弥补椎体间丢失的骨质。其他方法包括部分或全部切除椎体。以恢复矢状平衡为目标的术前计划有助于实现稳固的融合和良好的结果。

　　文献中包含几篇关于翻修椎间植入物的报道。Vargas–Soto 等报道了经椎间腰椎椎体融合失败的翻修术。本研究比较了单纯前侧路手术与前侧入路联合后路减压手术处理假关节后的融合率。作者发现两组患者融合率无显著差异（分别为 81% 和 88%），总体功能改善不大。Santos 等比较了单纯后路手术与前后路联合手术在翻修椎间移植物术中的应用，融合率分别为 79% 和 37%，前后路手术的融合率较高，并发症发生率较高，但临床结果无差异。Lebl 等报道了一种治疗 L5–S1 假关节的新技术。该技术包括去除椎间装置和插入 Harms 笼。然而，该技术只有 10 例患者使用。在确定移除和更换椎间植入物的最佳策略之前，还需要进一步的研究。

60.5 并发症

　　前路手术血管损伤的风险较大。如果手术过程中 BMP 被用于椎体间融合器，可能导致血管与椎间盘发生粘连。剥离血管时可能导致血管损伤和大量失血。正确的准备工作可能包括需要一名外科医生或血管外科医生，并在术前配置血液制品（图 60.3）。

　　牵拉和剥离神经根可能导致神经损伤。由于硬膜外

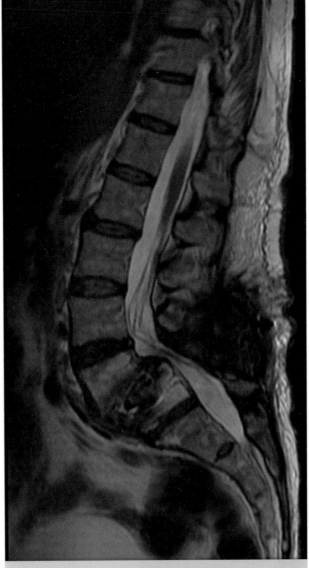

图 60.3 L4–L5 矢状 MRI 显示骨不愈合。这个患者有椎间植入物的下沉，椎间盘周围有明显的瘢痕组织。最终由于失血过多，手术终止

纤维化和粘连，后路手术可能存在牵拉损伤的风险。外侧入路进行复杂操作来处理椎间盘时，可能导致神经损伤。前路翻修手术过程中反复拨动骶神经丛可能会出现逆行射精。

如果假关节存在明显的活动，可能会发生骨质流失和终板破坏。此外，处理椎间盘导致终板受损时，BMP 的使用可能会导致骨质溶解。Helgeson 等的研究表明，与骨形成蛋白 –2 的使用有关的骨溶解在 1 年内仅在 24% 的患者中得到解决。在植入物取出和处理椎间隙过程中，可能会去除过多的骨质。术前影像学检查有助于判断骨质流失和重建。可能需要更大的椎间融合器或椎体切除术来代替失去的骨以恢复前柱。

60.6 总结

翻修手术处理植入物需要注意细节。术前计划对于判断手术难度及减少并发症是至关重要的。选择最佳的手术方法，成功将植入物取除和脊柱重建对于手术成功是至关重要的。